MICHAEL STIMPEL

Arterielle Hypertonie Differentialdiagnose und -therapie

MICHAEL STIMPEL

Arterielle Hypertonie

Differentialdiagnose und -therapie

Mit 66 zum Teil farbigen Abbildungen und 90 Tabellen

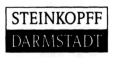

Prof. Dr. med. MICHAEL STIMPEL
Medizinische Fakultät der Universität zu Köln
Ärztlicher Direktor der Fachkliniken für Rehabilitation
und Präventivmedizin Damp und Schloß Schönhagen

Postanschrift:
Reha Klinik GmbH Damp
Postfach 3000
24349 Damp

Fortführung der 1. deutschen Auflage, 1990
und der 1. englischen Auflage, 1996
erschienen bei Verlag de Gruyter & Co., Berlin New York

ISBN 978-3-642-63309-6   ISBN 978-3-642-57617-1 (eBook)
DOI 10.1007/978-3-642-57617-1
Die Deutsche Bibliothek – CIP-Einheitsaufnahme

Ein Titeldatensatz für diese Publikation ist bei
Der Deutschen Bibliothek erhältlich

Steinkopff Verlag Darmstadt
ein Unternehmen der BertelsmannSpringer Science+Business Media GmbH

http://www.steinkopff.springer.de

© Steinkopff Verlag Darmstadt 2001

Softcover reprint of the hardcover 2nd edition 2001

Redaktion: Sabine Ibkendanz – Herstellung: Heinz J. Schäfer
Umschlaggestaltung: Erich Kirchner, Heidelberg
Satz: K+V Fotosatz GmbH, Beerfelden

SPIN 10759423   85/7231 – 5 4 3 2 1 0 – Gedruckt auf säurefreiem Papier

Meinen Eltern, in Liebe und Dankbarkeit

Vorwort

Hoher Blutdruck bedeutet für Betroffene ein vielfach erhöhtes Risiko kardiovaskulärer Mortalität und Morbidität. Diese Erkenntnis ist gewiss nicht neu, doch haben die Ergebnisse großer Interventionsstudien der vergangenen Jahre gelehrt, dass eine konsequente Blutdrucksenkung tatsächlich Gesundheit erhält und vor Schäden der Endorgane und frühzeitigem Tod an Herzkreislauferkrankungen schützen kann. Bluthochdruckbehandlung bewegt sich daher auf dem Boden der *evidence-based medicine* und ist ein wichtiger Bestandteil der in Zukunft zweifelsfrei immer wichtiger werdenden Präventivmedizin. „Gesundheit bewahren statt Krankheit behandeln" ist somit bei Patienten mit arterieller Hypertonie möglich, vorausgesetzt, der hohe Blutdruck wird rechtzeitig diagnostiziert und therapiert. Insbesondere die Therapie ist jedoch nicht einfacher geworden: Aufgrund der ständig aktualisierten Datenlage war es erforderlich, den *normalen* Blutdruck im Verlauf der vergangenen Jahrzehnte - verbindlich für alle Altersgruppen - kontinuierlich nach unten zu korrigieren. Stand früher der diastolische Blutdruck ganz im Mittelpunkt der therapeutischen Bemühungen, so ist heute nur dann von einem *normalen* Blutdruck zu sprechen, wenn sowohl diastolischer als insbesondere auch systolischer Blutdruck Werte von < 135 mmHg bzw. < 80 mmHg aufweisen. Wenngleich eine Senkung auf < 140/90 mmHg von den Fachgesellschaften bei allen Schweregraden der Hypertonie gegenwärtig noch (?) als therapeutisches Ziel empfohlen wird, so ist bereits diese Vorgabe trotz Verfügbarkeit effektiver und nebenwirkungsarmer Antihypertensiva durch eine medikamentöse Monotherapie nur selten zu erzielen. Gemessen am Medikamentenbedarf wird Bluthochdruckbehandlung also teurer werden! - Doch wird sie es wirklich? Ist Prävention - auf lange Sicht gesehen - nicht kostengünstiger als die Behandlung chronisch Kranker und - so überhaupt möglich - deren berufliche und soziale Reintegration? Diese Fragen zu beantworten, ist in erster Linie Aufgabe der Pharmakoökonomen. Sollte die Beantwortung zugunsten der Prävention ausfallen (und ich bin davon überzeugt), so wird es in der Verantwortung der

Politiker und aller am Gesundheitssystem Beteiligten liegen, daraus die notwendigen Konsequenzen zu ziehen.

Bevor jedoch Präventivmedizin in der ihr zustehenden Weise akzeptiert und von öffentlichen Trägern, privaten Versicherungen und Selbstzahlern finanziert werden wird, müssen wir Ärzte uns als Dienstleister des Gesundheitssystems fragen lassen, wie effektiv wir die eingangs genannten Erkenntnisse beim Patienten umgesetzt haben. Aktuelle Zwischenbilanzen unserer Erfolge in der Bluthochdruckbehandlung ergeben – leider – niederschmetternde Ergebnisse: Demnach werden weniger als 25% (!) der Patienten mit *bekannter* Hypertonie ausreichend behandelt. Wenngleich die „Schuld" hierfür nicht nur bei uns Ärzten zu suchen ist, so sind wir angesichts dieser enttäuschenden Ergebnisse dennoch dazu aufgefordert, unsere Bemühungen um den Patienten und unsere Effektivität in Diagnose und Therapie ständig weiter zu verbessern.

Das vorliegende Buch ist ein praxisorientierter Leitfaden, dessen Anliegen es ist, nicht spezialisierten Ärzten und Studenten die Differentialdiagnose und -therapie der arteriellen Hypertonie im alltäglichen Routinebetrieb zu erleichtern und damit einen kleinen Beitrag zur Verbesserung der bislang wenig befriedigenden Erfolgsergebnisse auf diesem Teilgebiet der Präventivmedizin zu leisten. Es ist dies die kontinuierliche Fortführung meines im Walter-de-Gruyter-Verlag erstmals im Jahre 1990 erschienenen und 1996 in englischer Sprache fortgeführten Lehrbuches gleichen Titels. Die große Menge der seit der letzten Auflage veröffentlichten, klinisch und grundlagenwissenschaftlich relevanten Arbeiten aus der Hypertonieforschung und ihrem Randgebiet machte es auch diesmal unumgänglich, nahezu jede Seite des Buches neu zu überarbeiten. Beibehalten wurden der strukturelle Aufbau des Buches nach Grundlagen, Diagnose und Therapie, die jedem Kapitel als schnelle Orientierungsmöglichkeit nachgestellten Zusammenfassungen sowie die Flussdiagramme, die komplexe differential-diagnostische und -therapeutische Entscheidungsprozesse in übersichtlicher Form erleichtern sollen und selbstverständlich dem aktuellen Wissenstand angepasst wurden. Wiederaufgenommen wurde die Medikamentenliste einer Auswahl der auf dem deutschen Markt aktuell verfügbaren Antihypertensiva, nachdem diese in der internationalen Auflage wegen der mannigfaltigen, länderspezifischen Handelsnamen aus pragmatischen Gründen entfallen musste. Um den „Nicht-Hypertensiologen" zum Studium wissenschaftlicher Originalarbeiten und vertiefender Übersichtsartikel zu „verführen", habe ich einige wesentliche, überwiegend aktuelle Literaturangaben den Kapiteln nachgestellt.

Das Buch eines Einzelautors ist niemals wirklich das Buch eines Einzelnen, sondern das Ergebnis vieler fachlicher Gespräche mit anderen Spezialisten des jeweiligen Fachgebietes. Die Reihe derer, die mir auch bei dieser Auflage durch Anregungen, Kritik, Kommentare und Bildmaterial geholfen haben, ist nahezu ebenso groß wie die Angst, bei deren Nennung einen wichtigen Namen zu vergessen. Allen klinischen und wissenschaftlichen Freunden und Kollegen sei daher „pauschal" gedankt – sie alle werden wissen, wie sehr ich ihren Rat schätze und benötige. *Nicht* verzichten darf ich jedoch auf die namentliche Erwähnung von Frau Dr. sc. hum. Susanne Schmidt, langjährige Leiterin des molekularbiologischen Labors der nephrologischen Abteilung der Universität Heidelberg, die mir molekularbiologische Nachhilfe erteilt und den überwiegenden Beitrag zum Kapitel 9.3.2 („genetische Prädisposition") geleistet hat. Hierfür – und für Vieles mehr – möchte ich ihr sehr herzlich danken.

Ist ein *Einzel*autor (relativierende Einschränkungen des Begriffes wurden erwähnt) angesichts der erreichten Breite des Faches noch in der Lage, die *praktisch relevante*, arterielle Hypertonie mit einem Buch kompetent zu vertreten? Diese Frage muss ich mir selbstkritisch natürlich immer wieder stellen. Beantworten kann sie nur der Leser und solange ich keine „kollegiale Abmahnung" erhalte, werde ich mich wohl auch in Zukunft darum bemühen...

Ein Manuskript ist – wie jeder weiß – kein Lehrbuch. War ich nur für das erstere verantwortlich, so war es für das Endprodukt der Verlag. Über die gesamte Entstehungsphase war die Zusammenarbeit mit dem Steinkopff Verlag eine Freude, die nicht unerwähnt bleiben sollte.

Mit Ruhe und Übersicht, aber auch fachlicher Entschiedenheit haben es Frau Sabine Ibkendanz, Frau Dr. Annette Gasser und Frau Cornelia Funke verstanden, einen sicherlich „pingeligen" Autor professionell zu führen und am Ende ein Produkt zu präsentieren, das innerhalb der abgesprochenen „Timelines" auf dem Markt erscheinen kann.

Der Wechsel zum Steinkopff Verlag ermöglichte es mir, die „Arterielle Hypertonie" ohne vorherige finanzielle Zusagen pharmazeutischer Unternehmen oder anderer Sponsoren dem aktuellen Wissenstand anpassen zu können. Herrn Dr. Thiekötter, Geschäftsführer des Steinkopff Verlages, sei für dieses wirtschaftliche Wagnis und das damit einhergehende Vertrauen in den Autor sehr herzlich gedankt.

Im Frühjahr 2001   MICHAEL STIMPEL

Inhaltsverzeichnis

I Grundlagen

KAPITEL 1

Blutdruck und Blutdruckregulation

■ 1.1 Anatomie und Physiologie des Kreislaufes

Herz und Gefäße bilden ein in sich geschlossenes Transportsystem, in dem das Blut als Transportmittel zur Ver- und Entsorgung der Körperorgane dient und daher in einer bestimmten Menge mit einem den jeweiligen Bedürfnissen entsprechenden Druck befördert werden muss. Das hierzu notwendige Druckgefälle wird im Körperkreislauf durch die Kontraktion der linken Herzkammer erzeugt und durch das nachgeschaltete, elastische Gefäßsystem moduliert. Während der kardialen Erschlaffungsphase (Diastole) wird der Fluss des Blutes durch die sog. Windkesselfunktion der großen arteriellen Gefäße, insbesondere der Aorta, aufrechterhalten. Hierbei zieht sich die in der Systole durch das Herzschlagvolumen gedehnte Gefäßwand der Aorta in der Diastole aufgrund ihrer elastischen Eigenschaft wieder zusammen, so dass das Blut kontinuierlich entsprechend der Richtung des geringsten Widerstandes in die Peripherie weiterbefördert werden kann. Das periphere arterielle Gefäßbett ist durch eine nach distal zunehmende Ansprechbarkeit auf neurale und humorale Impulse befähigt, durch Kontraktion oder Dilatation der Gefäßmuskulatur den Lumendurchmesser zu variieren. Besonders im Bereich der zahlreichen Arteriolen bewirken Veränderungen des Gefäßmuskeltonus erhebliche Auswirkungen auf den Gesamtquerschnitt und somit auf den Strömungswiderstand, so dass die Aktivität der glatten Gefäßmuskulatur in diesen Abschnitten der entscheidende Faktor für die Regulation sowohl der nachgeschalteten kapillären Organdurchblutung als auch der vom Druck abhängigen Durchblutung im gesamten arteriellen Gefäßsystem ist.

Das venöse Gefäßsystem ist zum einen verantwortlich für den Rücktransport des Blutes zum Herzen. Zum anderen bietet dieser Teil des Kreislaufes für das Blut die größten Speichermöglichkeiten. Etwa 65% des gesamten Körperblutvolumens befinden sich daher im venösen Schenkel des Körperkreislaufes. Während der Einfluss des venösen Gefäßtonus auf den Gesamtwiderstand nur gering ist, beeinflusst er jedoch in weit höherem Maße das Füllungsvolumen des Herzens und damit auch das Herzzeitvolumen.

■ 1.2 Physiologie des Blutdruckes

Durch Kontraktion und Erschlaffung des Herzmuskels weist der arterielle Blutdruck insbesondere in den großen Gefäßen einen pulsatilen Charakter auf. Das Maximum dieser als Pulsdruck bezeichneten Schwankungen wird als systolischer, das Minimum als diastolischer Blutdruck bezeichnet. Während Schlagvolumen, myokardiale Kontraktionsgeschwindigkeit und Dehnbarkeit der großen arteriellen Gefäße überwiegend Determinanten des systolischen Blutdruckes sind, wird die Höhe des diastolischen Druckes hauptsächlich durch den peripheren Widerstand der kleinsten Arterien und Arteriolen bestimmt. Die für den arteriellen Blutfluss eigentlich relevanten Größen bestehen aus einer konstanten (arterieller Mitteldruck) und einer pulsatilen Komponente (Pulsdruck).

Der arterielle Mitteldruck wird im wesentlichen durch das Herzzeitvolumen und den peripheren Gefäßwiderstand bestimmt. Er ist nicht mit dem arithmetischen Mittel der Blutdruckamplitude von systolischem und diastolischem Blutdruck identisch, sondern lässt sich exakt nur graphisch durch Planimetrierung oder mechanisch bzw. elektronisch durch Dämpfung des pulsatilen Signals ermitteln. Ein ungefährer Wert ergibt sich aus der Addition von diastolischem Wert und dem dritten Teil der Blutdruckamplitude $[BD_{diast.} + (BD_{syst.} - BD_{diast.}) \times 1/3]$. – Obwohl der Mittelwert im Verlauf des arteriellen Gefäßsystems kontinuierlich abfällt, beträgt die Differenz zwischen dem in der Aorta ascendens und dem in Arterien mit einem Durchmesser von etwa 3 mm gemessenem Druck lediglich 5 mmHg. Erst im Stromgebiet der Arteriolen erfolgt wegen des hohen Strömungswiderstandes ein deutlicher Abfall des mittleren arteriellen Blutdruckes.

Der arterielle Pulsdruck (engl.: *pulse pressure*), d.h., die Differenz zwischen systolischem und diastolischem Blutdruck, wird ebenfalls durch zwei wesentliche Komponenten beeinflusst. Zum einen ist dies die Interaktion zwischen Herzauswurfvolumen mit den viskoelastischen Eigenschaften der Gefäßwand großer Arterien und zum anderen die von den Gefäßwänden zurückgeworfene Blutwelle. Entsprechend ist der mit fortschreitendem Alter zu beobachtende Anstieg von systolischem Blut- und Pulsdruck vorrangig auf den zunehmenden Verlust der Elastizität der großen Gefäße und dem damit vergesellschafteten Amplitudenanstieg der reflektierten Blutwelle zurückzuführen. Einige Studien haben gezeigt, dass der Pulsdruck stärker mit dem Risiko eines kardiovaskulären Ereignisses korreliert als der isolierte systolische Blutdruck. Diese Daten sind jedoch als vorläufige anzusehen und bedürfen der Bestätigung durch große Prognosestudien. Es gilt jedoch für den systolischen Blutdruck als gesichert, dass er für das kardiovaskuläre Risiko eines Patienten aussagekräftiger ist als der diastolische Blutdruck, welcher bis vor kurzem noch als wichtigster Zielparameter sowohl im klinischen Alltag als auch in allen klinischen Studien gewählt wurde.

Als leicht in der Praxis durchzuführende Methode hat sich die Registrierung des systolischen und diastolischen Blutdruckes etabliert, da einerseits die Ermittlung des arteriellen Mitteldruckes – wie beschrieben – recht aufwendig ist und andererseits der Pulsdruck sich ohnehin durch einfache Subtraktion des diastolischen vom systolisch ermittelten Blutdruck errechnen lässt (*pulse pressure* = $BD_{syst.}$–$BD_{diast.}$).

Beim Vergleich von systolischen und diastolischen Druckmessungen in verschiedenen Abschnitten des arteriellen Gefäßsystems muss jedoch das unterschiedliche Verhalten dieser maximalen bzw. minimalen Druckpulsationen beachtet werden, um Fehlinterpretationen zu vermeiden. Während nämlich der systolische Blutdruck – ausgehend von der Aorta – fortlaufend zunimmt und bereits in den Femoralarterien unter physiologischen Bedingungen bis zu 20 mmHg und in den Fußarterien bis zu 40 mmHg über den in der Aorta ascendens gemessenen Werten liegen kann, fällt – hierzu konträr – der diastolische Blutdruck kontinuierlich ab. Eine zur Peripherie hin zunehmende Blutdruckamplitude ist die Folge.

▪ 1.3 Stellgrößen der Blutdruckregulation: Bedeutung von Herzzeitvolumen und peripherem Gefäßwiderstand

Stellgrößen des arteriellen Blutdruckes sind das Herzzeitvolumen (HZV) und der totale periphere Gefäßwiderstand. Hieraus folgt, dass Veränderungen des Blutdruckes durch eine Veränderung entweder der kardialen Förderleistung, des arteriellen Gefäßtonus oder beider Größen bewirkt werden können (s. auch Abb. 9.1). Zu berücksichtigen ist jedoch zum einen, dass die kardiale Förderleistung nicht nur Ausdruck der kardialen Kontraktionskraft und der Herzfrequenz ist, sondern auch durch die Höhe des Blutvolumens beeinflusst wird. Zum anderen sind die Veränderungen des Gefäßwiderstandes nicht nur Spiegelbild des arteriolären Gefäßtonus, sondern reflektieren – wenn auch in geringerem Maße – die Elastizität der Windkesselgefäße (Aorta, große Arterien). Ein Anstieg des Herzzeitvolumens und eine Zunahme des peripheren Gefäßwiderstandes durch arterioläre Konstriktion steigern den Blutdruck, eine Abnahme des Herzzeitvolumens und eine Senkung des peripheren Gefäßwiderstandes durch Dilatation der Arteriolen bewirken einen Blutdruckabfall. Der zunehmende Elastizitätsverlust (*arterial stiffness*) der großen und mittleren arteriellen Gefäße führt zu einer Erhöhung des systolischen und zu einer Senkung des diastolischen Blutdruckes (s. auch Tabelle 7.4).

▪ 1.4 Regulationsgrößen des Blutdruckes

Durch nervale und humorale Faktoren werden HZV und peripherer Gefäßwiderstand – die Stellgrößen des Blutdruckes – an die Bedürfnisse des Organismus angepasst (s. auch Abb. 9.1). Extreme Beispiele für die Anpassungsfähigkeit des Blutdruckes sind auf der einen Seite seine beträchtliche

Steigerung unter akuter, körperlicher Belastung, und auf der anderen Seite
sein Abfall während der nächtlichen Ruhephase.

1.4.1 Nervale Regulation des Blutdruckes

Kurzfristige Anpassungsvorgänge des Blutdruckes erfolgen überwiegend
durch nerval vermittelte, vasomotorische Veränderungen. Die hierfür notwendigen Regulationsgrößen sind die Baro- und Chemorezeptoren, die
über zentrale, überwiegend in der Medulla oblongata gelegene Schaltstellen
die sog. Selbststeuerung des Kreislaufes vermitteln. Ziel dieser autoregulativen Vorgänge, die im Sinne eines Regelkreises reagieren, ist die Aufrechterhaltung des Blutdruckes auf einem bestimmten Sollwert. Ein Blutdruckabfall induziert daher im Vasomotorenzentrum blutdrucksteigernde Impulse, die von dort an die Peripherie weitergeleitet werden und mit Hilfe der
adrenergen Überträgerstoffe Noradrenalin und Adrenalin eine Konstriktion
der glatten Gefäßmuskulatur sowie eine Zunahme der kardialen Kontraktionskraft und der Herzfrequenz auslösen. Ein Anstieg des Blutdruckes
hemmt dagegen die zentrale Sympathikusaktivität, so dass es zu einem
Überwiegen der parasympathischen Einflüsse kommt; es resultieren folglich gegenteilige Veränderungen der vaskulären und kardialen Stellgrößen.
   Die Übertragung der nervalen Impulse durch Noradrenalin und Adrenalin erfolgt durch Stimulation organspezifischer Rezeptoren, die in α- und
β-Rezeptoren unterteilt werden. An der glatten Gefäßmuskulatur bewirkt
eine Erregung der α-Rezeptoren eine Konstriktion und eine Erregung der
β-Rezeptoren (β_2-Rezeptoren) eine Dilatation. Die Übermittlung der adrenergen Impulse am Herzen erfolgt überwiegend durch β_1-Rezeptoren, de-
ren Stimulation die Herzfunktion steigert.
   Nervale Verbindungen zwischen Vasomotorenzentrum und höheren
Arealen des zentralen Nervensystems (Hypothalamus, limbisches System,
Kortex) erklären die Beeinflussbarkeit der Kreislaufregulation durch äußere
emotionale Reize (Schreck, Schmerz, Furcht, Freude usw.).

1.4.2 Humorale und lokale Regulation des Blutdruckes

Eine Erhöhung des intravasalen Volumens und eine Vasokonstriktion steigern den Blutdruck, eine Verminderung des intravasalen Volumens und eine Vasodilatation bewirken dagegen eine Abnahme des Blutdruckes. Die
Modulation von Gefäßkontraktion, Flüssigkeitszufuhr und -ausscheidung
erfolgt zumindest teilweise durch endo-, para-, auto- oder intrakrin wirkende Hormone, die als Teil komplexer Regulationssysteme bei Änderungen des Volumens und/oder des Blutdruckes mehr oder weniger schnell
freigesetzt oder gehemmt werden und so unter physiologischen Bedingungen die Homöostase aufrechtzuerhalten vermögen. Obwohl eine Vielzahl
vasopressorisch und vasodepressorisch wirkender Hormone bzw. Hormon-

Tabelle 1.1. Humorale Regulation des Blutdruckes

Vasopressorische (blutdrucksteigernde) Hormone
Renin-Angiotensin-Aldosteron-System (RAAS)
Vasopressin
(Syn.: Arginin-Vasopressin; antidiuretisches Hormon, ADH)
Katecholamine
Endothelin
Urotensin-II (?)
Vasodepressorische (blutdrucksenkende) Hormone
Natriuretische Peptide (ANP; BNP; CNP)
Kinin-Kallikrein-System/Kallistatin
Medullipin-System
Adrenomedullin
Stickstoffmonoxid (*nitric oxide*, NO)
Prostaglandine (Prostacyclin, PGI$_2$)

systeme identifiziert wurde (Tabelle 1.1), ist ihre physiologische Rolle sowie die Feinabstimmung ihres Zusammenspiels nur teilweise bekannt.

1.4.2.1 Renin-Angiotensin-System

Das Renin-Angiotensin-System (RAS) nimmt eine zentrale Stellung in der Regulation des Flüssigkeitshaushaltes und des Blutdruckes ein. Bildung, Speicherung und Sekretion von Renin erfolgen in den iuxtaglomerulären Zellen der Nieren, die mit den übrigen Anteilen des iuxtaglomerulären Apparates eine funktionelle Einheit bilden. Hyponatriämie, Hypovolämie, Hypotonie und adrenerge Reize aktivieren die Bildung und Freisetzung von Renin, welches nachfolgend aus dem zirkulierenden Angiotensinogen das Dekapeptid Angiotensin I enzymatisch abspaltet. Angiotensin I ist nicht vasoaktiv und wird erst durch das unspezifische Konversionsenzym (*Angiotensin converting enzyme* = ACE) durch eine weitere Abspaltung von zwei C-terminalen Aminosäuren in das vasoaktive Angiotensin II umgewandelt. Angiotensin II bewirkt einerseits eine Konstriktion der arteriolären glatten Gefäßmuskulatur und andererseits eine Freisetzung von Aldosteron aus der Nebennierenrinde mit konsekutiver Steigerung der tubulären Natrium- und Wasserrückresorption. Die Aktivierung des RAS wirkt somit durch eine direkte Erhöhung des peripheren Widerstandes (Angiotensin II) und durch eine aldosteronbedingte Expansion des intravasalen Volumens einem Blutdruckabfall entgegen. Da unter physiologischen Bedingungen sowohl Hypervolämie, Hypernatriämie und Blutdrucksteigerung als auch erhöhte Angiotensin II-Konzentrationen die Reninaktivierung im Sinne einer negativen Rückkoppelung (negativer Feed-back-Mechanismus) supprimieren, ist auch dieses System als ein Regelkreis zu verstehen, der sowohl Flüssigkeits- als auch Blutdruckhomöostase gewährleistet (Abb. 1.1). – Sämtliche bislang bekannten kreislaufregulatorischen Eigenschaften von Angiotensin II (s. oben) werden über den AT$_1$-Rezeptor vermittelt (siehe auch Kap. 27.1.2).

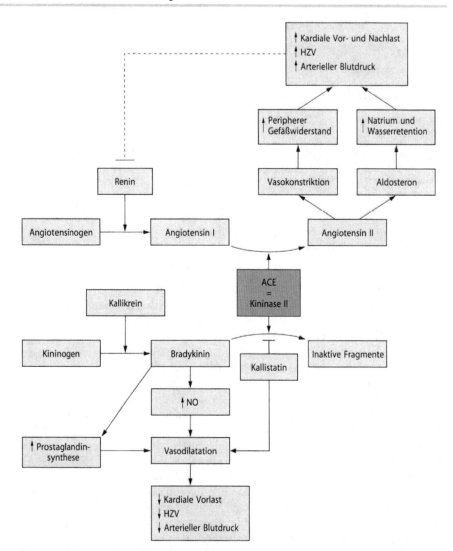

Abb. 1.1. Wirkung und Interaktion zwischen Renin-Angiotensin-Aldosteron-System und renalem Kinin-System. HZV = Herzminutenvolumen; ACE = Angiotensin Konversionsenzym; NO = Stickstoffmonoxid/nitric oxide; I——— : Hemmung der Renin-Sekretion durch negativen Feed-back-Mechanismus

Die Bildung von Angiotensin II ist nicht ausschließlich an die enzymatische Aktivität des ACE gebunden. Vielmehr existieren – teilweise gewebespezifische – Nebenwege der Angiotensin II-Biosynthese (Chymase, CAGE, Cathepsin G, t-PA).

Die Bedeutung gewebespezifischer, lokaler Renin-Angiotensin-Systeme in Herz, Niere, Gehirn und Gefäßen für die physiologische Blutdruckregulation ist bislang nicht bekannt. Zumindest für das in Gefäßzellen gebildete Angiotensin II ist eine Beteiligung an regionalen Regulationsvorgängen im Sinne einer para-, auto- oder intrakrinen Aktivität denkbar (zum RAS s. auch Kap. 27).

1.4.2.2 Vasopressin

Das Peptidhormon Vasopressin (Synonyme: Arginin-Vasopressin, antidiuretisches Hormon = ADH) wird im Hypothalamus gebildet und im Hypophysenhinterlappen gespeichert. Adäquate Stimulationsreize für die Freisetzung von Vasopressin sind Hyperosmolalität und Volumenabnahme. Vasopressin bewirkt eine Steigerung der isoosmotischen Rückresorption des Primärharns im distalen Tubulus der Niere. Darüber hinaus konnte an isolierten Gefäßpräparationen eine stark vasokonstriktorische Wirksamkeit nachgewiesen werden. Während es als gesichert gilt, dass Vasopressin an kurzfristigen Blutdruckanpassungen beteiligt ist, kann gegenwärtig noch nicht abschließend beurteilt werden, ob und in welchem Maße diesem Peptidhormon eine Rolle in der langfristigen, physiologischen Blutdruckregulation zukommt.

1.4.2.3 Kallikrein-Kinin-System und Prostaglandine

Kinine (Bradykinin, Kallidin usw.) wirken vasodilatatorisch, diuretisch und natriuretisch. Die Abspaltung der Kinine erfolgt aus den Kininogenen enzymatisch zum einen durch gewebsständiges und zum anderen durch im Plasma zirkulierendes Kallikrein. Im Gefäßbett wird die physiologische Wirkung von Bradykinin über den BK_2-Rezeptor vermittelt, dessen Aktivierung zu einer Stimulation der eNOS und nachfolgend zu einem Anstieg von NO führt. Der Abbau zu inaktiven Peptiden erfolgt durch die Kininase II, die mit dem ACE identisch ist (Abb. 1.1), und kann durch das erst kürzlich entdeckte Kallistatin modifiziert werden. Die Hemmung der Kininase II sowie die Fähigkeit von Kallistatin zur Komplexbildung schützen das Bradykinin vor seinem Abbau und führen zu einer verlängerten vasodilatatorischen Wirkung. Darüber hinaus wird vermutet, dass Kallistatin eigene, direkt vasodilatatorische Eigenschaften aufweist.

Ebenfalls als vasoaktive, dilatatorisch wirksame Gewebshormone sind verschiedene Prostaglandin-Derivate einzustufen (Prostacyclin; Prostaglandin E_2), deren Synthese durch Kinine stimuliert werden kann.

1.4.2.4 Natriuretische Peptide

Die Polypeptide atriales natriuretisches Peptid (ANP), *brain natriuretic peptide* (BNP), *C-type natriuretic peptide* (CNP) und Urodilatin bilden eine strukturell ähnliche Hormonfamilie mit natriuretischen und diuretischen Eigenschaften. Diese natriuretischen Peptide sind nicht identisch mit dem natriuretischen Hormon (*endogenous digitalis-like factor* = EDLF), dessen Bedeutung für die Pathogenese der arteriellen Hypertonie seit vielen Jahren postuliert wird, bislang jedoch noch nicht bewiesen werden konnte (s. Kap. 9.3.6.4).

Atriales natriuretisches Peptid. Das im Vorhof des Herzens gebildete, gespeicherte und durch atriale Dehnung freigesetzte atriale natriuretische Peptid (ANP) ist ein im Plasma zirkulierendes Hormon, das möglicherweise an der Natrium- und Blutdruckregulation beteiligt ist. Unter physiologischen Bedingungen finden sich relativ konstante ANP-Plasmaspiegel, die angesichts der hohen Clearance-Rate dieses Hormons eine kontinuierliche und verhältnismäßig hohe Produktionsrate voraussetzen. Eine vermehrte Freisetzung von ANP nach experimenteller Volumenbelastung (z.B. Kochsalzinfusion) oder bei Krankheitszuständen, die mit einer pathologischen Ausdehnung des extrazellulären Volumens einhergehen (z.B. chronische Herzinsuffizienz), lassen vermuten, dass ANP ein protektives Hormon gegen intravasale Volumenüberladung und damit einhergehende Blutdruckerhöhungen ist und somit als „Gegenspieler" des RAS einzustufen wäre. Während die Aktivität des RAS jedoch vielfältigen Einflüssen des täglichen Lebens unterliegt und bereits durch Veränderungen der Körperlage beträchtlich beeinflusst wird, ist die basale Freisetzung von ANP im Tagesverlauf unter „normalen" Bedingungen relativ hoch und weitgehend konstant. Die Frage, ob und inwieweit ANP an der physiologischen Blutdruckregulation beteiligt ist, muss gegenwärtig somit noch unbeantwortet bleiben.

Brain natriuretic peptide. Das *brain natriuretic peptide* (BNP) wurde erstmals aus Schweinehirnen isoliert. Beim Menschen findet es sich überwiegend in den kardialen Vorhöfen und Ventrikeln. Infusionen von BNP induzieren – ähnlich wie ANP – Natriurese und Diurese. Erhöhte Plasmaspiegel dieses Peptidhormons wurden bei Herzinsuffizienz, Hypertonie und anderen Krankheiten mit gesteigertem intravasalen Volumen und erhöhtem ventrikulären Drucken beobachtet. Es bleibt zu klären, ob und inwieweit BNP an der physiologischen Blutdruckregulation beteiligt ist.

C-type natriuretic peptide. Im Unterschied zu ANP und BNP, deren vorrangiges Zielorgan die Niere ist, scheint das *C-type natriuretic peptide* (CNP) hauptsächlich als parakrines Hormon an der Regulation des Gefäßtonus beteiligt zu sein. CNP wurde in unterschiedlichen Arealen des Gehirns nachgewiesen; darüber hinaus wird es u.a. von Gefäßendothelzellen gebildet und sezerniert. Eine Korrelation zwischen der im Plasma zirkulierenden CNP-Konzentration und der Blutdruckhöhe wurde nicht beobachtet.

Urodilatin. Urodilatin ist mit dem ANP strukturell weitgehend identisch, weist zusätzlich jedoch noch ein Tetrapeptid am N-terminalen Ende auf. Urodilatin wurde bislang nur im Urin nachgewiesen.

1.4.2.5 Medullipin System
Medullipin ist ein Peptidhormon, welches im Nierenmark gebildet und freigesetzt und in der Leber zu Medullipin II konvertiert wird. Das im Blut zirkulierende Medullipin II hat vasodilatierende und blutdrucksenkende Eigenschaften; es vermindert den intrarenalen Gefäßwiderstand, steigert den

renalen Plasmafluss, die glomeruläre Filtrationsrate und stimuliert Diurese und Natriurese. Möglicherweise handelt es sich somit bei diesem Hormon um einen weiteren physiologischen „Gegenspieler" von Angiotensin II. – Bislang ist die Struktur von Medullipin nicht aufgeklärt. Ob dieses Hormonsystem eine physiologische Bedeutung in der Blutdruckregulation hat, kann gegenwärtig nicht beurteilt werden.

1.4.2.6 Endotheliale Faktoren

Endothelzellen sind durch Sekretion von vasoaktiven Substanzen an der Regulation des Gefäßtonus beteiligt. Während Stickstoffmonoxid (nitric oxide = NO; früher auch bezeichnet als *endothelial derived relaxing factor* = EDRF) und Prostacyclin (PGI$_2$) vasodilatierend wirken, weist Endothelin stark vaskonstriktorische Eigenschaften auf.

Stickstoffmonoxid (NO, EDRF). Die Bildung von NO erfolgt aus der Aminosäure L-Arginin und wird durch die endotheliale NO-Synthase (eNOS oder NOS-3) katalysiert. Offenbar besteht im nichtstimulierten Zustand der Endothelzellen eine basale, kontinuierliche Freisetzung von NO, welches in der tieferliegenden, glatten Gefäßmuskulatur die lösliche Guanylatcyclase stimuliert und die Bildung von cGMP anregt. Die durch cGMP bedingte Relaxation der glatten Gefäßmuskulatur wird über eine Vielzahl von Mechanismen (u.a. Stimulation der cGMP-abhängigen Kinase; G-Kinase) vermittelt.

NO wirkt vasokonstriktiven Einflüssen (Angiotensin II, Katecholamine, Endothelin) entgegen und trägt so zu einer Dilatation der glatten Gefäßmuskulatur bei.

Die pharmakologische Hemmung der NO-Synthase induziert bei vorhandenem Endothel eine Konstriktion der glatten Gefäßmuskulatur. Diese Beobachtung deutet darauf hin, dass die endotheliale Sekretion von vasodilatatorisch wirksamem NO ein physiologischer Bestandteil der endogenen Regulation von Blutdruck und Blutfluss ist.

Endothelin. Primärprodukt des Endothelins (ET-1; weitere Isoformen dieses Polypeptidhormons sind ET-2, ET-3 und ET-4) ist das Prä-Pro-Endothelin, aus dem durch Proteolyse das sog. „big-Endothelin" abgespalten wird. Endothelin-Konversionsenzyme (endothelin-converting enzyme, ECE; eine neutrale Metalloendopeptidase), Chymasen und nicht-ECE Metalloproteinasen setzen das aktive, stark vasokonstriktorisch wirkende Endothelin frei (10–100-mal stärker als Angiotensin II, Serotonin und Noradrenalin).

Neben diesen vasokonstriktorischen Eigenschaften, fördert ET-1 direkt und indirekt u.a. das Wachstum von Gefäßzellen, die Zelladhäsion und die Thrombozytenaggregation.

Vermittelt werden diese Effekte über G$_i$-Protein gekoppelte Rezeptoren, von denen bislang fünf verschiedene Subtypen kloniert werden konnten. Die im Gefäßareal vorrangig lokalisierten Rezeptoren sind der ET$_A$- und der ET$_B$-Rezeptor; während die Bindung von ET-1 an den ET$_{1A}$-Rezeptor (vorrangig auf glatten Muskelzellen lokalisiert) eine langanhaltende Vasokonstriktion bewirkt, führt die Aktivierung endothelialer ET_{1B}-Rezeptoren zu einer Freisetzung von vasodilatierend wirkenden Mediatoren wie NO und Prostacyclin.

Erhöhte periphere Plasmaspiegel wurden beim Menschen bislang bei Hämangioendotheliom, fortgeschrittener Arteriosklerose und schwerer Hypertonie beobachtet. Obwohl Endothelin auch unter physiologischen Bedingungen im peripheren Venenblut nachweisbar ist, dürfte es sich bei diesem Peptidhormon dennoch eher um eine parakrin wirkende Substanz handeln.

In Tiermodellen der arteriellen Hypertonie und bei hypertonen Patienten führt die Gabe von spezifischen Endothelin-Rezeptorantagonisten zu einer Reduktion des Blutdruckes. Blutdrucksenkende Effekte bei normotonen Probanden wurden bislang nicht berichtet, so dass zum gegenwärtigen Zeitpunkt nicht beurteilt werden kann, ob und in welchem Maße Endothelin an der physiologischen Blutdruckregulation beteiligt ist.

1.4.2.7 Östrogene

Eine vasodilatierende Wirkung von Östrogen auf die glatte Gefäßmuskulatur ist möglicherweise beteiligt an der Regulation von Blutdruck und Blutfluss und könnte so zumindest teilweise die geringe Inzidenz der Hypertonie und anderer kardiovaskulärer Erkrankungen bei Frauen vor der Menopause erklären. Die pharmakologische Hemmung der Bildung von Stickstoffmonoxid (L-NAME; L-NMMA) führt unter experimentellen Bedingungen zu einem Verlust der vasodilatierenden Eigenschaften der Östrogene und deutet darauf hin, dass diese Effekte – zumindest unter Akutbedingungen – durch NO vermittelt werden.

1.4.2.8 Diadenosin Phosphate

Aus Thrombozyten wurden vasopressiv wirksame Diadenosin Phosphate (Diadenosin Pentaphosphat, AP-5A, und Diadenosin Hexaphosphat, AP-6A) isoliert, für die eine mögliche Bedeutung in der lokalen oder physiologischen Blutdruckregulation vermutet wird.

1.4.2.9 Adrenomedullin, PAMP

Adrenomedullin ist ein vasoaktives Peptid bestehend aus 52 Aminosäuren, das erst vor wenigen Jahren zunächst in Phäochromozytomgewebe, später auch in normalem Nebennierenmark und in anderen Geweben des menschlichen Organismus (Herz, Lungen, Nieren, Pankreas, Leber, Gehirn, Gefäße u.a.) isoliert und identifiziert werden konnte. Adrenomedullin induziert eine anhaltende Vasodilatation, die nicht durch adrenerge oder cholinerge Mechanismen vermittelt wird. Gemeinsam mit dem ebenfalls hypotensiv wirkenden Proadrenomedullin N-terminalem 20 Peptid (PAMP) wird es aus dem Vorläuferpeptid Proadrenomedullin durch Proteolyse abgespalten. Im Unterschied zu der nichtadrenergen und -cholinergen Vasodilatation von Adrenomedullin, ist die durch PAMP-induzierte Hypotension zumindest teilweise durch eine Hemmung der Noradrenalinfreisetzung aus peripheren sympathischen Nervenendigungen und dem Nebennierenmark bedingt. Die enzymatische Abspaltung von Adrenomedullin und PAMP, die aus dem gleichen Vorläufermolekül erfolgt, ist somit gleichbedeutend mit der Freisetzung zweier Peptide, die beide einen blutdrucksenkenden Effekt haben, diesen jedoch über unterschiedliche Ansatzpunkte induzieren.

Experimentelle Daten deuten darauf hin, dass Adrenomedullin und Katecholamine gleichzeitig freigesetzt werden. Entsprechend korrelierten in klinischen Untersuchungen die Plasmaspiegel von Adrenomedullin mit jenen von Noradrenalin, cAMP und ANP. Möglicherweise ist die physiologische Funktion von Adrenomedullin und PAMP im Sinne eines para- oder autokrinen Systems zu interpretieren, dass vasokonstriktiven Einflüssen (z. B. Katecholamin-Wirkung) entgegenwirkt. Endothelzellen jedenfalls vermögen Adrenomedullin sowohl zu synthetisieren als auch akut zu sezernieren.

Erste Untersuchungen an Patienten konnten erhöhte Plasmaspiegel immunoreaktiven Adrenomedullins bei Erkrankungen nachweisen, die mit einer mehr oder weniger stark ausgeprägten peripheren Vasokonstriktion einhergehen (Hypertonie, Herz- und Niereninsuffizienz). Möglicherweise ist diese vermehrte Bildung von Adrenomedullin im Sinne einer (nicht-effektiven) humoralen Gegenregulation zu interpretieren.

▪ 1.5 Variabilität des Blutdruckes

Der arterielle Blutdruck ist kein konstanter, sondern ein variabler Parameter, der durch Lebensalter, Tageszeit und situative Anforderungen beeinflusst werden kann.

1.5.1 Abhängigkeit des Blutdruckes vom Alter

Der Blutdruck steigt im Wachstumsalter kontinuierlich an. Die Beurteilung von Blutdruckwerten, die bei Kindern erhoben werden, erfordert eine altersspezifische Anpassung (Kapitel 11); keinesfalls dürfen hierbei die für Erwachsene gültigen Normwerte zugrunde gelegt werden.

Auch bei Erwachsenen in westlichen Industrieländern ist mit fortschreitendem Alter ein Anstieg des Blutdruckes festzustellen. Es ist jedoch nicht geklärt, ob hierfür der Einfluss des Zivilisationslebens (Stress, Übergewicht, Alkoholkonsum, hoher Kochsalzverbrauch) verantwortlich ist oder ob es sich tatsächlich um eine physiologische Variabilität handelt.

Die isolierte Zunahme des systolischen Blutdruckes im hohen Lebensalter ist in erster Linie auf den Elastizitätsverlust der Aorta und der anderen großen und mittleren arteriellen Gefäße zurückzuführen (Kapitel 1.3). Dieser Verlust elastischer Bestandteile wird meistens von einer Zunahme gefäßversteifender Elemente (Kollagen, atherosklerotische Plaques) begleitet. Schnelligkeit und Ausmaß dieses Degenerationsprozesses dürften sowohl genetisch determiniert sein als auch durch Umwelteinflüsse beeinflusst werden (s. auch Tabelle 7.4).

1.5.2 Tageszeitlich bedingte Blutdruckschwankungen

Typischerweise wird während der Schlafphase ein Blutdruckabfall beobachtet, der jedoch nicht im Sinne eines intrinsischen zirkadianen Rhythmus zu interpretieren ist, sondern auch bei zeitlichen Verschiebungen der Schlafphase (Wechsel der Zeitzone, Schichtwechsel usw.) beobachtet werden kann. Patienten ohne schlafbezogenen Blutdruckabfall wurden als sog. *non-dippers* bezeichnet und von den normalen *dippers* unterschieden (Abb. 1.2). Die Reproduzierbarkeit dieser Befunde am individuellen Patienten mittels automatischer Blutdrucklangzeitmessung (ABDM) scheint nach neueren Untersuchungen jedoch eingeschränkt zu sein, sodass die früher vermutete Korrelation zwischen *non-dipping* (Blutdruckabfall während des Schlafes von weniger als 10%) und einem erhöhten kardiovaskulären Risiko (linksventrikuläre Hypertrophie, zerebrovaskuläre Schädigung, erstmaliges kardiovaskuläres Ereignis innerhalb von 1–5 Jahren) heute eher widersprüchlich diskutiert wird und keineswegs als gesichert gelten kann.

(Differential-)diagnostisch interessant ist die Beobachtung, dass bei einigen sekundären Hypertonieformen ein schlafbezogener Blutdruckabfall – im Unterschied zur primären Hypertonie – fehlt. Entsprechende Berichte liegen vor zur renovaskulären und renoparenchymatösen Hypertonie, zum primären Aldosteronismus, zum Phäochromozytom und zum Cushing-Syndrom. Daneben wurde ein Wegfall der nächtlichen Blutdrucksenkung auch

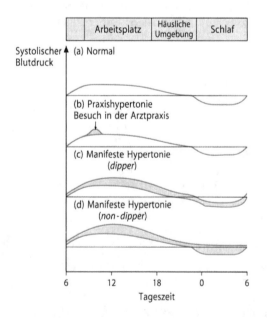

Abb. 1.2. Unterschiedliche tageszeitlich bedingte Muster des arteriellen Blutdruckes, die durch eine ambulante Blutdrucklangzeitmessung (ABDM) bei Patienten mit arterieller Hypertonie nachgewiesen werden können. Die grauen Flächen zeigen die Blutdruckerhöhungen über „normal"
Quelle: Pickering (1991) Ambulatory Monitoring and Bood Pressure Variability, London, p 9.12

bei Patienten mit Herzinsuffizienz, Diabetes mellitus mit autonomer Neuropathie, maligner primärer Hypertonie sowie bei einem Teil der schwarzen – normo- oder hypertensiven – US-Bevölkerung beobachtet.

Extremes *dipping* – insbesondere bei Patienten mit Stenosen der Koronar- und der Zerebralarterien – könnte mit einem erhöhten Risiko ischämischer und embolischer Ereignisse im nachgeschalteten Organ einhergehen. Entsprechende Hinweise finden sich in einer Studie, in der bei hypertensiven Patienten mit einem nächtlichen Blutdruckabfall von mehr als 20% systolisch vermehrt Zeichen klinisch stumm aufgetretener, zerebrovaskulärer Schädigungen kernspintomografisch verifiziert werden konnten.

1.5.3 Situative Blutdruckschwankungen

Zahlreiche Einflüsse des täglichen Lebens bewirken teilweise beträchtliche Blutdruckschwankungen. So führen insbesondere gesteigerte körperliche Aktivität, Schmerz, Stress, Angst und Erwartungssituationen (erstmaliger Arztbesuch!) zu Blutdruckerhöhungen, die mitunter die Ausmaße einer mittelschweren Hypertonie (Grad 2) erreichen können, jedoch nicht mit einer tatsächlichen chronischen Hypertonie verwechselt werden sollten. Veränderungen der Körperlage üben keinen wesentlichen Einfluss auf den arteriellen Blutdruck aus. Beim Gesunden ist allenfalls im Stehen ein leichter Anstieg des diastolischen Druckes um maximal 5 mmHg zu erwarten.

▪ Zusammenfassung (Kapitel 1)

> ▪ Herzzeitvolumen, Elastizität der großen und mittleren arteriellen Gefäße und peripherer Gefäßwiderstand sind die wichtigsten Stellgrößen des arteriellen Blutdruckes.
> ▪ Die Zunahme des Herzzeitvolumens und/oder des peripheren Gesamtwiderstandes bewirkt einen Blutdruckanstieg; eine Abnahme des Herzzeitvolumens und/oder des peripheren Gesamtwiderstandes induziert einen Abfall des Blutdruckes.
> ▪ Die Regulation des Blutdruckes erfolgt nerval, humoral und lokal; Ziel ist die Aufrechterhaltung eines konstanten basalen Blutdruckes mit einer den Bedürfnissen entsprechenden Organperfusion.
> ▪ Kurzfristige Anpassungsvorgänge des Blutdruckes werden durch Baro- und Chemorezeptoren vermittelt.
> ▪ Vasoaktive Hormone bzw. Hormonsysteme sind ebenfalls in wesentlichem Maße an der Regulation des Blutdruckes beteiligt.
> ▪ Blutdruck ist keine konstante Größe, sondern unterliegt vielfältigen Einflüssen des täglichen Lebens.

■ Literatur

Ames RS, Sarau HM, Chambers JK, Willette RN, Alyar NV, Romanic AM, Louden CS, Foley JJ, Sauermelch CF, Coatney RW, Ao Z, Disa J, Holmes SD, Stadel JM, Martin JD, Liu W-S, Glover GI, Wilson S, McNulty DE, Ellis CE, Eishourbagy NA, Shabon U, Trill JJ, Hay DWP, Ohlstein EH, Bergsma DJ, Douglas SA (1999) Human urotensin-II is a potent vasoconstrictor and agonist for the orphan receptor GPR14, Nature 401:282-286

Blacher J, Staessen JA, Girerd X, Gasowski J, Thijs L, Liu L, Wang JG, Fagard RH, Safar ME (2000) Pulse pressure not mean pressure determines cardiovascular risk in older hypertensive patients. Arch Intern Med 160:1085-1089

Chao J, Stallone JN, Liang Y-M, Chen L-M, Wang D-Z, Chao L (1997) Kallistatin is a new vasodilator. J Clin Invest 100:11-17

Cheung BM, Brown MJ (1994) Plasma brain natriuretic peptide and C-type natriuretic peptide in essential hypertension. J Hypertension 12:449-454

Clozel M, Breu V, Burri K, Cassal JM, Fischli W, Gray GA, Hirth G, Löffler BM, Müller M, Neidhart W, Ramuz H (1993) Pathophysiological role of endothelin revealed by the first orally active endothelin receptor antagonist. Nature 365:759-761

De Wardener HE (1996) Volhard lecture 1996. Sodium transport inhibitors and hypertension. J Hypertension 14(suppl 5):S9-S18

Franklin SS, Gustin WG, Wong ND, Larson MG, Weber MA, Kannel WB, Levy D (1997) Hemodynamic patterns of age-related changes in blood pressure: the Framingham Heart Study. Circulation 96:308-315

Franklin SS, Khan SA, Wong ND, Larson MG, Levy D (1999) Is pulse pressure useful in predicting risk for coronary heart disease? Circulation 100:354-360

Huang PL, Huang Z, Mashimo H, Bloch KD, Moskowitz MA, Bevan JA, Fishman MC (1995) Hypertension in mice lacking the gene for endothelial nitric oxide synthase. Nature 377:239-242

Inagami T (1994) Atrial natriuretic factor as a volume regulator. J Clin Pharmacol 34:424-426

Kanagawa K, Kitamaro K (1996) Adrenomedullin: a new hypotensive peptide. J Hypertension 14(suppl 5):S105-S110

Kariko K, Matsuo T, Kobayashi H, Imiya M, Matsuo M, Shimada K (1996) Nocturnal fall of blood pressure and silent cerebrovascular damage in elderly hypertensive patients. Hypertension 27:130-135

Level ER (1995) Endothelins. N Engl J Med 333:356-363

Lowenstein CJ, Dinerman JL, Snyder SH (1994) Nitric oxide: a physiologic messenger. Ann Intern Med 120:227-237

Lüscher TF, Barton M (2000) Endothelin and endothelin receptor antagonists. Therapeutic considerations for a novel class of cardiovascular drugs. Circulation 102:2434-2440

MacGregor GA, Markandu ND, Roulston JE, Jones JC (1981) Maintenance of blood pressure by the renin-angiotensin system in normal man. Nature 291:329-331

Mancia G, Grassi G, Giannattasio C, Seravalle G (1999) Sympathetic activation in the pathogenesis of organ damage. Hypertension 34(part 2):724-728

Margolius HS (1995) Kallikreins and kinins: some unanswered questions about system characteristics and roles in human disease. Hypertension 26:230-236

McIntyre M, Bohr DF, Dominiczak AF (1999) Endothelial function in hypertension. Hypertension 34:539-545

Michel B, Grima M, Stephan D, Coquard C, Welsch C, Barthelmebs M, Imbs JL (1994) Plasma renin activity and changes in tissue angiotensin converting enzyme. J Hypertension 12:577-584

Millar JA, Lever AF, Burke V (1999) Pulse pressure as a risk factor for cardiovascular events in the MRC Mild Hypertension Trial. J Hypertension 17:1065-1072

Mohr E, Richter D (1994) Vasopressin in the regulation of body functions. J Hypertension 12:345-348

Moncada S, Palmer RM, Higgs EA (1991) Nitric oxide: physiology, pathophysiology and pharmacology. Pharmacol Rev 43:109–142

Muirhead EE (1993) Renal vasodepressor mechanisms: the medullipin system. J Hypertension 11(suppl 5):S53–S58

Nakamura M, Yoshida H, Makiza S, Arakawa N, Niinuma H, Hiramori K (1997) Potent and long-lasting vasodilatory effects of adrenomedullin in humans. Comparisons between normal subjects and patients with chronic heart failure. Circulation 95:1214–1221

Nicholls MG, Richards AM, Lewis LK, Yandle TG (1995) Ouabain: a new steroid hormone? Lancet 346:1381–1382

Omboni S, Parati G, Palatini P, Vanasia A, Muiesan ML, Cuspidi C, Mancia G (1998) Reproducibility and clinical value of nocturnal hypotension: prospective evidence from the SAMPLE study. J Hypertension 16:733–738

O'Rourke M, Frohlich ED (1999) Pulse pressure. Is this a clinically useful risk factor? Hypertension 34:372–374

Panfilov VV, Reid JL (1994) Brain and autonomic mechanisms in hypertension. J Hypertension 12:337–343

Roman MJ, Pickering TG, Schwartz JE, Cavallini MC, Pini R, Devereux RB (1997) Is the absence of a normal nocturnal fall in blood pressure (nondipping) associated with cardiovascular target organ damage? J Hypertension 15:969–978

Ruilope LM, Lahera V, Rodicio JL, Romero JC (1994) Participation of nitric oxide in the regulation of renal function: possible role in the genesis of arterial hypertension. J Hypertension 12:625–631

Schauf CL, Mofett DF, Mofett AB (eds) (1990) Human physiology, foundations and frontiers. Times Mirror/Mosby College Publishing

Schiffrin EL (1999) Role of endothelin-1 in hypertension. Hypertension 34(part 2):876–881

Schlüter H, Offers E, Brüggemann G, van der Giet M, Tepel M, Nordhoff E, Karas M, Spieker C, Witzel H, Zidek W (1994) Diadenosine phosphates and the physiological control of blood pressure. Nature 367:186–188

Shimosawa T, Ito Y, Ando K, Kitamura K, Kangawa K, Fujita T (1995) Proadrenomedullin N-terminal 20 peptide, a new product of the adrenomedullin gene, inhibits norepinephrine overflow from nerve endings. J Clin Invest 96:1672–1676

Sothern RB, Vesely DL, Kanabrocki EL, Bremner FW, Third JLAC, Boles MA, Nemchausky BM, Olvin JH, Scheving LE (1995) Blood pressure and atrial natriuretic peptides correlate throughout the day. Am Heart J 129:907–916

Starr JM, Inch S, Cross S, MacLennan WJ, Deary IJ (1998) Blood pressure and ageing: longitudinal cohort study. Br Med J 317:513–514

Volterrani M, Rosano G, Coats A, Beale C, Collins P (1995) Estrogen acutely increases peripheral blood flow in postmenopausal women. Am J Med 99:119–122

Wambach G, Stimpel M, Bönner G (1989) Das atriale natriuretische Peptid und seine Bedeutung für die arterielle Hypertonie. Klin Wochenschr 67:1069–1076

Woolfson RG, Poston L, De Wardener HE (1994) Digoxin-like inhibitors of active sodium transport and blood pressure. Kidney Int 46:297–309

Yanagisawa M (1994) The endothelin system. A new target for therapeutic intervention. Circulation 89:1320–1322

KAPITEL **2** **Blutdruckmessung**

Die Bestimmung der Blutdruckhöhe ist entweder durch direkte oder indirekte Messmethoden möglich.

▪ 2.1 Direkte (invasive) Blutdruckmessung

Die direkte Messmethode erfordert die Punktion einer größeren Arterie (in der Regel A. radialis oder A. femoralis). Mit Hilfe eines mechanoelektrischen Druckumwandlers können die über eine eingelegte Braunüle vermittelten Pulsationen direkt erfasst werden, sodass weitgehend exakte Werte für den systolischen und den diastolischen Blutdruck gemessen werden können. Um falsch-positive Messergebnisse zu vermeiden, muss die Punktion der Arterie und das Einlegen der Messkanüle mindestens 30–60 Minuten vor der eigentlichen Blutdruckmessung erfolgen. – Insgesamt ist die direkte Blutdruckmessung mit den Risiken der Fehlpunktion (Aneurysma spurium, Fistel zwischen Arterie und Vene), einer Infektion und arterieller Embolien gekoppelt, sodass die Indikation für diese zuverlässige Messmethode sehr streng gestellt werden muss.

▪ 2.2 Indirekte (nichtinvasive) Blutdruckmessung

Für die Praxis haben sich indirekte Messverfahren etabliert. Am weitesten verbreitet ist die sphygmomanometrische Bestimmung des arteriellen Blutdruckes mit der indirekten Methode nach Riva-Rocci.

2.2.1 Sphygmomanometrische Messung des Blutdruckes

Das übliche Sphygmomanometer besteht aus einer aufblasbaren Manschette, einem als Luftpumpe dienenden Gummiballon und einem seitenständig angeschlossenen Quecksilber- oder Anaeroid-(Membran-)Manometer. Geräte mit elektronischer Signalaufnahme wurden primär für die ambulante Blutdruckselbstmessung entwickelt (Kapitel 2.3.1).

Bei der Messung wird die Manschette um den Oberarm des liegenden, sitzenden oder stehenden Patienten gelegt und anschließend auf einen

Druck aufgepumpt, der etwa 30 mmHg oberhalb des systolischen Druckes des Patienten liegt (Verschwinden des Radialispulses). Durch das angeschlossene Quecksilber- oder. Anaeroidmanometer kann der systolische Blutdruck entweder palpatorisch oder auskultatorisch bestimmt werden. Eine Variation des Standard-Quecksilber-Sphygmomanometers ist das sog. *Hawksley random zero sphygmomanometer* (Hawksley and Sons, Lancing, UK), das vorwiegend in der klinischen und epidemiologischen Forschung Anwendung findet und durch eine randomisierte Einstellbarkeit des Nullpunktes eine subjektive Beeinflussung der Messwerte durch den Untersucher verhindern soll. Vergleichende Untersuchungen haben jedoch gezeigt, dass dieses Gerät den tatsächlichen diastolischen und systolischen Blutdruck unterschätzt.

2.2.1.1 Palpatorische Bestimmung des systolischen Blutdruckes

Palpatorisch wird die Höhe des systolischen Blutdruckes beim Verschwinden des Radialispulses bei zunehmendem Manschettendruck oder beim Wiederauftreten bei abnehmendem Druck ermittelt.

2.2.1.2 Auskultatorische Messung des Blutdruckes nach dem Korotkow-Prinzip

Auskultatorisch wird der Blutdruck mit Hilfe eines Stethoskopes ermittelt, dessen Kopf auf die zuvor in der Ellenbeuge palpierte Arteria brachialis plaziert wird. Die auskultatorische Zuordnung der systolischen und diastolischen Blutdruckhöhe erfolgt nach den Kriterien der Korotkowschen Geräuschphänomene (nach Nikolai Korotkow, einem russischen Chirurgen): Nach Aufpumpen der Manschette wird der Druck durch Öffnen des Ventils langsam gesenkt, weshalb die zuvor komprimierte A. brachialis mit Unterschreiten des systolischen Druckes wieder durchlässig für das arterielle Blut wird. Das Wiedereinströmen des Blutes imponiert auskultatorisch als ein pulssynchrones, kurzes, scharfes Geräusch. Das erste Auftreten dieses Geräusches wird als Phase I der sog. Korotkow-Geräusche bezeichnet und entspricht dem systolischen Blutdruckwert. Bei weiterem, kontinuierlich langsamen Ablassen des Manschettendruckes werden die Geräusche meist zunächst lauter. Gelegentlich ist jedoch nach initialer Zunahme eine vorübergehende Abnahme der Geräuschintensität auszukultieren, die anschließend erneut durch eine Zunahme abgelöst wird. Diese potentiell auftretende „auskultatorische Lücke" ist dann von praktischer Bedeutung, wenn die Manschette ohne Palpation des Radialispulses ungenügend aufgepumpt wird und der erneute Anstieg der Geräusche fälschlicherweise als systolischer Wert interpretiert wird.

Das deutliche Leiser- und Tieferwerden der Korotkow-Geräusche wird auch als *muffling* bezeichnet und beschreibt die Phase IV. Die Phase V ist durch das völlige Verschwinden der Korotkow-Geräusche gekennzeichnet und markiert den diastolischen arteriellen Blutdruckwert.

Im Vergleich zur direkten, intraarteriellen Blutdruckmessung erfasst die indirekte Messung den systolischen Blutdruck im allgemeinen geringgradig

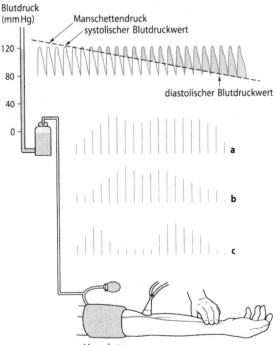

Abb. 2.1. Indirekte, sphygmomanometrische Messung des arteriellen Blutdruckes nach Riva-Rocci (Auskultation nach Korotkow). Nach Aufpumpen der Blutdruckmanschette vollständige Unterbrechung des Blutstroms in der A. brachialis; nach Reduktion des Manschettendrucks unter den systolischen Blutdruck ist bei jedem Pulsschlag ein kurzes, scharfes Geräusch (Korotkow-Geräusch; Phase I) auszukultieren, das durch den Bluteinstrom bedingt ist (oberer Teil). Bei weiter abnehmendem Manschettendruck werden die Geräusche zunehmend lauter und
a bleiben dann auf einem konstanten Niveau,
b werden wieder etwas leiser oder
c es tritt nach initialer Zunahme der Lautstärke eine vorübergehende Abnahme ein (sog. auskultatorische Lücke).
Der diastolische Blutdruckwert wird erreicht, wenn bei weiterer Abnahme des Manschettendrucks die Geräusche leiser werden (Phase IV) bzw. vollständig verschwinden (Phase V).
Wichtig: Auskultationspunkt muß in Herzhöhe sein!
Nach Witzleb 1976

zu niedrig, den diastolischen Blutdruck in der auskultatorischen Phase IV etwa 5–10 mmHg zu hoch und in der Phase V weitgehend identisch. – Wie bereits erwähnt, wird die Phase V als auskultatorisches Kriterium des diastolischen Blutdruckes beansprucht. Bei erhöhter Kreislaufaktivität (körperliche Belastung, Hyperthyreose, Anämie) verschwinden die Töne häufig nicht; der diastolische Blutdruck ist dann dem Leiserwerden der Korotkow-Geräusche (Phase IV) gleichzusetzen (Abb. 2.1).

2.2.1.3 Oszillometrische Methode

Bei dieser Methode wird der Blutdruck aus den von der Arterie auf die Manschette übertragenen pulsierenden Druckschwankungen ermittelt. Liegt die Höhe des Manschettendruckes oberhalb des systolischen Blutdruckes, werden nur kleine Druckschwankungen registriert, die durch das Anschlagen des Pulses an den komprimierten Arterienabschnitt verursacht werden. Wird der systolische Druck bei nachlassendem Manschettendruck unterschritten, kommt es im selben Augenblick zu einer kurzen systolischen Eröffnung der Arterie und konsekutiv zu einer Zunahme der Oszillationen. Die Oszillationen erreichen ein Maximum im Bereich des arteriellen Mitteldruckes und nehmen nachfolgend wieder ab. Nach Unterschreiten des diastolischen Druckes und dementsprechend dauernd durchgängigen Gefäßen erreichen die Pulsationen schließlich ein konstant bleibendes Intensitätsminimum.

Durch elektronische oder mechanische Auswertung der registrierten Pulsationen wird die Höhe des Blutdruckes ermittelt, wobei insbesondere die mögliche Bestimmung des arteriellen Mitteldruckes einen Vorteil gegenüber der sphygmomanometrischen Messung darstellt.

2.2.1.4 Dopplerultraschallmethode

Mittels Dopplerultraschallmethode und einer proximal der Untersuchungsstelle angelegten Blutdruckmanschette kann analog der Methode nach Riva-Rocci ebenfalls der systolische Blutdruck bestimmt werden. Diese Methode eignet sich auch zur Blutdruckregistrierung bei niedrigen Druckverhältnissen, bei nichtpulsatorischer Durchströmung und in kleinen Gefäßen. Diastolische Druckwerte können mit der Dopplerultraschallmethode nicht zuverlässig bestimmt werden.

2.2.2 Individuelle Größenanpassung der Blutdruckmanschette

Der sich keilförmig in die Gewebetiefe fortpflanzende Manschettendruck muss ohne Verlust auf die Arterie übertragen werden; um Messfehler zu vermeiden, ist daher eine individuelle Anpassung der Manschettenbreite bei unterschiedlichen Extremitätenumfängen unbedingt erforderlich. Die üblichen Manschetten besitzen einen aufblasbaren Gummiteil von 12×24 cm und liefern bei Oberarmumfängen von 24–32 cm weitgehend zuverlässige Blutdruckmessungen. Bei größeren Armumfängen werden mit dieser Manschettengröße zu hohe, bei dünneren Armen zu niedrige Drucke gemessen, sodass es für den klinischen Alltag unabdingbar ist, mehrere Manschettengrößen zur Verfügung zu haben. Bei Oberarmumfängen von 33–41 cm sollte der aufblasbare Teil daher 15×30 cm und bei noch dickeren Armen 18×36–42 cm betragen. Für Kinder stehen schmalere Blutdruckmanschetten zur Verfügung, die im individuellen Fall eine Breite von zwei Dritteln der Oberarmlänge aufweisen sollten (Tabelle 2.1).

Tabelle 2.1. Anpassung der Blutdruckmanschette an unterschiedliche Armumfänge. Modifiziert entsprechend Empfehlungen der Deutschen Hochdruckliga 1998

	Oberarmumfang [cm]	Aufblasbare Gummimanschette (Breite × Länge)
Kleinkinder		5 × 8
Kinder (>5 Jahre)		8 × 13
Erwachsene	<33	12–13 × 24
	33–41	15 × 30
	>41	18 × 36

Eine Vereinfachung für den Routinebetrieb ist von einer neuartigen Blutdruckmanschette zu erwarten, die aus drei unterschiedlich großen, aufblasbaren Gummikammern automatisch eine dem jeweiligen Oberarmumfang angepasste Selektion trifft (Tricuff, Pressure Group AB, Stockholm, Schweden).

2.2.3 Technik der Blutdruckmessung

Die Messung des arteriellen Blutdruckes kann prinzipiell in liegender, sitzender oder stehender Position erfolgen. In jedem Fall sollte jedoch die Blutdruckmanschette in Herzhöhe lokalisiert sein, um eine Beeinflussung der gemessenen Werte durch hydrostatische Effekte auszuschließen. – In der Praxis oder in der Ambulanz wird man sich in der Regel für die Blutdruckmessung im Sitzen entscheiden. Der Patient sollte hierzu entspannt sitzen und den Arm leicht angewinkelt auf einer stabilen Unterlage lagern. Um emotionale Einflüsse auf den Blutdruck zu minimalisieren, ist die Blutdruckmessung sinnvollerweise erst dann durchzuführen, wenn der Patient sich augenscheinlich an die ungewohnte Situation der Arztkonsultation gewöhnt hat. Blutdruckmessungen zwischen „Tür und Angel" liefern häufig zu hohe, situativ bedingte Druckwerte und sind daher kaum zu verwerten.

Nachdem der Patient die gewünschte Lage eingenommen hat, wird die Manschette etwa in der Mitte des von Kleidungsstücken befreiten Oberarmes faltenfrei und luftleer angelegt. Hemden- oder Pulloverärmel dürfen jedoch nicht hochgerafft werden, da hierdurch der Blutfluss im Arm behindert und die Messung verfälscht werden könnte. Unter Tasten des Radialispulses erfolgt sodann das zügige Aufpumpen der Blutdruckmanschette auf Drucke, die etwa 30 mmHg über dem Druck liegen sollten, bei dem der Radialispuls verschwindet. Ein zu hohes Aufpumpen der Manschette kann kurzfristige, falsch-positive Erhöhungen des systolischen Blutdruckes induzieren, und sollte daher vermieden werden. – Die nachfolgende Entlüftung der Manschette erfolgt gleichmäßig mit einer Geschwindigkeit von 2–3 mmHg pro Sekunde.

Erfolgt die Blutdruckmessung nach der Korotkow-Methode, sollte der Stethoskopkopf zur Auskultation der Geräuschphänomene über der Pulsstelle der Arteria brachialis liegen. Eine Messgenauigkeit von 2 mmHg ist unbedingt anzustreben; (die vielfach üblichen) Auf- oder Abrundungen mit ausschließlicher Angabe von 5er- oder 10er-Werten (z. B. 140/95 mmHg) sind zu ungenau und daher nicht akzeptabel.

Jede erstmalige Blutdruckmessung muss an beiden Armen durchgeführt werden, um eventuelle Seitenunterschiede zu verifizieren oder auszuschließen. Idealerweise ist eine simultane Messung an beiden Armen wünschenswert, da bei serieller Messung die Unterschiede häufig überschätzt werden. Vor Durchführung invasiver diagnostischer Maßnahmen sollte bei seriell gemessenen Seitenunterschieden von mehr als 20 mmHg in jedem Fall zunächst eine simultane Blutdruckmessung durchgeführt werden.

Bei älteren Patienten ist zu berücksichtigen, dass möglicherweise fortgeschrittene arteriosklerotische Veränderungen der großen Arterien vorliegen, die zu falsch-hohen Blutdruckmesswerten führen. Je nach Ausmaß der arteriellen Wandstarre wurden sphygomanometrisch Blutdruckwerte gemessen, die bis zu 60 mmHg höhere Werte lieferten als eine gleichzeitig durchgeführte direkte, intraarterielle Messung. Eine solche „Pseudohypertonie" ist zu vermuten, wenn die A. radialis nach Aufpumpen der Blutdruckmanschette und Verschwinden der Pulsationen als Strang tastbar bleibt (sog. „Osler'sches Maneuver").

Insbesondere bei Patienten unter 30 Jahren mit erhöhten Blutdruckwerten ist eine Coarctatio aortae (Kapitel 16.1) auszuschließen, indem bei der Erstuntersuchung zusätzlich der Blutdruck an einem Bein bestimmt wird. Hierzu wird eine große Oberschenkel-Blutdruckmanschette benötigt; die Auskultation der Korotkow-Geräusche erfolgt in der Fossa poplitea.

Eine Messung des Blutdruckes im Stehen muss zusätzlich bei jeder Erstmessung erfolgen, um etwaige Orthostasereaktionen zu objektivieren. Bei Diabetikern, älteren Patienten und Patienten, die mit Vasodilatatoren behandelt werden, gehört die ergänzende Blutdruckmessung im Stehen zur Routineuntersuchung.

(Besonderheiten der Blutdruckmessung siehe Tabelle 2.2).

Tabelle 2.2. Besonderheiten der Blutdruckmessung

Blutdruckmessung bei	Besonderheit
Kindern, Jugendlichen	– altersabhängige Normwerte (s. Abb. 11.1) – Manschettenbreite (s. Tabelle 2.1)
Älteren Patienten (>65 Jahre)	– „Pseudohypertonie"? – Blutdruck im Stehen und Liegen messen
Schwangerschaft	– andere Normwerte (Kapitel 15.2)
Absoluter Arrhythmie	– systolischen und diastolischen Blutdruck als Mittelwert aus mehreren Messungen bestimmen
Schockzuständen	– palpatorische Bestimmung des systolischen Blutdruckes oder, wenn möglich, – intraarterielle Blutdruckmessung
Hyperthyreose/ körperlicher Belastung	– diastolischer Wert = Phase IV der Korotkow-Geräusche
Diabetes mellitus	– mehrere Messungen in sitzender und stehender Position wegen möglicher autonomer Neuropathie

■ 2.3 Blutdruckmessung unter ambulanten Bedingungen

Obwohl unsere Erkenntnisse über die Beziehung zwischen Blutdruck und kardiovaskulärem Krankheitsrisiko auf Studien beruhen, in denen Blutdruckmessungen in Praxis oder Klinik durchgeführt wurden, ist die sog. Praxisblutdruckmessung in ihrer Aussagefähigkeit begrenzt. Ein Nachteil ergibt sich beispielsweise aus der Tatsache, dass die in der ärztlichen Praxis gemessene Höhe des Blutdrucks nicht unbedingt die individuelle Blutdruckhöhe in der üblichen Umgebung eines Patienten repräsentiert. Insbesondere bei Patienten mit Hypertonie ist der von einem Arzt ermittelte Blutdruck tendenziell höher, als die Blutdruckwerte, die durch Selbstmessung, automatische ambulante Blutdruckmessung oder durch Messung von einem nichtärztlichen Untersucher erhoben werden. Diese als Praxishypertonie oder White-coat-Hypertonie bezeichnete Erhöhung des Blutdruckes ist meistens Ausdruck einer Stresssituation in der ärztlichen Umgebung und kann – insbesondere bei nur mäßig erhöhten Blutdruckwerten – zu einer ungerechtfertigten medikamentösen Behandlung führen.

In den vergangenen Jahren wurden daher unterschiedliche Maßnahmen zur Diagnose und Kontrolle der Hypertonie vorgeschlagen, die die Praxisblutdruckmessung durch den Arzt ersetzen oder ergänzen sollen. Eine zunehmende Berücksichtigung findet die ambulante Blutdruckmessung.

Eine Blutdruckmessung unter ambulanten Bedingungen ist prinzipiell möglich als Blutdruckselbstmessung durch den Patienten in seiner häuslichen Umgebung (*home measurements*) oder durch eine kontinuierliche 24-Stunden-Blutdruckregistrierung mit einem automatischen Blutdruckmessgerät.

2.3.1 Ambulante Blutdruckselbstmessung

Ambulante Blutdruckselbstmessungen durch den Patienten ermöglichen in vielen Fällen eine verlässlichere Beurteilung der durchschnittlichen Blutdruckwerte als in der ärztlichen Praxis durchgeführte Messungen. Die durch Patientenselbstmessung bestimmten mittleren Tagesblutdruckwerte sind überwiegend niedriger als die durch einen Arzt in der Praxis gemessenen Blutdruckwerte, unterscheiden sich jedoch kaum von Werten, die mit Hilfe eines ambulanten Blutdrucklangzeitmessgerätes (Kapitel 2.3.2) aufgezeichnet werden. Als prognostisches Kriterium für die Gefahr, an einer kardiovaskulären Erkrankung zu versterben, scheint der durch ambulante Selbstmessung des Patienten erhobene Blutdruck zuverlässiger als der in der Praxis erhobene Gelegenheitsblutdruck (Ohasama-Studie) und gleichwertig den durch die ambulante Blutdrucklangzeitmessung (ABDM) ermittelten Werten zu sein.

Die zuverlässigsten Daten der ambulanten Patientenselbstmessung werden erzielt, wenn der Durchschnittsblutdruckwert von mindestens zwei Arbeitstagen gewertet wird; der erste Messtag sollte jedoch nicht berücksichtigt werden, da hier häufig zu hohe Werte gemessen werden.

Eine Blutdruckselbstmessung empfiehlt sich bei Verdacht auf eine grenzwertige oder milde Hypertonie (Grad 1), bei Hypertonie (Grad 1) und
Endorganschädigung sowie zur Therapieüberwachung bzw. bei mangelnder
therapeutischer Ansprechbarkeit. Des weiteren wurde beobachtet, dass sich
die therapeutische Compliance verbessert, wenn der Patient durch die
Selbstmessung aktiv in die Überwachung der Behandlungsmaßnahmen ein-
bezogen wird.

Zur Blutdruckselbstmessung stehen heute überwiegend elektronische Geräte zur Verfügung (z. B. boso privat automatic; FB Sysditon; MBO OSC
compact 360 S; Hartmann Digital HG 160; Omron MX 4 Euro; Visomat 20
plus; Vitagnost 601; boso carat), die entweder nach dem Korotkow-Prinzip
oder nach dem oszillometrischen Messverfahren arbeiten. Während bei
den oszillometrischen Geräten keine genaue Platzierung der Manschette erforderlich ist, da die Oszillationen über die gesamte Manschette aufgenommen werden, muss das in der Manschette befindliche Mikrofon der Korot-
kow-Geräte möglichst exakt über der A. brachialis platziert werden. Geringe zirkuläre Verschiebungen werden jedoch durch die derzeitige Mikrofon-
qualität kompensiert. Oszillometrische Geräte messen im Mittel zu niedrige
diastolische (und systolische) Blutdruckwerte. – Zuverlässigere Ergebnisse
der Blutdruckmessung ergeben nach wie vor Geräte, die nach dem Korotkow-Prinzip arbeiten.

Geräte, die den Blutdruck an Finger (z. B. Omron F 3) oder Handgelenk
(z. B. boso mediwatch; Nais Blood Pressure Watch EW 273 CD; Nais Blood
Pressure Watch Memory EW 274; Omron RX; Quelle Sanoquell; Visomat
handy) messen, sind leicht zu handhaben, ermitteln jedoch zu niedrige Werte.

Während in dem zuletzt veröffentlichten Bericht der Zeitschrift „test"
die Mehrzahl der getesteten Oberarm- und Handgelenksmessgeräte eine
„zufriedenstellende" Messgenauigkeit attestiert bekamen, konnte das sowohl oszillometrisch als auch mit Infrarot messende Gerät Omron F 3 in
dieser Hinsicht noch nicht überzeugen und erhielt das Qualitätsurteil
„mangelhaft" (test, Stiftung Warentest, 2/1998, S. 92–96).

Die Stiftung Warentest aktualisiert ihre Testberichte über Blutdruck-
selbstmessgeräte in unregelmäßigen Abständen. Patienten und Ärzte, die
sich häufig in den USA aufhalten, werden u. a. durch die Zeitschrift „Con-
sumer Reports" in ähnlichen Abständen über Angebot und Qualität der
dort verfügbaren Geräte informiert.

Im allgemeinen ist die sachgemäße Durchführung der Blutdruckmessung
mit den heute zur Verfügung stehenden Geräten unproblematisch. Dennoch
sind die wichtigsten Grundregeln der Blutdruckmessung mit den Patienten
eingehend zu besprechen. Eine praktische Einführung und eine
Überprüfung der vom Patienten erhobenen Messergebnisse ist durch medizinisches Personal vorzunehmen. Der Patient muss weiterhin dazu angehal-
ten werden, die von ihm ermittelten Blutdruckwerte schriftlich zu fixieren
und sie dem behandelnden Arzt bei den Konsultationen vorzulegen. In
Deutschland wurde zur Eintragung der durch Selbstmessung erhobenen
Blutdruckwerte ein sog. „Blutdruckpass" entwickelt, der von der „Deut-

schen Liga zur Bekämpfung des hohen Blutdrucks", Postfach 10 20 40, 69010 Heidelberg, angefordert werden kann.

2.3.2 Kontinuierliche ambulante Blutdrucklangzeitmessung

Die ambulante kontinuierliche Aufzeichnung durch tragbare, automatische Blutdruckmessgeräte („ambulante Blutdrucklangzeitmessung", ABDM) hat in den vergangenen Jahren zunehmend Verbreitung in Praxis, Klinik und Forschung gefunden. Die verfügbaren Geräte arbeiten nach dem Auskultations-(Korotkow-)Prinzip mit Hilfe eines über der A. brachialis zu platzierenden Mikrofons, nach der oszillometrischen Messmethode oder nach einer Kombination aus beiden Messmethoden. Das Anlegen einer Manschette mit intermittierender Kompression der A. brachialis wird vermieden bei Ver-

Tabelle 2.3. Geräte zur ambulanten Blutdrucklangzeitmessung (ABDM). Modifiziert nach Informationen der Deutschen Liga zur Bekämpfung des hohen Blutdrucks e.V. 1999

Gerät	Hersteller	Gewicht [g]	Besonderheiten
Auskultatorisch (Korotkow-Prinzip):			
1) Medilog DX	Oxford	360	
2) Pressure Scan	ERKA	410	„Memory-Card"
Profilomat		390	
Dimeq	Dimeq	390	
3) TM 2420/TM 2020	Boso	390	Dual-Mikrofon
			PC-Version
4) Tenso 24	Speidel & Keller	360	„osz.gating"
Quiet Track	Welch Allyn		
Wahlweise auskultatorisch/oszillometrisch:			
5) BR-102	Schiller	250	Parallelmessung
			PC-Version
6) MICRO AM 5201/5601	Kontron	300	wahlw. vorzugeben
			parallel LZ-EKG-Option
7) Tonoport IIIA/IVA/II	Hellige	395	wahlw. vorzugeben
Physioport III/IV	Par Med. Techn.		fakultativ EKG-gating
Scanlight	Medset		PC-Version
8) DIASYS INTEGRA	Endovolumen	195	parallel LZ-EKG-Option
	Novacor		
Oszillometrisch:			
9) SL 90 207	SpaceLabs	350	
SL 90 217		255	
10) Custo Screen 100	Custo med	320	
Custo Screen 200		235	fakultativ EKG-gating
11) MOBIL-O-GRAPH	I.E.M.	250	Tag-Nacht-Taste
Premo Trend	Zimmer		
Scanlight II	Medset		
Tracker NIBP	Reynolds		
12) Tonoport III/IV	Hellige	395	
13) Profilomat II	Disetronic	275	wahlw. Gel.-BD- und BD-SM
14) TM 2430	Boso	220	Tag-Nacht-Taste

wendung von Fingermessgeräten, mit denen ebenfalls eine Aufzeichnung der Blutdruckwerte über 24 Stunden möglich ist (Finapres; Portapres).

Üblicherweise werden Messungen tagsüber in 15–30-minütigen und während der Nacht in 30–45-minütigen Abständen programmiert. Die erhobenen Messungen werden in einem Aufnahmegerät, das der Patient mit sich trägt, gespeichert. Nach Beendigung der Untersuchung erfolgt die computergesteuerte Auswertung der Messungen durch Mittel- oder Prozentwertbestimmung.

Um die Interpretation der erhobenen Messungen zu erleichtern, sollten die Patienten ihre Aktivitäten protokollieren. Alternativ kann die Aktivität mit Hilfe eines „Aktigraphen", der am Handgelenk befestigt wird, elektronisch aufgezeichnet werden.

ABDM-Geräte werden heute von einer Vielzahl von Herstellern angeboten (Tabelle 2.3). Richtlinien zur qualitativen Evaluierung der Geräte wurden u. a. von der „United States Association for the Advancement of Medical Instrumentation" (AAMI) und von der „British Hypertension Society" erarbeitet; dem jeweiligen Stand der Erkenntnisse angepasste Aktualisierungen sind vorgesehen. – In Deutschland informiert die Deutsche Liga zur Bekämpfung des hohen Blutdruckes e.V. in Merkblättern über grundsätzliche und aktuelle Fragen der Blutdrucklangzeitmessung.

2.3.2.1 Mittelwertbestimmung

Am weitesten verbreitet ist die Bestimmung des Blutdruckmittelwertes, der entweder aus den erhobenen Einzelmessungen oder aber aus den einzelnen Stundenmittelwerten errechnet wird. Die bislang vorliegenden Empfehlungen zur Definition von Normgrenzen für Blutdruckwerte, die durch die ABDM erhoben werden, sind uneinheitlich (Tabelle 2.4), liegen jedoch durchweg niedriger als die für die sphygmomanometrische Gelegenheitsblutdruckmessung gültigen Normwerte (<140/90 mmHg). Von der WHO/ISH wird in den gegenwärtig aktuellen Guidclines (1999) ein durchschnittlicher Tagesblutdruck von <125/80 mmHg als obere Normgrenze vorgeschlagen. – Eine Analyse der Daten aus allen bislang durchgeführten, kontrollierten ABDM-Studien ergab jedoch, dass 45% aller untersuchten Altersklassen und 57% der älteren Population (>65 Jahre), deren Blutdruck anhand konventionell erhobener Gelegenheitsmessung als normoton einge-

Tabelle 2.4. Empfohlene Normalwerte (Obergrenze) des Blutdruckes bei Messung mittels ABDM *

	24-Std.-Blutdruck [mmHg]	Tagesblutdruck [mmHg]	Nächtlicher Blutdruck [mmHg]
JNC VI, USA (1997)		135/85	120/75
WHO/ISH (1999)		120/80	
British Hypertension Society (1999)		130/80	
O'Brien, Staessen (1999)	130/80	135/85	120/70

* Ambulante Blutdrucklangzeitmessung

stuft worden war, nach den ABDM-Kriterien der WHO/ISH als Hypertoniker zu betrachten wären. Angesichts dieses Widerspruchs (Anzahl Hypertoniker in der Gesamtbevölkerung > Anzahl der Normotoniker) und der bislang noch nicht verfügbaren Langzeitdaten aus statistisch suffizienten Prognosestudien, wurde vorgeschlagen, den durch ABDM ermittelten Blutdruck nach folgenden Kriterien zu bewerten:

■ Tagesdurchschnittswerte von <135/85 mmHg als wahrscheinlich normal, Werte ≥140/90 mmHg als wahrscheinlich hyperton,
■ Nachtwerte von <120/70 als wahrscheinlich normal, ≥125/75 mmHg als wahrscheinlich hyperton und
■ 24-Stundenwerte von <130/85 mmHg als wahrscheinlich normal; ≥135/85 mmHg als wahrscheinlich hyperton.

Diese Empfehlungen erscheinen mir beim gegenwärtigen Kenntnisstand sinnvoll, zumal nicht in allen Populationsstudien ein deutlicher Unterschied zwischen Gelegenheitsblutdruck und ABDM gefunden wurde (Tabelle 2.5). Im Gegensatz zu den anderen Fachgesellschaften stimmen diese Empfehlungen überein mit denen des „US Joint National Committee on Prevention, Detection, Evaluation, and Treatment of High Blood Pressure" (JNC VI), welches als Normalbereich für ABDM-Messungen ebenfalls Blutdruckwerte im Wachzustand von <135/85 mmHg einstuft (Tabelle 2.4).

Noch problematischer als der Tagesmittelwert erscheint die Beurteilung der nächtlichen Blutdruckwerte, insbesondere weil das *non-dipping* bei Hypertonikern (fehlender oder geringer Blutdruckabfall von weniger als 10% während der Nachtphase) bei wiederholten Messungen am individuellen Patienten als nur eingeschränkt reproduzierbar beurteilt wird. Eine Definition der Normwerte für den nächtlichen Blutdruck ist daher anhand der Datenlage zum gegenwärtigen Zeitpunkt kaum möglich, zumal die prognostische Bedeutung des *non-dipping* für das zukünftige Auftreten kardiovaskulärer Ereignisse bzw. das Vorliegen von hypertensiven Endorganschädigungen widersprüchlich diskutiert wird.

Tabelle 2.5. Ambulanter Blutdruck* und Gelegenheitsblutdruck in Populationsstudien

	Patientenzahl n (m/w)	Studienherkunft	24-Stunden-BD [mmHg]	Tages-BD [mmHg]	Nacht-BD [mmHg]	Gelegenheits-BD [mmHg]
PAMELA	1438 (708/730)	Italien	118/74	123/79	108/65	128/82
MONI 10	1854 (959/895)	Dänemark	127/72	132/76	108/64	127/81
Allied Irish Bank Study	815 (399/416)	Irland	118/72	124/78	106/61	119/76
Belgische Studie	718 (346/372)	Belgien	119/71	125/76	108/62	–
Ohasama Studie	474 (153/321)	Japan	119/70	125/74	109/62	127/72
Uruguay Studie	1573 (661/912)	Uruguay	118/74	121/77	109/64	124/79

* Ambulante Blutdrucklangzeitmessung, Mittelwerte

2.3.2.2 Prozentwertbestimmung

Eine andere Variante der ABDM-Auswertung bezieht sich auf die bekannten, durch Gelegenheitsblutdruckmessung ermittelten Normwerte, indem sie den prozentualen Anteil erhöhter Werte (>140/90 mmHg) errechnet. Die Prozentwertangabe ist jedoch allenfalls für Tagesblutdruckwerte sinnvoll, da wie bereits ausgeführt für die nächtlichen Messungen die Bezugsgröße fehlt.

2.3.2.3 Anwendungsempfehlungen zur ABDM

Eine routinemäßige, unkritische Anwendung der ABDM führt zu einer nicht akzeptablen Verteuerung der Hypertoniediagnostik und -überwachung, während umgekehrt ein gezielter Einsatz dieser Messmethode Kosten einsparen kann. Nicht nur unter Kostengesichtspunkten sinnvoll ist der Einsatz der ABDM bei Patienten mit einer isolierten Praxishypertonie (White-coat-Hypertonie) und geringem kardiovaskulärem Risikoprofil, zur Beurteilung einer (vermeintlich) therapierefraktären Hypertonie und bei Patienten, bei denen aufgrund der geschilderten Symptomatik der Verdacht auf intermittierende Hypotonien besteht. In der klinischen Entwicklung und bei Patienten mit schwer einstellbarer Hypertonie (insbesondere bei sekundären Hypertonieformen) ermöglicht die ABDM eine mit anderen Methoden nicht durchführbare Überwachung der nächtlichen und frühmorgendlichen Wirksamkeit eines Antihypertensivums (1999 World Health Organization-International Society of Hypertension Guidelines for the Managment of Hypertension).

Das „US Joint National Committee on Prevention, Detection, Evaluation, and Treatment of High Blood Pressure" wertet darüber hinaus episodisch auftretende Hypertonien, hypotensive Symptome in Assoziation mit antihypertensiver Medikation oder autonomer Dysfunktion, ein Karotissinussyndrom sowie ein Schrittmachersyndrom als weitere klinische Situationen, in denen die Durchführung einer ABDM hilfreich sein kann (JNC VI).

Trotz der offenbar fehlenden zirkadianen Tagesrhythmik des Blutdruckes bei verschiedenen sekundären Hypertonieformen (Kapitel 1.5.2) ist die ABDM nicht als Routineuntersuchung zur differentialdiagnostischen Abgrenzung gegenüber einer primären Hypertonie zu empfehlen, da auch bei anderen Erkrankungen ein Ausbleiben des zirkadianen Rhythmus beobachtet wurde (höhergradige Herzinsuffizienz, Diabetes mellitus mit autonomer Neuropathie, maligne Hypertonie usw.). Außerdem kann der nächtliche Blutdruckabfall bei Patienten fehlen, die aufgrund des angelegten Blutdruckmessgerätes nicht (ein-)schlafen können (Abb. 2.2) oder an Schlafstörungen anderer Genese leiden.

2.3.2.4 Offene Fragen zur ABDM

Der Nachweis für eine Senkung von Morbidität und Mortalität durch eine antihypertensive therapeutische Intervention basiert überwiegend auf klinischen Studien, in denen zur Diagnose der Hypertonie und zur Kontrolle

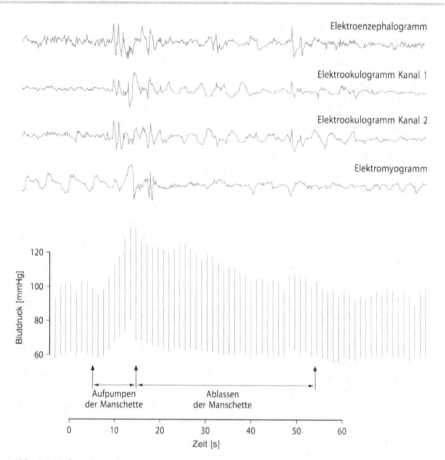

Abb. 2.2. Einfluss des Aufpumpens der Blutdruckmanschette auf Schlaf und Blutdruck: Das Aufwachen des Patienten zeigt sich sowohl in vermehrten Aktivitäten im Enzephalogramm, im Elektrookulogramm und im Elektromyogramm als auch in einem Anstieg des Blutdruckes. Quelle: Davies et al. (1994) Br Med J 308:820

der Therapie ausschließlich Gelegenheitsblutdruckmessungen in Klinik oder Praxis eingesetzt wurden. Eine vergleichbar umfangreiche Datenlage fehlt für die ABDM bislang, sodass ihr tatsächlicher Stellenwert im Rahmen der Hypertoniediagnostik noch nicht endgültig beurteilt werden kann. Zukünftige Studien werden daher weiter klären müssen, ob und inwieweit sich unterschiedliche diagnostische, therapeutische und/oder prognostische Erkenntnisse durch Anwendung der ABDM ergeben und in welcher Relation die ABDM zur ambulanten Patientenblutdruckmessung und zur Gelegenheitsblutdruckmessung in Praxis und Klinik steht. Ungeklärt ist weiterhin, welche Bedingungen (Messungen über 24 Stunden, während des Tages, des Schlafes, in der häuslichen Umgebung, am Arbeitsplatz) und welche ABDM-Auswertung (Mittelwert oder Prozentwert) die besten Voraussetzungen zur prognostischen Abschätzung des kardiovaskulären Risikos liefern.

Im Vergleich zu der vorangegangenen Auflage dieses Buches (1996) liegen mittlerweile zu vielen dieser Fragen vorläufige Daten vor. Einige deuten daraufhin, dass die ABDM möglicherweise eine höhere prognostische Zuverlässigkeit aufweist als die Gelegenheitsblutdruckmessung: So konnte beispielsweise in einer Teilstudie von Syst-Eur (Systolic Hypertension in Europe Trial) gezeigt werden, dass zumindest bei älteren, nicht antihypertensiv behandelten Hypertonikern mit isolierter systolischer Hypertonie die ABDM-Werte kardiovaskuläre Komplikationen zuverlässiger vorhersagen als jene, die durch Gelegenheitsblutdruckmessungen erhoben worden waren. – Auch ließ sich nachweisen, dass die durch ABDM ermittelten Blutdruckwerte stärker mit einer linksventrikulären Hypertrophie (LVH) und anderen Zeichen hypertoniebedingter Endorganschädigungen (Albuminurie, Augenhintergrundveränderungen, Wanddicke der A. carotis) korrelieren als in der Klinik gemessene Gelegenheitsblutdruckwerte.

Eine Empfehlung für eine breitere Anwendung der ABDM in der täglichen Praxisarbeit kann aus diesen vorläufigen Daten zum gegenwärtigen Zeitpunkt jedoch nicht abgeleitet werden.

▪ 2.4 Praxisblutdruckmessung, ambulante Blutdruckselbstmessung oder ABDM?

Die sphygmomanometrische Blutdruckmessung durch den Arzt oder das medizinisch geschulte Personal wird auch in Zukunft die Methode der Wahl zur routinemäßigen Diagnostik und Therapiekontrolle der arteriellen Hypertonie bleiben. Die Indikation zur ambulanten Blutdruckselbstmessung und die damit verbundene aktive Einbeziehung des Patienten in Diagnostik und Therapieüberwachung ist großzügig zu stellen. Sie ist dringlich empfohlen, bei Verdacht auf eine isolierte Praxishypertonie, einer leichtgradigen Hypertonie (Schweregrad 1) oder nach Initiierung einer therapeutischen Maßnahme zur Beurteilung ihrer Wirksamkeit. Ob die ABDM in diesen Indikationsbereichen Vorteile bietet, wird unterschiedlich beurteilt und mit Gewißheit erst nach Abschluss entsprechender Vergleichsstudien zu beantworten sein. Die ABDM ist jedoch die einzige Methode, um nächtliche und frühmorgendliche Blutdruckwerte zu erheben. Darüber hinaus kann sie hilfreich sein, um eine fragliche Therapieresistenz zu beurteilen.

▪ 2.5 Trough/peak-Quotient

Das Verhältnis der antihypertensiven Wirkung am Ende eines Dosierungsintervalls (*trough*) zur maximalen Wirkung (*peak*) wird seit einigen Jahren in der klinischen Entwicklung als relativ einfach zu erhebender Parameter genutzt, um die Wirkungsdauer und -sicherheit einer antihypertensiven Substanz abzuschätzen. Ein Nachweis von mindestens 50–66% der maximalen antihypertensiven Wirkung am Ende eines Dosisintervalls gilt als Hinweis für eine dauerhafte Blutdrucksenkung ohne unerwünscht hohe Diskrepanz zwischen Minimal- und Maximaleffekt (Beispiel: Diastolische Blutdrucksenkung vor Einnahme der nächsten Tablette = –5 mmHg, maximale Blutdrucksenkung = –9 mmHg: es errechnet sich ein Trough/peak-Quotient von etwa 0,56). – Eine geringe Blutdrucksenkung *at trough* bei hoher Wirkung *at peak* ergibt einen Quotienten <0,5; ein Quotient <0,5 ist typisch für kurzwirksame Substanzen, die 24 Stunden nach Einnahme nur dann noch antihypertensiv wirksam sind, wenn sie in inadäquat hohen Dosierungen verabreicht werden.

Die Bestimmung des Trough/peak-Quotienten als Index zur Beurteilung von Substanzwirksamkeit und -sicherheit ist nicht unumstritten und weist einige methodologische Schwächen auf; eine ausführliche Diskussion ist im vorgegebenen Rahmen nicht möglich, weshalb entsprechend interessierte Leser auf andere Quellen verwiesen werden müssen (z.B. J Hypertension 1994; 12 (suppl 8): S1-S119).

■ 2.6 Pulsdruck

Die Höhe der Amplitude von systolischem und diastolischen arteriellen Blutdruck (systolischer minus diastolischer Blutdruck) wird als Pulsdruck (engl.: *pulse pressure*) bezeichnet und weist nach vorläufigen Ergebnissen eine positive Korrelation zur Wahrscheinlichkeit eines zukünftigen kardiovaskulären Ereignisses auf.

■ 2.7 Wartung der Blutdruckmessgeräte

Die üblicherweise verwendeten Blutdruckmessgeräte werden vor ihrem Verkauf auf Messgenauigkeit und Funktionalität geprüft und entsprechend mit einem Eichsiegel versehen. Eine routinemäßige Nacheichung der Geräte muss alle zwei Jahre durchgeführt werden, bei offensichtlichen Störungen (z.B. Abweichen von der Nullpunkteinstellung um mehr als 3 mmHg bei entlüfteter Manschette) selbstverständlich früher.

■ Zusammenfassung (Kapitel 2)

■ Die routinemäßige Blutdruckmessung erfolgt mit Hilfe eines Quecksilber-Sphygmomanometers durch Auskultation der Korotkow-Geräusche oder oszillometrisch.

■ Die Blutdruckmessung muß unter weitgehend standardisierten Bedingungen erfolgen:
  – etwa 5 Minuten Ruhe vor jeder Blutdruckmessung,
  – keine Kleidungsstücke zwischen Arm und Blutdruckmanschette,

- Manschettengröße dem Armumfang anpassen,
- bei Erstmessung Blutdruck an beiden Armen und an einem Bein sowie im Stehen und Sitzen (oder Liegen) bestimmen,
- bei Folgemessungen die gewählte Messposition (Liegen oder Sitzen) beibehalten,
- bei Diabetikern, älteren Patienten und Patienten, die mit vasodilatierenden Medikamenten behandelt werden, auch bei Folgeuntersuchungen stets Blutdruck im Sitzen (oder Liegen) und im Stehen erheben,
- die Höhe des Blutdruckes auf 2 mmHg genau bestimmen.

▪ Eine ambulante Blutdruckselbstmessung ist indiziert bei Verdacht auf eine Praxishypertonie (wie ABDM), bei Hypertonie Schweregrad 1 und zur Therapieüberwachung.

▪ Die Durchführung einer ambulanten kontinuierlichen Blutdrucklangzeitmessung (ABDM) sollte erwogen werden bei Verdacht auf eine Praxishypertonie und geringem kardiovaskulärem Gesamtrisiko, zur Beurteilung einer fraglichen Therapieresistenz, bei ungewöhnlichen Blutdruckschwankungen während einer oder mehrerer Konsultationen und bei Symptomen, die auf hypotensive Episoden des Patienten hindeuten.

▪ Der endgültige Stellenwert der ABDM für Diagnose, Prognose und Therapieüberwachung bei arterieller Hypertonie muss noch ermittelt werden.

▪ Literatur

American College of Physicians (1993) Automated ambulatory blood pressure and self-measured blood pressure monitoring devices: their role in the diagnosis and management of hypertension. Ann Intern Med 118:889–892

Appel LJ, Stason WB (1993) Ambulatory blood pressure monitoring and blood pressure self-measurement in the diagnosis and management of hypertension. Ann Intern Med 118:867–882

Association For The Advancement Of Medical Instrumentation (1987) American national standard for electronic or automated sphygmomanometers. Arlington, Virginia: AAMI

Baumgart P, Schrader J (Hrsg) (1992) 24-h-Langzeitblutdruckmessung. Z Kardiol 81 (Suppl 2):1–106

Davies RJO, Jenkins NE, Stradling JR (1994) Effect of measuring ambulatory blood pressure on sleep and on blood pressure during sleep. Br Med J 308:820–823

Franz IW (1995) ABDM und Ergometrie zur Beurteilung der Hypertonie. Nieren-Hochdruckkrankheit 24:90–92

Ferrari P, Ostini E, Allemann Y, de Courten M, Weidmann P (1992) Diagnostischer Wert ambulanter Blutdrucktagesprofile: Vergleich mit Messungen durch eine Laborantin. Schweiz med Wschr 122:1317–1324

Davies RJO, Jenkins NE, Stradling JR (1994) Effect of measuring ambulatory blood pressure on sleep and on blood pressure during sleep. Br Med J 308:820–823

De Gaudemaris R, Chau NP, Mallion JM, for the Groupe de la Mesure, French Society of Hypertension (1994) Home blood pressure: variability, comparison with office readings and proposal for reference values. J Hypertension 12:831–838

Deutsche Liga zur Bekämpfung des hohen Blutdruckes e.V. Deutsche Hypertonie Gesellschaft (1998) Empfehlungen zur Selbstmessung des Blutdrucks. Merkblatt, 1. Auflage. Heidelberg

Fagard R, Staessen J, Thijs L, Amery A (1995) Multiple standardized clinic blood pressures may predict left ventricular mass as well as ambulatory monitoring: a metaanalysis of comparative studies. Am J Hypertension 8:533–540

Gillman MW, Cook NR (1995) Blood pressure measurement in childhood epidemiological studies. Circulation 92:1049–1057

Grin JM, McCabe EJ, White WB (1993) Management of hypertension after ambulatory blood pressure monitoring. Ann Intern Med 118:833–837

Jula A, Puukka P, Karanko H (1999) Multiple clinic and home blood pressure measurements versus ambulatory blood pressure monitoring. Hypertension 34:261–266

Kugler J, Schmitz N, Seelbach H, Rollnik J, Krüskemper GM (1994) Rise in systolic blood pressure during sphygmomanometer depends on the maximum inflation pressure of the arm cuff. J Hypertension 12:825–829

Mancia G, Di Rienzo M, Parati G (1993) (Clinical Conference) Ambulatory blood pressure monitoring use in hypertension research and clinical practice. Hypertension 21:510–524

Mancia G, Parati G (1993) Commentary on the revised British Hypertension Society protocol for evaluation of blood pressure measuring devices: a critique of aspects related to 24-hour ambulatory blood pressure measurement. J Hypertension 11:595–597

Mancia G, Zanchetti A (eds) (1994) Trough: peak ratio: measurement, limitations and relevance to treatment of hypertension. J Hypertension 12(suppl 8):S1–S118

Mancia G, Sega R, Bravi D, De Vito G, Valagussa F, Cesana G et al (1995) Ambulatory blood pressure normality: results from the PAMELA Study. J Hypertension 13:1377–1390

Mancia G, Zanchetti A, Agabiti-Rosei E, Benemio G, De Cesaris R, Fogari R et al. for the SAMPLE Study Group (1997) Ambulatory blood pressure is superior to clinic blood pressure in predicting treatment-induced regression of left ventricular hypertrophy. Circulation 95:1464–1470

Messerli FH, Ventura HO, Amodeo C (1985) Osler's maneuver and pseudohypertension. N Engl J Med 312:1548–1551

Middeke M, Schrader J (1994) Nocturnal blood pressure in normotensive subjects and those with white coat, primary, and secondary hypertension. Br Med J 308:630–632

Middeke M (1998) Ambulante 24-Stunden-Blutdruckmessung (ABDM). Dtsch med Wschr 123:1426–1430

1999 World Health Organization-International Society of Hypertension Guidelines for the Management of Hypertension (1999) J Hypertension 17:151–183

O'Brien E, Mee F, Atkins N, O'Malley K (1990) Inaccuracy of the Hawksley random zero sphygmomanometer. Lancet 336:1465–1468

O'Brien, Petrie J, Littler W, De Swiet M, Padfield PL, Altman DG, Bland M, Coats A, Atkins N (1990) The British Hypertension Society protocol for the evaluation of automated and semiautomated blood pressure measuring devices with special reference to ambulatory systems. J Hypertension 8:607–619

O'Brien E, Petrie J, Littler W, De Swiet M, Padfield PL, Altman DG, Bland M, Coats A, Atkins N (1993) Short report: An outline of the revised British Hypertension Society protocol for the evaluation of blood pressure measuring devices. J Hypertension 11:677–679

O'Brien E, Staessen JA (1999) What is „hypertension"? Lancet 353:1541–1543

Ohkubo T, Imai Y, Tsuji I, Nagai K, Kato J, Kikuchi N, Nishiyama A, Aihara A, Sekino M, Kikuya M, Ito S, Satoh H, Hisamichi S (1998) Home blood pressure measurement has a stronger predictive power for mortality than does screening blood pressure measurement: a population-based observation in Ohasama, Japan. J Hypertension 16:971–976

Ohkubo T, Hozawa A, Nagai K, Kikuya M, Tsuji I, Ito S, Satoh H, Hisamichi S, Imai Y (2000) Prediction of stroke by ambulatory blood pressure monitoring versus screening blood pressure measurement in a general population: the Ohasama study. J Hypertension 18:847–854

Paky A, Lüscher T, Grimm J, Steiner R, Greminger P, Vetter W (1983) Blutdruckunterschiede an beiden Armen. Ergebnisse serieller und simultaner Blutdruckmessung. Schweiz Rundschau Med (PRAXIS) 72:906–913

Pickering TG (1991) Ambulatory monitoring and blood pressure variability. Science Press, London

Pickering TG (1995) How should the diurnal changes of blood pressure be expressed ? Am J Hypertension 8:681–682

Pickering TG (1998) White coat hypertension: time for action. Circulation 97:1834–1836

Rasmussen SL, Torp-Pedersen C, Borch-Johnsen, Ibsen H (1998) Normal values for ambulatory blood pressure and differences between casual blood pressure and ambulatory blood pressure: results from a Danish population survey. J Hypertension 16:1415–1424

Schettini C, Bianchi M, Nieto F, Sandoya E, Senra H, the Hypertension Working Group (1999) Ambulatory blood pressure. Normality and comparision with other measurements. Hypertension 34 (part 2):818–825

Shevchenko YL, Tsitlik JE (1996) 90th anniversary of the development by Nikolai S. Korotkoff of the auscultatory method of measuring blood pressure. Circulation 94:116–118

Staessen JA, Thijs L, Mancia G, Parati G, O'Brien ET (1994) Clinical trials with ambulatory blood pressure measurement: fewer patients needed? Lancet 344:1552–1556

Staessen JA, Thijs L, Fagard R, O'Brien ET, Clement D, de Leeuw PW, Mancia G, Nachev C, Palatini P, Parati G, Tuomilehto J, Webster J for the Systolic Hypertension in Europe Trial Investigators (1999) Predicting cardiovascular risk using conventional vs. ambulatory blood pressure in older patients with systolic hypertension. JAMA 282:539–546

Stiftung Warentest (1998) Blutdruckmeßgeräte: Nicht immer zuverlässig. Test (2):92–96

Stolt M, Sjönell G, Aström H, Rössner S, Hansson L (1993) Improved accuracy of indirect blood pressure measurement in patients with obese arms. Am J Hypertens 6:66–71

Verdeccia P (2000) Prognostic value of ambulatory blood pressure. Current evidence and clinical implications. Hypertension 35:844–851

White WB, Berson AS, Robbins C, Jamieson MJ, Prisant LM, Roccella E, Sheps SG (1993) National standard for measurement of resting and ambulatory blood pressures with automated sphygmomanometers. Hypertension 21:504–509

Yarows SA, Julius S, Pickering TG (2000) Home blood pressure monitoring. Arch Intern Med 160:1248–1260

Zweifler AJ, Shahab ST (1993) Pseudohypertension: a new assessment. J Hypertension 11:1–6

KAPITEL 3

**Bestimmung
des individuellen Blutdruckes**

Die Definition der oberen Normgrenzen des arteriellen Blutdruckes ist willkürlich und basiert auf den Ergebnissen epidemiologischer und interventioneller Studien, in denen die erforderlichen Blutdruckmessungen nahezu ausschließlich an vorbestimmten Untersuchungstagen in Klinik oder Praxis durchgeführt wurden. In den vergangenen Jahren wurden aufgrund der Ergebnisse großer prospektiver Prognosestudien die Normgrenzen des diastolischen und insbesondere des systolischen Blutdruckes gesenkt. Für die ambulante Blutdrucklangzeitmessung (ABDM; s. Kapitel 2.3.2) werden Normwerte gefordert, die deutlich unter den für die Gelegenheitsblutdruckmessung gültigen Werten liegen (Tabellen 2.4 und 2.5). Weitere „Korrekturen" der „Normalität" sind zu erwarten, da u. a. die Hypertension Optimal Treatment (HOT)-Studie gezeigt hat, dass eine Senkung des diastolischen Blutdruckes auf Werte von 80 mmHg keineswegs mit einem erhöhten (J-Kurven Hypothese, s. Kapitel 19), sondern vielmehr mit einem erniedrigten kardiovaskulären Risiko einhergeht. Hiervon profitierten sowohl in dieser als auch in anderen Studien (Syst-Eur; Syst-China; SHEP) in besonderem Maße Hypertoniker, die zusätzlich an einem Diabetes mellitus (Kap. 31.5.1) und/oder einer Niereninsuffizienz (Kap. 31.4 bzw. Kap. 34.1) erkrankt waren.

▪ 3.1 Diagnostische Wertigkeit des Basalblutdruckes und des Gelegenheitsblutdruckes

Wie bereits in den vorangegangenen Kapiteln ausgeführt wurde, stellt der arterielle Blutdruck keine konstante Größe dar, sondern unterliegt im Tages- und Nachtverlauf physiologischen und situativen Schwankungen. Die physiologischen Schwankungen weisen einen typischen Rhythmus auf, der durch ein Minimum während des Nachtschlafes gekennzeichnet ist. Situative Veränderungen des Blutdruckes werden dagegen durch physische, psychische und physikalische Einflüsse des täglichen Lebens bestimmt (s. auch Kapitel 1.5).

Die Beurteilung des tatsächlichen, individuellen Blutdruckes muss sich daher an den Blutdruckwerten orientieren, die beim einzelnen Patienten im Verlauf eines Tages „dauerhaft" vorliegen. Erst ein dauerhaftes Überschreiten der Normgrenzen bedeutet für den Patienten eine Gefährdung durch blutdruckbedingte Endorganschädigungen und erlaubt somit die Diagnose einer „Bluthochdruckkrankheit".

Die ABDM ist ein mittlerweile zuverlässiges Verfahren zur Ermittlung des Blutdruckes unter Alltagsbedingungen. Als Screening-Verfahren zur Ermittlung des individuellen Blutdruckes ist diese Methode jedoch bei weitem zu kostenaufwendig. Auch die Bestimmung des basalen Blutdruckes, definiert als Blutdruck vor dem Aufstehen nach nächtlicher Bettruhe unter maximaler Abschirmung von Umgebungseinflüssen, ist in der Praxis kaum durchführbar.

Bei befriedigender diagnostischer Übereinstimmung mit intraarteriellen ambulanten Blutdrucklangzeitmessungen, hat sich daher die wiederholte Messung des Gelegenheitsblutdruckes unter weitgehend standardisierten Bedingungen als einfach durchzuführendes Verfahren zur Beurteilung der individuellen Blutdrucklage etabliert. Die Bestimmung des Gelegenheitsblutdruckes kann grundsätzlich durch den Arzt bzw. ärztliches Hilfspersonal oder aber – mit nahezu gleich zuverlässiger, diagnostischer Aussagekraft wie die ABDM – ambulant durch den Patienten selbst erfolgen (Kapitel 2.2 und 2.3.1).

■ 3.2 Bedeutung des Blutdruckverhaltens unter (fahrrad-)ergometrischer Belastung

Obwohl neuere Studien darauf hindeuten, dass die Höhe des Blutdruckanstieges unter Belastung ein unabhängiger Parameter zur prognostischen Einschätzung des kardiovaskulären Mortalitätsrisikos ist, besteht bislang keine international einheitliche Definition der oberen Normgrenzen des arteriellen Blutdruckes. Die von einigen Autoren vorgeschlagenen Richtwerte (Tabelle 3.1) basieren auf Erfahrungen aus zahlenmäßig begrenzten Probanden- und Patientenstudien, in denen der Blutdruck unter fahrradergometrischer Belastung ermittelt worden war. Zum gegenwärtigen Zeitpunkt halte ich das von Franz vorgeschlagene Untersuchungsprotokoll für das

Tabelle 3.1. Obere Normgrenzen des Blutdruckes unter dynamischer Belastung

Kriterien	Obere Normgrenze [mmHg]	
Alle Belastungsstufen (Jackson et al. 1983; Wilson et al. 1981)	bis 230/110	
100 Watt Beginn mit 50 Watt, zweiminütige Steigerung um 25 Watt (Franz, 1993)	<50 Jahre: bis 200/100 50–60 Jahre: bis 210/105 61–70 Jahre: bis 220/110	(bis 185/100 bei 75 Watt) (bis 195/105 bei 75 Watt) (bis 205/100 bei 75 Watt)
100 Watt, 6 Min. (Mundal et al. 1994)	40–59 Jahre: bis 200 systolisch	

praktikabelste, da es einerseits zwischen unterschiedlichen Altersklassen differenziert und andererseits Normwertempfehlungen für verschiedene Belastungsstufen enthält (Tabelle 3.1).

■ Zusammenfassung (Kapitel 3)

- ■ Die oberen Normgrenzen des arteriellen Blutdruckes sind willkürlich; ihre Definition beruht auf Ergebnissen großer epidemiologischer Studien und Interventionsstudien.
- ■ Entscheidend für die Entwicklung von hypertoniebedingten Endorganschäden ist nicht das Ausmaß situativer Blutdruckerhöhungen, sondern die Höhe des dauerhaften Blutdruckes.
- ■ Zur Bestimmung des dauerhaften Blutdruckes hat sich in den meisten Fällen die Messung des Gelegenheitsblutdruckes unter weitgehend standardisierten Bedingungen in der Praxis oder ambulant durch den Patienten als ausreichend zuverlässig erwiesen.
- ■ Die Höhe des belastungsinduzierten Blutdruckes korreliert positiv mit der Wahrscheinlichkeit, an einem kardiovaskulären Ereignis zu versterben.

■ Literatur

Alam GM, Smirk FH (1943) Casual and basal blood pressure. I. In British and Egyptian men. Br Heart J 5:152–155

Allison TG, Cordeiro MAS, Miller TD, Daida H, Squires RW, Gau GT (1999) Prognostic significance of exercise-induced systemic hypertension in healthy subjects. Am J Cardiol 83:371–375

Caldwell JR, Schork MA, Aiken RD (1978) Is near basal blood pressure a more accurate predictor of cardiorenal manifestations of hypertension than casual blood pressure? J Chron Dis 31:507–512

Fagard R, Staessen J, Thijs L, Amery A (1991) Prognostic significance of exercise versus resting blood pressure in hypertensive men. Hypertension 17:574–578

Filipovský J, Ducimetière P, Safar ME (1992) Prognostic significance of exercise blood pressure and heart rate in middle-aged men. Hypertension 20:333–339

Franz IW (Hrsg) (1993) Belastungsblutdruck bei Hochdruckkranken. Springer, Berlin Heidelberg New York

Mundal R, Kjeldsen SE, Sandvik L, Erikssen G, Thaulow E, Erikssen J (1994) Exercise blood pressure predicts cardiovascular mortality in middle-aged men. Hypertension 24:56–62

KAPITEL 4

Definition der arteriellen Hypertonie

Für die Beurteilung einer arteriellen Hypertonie ist die Höhe des Blutdruckes als alleiniges Kriterium unzureichend, da sie keinerlei Information über Genese, Endorganschädigung und – daraus resultierend – Dringlichkeit und Art der diagnostischen und therapeutischen Intervention vermittelt. Die arterielle Hypertonie wird daher üblicherweise nach unterschiedlichen Gesichtspunkten eingeteilt nach:

- Blutdruckhöhe,
- Verlauf,
- Endorganschädigung und
- Ätiologie.

4.1 Einteilung der Hypertonie nach Blutdruckhöhe

Die früheren Richtlinien der Weltgesundheitsbehörde (WHO) definierten die oberen Grenzen des normalen Blutdruckes mit 160 mmHg systolisch und 95 mmHg diastolisch. In den vergangenen Jahren konnte jedoch anhand von großen epidemiologischen Studien belegt werden, dass bereits bei Patienten mit Blutdruckwerten unter 160/95 mmHg eine im Vergleich zur gesunden Normalbevölkerung deutlich erhöhte Morbidität und Mortalität vorliegt. Während in der Vergangenheit der erhöhte diastolische Blutdruck als der eigentliche kardiovaskuläre Risikofaktor angesehen wurde, konnte insbesondere durch neuere Auswertungen der sog. MRFIT-Studie (Framingham Heart Study and Multiple Risk Factor Intervention Trial) gezeigt werden, dass (1) sowohl isolierte Erhöhungen des systolischen Blutdruckes das Risiko einer koronaren Herzkrankheit oder einer zerebrovaskulären Erkrankung steigern und (2) auch bei kombinierter systolischer und diastolischer Hypertonie der systolische Blutdruckwert mit einer mindestens gleich hohen kardiovaskulären Morbidität vergesellschaftet ist wie der diastolische.

Alle nationalen und internationalen Hypertonie-Fachgesellschaften sowie die WHO haben seither die jeweils verfassten Richtlinien dem aktuellen Kenntnisstand angepaßt. Eine dauerhafte Erhöhung des arteriellen Blutdruckes auf 140 mmHg systolisch und/oder 90 mmHg diastolisch oder mehr wird mittlerweile einheitlich als Hypertonie bezeichnet. Hinsichtlich der Schwere einer arteriellen Hypertonie wird international zunehmend die

Einteilung nach (Schwere-)Grad 1, 2 und 3 verwendet. Diese von der ISH/ WHO vorgeschlagene Terminologie (1999 World Health Organization-International Society of Hypertension Guidelines for the Management of Hypertension) folgt damit weitgehend jener in den USA erstmals im JNC V (Joint National Committee, 1993) etablierten, ersetzt jedoch im Unterschied zu dieser den Begriff „Stadium" (*stage*) durch „(Schwere-)Grad" (*grade*) (Tabelle 4.1). Die bisherige Einteilung nach „mild", „mittelschwer" und „schwer" sollte entsprechend den Empfehlungen der Fachgesellschaften verlassen werden.

Mit einer geschätzten Krankheitshäufigkeit von 20–30% in den westlichen Industrienationen, stellt die arterielle Hypertonie die häufigste chronische Erkrankung dar. Neueste Schätzungen für die USA (NHANES III) ergeben eine Prävalenz der Hypertonie von 24–31% in der Erwachsenenbevölkerung. Dies entspricht einer absoluten Patientenzahl von 43–56 Millionen.

Entsprechend der obigen Einteilung weisen etwa 4/5 der Patienten eine Hypertonie Schweregrad 1 (mild) oder eine isolierte systolische Hypertonie, 1/5 eine Hypertonie Schweregrad 2 (mittelschwer) bzw. Schweregrad 3 (schwer) auf.

▪ 4.2 Einteilung der Hypertonie nach klinischem Verlaufsbild

Unabhängig von der Blutdruckhöhe wird die Hypertonie nach ihrer Verlaufsform eingeteilt.

4.2.1 Labile Hypertonie

Der Begriff der „labilen Hypertonie" wird heute nicht mehr verwendet. Zwischen normoton und hyperton wechselnde Blutdruckwerte werden heute der (Grenzwert-)Hypertonie zugeordnet.

4.2.2 Praxishypertonie

Konstant hypertone Blutdruckwerte in der Praxis oder in der Klinik bei durchgehend normalen Werten in der ambulanten Blutdrucklangzeitmessung werden als Praxishypertonie (engl.: *isolated office* oder *white coat hypertension*) bezeichnet. Im Vergleich zu normotensiven Personen konnte bei Patienten mit einer Praxishypertonie u.a. eine erhöhte Sympathikusaktivität während des Tages, ein höherer frühmorgendlicher Blutdruckanstieg und eine größere Blutdruckamplitude nachgewiesen werden.

Die Frage, inwieweit die Praxishypertonie mit einem erhöhten kardiovaskulären Risiko einhergeht wird ebenso kontrovers diskutiert wie deren Behandlungsbedürftigkeit. Einigkeit besteht jedoch darin, dass betroffene Patienten engmaschig zu kontrollieren sind, da ein großer Teil der Patienten mit Praxishypertonie im weiteren Leben eine manifeste arterielle Hypertonie entwickelt.

Tabelle 4.1. Definition und Klassifizierung der Blutdruckhöhe bei Erwachsenen (>18 Jahre) entsprechend der ISH/WHO Richtlinien. Sind systolischer und diastolischer Blutdruck verschiedenen Kategorien zugehörig, so ist die höhere Kategorie anzuwenden (Beispiele: 170/96 mmHg = Hypertonie Schweregrad 2; oder: 190/85 mmHg = isoliert systolische Hypertonie Schweregrad 3). Modifiziert nach Guidelines Sub-Committee (1999) J Hypertension 17:151–183

	Systolisch [mmHg]	Diastolisch [mmHg]
Normotonie	<140	<90
optimal	<120	<80
normal	<130	<85
hoch-normal	130–139	85–89
Hypertonie	≥140	≥90
Schweregrad 1 (mild)	140–159	90–99
Untergruppe: Grenzwerthypertonie	140–149	90–94
Schweregrad 2 (mittelschwer)	160–179	100–109
Schweregrad 3 (schwer)	≥180	≥110
Isolierte systolische Hypertonie	≥140	<90
Untergruppe: Grenzwert	140–149	90–94

4.2.3 Grenzwerthypertonie

Die Grenzwerthypertonie (diastolisch und/oder systolisch) wird heute als Untergruppe der Hypertonie vom Schweregrad 1 angesehen, und beschreibt Patienten mit konstant erhöhten Blutdruckwerten von diastolisch 90–94 mmHg und/oder systolisch 140–149 mmHg (Tabelle 4.1).

Eine erweiterte Definition der Grenzwerthypertonie subsumiert unter diesem Begriff auch Blutdrucklagen, die zwischen hypertonen und normotonen Werten wechseln (Praxishypertonie; „labile" Hypertonie, s. Kapitel 4.2.1) oder aber konstant im sog. „hochnormalen" Bereich liegen (130–139 mmHg und 85–89 mmHg) (Tabelle 4.1).

Auch wenn sich nach mehrheitlicher Auffassung aufgrund der verfügbaren Studiendaten bei 2/3 der Patienten mit „Grenzwerthypertonie" keine weitere Verschlechterung der Blutdrucklage entwickelt, unterscheidet sich die Überwachung nicht von der einer höhergradigen Hypertonie, da bei einem Drittel der Patienten eine Progredienz zu erwarten ist.

4.2.4 Manifeste Hypertonie

Die manifeste Hypertonie Grad 1–3 geht mit einem deutlich gesteigerten kardiovaskulärem Risiko einher. Unbehandelt führt sie zur Endorganschädigung mit einem mehr oder weniger stark ausgeprägtem Funktionsverlust der betroffenen Organe.

4.2.5 Benigne Hypertonie

Die Bezeichnung „benigne" Hypertonie wurde früher für Erkrankungsverläufe ohne krisenhafte Blutdruckexazerbationen verwandt. Sie ist aus heutiger Sicht nicht mehr zu vertreten, da auch Patienten mit einer „benignen" Hypertonie eine deutlich gesteigerte Mortalität aufweisen.

4.2.6 Maligne Hypertonie

Der Begriff „maligne Hypertonie" wurde geprägt, da diese Verlaufsform der Hypertonie dem Verlauf einer malignen Erkrankung vergleichbar ist: Die ständige, massiv erhöhte Blutdrucklage (meist >120 mmHg diastolisch) führt unbehandelt innerhalb von fünf Jahren bei 95% der Erkrankten zum Tode. Die in dieser Krankheitsphase zu diagnostizierenden Organschädigungen sind eine Arteriolonekrose der Nierengefäße mit einer sich rasch entwickelnden Niereninsuffizienz, eine progrediente Linksherzinsuffizienz und eine hypertensive Enzephalopathie. Die Diagnose dieser Verlaufsform

Tabelle 4.2. WHO-Einteilung der Hypertonie nach Ausmaß der Endorganschädigung

WHO-Grad	Organschädigung
I	Keine nachweisbaren Organschädigungen von Herz, Nieren und Gehirn, normaler Augenhintergrund
II	Nachweis von mindestens einer der nachfolgend aufgeführten Schädigungen: ■ Linksventrikuläre Hypertrophie (EKG, Echokardiografie, CT/MRI) ■ Zeichen der (leichten) Nierenschädigung mit Proteinurie und (oder) geringfügig erhöhtem Serumkreatinin (1,2–2,0 mg/dl) ■ generalisierte und fokale Einengung der Retinalarterien ■ arteriosklerotische Plaquebildungen in der A. carotis, Aorta, A. iliaca, A. femoralis (Sonografie, Röntgen)

III	Schwere Schädigungen an mehreren Organen mit klinischer und subjektiver Symptomatik
	■ Herz
	    Angina pectoris
	    Herzinfarkt
	    Linksherzdekompensation
	■ Gehirn
	    transiente ischämische Attacken (TIA)
	    Apoplex
	    hypertensive Enzephalopathie, zerebrale Hämorrhagie
	■ Auge
	    retinale Blutungen und Exsudate mit oder ohne Papillenödem
	■ Niere
	    Plasma Kreatinin >2,0 mg/dl
	    terminales Nierenversagen
	■ Gefäßsystem
	    dissezierendes Aortenaneurysma
	    Symptomatische periphere arterielle Verschlusskrankheit

WHO World Health Organization = Weltgesundheitsbehörde

wird durch den Nachweis eines Papillenödems oder eines großen Exsudates im Bereich des Augenhintergrundes gestellt (Kapitel 7.3).

▪ 4.3 Einteilung der Hypertonie nach Ausmaß der Endorganschädigung

Die Dringlichkeit, eine arterielle Hypertonie frühzeitig zu diagnostizieren und eine entsprechende Therapie einzuleiten, begründet sich durch Schädigungen der Endorgane (Herz, Augen, Nieren, Gehirn, Gefäße), die bei unbehandelter Erkrankung in variierendem Zeitverlauf zu erwarten sind (Kapitel 5). Als morphologisches Bewertungskriterium hat die WHO eine Einteilung der Hypertonie nach Ausmaß der Endorganschädigung festgelegt (Tabelle 4.2).

▪ 4.4 Einteilung der Hypertonie nach ätiologischen Kriterien

Ätiologisch wird die arterielle Hypertonie eingeteilt in
1. die primäre (essentielle) Hypertonie und
2. die sekundären Hypertonieformen.

Die häufigste diagnostizierte Form einer arteriellen Hypertonie ist die primäre oder essentielle Hypertonie (ca. 95%), deren Pathogenese bisher nicht geklärt ist. Ihre Diagnose erfordert daher stets den Ausschluss einer eindeutig definierbaren Ursache der Blutdruckerhöhung.

Mit etwa 5% wesentlich seltener sind die sekundären Hypertonieformen; sekundäre, chronische Blutdruckerhöhungen sind Folge unterschiedlicher organischer Erkrankungen, von denen einige einer kausalen Therapie zugeführt werden können. Hieraus resultiert die Notwendigkeit einer differentialdiagnostischen Zuordnung (Tabelle 4.3).

Tabelle 4.3. Einteilung der arteriellen Hypertonie nach ätiologischen Gesichtspunkten

Primäre (essentielle) Hypertonie

Sekundäre (symptomatische) Hypertonie

■ **Renale Hypertonie**
Renoparenchymatöse Hypertonie
Renovaskuläre Hypertonie
Hypertonie nach Nierentransplantation (Postransplantationshypertonie)
Liddle Syndrom

■ **Endokrine Hypertonie**
Phäochromozytom
Primärer Mineralokortikoidismus
   Primärer Aldosteronimus
   Deoxykortikosteron-(DOC)-produzierende Tumoren
   Adrenogenitales Syndrom/Kongenitale adrenale Hyperplasie
Primärer Glukokortikoidismus: Cushing-Syndrom
Primärer Hyperreninismus
Akromegalie
Primärer Hyperparathyreoidismus
Endothelin-produzierende Tumoren
Hypo- und Hyperthyreoidismus

■ **Schwangerschaftsbedingte Hypertonie**
Präeklampsie/Eklampsie
Präeklampsie bei vorbestehender (primärer) arterieller Hypertonie
Transiente Hypertonie

■ **Kardiovaskuläre Hypertonie**
Coarctatio aortae
Systolisch-kardiovaskuläre Hypertonie:
   Hyperkinetisches Herzsyndrom
   Aortenklappeninsuffizienz
   Schwere Bradykardie (z. B. AV-Block III. Grades)
   Aortensklerose („Windkesselhypertonie")
   Arteriovenöse Fisteln, offener Ductus Botalli

■ **Durch Medikamente oder andere Substanzen induzierte Hypertonie**
Ovulationshemmer („Pillenhypertonie")
Lakritze, Carbenoxolon (Glyzyrrhetinsäure): „Pseudohyperaldosteronismus"
Hochdosierte, chronische Glukokortikoideinnahme: „Pseudo-Cushing Syndrom"
Erythropoeitin
Ciclosporin, Tacrolimus
Alkohol
Sonstige Medikamente, die eine Hypertonie induzieren können

■ **Neurogene Hypertonie**
Schlafapnoe
Durch neurologische Erkrankungen verursachte Hypertonie

■ Zusammenfassung (Kapitel 4)

> ■ Eine arterielle Hypertonie ist definiert durch eine dauerhafte Erhö-
> hung des diastolischen Blutdruckes auf >90 mmHg und/oder des sys-
> tolischen Blutdruckes auf >140 mmHg.
> ■ Die Einteilung der arteriellen Hypertonie erfolgt nach
> - Blutdruckhöhe (Schweregrad 1, 2 und 3, bisher: mild, mittelschwer
>   und schwer)
> - klinischem Verlauf (Praxishypertonie, Grenzwert-, manifeste und
>   maligne Hypertonie),
> - Ausmaß der Endorganschädigung (Stadien I–III der WHO-Klassifi-
>   kation) und
> - Ätiologie (primäre und sekundäre Hypertonie).

■ Literatur

Bidlingmeyer I, Burnier M, Bidlingmeyer M, Waeber B, Brunner HR (1998) Isolated office
hypertension: a prehypertensive state? J Hypertension 14:327–332

Burt VL, Whelton P, Roccella EJ, Brown C, Cutler JA, Higgins M, Horan MJ, Labarthe D
(1995) Prevalence of hypertension in the US adult population. Results from the Third
National Health and Nutrition Examination Survey, 1988–1991. Hypertension 25:305–313

Deutsche Liga zur Bekämpfung des hohen Blutdruckes e.V. Deutsche Hypertonie Gesellschaft. Empfehlungen zur Hochdruckbehandlung. Merkblatt, 16. Auflage, Heidelberg
2001

Guidelines Sub-Committee (1999) World Health Organisation International Society of Hypertension Guidelines for the Management of Hypertension. J Hypertension 17:151–183

Julius S (1999) Borderline hypertension. Clin Exp Hypertension 21:741–747

Khattar R, Senior R, Lahiri A (1998) Cardiovascular outcome in white-coat versus sustained
mild hypertension. A 10-year follow-up study. Circulation 98:1892–1897

Kincaid-Smith P (1991) Malignant hypertension. J Hypertension 9:893–899

O'Brien E, Staessen JA (1999) What is „hypertension"? Lancet 353:1541–1543

Owens PE, Lyons SP, Rodriguez SA, O'Brien ET (1998) Is elevation of clinic blood pressure
in patients with white coat hypertension who have normal ambulatory blood pressure associated with target organ changes ? J Hum Hypertension 12:743–748

Ramsay LE, Williams B, Johnston GD, MacGregor GA, Poston L, Potter JF, Poulter NR, Rus-
sell G (1999) BHS guidelines. Guidelines for management of hypertension: report of the
third working party of the British Hypertension Society. J Hum Hypertension
13:569–592

The Joint Committee on Detection, Evaluation, and Treatment of High Blood Pressure
(1997) The sixth report of the Joint Committee on Detection, Evaluation, and Treatment
of High Blood Pressure (JNC VI). Arch Intern Med 157:2443–2446

Verdecchia P, Schillaci G, Borgioni C, Ciucci A, Porcellati C (1997) Prognostic significance
of the white coat effect. Hypertension 29:1218–1224

WHO Expert Committee (1978) Arterial hypertension. Technical Report Series No. 628. Ge-
neva: World Health Organization

KAPITEL 5 **Klinische Bedeutung des dauerhaft erhöhten arteriellen Blutdruckes**

■ 5.1 Hypertonie als kardiovaskulärer Risikofaktor

Erkrankungen des Herz-Kreislaufsystems sind die häufigste Todesursache in den Industrieländern. Neben Hypercholesterinämie, Nikotinkonsum, Diabetes mellitus und Hyperinsulinämie stellt die arterielle Hypertonie einen der wichtigsten kardiovaskulären Risikofaktoren dar. Aus Statistiken amerikanischer Lebensversicherungen, die auf der Grundlage der 1959 veröffentlichten „Build and Blood Pressure Study" entstanden sind und nachfolgend durch größere Studien (z. B. Framingham-Studie) in ihrer Gültigkeit bestätigt wurden, geht eindeutig hervor, dass die Zunahme des arteriellen Blutdruckes mit einer kontinuierlichen Abnahme der Lebenserwartung einhergeht (Tabelle 5.1). Diese Verkürzung der Lebenserwartung bei steigenden systolischen und diastolischen Drucken ist offenbar Folge einer beschleunigten Arterio- und Arterioloskleroseentstehung mit konsekutiver Endorganschädigung. Das zusätzliche Auftreten weiterer kardiovaskulärer Risikofaktoren potenziert die Wahrscheinlichkeit, an Schädigungen des Herz-Kreislaufsystems zu erkranken und verfrüht zu versterben. Für keinen der heute als kardiovaskulärer Risikofaktor anerkannten Parameter

Tabelle 5.1. Lebenserwartung in Abhängigkeit von der Höhe des arteriellen Blutdruckes bei 35-, 45- und 55-jährigen Männern

Lebensalter [Jahre]	Blutdruck [mmHg]	Lebenserwartung [Jahre]	Lebensverkürzung [Jahre]
35	120/80	41,5	–
	130/90	37,5	4
	140/95	32,5	9
	150/100	25	16,5
45	120/80	32	–
	130/90	29	3
	140/95	26	6
	150/100	20,5	11,5
55	120/80	23,5	–
	130/90	22,5	1
	140/95	19,5	4
	150/100	17,5	6

Quelle: Build and Blood Pressure Study 1959

konnte bislang jedoch der exakte atherogene Mechanismus definiert werden.

▪ 5.2 Folgeschäden der arteriellen Hypertonie

Die Notwendigkeit der frühzeitigen Diagnose eines dauerhaft erhöhten, arteriellen Blutdruckes ergibt sich aus den zu erwartenden Folgeschäden der unbehandelten Blutdruckerhöhung. Wesentliche Manifestationsorte sind das arterielle Gefäßsystem mit bevorzugtem Befall von Nieren, Herz, Gehirn und Augen. Während Akutschäden meist im Rahmen einer hypertensiven Krise gesehen werden und einen häufig dramatischen Verlauf nehmen (akute Linksherzdekompensation, akutes Nierenversagen, Hirnblutung), verlaufen die chronischen, hypertonieinduzierten Veränderungen klinisch eher schleichend. Ausnahme bildet hier lediglich die maligne Hypertonie, die ebenfalls über einen sehr kurzen Verlauf mit frühzeitiger klinischer Symptomatik zu einem Multiorganversagen führt.

5.2.1 Arteriosklerose

Arteriosklerotische Veränderungen der kleinen und großen arteriellen Gefäße werden bei Hypertonikern häufiger und früher als bei normotensiven Personen gesehen. Entsprechend lassen sich die typischen Organmanifestationen der Arterio- bzw. Arteriolosklerose wesentlich häufiger, früher und in ausgeprägterer Form bei Patienten mit arterieller Hypertonie nachweisen. Die 1975 veröffentlichten Ergebnisse der Framingham-Studie belegten bei Hypertonikern eine gegenüber Normotonikern siebenfach erhöhte Apoplexierate, eine vierfache Zunahme der Herzinsuffizienz, ein dreifach häufigeres Auftreten einer koronaren Herzkrankheit und eine Verdopplung der peripheren arteriellen Verschlusskrankheit. Arteriolosklerotische Schädigungen der Niere, auf die noch gesondert eingegangen wird, lassen sich im Autopsiegut bei nahezu jedem Patienten mit anamnestisch bekannter Hypertonie nachweisen. Und dennoch: Die Arteriosklerose wird nicht nur bei Hypertonikern angetroffen, sondern findet sich als Alterungsprozess in unterschiedlicher Ausprägung auch bei normotonen Individuen. Obwohl die arterielle Hypertonie somit nach einheitlicher Meinung nicht als alleiniger Kausalfaktor für die Entstehung der Arteriosklerose angesehen werden kann, gilt ihre Rolle als akzelerierende Komponente als unbestritten.

5.2.1.1 Endothel und Arterioskleroseentstehung

Die Bedeutung des Endothels für die Arterioskleroseentstehung ist bekannt seit in hypercholesterolämischen Tiermodellen beobachtet wurde, dass seine Entfernung die Entwicklung arteriosklerotischer Veränderungen fördert. Aus diesen Untersuchungen wurde die sog. Response-to-injury-Hypothese entwickelt, die eine mechanische, metabolische, toxische, thermische oder infektiöse Endothelzellschädigung als primäres Ereignis der Arterioskleroseentstehung postuliert.

Die Entdeckung eines morphologisch intakten Endothels über bereits arteriosklerotisch veränderten Gefäßschichten deutet jedoch darauf hin, dass auch funktionelle Störungen der Endothelzelle (*dysfunction of the endothelium*) die Entwicklung der Arteriosklerose initiieren oder fördern können. Diese funktionellen Störungen lassen sich zusammenfassend beschreiben als ein Verlust ihrer Fähigkeit, atherogene Prozesse zu verhindern. Erste Hinweise für eine Dysfunktion des Endothels ergaben sich aus der Beobachtung, dass die Gabe des endothelabhängigen Vasodilatators Acetylcholin in angiografisch unauffälligen Koronararterien eine Dilatation, in stenosierten Gefäßen dagegen eine Konstriktion der glatten Gefäßmuskulatur auslöst. Offensichtlich verliert die Endothelzelle unter bestimmten Bedingungen die Fähigkeit, das für die Vasodilatation der glatten Gefäßmuskulatur verantwortliche Stickstoffmonoxid (*nitric oxide* = NO) zu bilden oder freizusetzen.

Die Hypothese einer primären Dysfunktion der Endothelzellen als initiales Ereignis der Arterioskleroseentstehung ist insofern von besonderer Attraktivität, als sie die Arteriosklerose nicht nur durch pathologische Schädigungen zu erklären vermag, sondern zusätzlich auch die mögliche Bedeutung einer alterungsbedingten, physiologischen Dysfunktion der Endothelzellen konzeptionell integriert.

5.2.1.2 Hyperlipidämie und Arteriosklerose

Die enge Beziehung zwischen Hyperlipidämie und/oder gestörtem Lipoproteinstoffwechsel einerseits und Arterioskleroseentstehung andererseits ist seit langem bekannt. Dennoch ist der exakte Pathomechanismus, welcher der Arterioskleroseentstehung zugrunde liegt, nur teilweise geklärt.

Im Tierexperiment konnte gezeigt werden, dass Endothelzellen im Verlauf einer diätetisch induzierten Hypercholesterinämie Leukozyten-Adhäsionsmoleküle exprimieren und chemotaktische Proteine und Faktoren sezernieren. Die hierdurch bedingte Anlagerung von Monozyten findet sich überwiegend am Endothel von leicht verletzbaren Gefäßarealen. In der Folge permiieren die Monozyten in den subendothelialen Raum, um dort – nach Umwandlung in Makrophagen – überschüssiges, in Low-density-Lipoproteine (LDL) „verpacktes" Cholesterol zu phagozytieren. Die Phagozytose der LDL-Partikel und die sich anschließende Umwandlung der Makrophagen in Schaumzellen (*foam cells*) setzt jedoch die vorherige Oxidation von LDL durch freie Sauerstoffradikale voraus, die exzessiv von Endothelzellen als Folge der massiven Cholesterolexposition gebildet werden.

Oxidiertes LDL wiederum stimuliert Makrophagen, Endothelzellen und – in fortgeschrittenen Stadien – Thrombozyten zur Freisetzung von Cytokinen (chemotaktische Substanzen; Leukotriene; *platelet derived growth factor* = PDGF; *monocyte colony stimulating factor* = MCSF), die einerseits weitere Monozyten/Makrophagen anziehen sowie andererseits glatte Muskelzellen zur Migration aus der Media in die Intima aktivieren und zur Produktion von Kollagen anregen.

Die so entstandenen arteriosklerotischen Frühläsionen werden als sog. *fatty streaks* bezeichnet. Persistieren die Risikofaktoren, so kommt es zu einer Retraktion des intravasalen, einschichtigen Endothels. Die partielle Freilegung des subendothelialen Gewebes führt zur Aggregation von Thrombozyten mit nachfolgender Freisetzung von Zytokinen (Thromboxan; PDGF; Serotonin). In Verbindung mit sich ebenfalls anlagernden Plasmabestandteilen (LDL, Kalzium etc.) induzieren diese Thrombozytenprodukte eine weitere Proliferation und Kollagenbildung der glatten Muskelzellen.

Die makroskopisch zunächst als fibröse Plaques imponierenden Läsionen degenerieren schließlich zum Atherom, das morphologisch ein Neben-

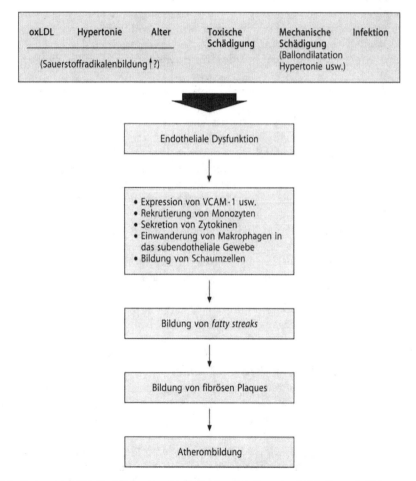

Abb. 5.1. Stark vereinfachte Darstellung der *response-to-injury*-Hypothese der Arteriosklerose-Entstehung (nach Ross 1986 und 1999). *oxLDL* oxidiertes low density Lipoprotein, *VCAM-1* vascular cell adhesion molecule-1

einander von neugebildetem Bindegewebe, aggregierten Thrombozyten, Zellnekrosen aller beteiligten Zellarten sowie Ablagerungen von Kalzium und Lipiden aufweist (Abb. 5.1).

5.2.1.3 Arteriosklerose – eine entzündliche Erkrankung

Die endotheliale Expression von Leukozytenadhäsionsmolekülen, die Freisetzung von chemotaktischen Faktoren und Zytokinen sowie die Ansammlung von immunkompetenten Zellen in der Arterienwand deuten darauf hin, dass es sich bei der Arteriosklerose um eine Entzündungskrankheit handelt.

Ein wichtiger Auslöser sind oxygenierte LDL-Partikel, die offenbar einen extremen metabolischen Reiz für das Endothel darstellen und eine exzessive Produktion von freien Sauerstoffradikalen induzieren. Freie Sauerstoffradikale wiederum führen zu einer Expression von Leukozytenadhäsionsmolekülen mit einer konsekutiven Anlagerung von Monozyten-/Makrophagenpopulationen. – Möglicherweise ist die Produktion freier Sauerstoffradikale auch verantwortlich für den Verlust der endothelial vermittelten Vasodilatation, der für arteriosklerotisch veränderte Gefäße typisch ist (s. 5.2.1.1).

Der gegenüber der Normalbevölkerung häufigere Nachweis hoher Antikörpertiter (IgG und IgM) gegen das Bakterium Chlamydia pneumoniae bei Patienten mit fortgeschrittener koronarer Herzkrankheit sowie die Entdeckung von Chlamydien in arteriosklerotischen Plaques lassen eine Infektion – mit nachfolgender Entzündungsreaktion – als Ursache einer Arterioskleroseentstehung zumindest denkbar erscheinen. Da es bisher nicht gelungen ist, Chlamydien auch in Gefäßabschnitten nachzuweisen, die nicht oder nur in geringem Maße arteriosklerotisch verändert sind, liegt die Vermutung nahe, dass es sich eher um ein „Epiphänomen" im Sinne einer sekundären, bakteriellen Anlagerung in bereits vorgeschädigten Gefäßarealen handelt und weniger um die primär auslösende Ursache. Dennoch dürfte eine sekundäre Besiedlung mit Chlamydien einen bereits ablaufenden arteriosklerotischen Umbauprozess zusätzlich beschleunigen. – Es sei jedoch angemerkt, dass die Diskussion über eine infektiöse Genese der Arteriosklerose noch nicht abgeschlossen ist. Eine therapeutische Konsequenz (antibiotische Therapie) ist aus den bislang vorliegenden Daten nicht abzuleiten.

5.2.1.4 Pathogenetischer Stellenwert der Hypertonie in der Arterioskleroseentstehung

Wenngleich eine erhöhte Wandspannung bei arterieller Hypertonie endotheliale Primärschäden im Sinne der Response-to-injury-Hypothese mühelos erklären könnte, scheinen dennoch für die Entwicklung der fortgeschrittenen arteriosklerotischen Gefäßveränderungen zusätzliche Faktoren notwendig zu sein. So konnte epidemiologisch und tierexperimentell gezeigt werden, dass Hypertonie allein das kardiovaskuläre Risiko bei 40-jährigen Männern nur unwesentlich, eine begleitende Hypercholesterinämie jedoch ganz entscheidend steigert. Pathogenetischer Ansatzpunkt der Arterioskleroseentstehung ist daher gegenwärtig die Vorstellung einer

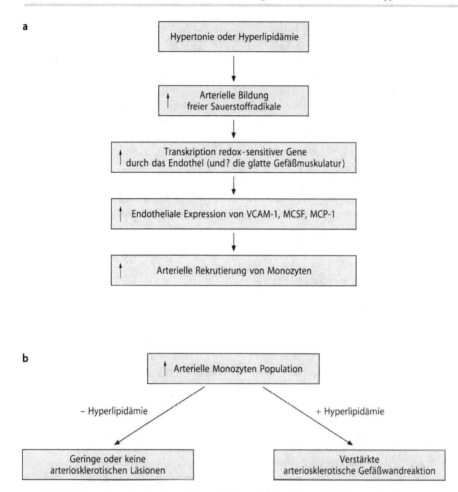

Abb. 5.2. Bedeutung von Hypertonie und Hyperlipidämie in der Pathogenese der Arteriosklerose **a** Das gleichzeitige Auftreten von Hypertonie und Hyperlipidämie „triggert" eine Kaskade pathophysiologischer Abläufe, an deren Anfang eine vermehrte Produktion freier Sauerstoffradikale steht. Durch Steigerung der Transkriptionsrate redox-sensitiver Gene werden vom Endothel (und möglicherweise von den glatten Gefäßmuskulzellen) VCAM-1 (*vascular cell adhesion molecule-1*) und MCP-1 (*monocyte chemotactic protein-1*) verstärkt exprimiert, sodass Monozyten vermehrt rekrutiert werden können. Die gleichzeitige Bildung u. a. von MCSF (*monocyte/macrophage colony stimulating factor*) ermöglicht den Monozyten bzw. Makrophagen in der Gefäßwandläsion ihren kontinuierlichen Eintritt, das Überleben und ihre Replikation. **b** Auch Hypertonie allein führt zu einer vermehrten Bildung von Sauerstoffradikalen mit nachfolgender Steigerung der Monozytenpopulation. Die atherogene Reaktion der Gefäßwand ist jedoch gering; ein verstärkter arteriosklerotischer Wandprozess mit Schaumzellbildung wird jedoch nur bei gleichzeitiger Hyperlipidämie (oxLDL) beobachtet. Da Veränderungen des vaskulären Redox-Zustandes sowohl durch eine Hypertonie als auch eine Hyperlipidämie induziert werden können, kann von einem atherogenen Synergismus beider Risikofaktoren gesprochen werden. Modifiziert nach Alexander RW (1995) Hypertension 25:155–161

multifaktoriell bedingten Induktion. Die Rolle von Hypertonie, Hypercholesterinämie und Nikotinkonsum gilt hierbei als gesichert, wobei das gemeinsame Auftreten dieser Faktoren das Risiko der Arterioskleroseentstehung vervielfacht. Neuere Erkenntnisse zeigen, dass hypertone Blutdruckverhältnisse ebenfalls die endotheliale Produktion freier Sauerstoffradikale induzieren und somit einen der Hyperlipidämie vergleichbaren Effekt auf die Arterienwand ausüben. Das gemeinsame Auftreten von Hypertonie und Hyperlipidämie dürfte daher zu einer verstärkten entzündlichen Reaktion der Arterienwand führen und die akzelerierte Arterioskleroseentstehung bei Patienten erklären, die beide Risikofaktoren aufweisen (Abb. 5.2).

Da freie Sauerstoffradikale das vasodilatierende Stickstoffmonoxid inaktivieren bzw. an seiner Freisetzung hindern können, wurde eine pathologisch gesteigerte Produktion auch als Kofaktor in der Pathogenese der Hypertonie diskutiert.

■ 5.3 Endorganschädigungen

5.3.1 Hypertoniebedingte Schädigungen der Niere

Die chronische Erhöhung des arteriellen Blutdruckes führt an den Nieren morphologisch zu einer benignen oder malignen Nephrosklerose. Trotz großer Vorbehalte ist diese Unterscheidung auch heute noch gebräuchlich. – Daten aus der MRFIT-Studie (Multiple Risk Factor Intervention Trial) zeigen über einen Zeitraum von ca. 16 Jahren, dass das Risiko einer terminalen Niereninsuffizienz mit der Höhe des Blutdruckes bzw. dem Schweregrad einer Hypertonie korreliert (Abb. 5.3).

5.3.1.1 „Benigne" Nephrosklerose

Veränderungen im Sinne einer „benignen" Nephrosklerose werden vom Pathologen relativ häufig im Autopsiegut gefunden. Sie sind offenbar nicht ausschließlich Folge einer Dauerhypertonie, sondern werden auch bei Patienten mit Diabetes mellitus oder allgemeiner Arteriosklerose ohne anamnestisch bekannten Hypertonus gefunden. Im frühesten Stadium einer „benignen" Nephrosklerose, die zunächst wenige Segmente von Interlobulararterien und die Vasa afferentia befällt, finden sich Gefäßwandablagerungen von Blutbestandteilen wie C3-Kompliment und IgM-Antikörpern. Glomeruli, Tubuli und Interstitium zeigen zu diesem Zeitpunkt kaum einen Befall. Tierexperimentell konnte gezeigt werden, dass diese Veränderungen bereits in Erkrankungsphasen nachweisbar sind, in denen punktuelle Blutdruckmessungen noch normale Werte liefern können und gelegentliche Blutdruckspitzen nur durch eine kontinuierliche Blutdrucküberwachung erfasst werden können. Diese initialen Gefäßwandveränderungen werden bei länger bestehender Hypertonie durch eine adaptative Mediahypertrophie abgelöst, die in ihrer Bedeutung als protektive Reaktion der Gefäße gegen die erhöhten intravasalen Drucke interpretiert wird. Diese Wandhyalinose,

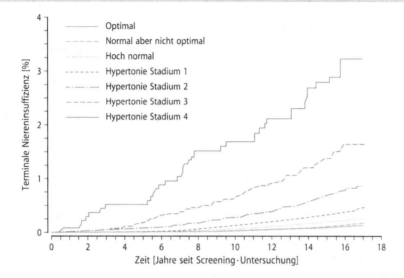

Abb. 5.3. Kumulative Inzidenz einer terminalen Niereninsuffizienz jeglicher Genese bei Patienten mit unterschiedlichen Blutdruckkategorien zum Zeitpunkt der Basisuntersuchung von 332 544 Männern der MRFIT-Studie. Die Darstellung zeigt eine direkte Beziehung zwischen Höhe des Blutdruckes bzw. Schweregrad der Hypertonie und der Entwicklung eines terminalen Nierenversagens. [Anmerkung: Die Einteilung der Hypertonie in dieser Abbildung beruht auf den Empfehlungen des früheren, fünften Berichtes des „Joint National Committee on Detection, Evaluation, and Treatment of High Blood Pressure" (JNC V) von 1993.] Modifiziert nach Klag et al. (1996) N Engl J Med 334:13–18

die im Gegensatz zu den initialen Schädigungen mit einer Lumeneinengung einhergeht, ist nach Normalisierung der Hypertonie reversibel.

5.3.1.2 Maligne Nephrosklerose

Im Unterschied zur „benignen" Nephrosklerose findet sich bei der malignen Nephrosklerose bereits initial ein stenosierender Wandprozess: Über eine Intimaverbreiterung, Ödembildung und Ablagerung von Erythrozytenfragmenten sowie weiteren reaktiven Gefäßwandprozessen entwickelt sich rasch eine konzentrische Fibrose, die anfangs ebenfalls auf die Interlobulärarterien und die Vasa afferentia beschränkt ist. Nach kurzer Zeit werden – zunächst fokal – auch Glomeruli und Tubuli geschädigt. Diese Schädigungen gleichen im übrigen den morphologischen bei akutem Nierenversagen. Bei weiterhin unbehandelter Hypertonie erfolgt eine zunehmende Fibrosierung des Interstitiums sowie eine Atrophie der Glomeruli und der Tubuli. Häufig wird eine Vermehrung der reninbildenden Zellen des iuxtaglomerulären Apparates beobachtet, sodass es aufgrund einer gesteigerten Reninsekretion zu einer renalbedingten Verselbständigung der Hypertonie kommt. Inwieweit eine Ausweitung des fibrotischen Umbauprozesses auf den iuxtaglomerulären Apparat eine verminderte Renin-Produktion bei Patienten mit sog. *low renin hypertension* erklärt, ist bisher nicht bekannt.

5.3.2 Hypertoniebedingte Schädigungen des Herzens

Kardiale Folgen einer chronischen Erhöhung des arteriellen Blutdruckes sind Herzhypertrophie, Herzdilatation und Herzinsuffizienz. Zusätzlich stellt die Hypertonie einen wesentlichen Kofaktor zur Entstehung der Koronarsklerose (s. Kapitel 5.2.1.3) dar.

5.3.2.1 Die hypertensive Herzkrankheit

Eine hypertensive Herzkrankheit ist bei nahezu jedem unbehandelten Hypertoniker nachzuweisen, und jeder zweite weist eine kardiale Organmanifestation von Krankheitswert auf. Initiales Entwicklungsstadium einer hypertensiven Herzkrankheit ist die konzentrische Herzhypertrophie mit verdickten Myokardfasern und Zunahme des interstitiellen Bindegewebes. Trotz Hypertrophie von Kammerwand und Kammerseptum mit normalem oder erniedrigtem Kammervolumen (hoher Masse/Volumen-Quotient) findet sich – das Fehlen von Kontraktilitätsstörungen vorausgesetzt – in diesem Stadium vielfach noch eine normale oder gar gesteigerte Ventrikelfunktion. Aufgrund der verlängerten Sauerstoffdiffusionsstrecke infolge des hypertrophierten Myokards resultiert jedoch eine zunehmend schlechtere Sauerstoffversorgung der einzelnen Muskelfasern, sodass es zu einem progredienten Missverhältnis zwischen Sauerstoffversorgung und gesteigertem Bedarf der hypertrophierten Zellen kommt. Mikronekrosen, bindegewebiger Ersatz und weiterhin steigender Sauerstoffbedarf bei sinkender Sauerstoffzufuhr bedingen den kontinuierlichen Übergang zur exzentrischen Hypertrophie mit Zunahme sowohl des linksventrikulären Radius, des enddiastolischen Volumens und der systolischen Wandspannung. Diese Dilatation geht mit einem niedrigen Masse/Volumen-Quotient einher und führt zu einer progredienten Abnahme der Ventrikelfunktion. – Eine gleichzeitig bestehende, unter der Hypertonie ebenfalls akzeleriert verlaufende Koronar-

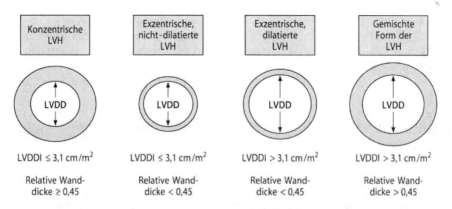

Abb. 5.4. Schematische Darstellung der linksventrikulären Architektur charakterisiert durch das Verhältnis von Wanddicke zu Cavum. *LVDD* Linksventrikulärer diastolischer Durchmesser; *LVDDI* Linksventrikulärer diastolischer Durchmesser-Index (LVDD bezogen auf die Körperoberfläche); *LVH* Linksventrikuläre Hypertrophie

sklerose beschleunigt aus den genannten Gründen diese zunehmende kardiale Insuffizienz (Abb. 5.4).

Zusätzlich zu der beschriebenen Entwicklung einer systolischen linksventrikulären Dysfunktion fördert die Hypertonie die mit fortschreitendem Alter ohnehin vermehrt auftretende diastolische Funktionseinschränkung beider Herzkammern. Diese diastolische Dysfunktion des Myokards geht häufig der systolischen voraus und ist charakterisiert durch eine sich zunehmend verschlechternde, diastolische Füllung beider Ventrikel. Ursächlich ist ein struktureller Umbau des Myokards durch Kollagenablagerung und Fibrosierung; dieser degenerative Prozess wird offenbar durch einen erhöhten Kochsalzkonsum zusätzlich gefördert.

Die akute Gefährdung des Herzens durch hohe Blutdruckspitzen resultiert aus der abnormen Steigerung der Nachlast (*afterload*) mit plötzlicher intra- und extrakardialer Druckbelastung. Aufgrund der hohen Ausgangswandspannung und des niedrigen Masse/Volumen-Quotienten sind die Kompensationsmöglichkeiten eines bereits dilatierten Herzens geringer als die eines nichtdilatierten, konzentrisch hypertrophierten Herzens mit niedriger Ausgangsspannung und hohem Masse/Volumen-Quotienten.

5.3.3 Zerebrale Folgeschäden der Hypertonie

Einerseits werden bei Patienten mit chronischer Erhöhung des arteriellen Blutdruckes verfrühte arteriosklerotische Veränderungen der basalen Arterien des Circulus basilii gesehen, andererseits findet sich auch ein starker Mitbefall der peripheren Verzweigungen des arteriellen Systems über der Großhirnrinde und intrazerebral (Putamen des Linsenkerns, Thalamus opticus, graue Bezirke der Brücke oder des Kleinhirns). Zusätzlich lässt sich in allen diesen Gebieten aber auch eine Arteriolosklerose der intrazerebralen Arteriolen nachweisen. Als primäre Veränderungen der Hirnarteriolen bei arterieller Hypertonie findet sich eine fokale Hyalinose, deren Ausweitung auf die initial nicht befallene Media zur Lumeneinengung und damit zu einer deutlichen, autoregulativ nicht korrigierbaren zerebrovaskulären Widerstandserhöhung führt.

Diese Veränderungen der zuführenden sowie intrazerebralen Arterien und Arteriolen bedingen sowohl rheologische Veränderungen (erhöhtes Thromboserisiko) im Hirnkreislauf als auch eine erhöhte Rigidität bei gleichzeitig eingeschränkten oder fehlenden Autoregulationsmechanismen der peripheren Arteriolen. Folge sind eine erhöhte Inzidenz an ischämischen und hämorrhagischen Insulten bei arterieller Hypertonie. – Als folgenschwerste zerebrale Komplikation der Hypertonie ist die zerebrale Massenblutung anzusehen, die meist im Rahmen einer hypertensiven Krise auftritt.

Der Begriff der hypertensiven Enzephalopathie beschreibt generalisierte zerebrale Folgen einer schweren chronischen oder akuten Blutdruckerhöhung. Ursache für dieses Erscheinungsbild ist die Entwicklung von Hirnödem und Hirnkongestion, meist auf dem Boden eines akuten Blutdruck-anstieges auf Werte jenseits der zerebrovaskulären, autoregulativen Kompensationsmöglichkeiten. Die hypertensive Enzephalopathie wird somit nicht durch eine Infarzierung oder Blutung ausgelöst und ist daher durch Blutdrucksenkung reversibel (Kapitel 32.1).

5.3.4 Periphere arterielle Verschlusskrankheit

Eine periphere arterielle Verschlusskrankheit (pAVK) wird bei Hypertoni-kern etwa zweimal häufiger als bei Normotonikern angetroffen. Obwohl die arterielle Hypertonie somit auch in diesem Anteil des arteriellen Gefäßsystems zumindest als akzelerierender atherogenetischer Teilfaktor anzusehen ist, scheinen andere Risikofaktoren bedeutender für die Entwicklung einer pAVK zu sein (Diabetes mellitus, Nikotinkonsum).

■ Zusammenfassung (Kapitel 5)

■ Die klinische Bedeutung der arteriellen Hypertonie leitet sich aus der mit ihr einhergehenden erhöhten Morbidität und Mortalität ab.
■ Ursächlich hierfür ist die Funktion der arteriellen Hypertonie als pathogenetischer Teilfaktor der Arterioskleroseentstehung und der konsekutiv vorzeitig eintretenden Endorganschädigungen von Gehirn, Herz, Nieren, Augen und peripherem arteriellen Gefäßsystem.

■ Literatur

Alexander RW (1995) Hypertension and the pathogenesis of atherosclerosis. Oxidative stress and the mediation of arterial inflammatory response: A new perspective. Hypertension 25:155–161

Brilla CG (1994) Hochdruck und hypertensive Herzkrankheit. Pathophysiologie, Klinik, Diagnostik und Therapie. Walter de Gruyter, Berlin New York, 1–92

Celermajer DS (1997) Endothelial dysfunction: does it matter? Is it reversible? J Am Coll Cardiol 30:325–333

Campbell JH, Campbell GR (1994) Cell biology of atherosclerosis. J Hypertens 12(suppl 10):S129–S132

Crawford DW, Blankenhorn DH (1991) Arterial wall oxygenation, oxyradicals, and atherosclerosis. Atherosclerosis 89:97–108

Folkow B (1993) Early structural changes in hypertension: pathophysiology and clinical consequences. J Cardiovasc Pharmacol 22(suppl 1):S1–S6

Franz IW (1991) Hypertonie und Herz. Diagnostische, prognostische und therapeutische Aspekte. Springer, Berlin Heidelberg New York

Frohlich ED, Apstein C, Chobanian AV, Devereux RB, Dustan HB, Dzau V, Fauad-Tarazi F, Horan MJ, Marcus M, Massie B, Pfeffer MA, Re RN, Roccella EJ, Savage D, Shub C (1992). The heart in hypertension. N Engl J Med 327:998–1008

Frohlich ED (1999) Risk mechanisms in hypertensive heart disease. Hypertension 34(part 2):782–789

Furchgott RF, Zawadzki JV (1980) The obligatory role of endothelial cells in the relaxation of arterial smooth muscle by acetylcholine. Nature 288:373–376

Gottsdiener JS, Reda DJ, Materson BJ, Massie BM, Notargiacomo A, Hamburger RJ, Wil-liams DW, Henderson WG (1994) Importance of obesity, race and age to the cardiac structural and functional effects of hypertension. J Am Coll Cardiol 24:1492–1498

Gupta S (1999) Chronic infection in the aetiology of atherosclerosis – focus on Chlamydia pneumoniae. Atherosclerosis 143:1–6

Harjai KJ (1999) Potential new cardiovascular risk factors: Left ventricular hypertrophy, homocysteine, lipoprotein(a), triglycerides, oxidative stress, and fibrinogen. Ann Intern Med 131:376–386

Helmchen U, Bohle RM (1985) Pathologie der renalen Hochdruckfolgen. In: Ganten D, Ritz E (Hrsg) Lehrbuch der Hypertonie. Schattauer, Stuttgart New York, 386–404

Klag MJ, Whelton PK, Randall BL, Neaton JD, Brancati FL, Ford CE, Shulman NB, Stamler J (1996) Blood pressure and end-stage renal disease in men. N Engl J Med 334:13–18

Ludmer PL, Selwyn AP, Shook TL, Wayne RR, Mudge GH, Alexander RW, Ganz P (1986) Paradoxical vasoconstriction induced by acetylcholine in atherosclerotic coronary arteries. N Engl J Med 315:1046–1051

Parthasarathy S, Quinn MT, Schwenke DC, Carew TE, Steinberg D (1989) Oxidative modification of beta-very low density lipoprotein: potential role in monocyte recruitment and foam cell formation. Arteriosclerosis 9:398–404

Paulson OB, Strandgaard S (1995) Hypertensive disease and the cerebral circulation. In: Laragh JH, Brenner BM (eds). Hypertension: Pathophysiology, diagnosis and management, 2nd ed. Raven Press, New York, 445–463

Quinn MT, Parthasarathy S, Fong LG, Steinberg D (1987) Oxidatively modified low density lipoproteins: a potential role in recruitment and retention of monocyte/macrophages during atherogenesis. Proc Natl Acad Sci USA 84:2995–2998

Quyyumi AA (1998) Endothelial function in health and disease: new insights into the genesis of cardiovascular disease. Am J Med 105(1A):32S–39S

Ritz E, Orth SR (1999) Primary care: nephropathy in patients with type 2 diabetes mellitus. N Engl J Med 341:1127–1133

Ross R, Glomset J, Harker L (1977) Response to injury and atherogenesis. Am J Pathol 86:675–684

Ross R (1986) The pathogenesis of atherosclerosis. N Engl J Med 314:488–496

Ross R (1999) Atherosclerosis – an inflammatory disease. N Engl J Med 340:115–126

Safar ME, London GM (1994) The arterial system in human hypertension. In: Swales JD (ed) Textbook of Hypertension. Blackwell Scientific Publishing, London 85–102

Satriano JA, Shuldiner M, Hora K, Xing Y, Shan Z, Schlondorff D (1993) Oxygen radicals as second messengers for expression of the monocyte chemoattractant protein, JE/MCP-1, and the monocyte colony stimulating factor, CSF-1, in response to tumor necrosis factor-alpha and immunoglobulin G. J Clin Invest 92:1564–1571

Stamler J, Stamler R, Neaton JD, Wentworth D, Daviglus ML, Garside D, Dyer AR, Liu K, Greenland P (1999) Low risk-factor profile and long-term cardiovascular and noncardiovascular mortality and life expectancy. Findings for 5 large cohorts of young adult and middle-aged men and women. JAMA 282:2012–2018

Strandgaard S, Paulson OB (1994) Cerebrovascular consequences of hypertension. Lancet 344:519–521

Strauer BE (1991) Das Hochdruckherz. 3. Aufl. Springer, Berlin Heidelberg New York

Sung BH, Lovallo WR, Teague SM, Pincomb GA, Wilson MF (1993) Cardiac adaptation to increased systemic blood pressure in borderline hypertensive men. Am J Cardiol 72:407–412

II Diagnostik

KAPITEL 6 Diagnose der arteriellen Hypertonie

Die Messung des arteriellen Blutdruckes sollte fester Bestandteil jeder körperlichen Untersuchung sein. Einmalig erhöht gemessene Blutdruckwerte erlauben jedoch noch nicht die Diagnose einer chronischen arteriellen Hypertonie, da situativ bedingte Blutdruckerhöhungen gerade in der Arztpraxis und hier besonders im Rahmen der Erstuntersuchung häufig beobachtet werden. Jede Blutdruckerhöhung sollte jedoch nochmals am Ende der Konsultation überprüft werden. Finden sich auch hier erhöhte Druckverhältnisse, so sind weitere Blutdruckkontrollen in wöchentlichen Abständen durchzuführen. Sinkt der Blutdruck bei mehrmaligen Messungen innerhalb von vier Wochen (Empfehlung der Deutschen Hochdruckliga: Dreimalige Messung an mindestens zwei verschiedenen Tagen) nicht spontan auf dauerhafte Werte unter 90 mmHg diastolisch und/oder 140 mmHg systolisch, so ist die Diagnose einer arteriellen Hypertonie gerechtfertigt.

Patienten, bei denen sich in der Arztpraxis der Eindruck einer situativ bedingten Blutdruckerhöhung bietet (Praxishypertonie = *white-coat hypertension*; s. auch Kapitel 4.2.2), sind möglichst in die Handhabung der Blutdruckselbstmessung einzuführen und mit einem entsprechendem Messgerät zu versorgen. Anhand der selbstgemessenen und schriftlich dokumentierten Blutdruckwerte wird in vielen Fällen eine realistischere Einschätzung der tatsächlichen Blutdrucklage möglich sein. – Liegen 25% der selbstgemessenen Werte des Blutdruckes – möglichst ermittelt an zwei Werktagen unter Ausschluss des ersten Messtages – ≥90 mmHg diastolisch und/ oder ≥140 mmHg systolisch, so ist definitionsgemäß ebenfalls die Diagnose einer arteriellen Hypertonie zu stellen.

Alternativ zur Blutdruckselbstmessung kann die Durchführung einer kontinuierlichen ambulanten Blutdrucklangzeitmessung (ABDM) erwogen werden. Ein mittlerer Tagesblutdruck ≥135/85 mmHg ist nach bisherigem Kenntnisstand als hypertone Blutdrucklage einzustufen (s. Tabellen 2.4 und 2.5).

Die Besonderheiten der Hypertoniediagnostik im Wachstumsalter sowie in der Schwangerschaft werden an anderer Stelle abgehandelt (Kapitel 11 und 15).

■ Zusammenfassung (Kapitel 6)

> ■ Einmalig erhöht gemessene Blutdruckwerte rechtfertigen noch nicht die Diagnose einer arteriellen Hypertonie.
>
> ■ Einmalig erhöht gemessene Blutdruckwerte sollten jedoch Anlass für engmaschige Blutdruckkontrollen geben.
>
> ■ Zeigt sich trotz mehrmaliger Messungen an mehreren Tagen innerhalb von vier Wochen kein spontaner Abfall des Blutdruckes auf <90 mmHg diastolisch und/oder <140 mmHg systolisch, so liegt eine arterielle Hypertonie vor.
>
> ■ Besteht der Verdacht auf eine Praxishypertonie, so sollte eine ambulante Blutdruckselbstmessung oder eine kontinuierliche ambulante Langzeitblutdruckmessung (ABDM) durchgeführt werden.
>
> ■ Liegen mehr als 25% der durch Blutdruckselbstmessung bestimmten Blutdruckwerte ≥90 mmHg diastolisch und/oder ≥140 mmHg systolisch, so ist ebenfalls die Diagnose einer arteriellen Hypertonie zu stellen.
>
> ■ Durch ABDM ermittelte Blutdruckwerte sind nach bisherigem Kenntnisstand dann als hyperton einzustufen, wenn sie im Tagesmittel ≥135/85 mmHg liegen.

■ Literatur

Deutsche Liga zur Bekämpfung des hohen Blutdruckes e.V. (2001) Deutsche Hypertonie Gesellschaft. Empfehlungen zur Hochdruckbehandlung. Merkblatt, 16. Auflage, Heidelberg

Guidelines Sub-Committee (1999) 1999 World Health Organisation-International Society of Hypertension Guidelines for the Management of Hypertension. J Hypertension 17:151–183

Perry HM, Miller JP (1992) Difficulties in diagnosing hypertension: implications and alternatives. J Hypertension 10:887–896

KAPITEL 7

**Basisdiagnostik
bei gesicherter arterieller Hypertonie:
Differentialdiagnose und Ermittlung
des kardiovaskulären Gesamtrisikos**

Die Basisdiagnostik (s. auch Tabelle 7.1) bei gesicherter arterieller Hypertonie (Gelegenheitsblutdruckmessung, ambulante Blutdruckselbstmessung, ambulante Blutdrucklangzeitmessung; s. Kapitel 6) besteht aus
- Anamnese (Familienanamnese, Eigenanamnese, Berufsanamnese),
- körperlicher Untersuchung,
- Erhebung laborchemischer Parameter und
- weiterführenden Untersuchungen wie Sonografie, EKG, ev. Belastungs-EKG, Echokardiografie und spezieller Ultraschalluntersuchung der A. carotis.

Ziel der Basisdiagnostik bei diagnostizierter arterieller Hypertonie ist die Bestimmung des kardiovaskulären Gesamtrisikos. Hierzu zählt der Ausschluss oder Nachweis
- einer zugrundeliegenden sekundären Hypertonieform,
- von hypertoniebedingten Endorganschädigungen und/oder
- von zusätzlich bestehenden kardiovaskulären Risikofaktoren oder Begleiterkrankungen, die die Prognose mitbestimmen und das therapeutische Vorgehen beeinflussen.

7.1 Anamnese

7.1.1 Differentialdiagnostische Bedeutung der Familienanamnese

Mit einer familiären Häufung einher gehen die primäre Hypertonie, das Phäochromozytom (häufig auch in Kombination mit anderen endokrinen Organerkrankungen, z.B. Hyperparathyreoidismus, medulläres Schilddrüsenkarzinom usw.; s. Kapitel 14.1) und Zystennieren. Die Erhebung der Familienanamnese sollte daher zwar fester Bestandteil der Hypertonie-Basisdiagnostik sein, darf jedoch insbesondere in ihrer Wertigkeit als differentialdiagnostischer „Wegweiser" nicht überschätzt werden.

7.1.2 Eigenanamnese

Die Diagnose einer arteriellen Hypertonie ist häufig eine Zufallsdiagnose, da chronische Erhöhungen des Blutdruckes in den meisten Fällen keine

Tabelle 7.1. Basisdiagnostik bei nachgewiesener arterieller Hypertonie

Diagnostik	Parameter
Anamnese	■ Dauer und Höhe der Hypertonie, Blutdruckkrisen ■ Anamnese oder Symptome einer Erkrankung (Koronare Herzkrankheit, Herzinsuffizienz, Schlaganfall, periphere arterielle Verschlusskrankheit, Nierenerkrankung, Diabetes mellitus, Dyslipidämie, andere Begleiterkrankungen, Gicht, sexuelle Dysfunktion) ■ Familiäres Vorkommen von Hypertonie oder frühzeitigem Herzinfarkt, Schlaganfall, Diabetes, Fettstoffwechselstörungen oder Nierenerkrankungen ■ Symptome, die auf eine sekundäre Hypertonie hindeuten ■ Kürzliche Gewichtsveränderungen; körperliche Aktivitäten in der Freizeit, Nikotinkonsum ■ Kochsalzzufuhr, Konsum gesättigter Fette, Alkohol- und Kaffeekonsum ■ Medikamentenanamnese einschließlich homöopathischer und naturheilkundlicher Präparate ■ Wirksamkeit und Nebenwirkungen früher eingenommener Antihypertensiva ■ Psychosoziale Faktoren, Umwelteinflüsse
Körperliche Untersuchung	■ Bestimmung von Körpergröße und -gewicht, Taillenumfang, *body mass index* (Kapitel 20.1.1.2) ■ Untersuchung des Halses: Strömungsgeräusche über den Karotiden, gestaute Venen, vergrößerte Schilddrüse? ■ Auskultation des Herzens (Herzfrequenz, Rhythmus, Herzgeräusche, Herztöne) und der Lungen (Rasselgeräusche, Bronchospasmus) ■ Untersuchung des Abdomens (abdominelle Strömungsgeräusche, verstärkte Pulsationen der Aorta, palpable Raumforderungen) ■ Untersuchung der Extremitäten nach abgeschwächten oder fehlenden peripheren Pulsationen, Strömungsgeräusche, Ödeme, Blutdruckunterschiede zwischen Arm (links/rechts) und Bein ■ Neurologische Untersuchung
Labor	■ Urin: Urinstatus, Mikroalbuminurie ■ Blut: Blutbild, Elektrolyte (Kalium, Natrium, Kalzium), Kreatinin, Nüchternblutzucker, Cholesterol, LDL, HDL ■ Optional: Nüchterntriglyzeride, Harnsäure, Homocystein, Kreatinin-Clearance, Eiweiß im 24-Stunden-Sammelurin, TSH, glykosyliertes Hämoglobin (HbA_{1c})
Weitere Untersuchungen	■ Fundoskopie ■ Sonographie des Abdomens ■ EKG ■ Optional: Belastungs-EKG, Echokardiografie, Ultraschalluntersuchung der A. carotis (B-mode)

wesentlichen Beschwerden verursachen und daher dem Patienten auch kein Krankheitsgefühl vermitteln. Kopfschmerzen und Schwindel werden eher bei höhergradiger Hypertonie (Schweregrad 2 und 3, bzw. mittelschwerer und schwerer Hypertonie) angetroffen. Zusätzlich auftretende Sehstörungen können Anzeichen einer malignen Hypertonie sein.

Eindeutige differentialdiagnostische Schlussfolgerungen auf das Vorliegen einer sekundären Hypertonieform sind aufgrund anamnestischer Angaben allein nicht möglich. Anfallsartig auftretende Schweißausbrüche, Tremor, innere Unruhe und Kopfschmerzen spiegeln – insbesondere in Verbindung mit intermittierenden Blutdruckkrisen – zwar die sog. „typischen" Symptome des Phäochromozytoms wider und rechtfertigen daher auch als weiterführende Untersuchung eine Bestimmung der Katecholaminkonzentration im Sammelurin; dennoch muss daran erinnert werden, dass diese Symptome ungleich häufiger auch bei primärer Hypertonie und bei Hyperthyreose angetroffen werden können.

Auch dysurischen Beschwerden liegt öfter ein Harnwegsinfekt als eine renoparenchymatöse Erkrankung zugrunde; dennoch sollte die anamnestische Angabe rezidivierender Infekte des Urogenitaltraktes, insbesondere bei bekannten, früheren Pyelonephritiden, in jedem Fall eine sorgfältige Urinanalyse nach sich ziehen.

Besondere Bedeutung kommt der anamnestisch erhobenen Medikamenteneinnahme zu, da verschiedene Substanzen eine Hypertonie induzieren können und somit möglicherweise bereits die kausale Ursache für die Blutdruckerhöhung darstellen (Kapitel 17).

Die Medikamentenanamnese ist aber auch insofern von möglicher diagnostischer Tragweite, da die Kenntnis über die Einnahme potentiell kaliumverarmender Pharmaka (Diuretika, Abführmittel) eine weitere Abklärung einer hierdurch erklärbaren hypokaliämischen Hypertonie erübrigt. In diesem Zusammenhang ist ebenfalls die Frage nach häufigem Erbrechen oder Durchfällen von Wichtigkeit.

Der Zusammenhang zwischen Alkoholkonsum und Hypertonie ist bekannt. Die Frage nach der Höhe des Alkoholkonsums im Rahmen der Hypertonie-Basisdiagnostik ist daher obligat.

Um eine zusätzliche kardiovaskuläre Gefährdung des Hypertonikers einschätzen und gegebenenfalls beeinflussen zu können, sollte stets nach eventuell bekannten Fettstoffwechselstörungen, einem Diabetes mellitus und nach eventuellem Nikotinkonsum gefragt werden.

Progrediente Abnahme der körperlichen Leistungsfähigkeit, Dyspnoe und periphere Ödeme können bei länger bestehender Hypertonie auf eine dekompensierende hypertensive Herzkrankheit hindeuten.

An ein Schlafapnoe-Syndrom (Kapitel 18) ist zu denken, wenn insbesondere von übergewichtigen Hypertonikern über eine extreme Tagesmüdigkeit und morgendliche Kopfschmerzen geklagt wird. Der Verdacht kann erhärtet werden, wenn fremdanamnestisch (Partner des Patienten) zusätzlich über heftiges, unregelmäßiges Schnarchen des Patienten berichtet wird, das wiederholt durch Atempausen unterbrochen wird. Da das Schlafapnoe-Syndrom möglicherweise eine der häufigsten sekundären Hypertonieursachen darstellt, ist die Frage nach Schlafstörungen bei jedem Hypertoniker indiziert.

7.1.3 Berufsanamnese

Es ist nicht geklärt, inwieweit beruflicher „Stress" eine chronische Hypertonie auszulösen und aufrechtzuerhalten vermag. Als akzelerierende Faktoren scheinen sich jedoch Schichtarbeit, kontinuierliche Lärmbelästigung und permanente Konfliktsituationen am Arbeitsplatz ungünstig auf die Entwicklung einer bestehenden Hypertonie auszuwirken. Schwere körperliche Arbeit mit wiederholt induzierten Blutdruckspitzen kann bei Patienten mit hypertoner Blutdrucklage eine akute kardiale oder zerebrale Gefährdung auslösen. Langfristig wird das ohnehin gesteigerte Risiko hypertoniebedingter Endorganschädigungen durch häufige Blutdruckspitzen zweifellos zusätzlich erhöht.

Ziel einer eingehenden Berufsanamnese ist es, Erkenntnisse über die Arbeitsbedingungen des Hypertonikers zu gewinnen, um mögliche blutdrucksteigernde Einflüsse zu identifizieren. Nicht immer wird jedoch eine praktische Abhilfe zu vermitteln sein.

■ 7.2 Körperliche Untersuchung

Ziel der körperlichen Untersuchung bei gesicherter Hypertonie ist zum einen der Ausschluss oder Nachweis zusätzlich vorhandener Organerkrankungen, die die Entscheidung über Zeitpunkt, Umfang und Auswahl einer einzuleitenden antihypertensiven Therapie beeinflussen könnten. Zum anderen kann die körperliche Untersuchung Hinweise für das Vorliegen einer sekundären Hypertonieform liefern. Bereits die körperliche Inspektion wird in den meisten Fällen die Verdachtsdiagnose eines Cushing-Syndroms (Abb. 14.14) oder einer Akromegalie (Abb. 14.16) ermöglichen.

Kräftige Armpulse und schwache bzw. fehlende Femoralpulse und dementsprechend hypertone Druckwerte an den oberen und niedrige Blutdrucke an den unteren Extremitäten sind nahezu pathognomonisch für das Vorliegen einer Aortenisthmusstenose.

Paraumbilikale bzw. abdominelle Strömungsgeräusche bei mittelschwerer oder schwerer Hypertonie sollten an das Vorliegen einer Nierenarterienstenose denken lassen.

Klopfschmerzhafte Nierenlager können auf eine Nierenerkrankung hindeuten. Hautleberzeichen (Palmarerythem, Spider naevi, Lacklippen usw.) können Zeichen eines nicht eingestandenen Alkoholismus sein, der häufig kausale Ursache einer Hypertonie ist.

■ 7.3 Laborchemische Basisdiagnostik: differentialdiagnostische Screeninguntersuchung und Bestimmung des kardiovaskulären Gesamtrisikos

Die laborchemische Basisdiagnostik bei Erstdiagnose einer arteriellen Hypertonie vermag einerseits Hinweise auf das Vorliegen einer sekundären Hypertonieform liefern, andererseits bisher unbekannte Stoffwechselstörungen als zusätzlich bestehende kardiovaskuläre Risikofaktoren aufzudecken (Tabelle 7.2). Der Umfang der routinemäßig durchzuführenden Labordiagnostik ist wegen der damit verbundenen hohen Kosten so gering wie möglich zu halten und daher vom Einzelfall abhängig zu machen.

Tabelle 7.2. Prognostisch relevante kardiovaskuläre Risikofaktoren

Gesichert
▪ Niedriges high-density-lipoprotein (HDL)
▪ Erhöhtes low-density-lipoprotein (LDL)
▪ Erhöhtes Fibrinogen
▪ Eingeschränkte Glukosetoleranz
▪ Mikroalbuminurie
▪ Erhöhtes Lipoprotein$_{(a)}$ [Lp$_{(a)}$]
▪ Adipositas
▪ Bewegungsmangel
▪ Nikotinkonsum
▪ Ethnische Hochrisikogruppen
▪ Geographische Hochrisikogruppen
▪ Menopause
Fraglich
▪ Erhöhte Triglyzeride
▪ Erhöhtes Homocystein
▪ Erhöhte Harnsäure

Eine Proteinurie und/oder eine Mikrohämaturie werden von den Patienten häufig nicht registriert. Ein entsprechend positiver Streifentest erfordert eine erweiterte Diagnostik, um eine renale Erkrankung mit Sicherheit nachzuweisen oder auszuschließen.

Die üblichen Eiweiß-Teststreifen (Combur-Test, Albustix) sind zwar zum Vortesten einer Makroalbuminurie geeignet, nicht jedoch für die zur Frühdiagnose der diabetischen Nephropathie geforderte Messung im Mikroalbuminurie-Bereich. Geeignete Schnelltests auf immunologischer Basis sind der Micral-Test-II und der Rapitex-Albumin-Test, welche eine semiquantitative Abschätzung der Albuminkonzentration im Urin ermöglichen. Eine exakte Bestimmung erfolgt geschlechtsspezifisch am besten im 24-Stunden-Sammelurin mit Bezug auf die Kreatininausscheidung. Selbstverständlich erfordert auch der Nachweis erhöhter Kreatininkonzentrationen im Serum eine weitere nephrologische Abklärung.

Häufig wird bei Hypertonikern eine Hypokaliämie diagnostiziert. Können Diuretikatherapie, Laxantienabusus, Durchfall oder Erbrechen mit Sicherheit ausgeschlossen werden, so ist eine erweiterte Diagnostik insbesondere dann gerechtfertigt, wenn eine mittelschwere (Grad 2), schwere (Grad 3) oder schlecht einstellbare Hypertonie vorliegt. Häufigste sekundäre Hypertonieform, die mit einer Hypokaliämie einhergeht, ist der primäre Aldosteronismus. Es ist jedoch zu bedenken, dass niedrige Kaliumwerte im Serum auch bei anderen sekundären Hypertonieformen beobachtet werden können, bei denen es aufgrund einer Stimulation der Reninfreisetzung (Nierenarterienstenose, Phäochromozytom) zu einer vermehrten Sekretion von Aldosteron im Sinne eines sekundären Aldosteronismus kommt.

Das gleichzeitige Auftreten von Hypertonie und Hyperkalzämie kann auf das Vorliegen eines primären Hyperparathyreoidismus hinweisen. Ein Malignom als Ursache der Kalziumerhöhung muss jedoch unbedingt ausgeschlossen werden.

Die Bestimmung von Nüchternblutzucker, Cholesterin (einschließlich einer Bestimmung von HDL und LDL), Triglyzeriden und Harnsäure dient der Abschätzung des kardiovaskulären Gesamtrisikos und wird als Entscheidungsgrundlage für die Dringlichkeit und die Auswahl der antihypertensiven Medikation empfohlen (Tabelle 7.2).

▪ 7.4 Zusatzuntersuchungen zum Nachweis oder Ausschluss von Endorganschädigungen

Die nachfolgend aufgeführten Untersuchungen dienen der Suche nach bereits vorhandenen Endorganschädigungen bzw. weiteren kardiovaskulären Risikofaktoren, die bei gleichzeitigem Auftreten die Prognose der Hypertonie zusätzlich ungünstig beeinflussen:

- ▪ Spiegelung des Augenhintergrundes (Retinopathie, Arteriosklerose),
- ▪ Ultraschalluntersuchung des Abdomens (Nebennierentumoren, Nierenveränderungen, Aortensklerose, Aortenaneurysma),
- ▪ Elektrokardiogramm (Linksventrikuläre Herzhypertrophie; Herzrhythmusstörungen, koronare Herzkrankheit),
- ▪ Fahrradergometrie (Belastungshypertonie, koronare Herzkrankheit),
- ▪ Echokardiografie, M-mode (Diastolische Dysfunktion, linksventrikuläre Herzhypertrophie),
- ▪ Ultraschall, B-mode (Arteriosklerotische Wandveränderungen der A. carotis, Elastizität der Arterien/*arterial stiffness*).

Während Spiegelung des Augenhintergrundes, Sonografie des Abdomens und EKG fester Bestandteil der Hypertonie-Basisdiagnostik sein sollten, sind die übrigen Untersuchungen optional und ihre Durchführung vom individuellen Patienten abhängig zu machen.

7.4.1 Spiegelung des Augenhintergrundes

Fester Bestandteil der körperlichen Untersuchung bei Hypertonikern sollte die Spiegelung des Augenhintergrundes sein, da nur hier die Möglichkeit besteht, mit geringem Aufwand bereits vorhandene vaskuläre Schädigungen zu diagnostizieren. Speziell bei der Diagnose der malignen Hypertonie kommt dieser Untersuchung eine entscheidende Bedeutung zu (Abb. 7.1).

Hypertoniebedingte Veränderungen der Gefäße lassen sich am leichtesten am Augenhintergrund diagnostizieren. Hierdurch ist ebenfalls eine Einteilung der Hypertonie nach Endorganschädigung möglich. Die übliche Einteilung nach Keith, Wagener und Barker lässt aufgrund der Beurteilung

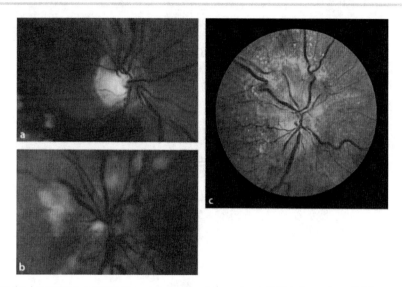

Abb. 7.1. Fundus hypertonicus **a** Spätstadium mit multiplen Extravasaten **b** Spätstadium mit zusätzlichen Komplikationen (Präthrombose der Vena centralis retinae, Papillenödem, flauschige Exsudatherde) **c** Übergang vom „roten" zum „blassen" Hochdruck („Übergangshochdruck"); Arterien enggestellt und gestreckt verlaufend („Silberdrahtarterien"), Papillenödem (ähnlich einer Stauungspapille), Degenerationsherde und Extravasate. Quelle: Pschyrembel. Klinisches Wörterbuch, 257. Auflage, 1993

der Augenhintergrundsveränderungen eine differenziertere Einschätzung der Endorganschädigung zu (Tabelle 7.3).

Augenhintergrundveränderungen im Stadium I und II sind nicht nur bei Patienten mit länger bestehender Hypertonie, sondern auch bei normotonen Patienten mit allgemeiner Gefäßsklerose nachweisbar. Während unbehandelte Patienten in den Stadien I und II eine 5-Jahres-Überlebensrate von mehr als 80% haben, beträgt die 5-Jahres-Überlebensrate in den Stadien III und IV lediglich 5%.

Wegen dieser prognostisch klaren Trennungslinie zwischen Hypertoniefolgen ohne und mit neuroretinaler Beteiligung unterscheidet die WHO neuerdings lediglich noch zwei Schweregrade der Augenhintergrundsveränderungen:

▪ Schweregrad I: Fundus hypertonicus (Schweregrad I und II der bisherigen Einteilung nach Keith, Wagener und Barker) und
▪ Schweregrad II: Fundus hypertonicus malignus (Schweregrad III und IV der früheren Einteilung nach Keith, Wagener und Barker).

Für die Praxis resultiert hieraus, dass Patienten mit nachgewiesenen Augenhintergrundsveränderungen der Schweregrade III und IV bzw. Schweregrad II der neuen WHO-Einteilung dringend einer antihypertensiven Therapie zugeführt werden müssen. Die Bedeutung von Fundusveränderungen der Schweregrade I und II (WHO-Einteilung Schweregrad I) im Rahmen der Hypertonieabklärung ist dagegen noch nicht eindeutig definiert.

Tabelle 7.3. Klassifikation der hypertensiven und arteriosklerotischen Retinopathie. Nach Keith, Wagener und Barker, modifiziert nach Williams (1991) Harrison's Principles of Internal Medicine pp 1001–1015

Ausmaß der Veränderungen	Hypertonie		Hämorrhagien	Exsudate	Papillenödem	Arteriosklerose	
	Arteriolen						
	Allgemeine Verengung AV-Verhältnis*	Fokaler Spasmus**				Arteriolärer Lichtreflex	AV-Kreuzungsdefekt***
Normal	3:4	1:1	0	0	0	Feine gelbe Linie, rote Blutsäule	0
Schweregrad I	1:2	1:1	0	0	0	Verbreiterte gelbe Linie, rote Blutsäule	Milde Unterdrückung der Venole
Schweregrad II	1:3	2:3	0	0	0	Breite gelbe Linie, „Kupferdraht", Blutsäule nicht sichtbar	Unterdrückung oder Abknickung der Venole
Schweregrad III	1:4	1:3	+	+	0	Breite weiße Linie, „Silberdraht", Blutsäule nicht sichtbar	Rechtwinkelige Abknickung, Abschwächung und völliges Verschwinden der Vene unter der Arteriole
Schweregrad IV	Feiner, fibröser Strang	Obliteration des distalen Flusses	+	+	+	Fibröse Stränge, Blutsäule nicht sichtbar	Distale Dilatation der Venole, ansonsten wie Schweregrad III

* Verhältnis arteriolärer/venöser Durchmesser

** Verhältnis des Durchmessers im Spasmusbereich zur proximalen Arteriole

*** Arterioläre Länge und Krümmung nehmen mit Schweregrad zu

7.4.2 Ultraschalluntersuchung des Abdomens

Die Sonografie gehört zu den bildgebenden Routineverfahren der Medizin. Größere Nebennierentumoren (z. B. Phäochromozytom) und Erkrankungen der Niere (große, solitäre Nierenzyste, multiple Nierenzysten, Parenchymverlust usw.), die Ursache oder Folge einer Hypertonie sein können, lassen sich sonografisch ohne wesentliche Belastung des Patienten diagnostizieren. Auf eine generalisierte Gefäßsklerose deuten arteriosklerotische Veränderungen der Bauchaorta oder der Nachweis eines Aortenaneurysmas hin.

Ergeben sich aus dem sonografischen Befund Hinweise auf das Vorliegen einer sekundären Hypertonieform, so sind in der Regel weiterführende, spezifische Untersuchungen angezeigt (Kapitel 13–18). Aufwand und Ausmaß der Folgeuntersuchungen müssen sich jedoch durch die zu erwartenden therapeutischen Konsequenzen rechtfertigen lassen; die Entscheidung hierzu muss daher vom Einzelfall abhängig gemacht werden (s. auch Kapitel 8).

7.4.3 Elektrokardiogramm (EKG)

Die routinemäßige Durchführung eines EKGs bei Erstdiagnose einer Hypertonie ist von besonderer Wichtigkeit, da sich die Auswahl der antihypertensiven Therapie in hohem Maße an den kardialen Voraussetzungen orientieren muss. Der elektrokardiografische Nachweis von Herzrhythmusstörungen oder der Verdacht auf das Vorliegen einer koronaren Herzkrankheit bzw. einer linksventrikulären Hypertrophie werden den behandelnden Arzt in der Regel nicht nur zu weiteren diagnostischen Schritten veranlassen, sondern auch seine Wahl der antihypertensiven Medikation beeinflussen (Kapitel 31.1).

7.4.4 Fahrradergometrie mit EKG-Aufzeichnung

Obwohl allgemein anerkannte Untersuchungsprotokolle und Normwerte für die fahrradergometrische Hypertoniediagnostik bislang nicht existieren, empfiehlt sich bei jedem Patienten mit grenzwertig erhöhten Gelegenheitsblutdruckwerten die Durchführung eines Belastungs-EKGs, um einerseits mögliche kardiale Ischämiereaktionen und andererseits das Blutdruckverhalten unter Belastung abschätzen zu können. Die Beurteilung des Belastungsblutdruckes führe ich insbesondere bei Patienten durch, die sportlichen Aktivitäten nachgehen. Ohnehin konnte gezeigt werden, dass Patienten mit einer isolierten Belastungshypertonie ein deutlich erhöhtes Risiko aufweisen, an einem kardiovaskulären Ereignis zu erkranken bzw. zu versterben. Unter ambulanten Bedingungen ist die Durchführung einer fahrradergometrischen Belastung mit 100 W über sechs Minuten eine praktikable Untersuchung, um die Blutdruckreaktion unter körperlicher Anstrengung einschätzen zu können. Systolische Blutdruckwerte bis 200 mmHg gelten unter diesen Bedingungen als noch normoton (s. Tabelle 3.1).

Die zwingende Indikation eines Belastungs-EKGs bei einem Hypertoniker mit anamnestischen Angaben von Angina pectoris oder Dyspnoe sollte allgemein als selbstverständlich gelten.

7.4.5 Zweidimensionale M-mode-Echokardiografie

Finden sich anamnestische (Dyspnoe, Angina pectoris), klinische (Stauungszeichen wie auskultatorisch nachweisbare feuchte Rasselgeräusche über den Lungen, Halsvenenstauung, periphere Ödem usw.) oder elektrokardiografische Zeichen (Rhythmusstörungen wie Arrhythmia absoluta oder ventrikuläre Ektopien, Herzhypertrophiezeichen, Ischämiezeichen usw.) einer kardialen Schädigung, so ist eine Echokardiografie (M-mode, am besten kombiniert mit einer zweidimensionalen Doppleruntersuchung) indiziert. Diese führe ich routinemäßig ebenfalls durch bei Hypertonikern, die sportlichen Aktivitäten nachgehen.

Zahlreiche echokardiografische (und elektrokardiografische) Studien haben gezeigt, dass sowohl normotone als auch hypertone Patienten mit einer linksventrikulären Herzhypertrophie (LVH) ein gegenüber Normalpersonen deutlich gesteigertes kardiovaskuläres Risiko aufweisen. Durch eine Darstellung im M-mode in der kurzen parasternalen Achse oder in der parasternalen Längsachse lässt sich das Ausmaß einer LVH anhand der enddiastolischen Wanddicke des Interventrikularseptums (VSTd) und der posterioren Wand (PWTd) sowie des enddiastolischen Durchmessers des linken Ventrikels (LVEDD) am besten abschätzen. Eine LVH gilt in diesen Messpositionen

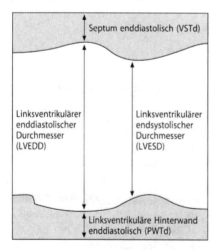

Abb. 7.2. Schematisch dargestelltes M-mode-Echokardiogramm. Eingezeichnet sind Messungen zur Berechnung des linksventrikulären (LV) Masseindex entsprechend der Formel von Devereux (1986): LV-Masse (g) = $0,80 \times 1,04$ [(VSTd + LVEDD + PWTd)^3 − (LVEDD)^3] + 0,6 Quelle: Lip et al. (1995) Br Med J 311: 1425–1428 *VSTd* Ventrikuläre Septumdicke enddiastolisch *LVEDD* Linksventrikulärer enddiastolischer Durchmesser *PWTd* Linksventrikuläre Hinterwanddicke enddiastolisch

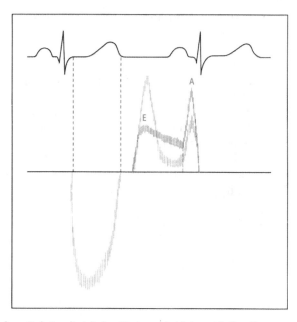

Abb. 7.3. Schematische Darstellung des geänderten diastolischen Einstromes bei linksventrikulärer Hypertrophie mit diastolischer Funktionsstörung

als gesichert, wenn die enddiastolische Dicke des IVS und der PW >11 mm (Männer) oder ≥11 mm (Frauen) ist. Mit Hilfe der im M-mode erhobenen Parameter lässt sich desweiteren ein LV-Massenindex errechnen, der bei Vorliegen einer LVH bei Männern >125 g/m^2 und bei Frauen >110 g/m^2 (Abb. 7.2).

Als Ausdruck der diastolischen Funktionsstörung bei LVH findet sich in der M-mode Darstellung der Mitralklappe eine Abnahme und – bei fortgeschrittener Erkrankung – eine Umkehr des E/A-Quotienten (Normal: 2,5–3,0) (Abb. 7.3). Diese Betonung der Vorhofkomponente am Ende der Diastole ist Folge des erschwerten frühdiastolischen Einstroms bei abnehmender Dehnbarkeit des linken Ventrikels; häufig ist eine Veränderung des E/A-Quotienten schon früher echokardiografisch darstellbar als eine eindeutige ventrikuläre Wandverdickung.

Durch eine zusätzliche Doppleruntersuchung des Herzens lassen sich weitere Parameter zur Abschätzung der kardialen Funktion ermitteln (Herzminutenvolumen, Herzindex, usw.).

7.4.6 B-mode-Ultraschalluntersuchung

Arteriosklerotische Veränderungen der A. carotis

Mit Hilfe der B-mode-Sonografie ist es möglich, quantitativ und gut reproduzierbar die arterielle Wanddicke unter Beurteilung des Intima-Media-Komplexes zu bestimmen. Arteriosklerotische Veränderungen der Karotiden zeigen eine hohe Prävalenz bei Hypertonikern und sind vergesellschaftet mit einem erhöhten kardiovaskulären Risiko.

Arterielle Steifheit (*arterial stiffness*)

Eine hochauflösende B-mode-Ultraschalluntersuchung ermöglicht ebenfalls eine Beurteilung der Dehnbarkeit großer und mittlerer Arterien. Ein Elastizitätsverlust der Arterienwände (= *increase of arterial stiffness*) scheint insbesondere der Manifestation einer systolischen Hypertonie vorauszugehen. Desweiteren deuten Daten darauf hin, dass eine geringe arterielle Elastizität mit einem gesteigerten kardiovaskulären Risiko einhergeht.

Nahezu alle Studien haben gezeigt, dass die arterielle Dehnbarkeit bei Hypertonie vermindert ist. Offenbar ist das Verteilungsmuster des Elastizitätsverlustes nicht einheitlich: Während nämlich bei isolierter systolischer Hypertonie sowohl die mittleren (A. radialis) als auch die großen Arterien (A. carotis, Aorta) eine gegenüber Normalpersonen verminderte Dehnbarkeit aufweisen, ist dieser Elastizitätsverlust bei kombinierter systolischer/diastolischer Hypertonie weniger diffus nachzuweisen und häufig auf die großen arteriellen Gefäße beschränkt und seltener in den muskulären, mittelgroßen zu beobachten. – Auch andere kardiovaskuläre Risikofaktoren und Erkrankungen gehen offenbar mit einem zunehmenden Verlust der arteriellen Dehnbarkeit einher (Tabelle 7.4). – Es muss jedoch betont werden, dass die Messung der arteriellen Steifheit aufwendig ist. Als kardiovaskulärer Risikofaktor ist sie zudem bislang noch nicht durch große prospektive Prognosestudien bestätigt worden, weshalb ihre Bestimmung zum gegen-

Tabelle 7.4. Beeinflussung der arteriellen Dehnbarkeit durch unterschiedliche Faktoren*

Einflussfaktor	Lokalisation der gemessenen Veränderung		
	A. Radialis	A. carotis	Aorta
Primäre Hypertonie	→	↓	
Isolierte systolische Hypertonie	↓	↓	
Familiäre Hypercholesterinämie	↓		
Hypertonie und Hypercholesterinämie	↓		
Diabetes mellitus	↓	↓	↓
Hypertonie und Diabetes meillitus	↓	↓	↓
Übergewicht	↑		
Nikotinkonsum	↓	↓	
Herzinsuffizienz	↓	↓	↓
Hypothyreose	↑	→	
Körperliches Training	↑	↑	↑

* Modifiziert nach Mancia G, Giannattasio C (1999) Clin Exper Hypertension 21:616–633
↓ arterielle Dehnbarkeit reduziert
↑ arterielle Dehnbarkeit erhöht
→ keine Veränderung der arteriellen Dehnbarkeit im Vergleich zu Normalpersonen

Tabelle 7.5. Prognostisch relevante Faktoren. Modifiziert nach WHO/ISH Guidelines Sub-Committee (1999) J Hypertension 17:151–183

Kardiovaskuläre Risikofaktoren	Endorganschäden*	Folge- und Begleiterkrankungen**
I Anzuwenden zur Risikostratifizierung **Beeinflussbar** Schweregrad der Hypertonie (Grad 1–3) Gesamtcholesterol >6,5 mmol/l (>250 mg/dl) Nikotinkonsum Diabetes mellitus **Nicht beeinflussbar** Familiäre Disposition zu frühzeitigen Herz-/Kreislauferkrankungen Lebensalter Männer >55 Jahre Frauen >65 Jahre **II Weitere prognostisch relevante Risikofaktoren** HDL erniedrigt, LDL erhöht Mikroalbuminurie Verschlechterte Glukosetoleranz Übergewicht Fehlende körperliche Aktivität Erhöhtes Fibrinogen Ethnische Hochrisikogruppen (z.B. Afro-Amerikaner)	Linksventrikuläre Herzhypertrophie Mikroalbuminurie Proteinurie und/oder leichte Kreatininerhöhung (1,2–2,0 mg/dl) Arteriosklerotische Plaques in den großen Arterien (Ultraschall, Röntgen) Fundus hypertonicus	Zerebrovaskuläre Erkrankungen Ischämischer Schlaganfall Zerebrale Blutung Transiente ischämische Attacke (TIA) Herzerkrankungen Herzinfarkt Angina pectoris Bypass-OP/PTCA in der Vorgeschichte Herzinsuffizienz Nierenerkrankungen Diabetische Nephropathie Niereninsuffizienz (Kreatinin >2,0 mg/dl) Periphere arterielle Verschlusskrankheit (pAVK) Dissezierendes Aortenaneurysma Symptomatische pAVK Fortgeschrittene hypertensive Retinopathie Hämorrhagien oder Exsudate Papillenödem

* Endorganschädigungen entsprechen dem früheren Grad 2 der WHO-Einteilung (Tabelle 4.2)
** Begleit- und Folgeerkrankungen entsprechen dem früheren Grad 3 der WHO-Einteilung (Tabelle 4.2)

wärtigen Zeitpunkt nicht zur Basisdiagnostik der Hypertonie gehört, sondern speziellen Fragestellungen vorbehalten bleibt.

▪ 7.5 Ermittlung des kardiovaskulären Gesamtrisikos und Prognosebeurteilung

Das therapeutische Vorgehen bei nachgewiesener arterieller Hypertonie (Kapitel 19–34) richtet sich nach dem individuellen kardiovaskulären Gesamtrisiko des Patienten. In den Richtlinien der WHO/International Society of Hypertension (ISH) von 1999 wurden Risikofaktoren, Endorganschäden sowie Folge- und Begleiterkrankungen tabellarisch zusammengefasst, die die Prognose betroffener Patienten negativ beeinflussen (Tabelle 7.5). Unter Berücksichtigung dieser Risikofaktoren wurde aus Daten von Teilnehmern der Framingham-Studie das 10-Jahres-Risiko hinsichtlich kardiovaskulär bedingtem Tod, nichttödlichem Schlaganfall und nichttödlichem Herzinfarkt berechnet. Aus diesen Berechnungen leitet die WHO/ISH eine Risikostratifizierung ab, die – in Abhängigkeit vom Schweregrad der Hypertonie – vier Kategorien des kardiovaskulären Gesamtrisikos definiert (Tabelle 7.6). Die Wahrscheinlichkeit, ein ernsthaftes kardiovaskuläres Ereignis in den folgenden zehn Jahren zu erleiden, beträgt bei niedrigem Risiko weniger als 15%, bei mittlerem 15–20%, bei hohem 20–30% und bei sehr hohem Risiko mehr als 30%.

Das individuelle kardiovaskuläre Gesamtrisiko eines Patienten mit einer Hypertonie vom Schweregrad 1 und nur einem zusätzlichen Risikofaktor wird eher am unteren Bereich der Kategorie II liegen und somit eher 15%

Tabelle 7.6. Risikostratifizierung zur Prognosebeurteilung. Modifiziert nach Guidelines Sub-Committee (1999) J Hypertension 17:151–183

Andere Risikofaktoren und Erkrankungen	Blutdruck [mmHg]		
	Schweregrad 1 (milde Hypertonie) SBD 140–159 oder DBD 90–99	Schweregrad 2 (mittelschwere Hypertonie) SBD 160–179 oder DBD 100–109	Schweregrad 3 (schwere Hypertonie) SBD ≥180 oder DBD ≥110
I Keine anderen Risikofaktoren	niedriges Risiko	mittleres Risiko	hohes Risiko
II 1–2 Risikofaktoren	mittleres Risiko	mittleres Risiko	sehr hohes Risiko
III 3 oder mehr Risikofaktoren oder Diabetes oder Endorganschäden	hohes Risiko	hohes Risiko	sehr hohes Risiko
IV Folge- und Begleitkrankheiten	sehr hohes Risiko	sehr hohes Risiko	sehr hohes Risiko

SBD Systolischer Blutdruck; *DBD* Diastolischer Blutdruck

Tabelle 7.7. Basisdiagnostik bei Hypertonie (bzw. Hypertonieverdacht): Zusammenfassung und Verweis auf weiterführende Diagnostik

Basisdiagnostik	Untersuchungsbefund	(Verdachts-)Diagnose	Weiterführende Diagnostik in Kapitel
Anamnese			
Familien-, Fremd- und Eigenanamnese	Hypertonie, Nieren-, Herz- oder Stoffwechselerkrankungen, Schlaganfall?	Familiäre (genetische) Prädisposition	
	Schnarchen? Nächtlicher Atemstillstand?	Schlafapnoe-Syndrom	18.1
Eigenanamnese	Schwangerschaftskomplikationen?	Schwangerschaftsbedingte Hypertonie	15
	Alkohol? Orale Kontrazeptiva? Andere Medikamente?	Medikamenten-induzierte Hypertonie	17
	Hypertensive Krisen? Tremor? Schweißausbrüche?	Phäochromozytom	14.1
	Schlafstörungen, Tagesmüdigkeit?	Schlafapnoe-Syndrom	18.1
	Bestehende antihypertensive Mehrfachkombination?	Therapieresistenz oder fehlende Compliance	21.3.3 und 32.3
	Nebenwirkungen bei bestehender Bluthochdrucktherapie?	Substanzspezifische Nebenwirkungen	23, 24, 25, 26, 27
	Nikotinkonsum?	Erhöhtes kardiovaskuläres Gesamtrisiko	7.5
Körperliche Untersuchung	Gelegenheitsblutdruckmessung	(Manifeste) Hypertonie, „labile" Hypertonie	2.3
	Übergewicht?	Erhöhtes kardiovaskuläres Gesamtrisiko	7.5; 20.1.1.2
	Übergewicht und spez. Phänotyp (Stammadipositas, „Büffel"-Nacken, Mondgesicht, Striae rubrae?)	Cushing-Syndrom	14.6
	Vergröberte Gesichtszüge, vergrößerte Akren?	Akromegalie	14.8
	Auskultation des Herzens und der Aa. carotes	Klappenfehler, Stenose(n) der Aa. carotes	16
	Blutdruckdifferenzen zwischen Armen (re/li)/Bein?	Aortenisthmusstenose	16.1
	Abdominelles Strömungsgeräusch?	Nierenarterienstenose	13.2
Laboruntersuchungen			
Urin	Eiweiß? Sediment oder Streifen(schnell-)test	Nierenerkrankungen	13.1
	Glukose	Diabetes mellitus	13.1
Blut	Kreatinin erhöht?	Nierenerkrankungen	13.1
	Hypokaliämie?	Hyperaldosteronismus, Diuretika, Laxantien, Lakritze	14.3
	Glukose, Harnsäure, Lipide (Cholesterin, HDL, LDL, Triglyzeride)	Erhöhtes kardiovaskuläres Gesamtrisiko	7.5
Technische Untersuchungen	Spiegelung des Augenhintergrundes	Maligne Hypertonie, diabetische Retinopathie	7.4.1
	Elektrokardiogramm	Linksventrikuläre Hypertrophie, andere Herzerkrankungen	7.4.3
	Ultraschalluntersuchung des Abdomens	Nebennierentumor	7.4.4; 14.1 (Abb. 14.1)
		Nierenerkrankungen	13.1; 13.2
		Aortenaneurysma	

betragen, während das Risiko eines anderen Patienten mit einer Hypertonie Grad 2 und zwei weiteren Risikofaktoren im oberen Bereich der Kategorie II läge und sicherlich eher 20% sein dürfte.

■ 7.6 Basisdiagnostische Befunde und diagnostische Konsequenzen

In Tabelle 7.7 wird die von der Deutschen Liga zur Bekämpfung des hohen Blutdruckes e.V. empfohlene Basisdiagnostik bei Hypertonie (bzw. bei Hypertonieverdacht) in modifizierter Darstellung zuammengefasst. Weiterführende Untersuchungen, die aufgrund basisdiagnostisch erhobener Befunde erforderlich sind, werden an anderer Stelle des Buches ausführlich beschrieben. Auf die entsprechenden Kapitel wird in Tabelle 7.7 verwiesen.

■ Zusammenfassung (Kapitel 7)

■ Jede Erstdiagnose einer arteriellen Hypertonie erfordert eine ergänzende Basisdiagnostik.

■ Die Basisdiagnostik bei arterieller Hypertonie beinhaltet Anamneseerhebung, körperliche Inspektion und Untersuchung, laborchemische Diagnostik, Spiegelung des Augenhintergrundes, EKG und abdominelle Sonografie.

■ Belastungs-EKG, Echokardiografie und Ultraschalluntersuchungen der A. carotis sind optionale, im Einzelfall durchzuführende Untersuchungen.

■ Das diagnostische Basisprogramm wird nur in Ausnahmefällen die definitive Diagnose einer sekundären Hypertonie liefern; das Basisprogramm bei arterieller Hypertonie liefert jedoch differentialdiagnostisch richtungsweisende Informationen.

■ Zusätzliche bzw. weiterführende Untersuchungen sind nur dann indiziert, wenn sich aufgrund der Basisdiagnostik der dringende Verdacht auf das Vorliegen einer hypertoniebedingten Endorganschädigung, einer Zusatzerkrankung und/oder einer sekundären Hypertonieform ergibt, und wenn von den Ergebnissen dieser Untersuchungen therapeutische Konsequenzen zu erwarten sind.

■ Das Ergebnis der Basisdiagnostik ermöglicht die Beurteilung des kardiovaskulären Gesamtrisikos und die Einschätzung der individuellen Prognose.

■ Die Basisdiagnostik liefert somit die Kenntnisse für ein individuell abgestimmtes therapeutisches Vorgehen.

■ Literatur

Arnett DK, Rautaharju P, Crow R, Folsom AR, Ekelund LG, Hutchinson R, Tyroler HA, Heiss G (1994) Black-white differences in electrocardiographic left ventricular mass and its association with blood pressure (the ARIC Study). Am J Cardiol 74:247–252

Bixler EO, Vgontzas AN, Lin H-M, Have TT, Leiby BE, Vela-Bueno A, Kales A (2000) Association of hypertension and sleep-disordered breathing. Arch Intern Med 160:2289–2295

Bostom AG, Selhub J (1999) Homocysteine and arteriosclerosis. Subclinical and clinical disease associations. Circulation 99:2361–2363

Cooper WD, Glover DR, Hormbrey JM, Kimber GR (1989) Headache and blood pressure: evidence of a close relationship. J Hum Hypertens 3:41–44

De Simone G (1999) Guidelines for arterial hypertension: the echocardiography controversy. J Hypertension 17:735–736

Deutsche Liga zur Bekämpfung des hohen Blutdruckes e.V. (2001) Deutsche Hypertonie Gesellschaft. Empfehlungen zur Hochdruckbehandlung. Merkblatt, 16. Auflage, Heidelberg

Devereux RB, Okin PM, Roman MJ (1999) Left ventricular hypertrophy as a surrogate endpoint in hypertension. Clin Exper Hypertension 21(5, 6):583–593

Devereux RB, Pini R, Aurigemma GP, Roman MJ (1997) Measurement of left ventricular mass: methodology and expertise. J Hypertension 15:801–809

Fang J, Alderman MH (2000) Serum uric acid and cardiovascular mortality. The NHANES I epidemiologic follow-up study, 1971–1992. JAMA 283:2404–2410

Ferrannini E, Mari A (1998) How to measure insulin sensitivity. J Hypertension 16:895–906

Gerstein HC (1999) Is glucose a continuous risk factor for cardiovascular mortality? Diabetes Care 22:659–660

Guidelines Sub-Committee (1999) World Health Organisation-International Society of Hypertension Guidelines for the Management of Hypertension. J Hypertension 17:151–183

Hankey GJ, Eikelboom JW (1999) Homocysteine and vascular disease. Lancet 354:407–413

Julius S, Valentini M, Palatini P (2000) Overweight and hypertension. Hypertension 35:807–813

Liao D, Arnett DK, Tyroler HA, Riley WA, Chambless LE, Szklo M, Heiss G (1999) Arterial stiffness and the development of hypertension. The ARIC study. Hypertension 34:201–206

McGregor E, Isles CG, Jay JL, Lever AF, Murray GD (1986) Retinal changes in malignant hypertension. Br Med J 292:233–234

Okin PM, Roman MJ, Devereux RB, Pickering TG, Borer JS, Kligfield P (1998) Time-voltage QRS area of the 12-lead electrocardiogram. Detection of left ventricular hypertrophy. Hypertension 31:937–942

O'Rourke MF, Mancia G (1999) Arterial stiffness. J Hypertension 17:1–4

Patel V, Kohner EM (1994) The eye in hypertension. In: Swales JD (ed): Textbook of Hypertension. Blackwell Scientific Publishing, Oxford 1015–1025

Phillips RA (1993) The cardiologist's approach to evaluation and management of the patient with essential hypertension. Am Heart J 126:548–666

Puig JG, Ruilope LM (1999) Uric acid as a cardiovascular risk factor in arterial hypertension. J Hypertension 17:869–872

Rosa TT, Palatini P (2000) Clinical value of microalbuminuria in hypertension. J Hypertension 18:645–654

Safar ME, Frohlich ED (1995) The arterial system in hypertension. A prospective view. Hypertension 26:10–14

Smirk FH (1964) Observations on the mortality of 270 treated and 199 untreated retinal grade I and II hypertensive patients followed in all instances for 5 years. NZ Med J 63:413–443

The Joint Committee on Detection, Evaluation, and Treatment of High Blood Pressure (1997) The sixth report of the Joint Committee on Detection, Evaluation, and Treatment of High Blood Pressure (JNC VI). Arch Intern Med 157:2443–2446

Ward HJ (1998) Uric acid as an independent risk factor in the treatmemt of hypertension. Lancet 352:670–671

Zanchetti A, Sleight P, Birkenhäger WH (1993) Evaluation of organ damage in hypertension. J Hypertension 11:875–882

Zanchetti A (1999) Carotid artery wall alterations as intermediate endpoints. Clin Exper Hypertension 21(5, 6):595–607

KAPITEL 8 Differentialdiagnostische Aspekte der arteriellen Hypertonie

Gegenstand differentialdiagnostischer Bemühungen bei gesicherter arterieller Hypertonie ist der Nachweis oder Ausschluss einer sekundären Hypertonie. Da die sekundären Hypertonieformen insgesamt jedoch nur einen Anteil von etwa 5% am Gesamtkollektiv der Hypertoniker aufweisen, muss die Indikation zur differentialdiagnostischen Abklärung wegen des damit verbundenen Zeit- und Kostenaufwandes streng gestellt werden. Dennoch lassen sich durch Anamnese, körperliche Untersuchung und Inspektion, einfache Urinanalyse, laborchemische Bestimmung von Kalium und Kreatinin im Serum sowie Sonografie wichtige Verdachtsmomente für das Vorliegen einer sekundären Hypertonieform gewinnen (Kapitel 7). In der Regel wird die Basisdiagnostik weniger den sicheren Nachweis, sondern eher den mehr oder weniger hochgradigen Verdacht einer sekundären Hypertonie liefern. Intensität und Umfang einer sich hieraus ergebenden weiterführenden Diagnostik müssen sich jedoch am Einzelfall und an den möglichen therapeutischen Konsequenzen orientieren. Insbesondere bei jüngeren Patienten und bei schwerer Hypertonie wird man sich bei entsprechenden Verdachtsmomenten für eine eingehende differentialdiagnostische Abklärung entscheiden, da einige sekundäre Hypertonieformen kausal therapiert werden können und somit eine lebenslange medikamentöse Therapie unnötig machen.

Die Pathogenese der primären Hypertonie ist nicht bekannt, sodass eine exakte Definition dieses Krankheitsbildes bisher nicht möglich ist. Hieraus erklärt sich, dass die Diagnose der primären Hypertonie nur durch den Ausschluss einer sekundären Hypertonie möglich ist. Die Diagnose der primären Hypertonie stellt somit eine Ausschlussdiagnose dar.

■ **Zusammenfassung (Kapitel 8)**

■ Gegenstand differentialdiagnostischer Überlegungen bei gesicherter arterieller Hypertonie ist der Ausschluss oder Nachweis einer sekundären Hypertonie.
■ Die Diagnose der primären Hypertonie ist nur durch den Ausschluss sekundärer Hypertonieformen möglich.

Literatur

Anderson Jr GH, Blakeman N, Streeten DHP (1994) The effect of age on prevalence of secondary forms of hypertension in 4429 consecutively referred patients. J Hypertension 12: 609–615

Sinclair AM, Isles CG, Brown I, Cameron H, Murray GD, Robertson JMK (1987) Secondary hypertension in a blood pressure clinic. Arch Intern Med 147:1289–1293

9.1 Häufigkeit

Eine arterielle Hypertonie wurde nach früheren Schätzungen bei etwa 10–15% der erwachsenen Bevölkerung der westlichen Zivilisationsländer vermutet. Da diese Prozentzahlen jedoch auf den damaligen Definitionen der arteriellen Hypertonie basierten ($\geq$160/95 mmHg), ist der Anteil der Hypertoniker nach der heute üblichen Klassifizierung ($\geq$140 mmHg systolisch und/oder $\geq$90 mmHg diastolisch) als deutlich höher anzunehmen (Tabelle 9.1). Es ist daher verständlich, dass die arterielle Hypertonie die von Hausärzten am häufigsten gestellte Diagnose bei erwachsenen Patienten ist. Als Ursache für die dauerhafte Blutdruckerhöhung wird bei 95–99% aller betroffenen Patienten eine primäre Hypertonie diagnostiziert.

Tabelle 9.1. Prävalenz der Hypertonie in der Erwachsenenbevölkerung (USA). Quelle: Burt et al. (1995) Hypertension 25:305–313. Originaldaten: Centers for Disease Control and Prevention, National Centers for Health Statistics, and 3rd National Health and Nutrition Examination Survey (NHANES III), 1988–1991

	Prozentualer Anteil[1] (SE)	Prozentualer Anteil, altersadjustiert (SE)	(Geschätzte) Anzahl der Hypertoniker[2] (SE)
Gesamt[3]	24,0 (0,9)	24,2 (0,6)	43 186 (2427)
Männer[3]	24,7 (1,2)	25,9 (1,0)	21 287 (1490)
Frauen[3]	23,4 (0,9)	22,2 (0,8)	21 900 (1238)
Ethnische Abstammung			
Afro-Amerikaner	28,4 (1,4)	32,4 (1,1)	5 672 (427)
Männer	29,9 (2,0)	34,0 (1,6)	2 664 (209)
Frauen	27,3 (1,5)	31,0 (1,0)	3 008 (252)
Weiße Bevölkerung (nicht-hispanisch)	24,6 (1,0)	23,3 (0,7)	34 697 (2746)
Männer	25,6 (1,3)	25,4 (1,2)	17 259 (1642)
Frauen	23,8 (1,1)	21,0 (0,9)	17 438 (1334)
Mexico-Amerikaner (hispanisch)	14,3 (1,3)	22,6 (0,8)	1 143 (124)
Männer	14,6 (1,4)	23,2 (1,1)	604 (66)
Frauen	14,0 (1,3)	21,6 (1,0)	539 (66)

Altersadjustiert an die US-Zivilbevölkerung des Jahres 1990 (dauerhaft in Heimen untergebrachte Personen sind nicht berücksichtigt); *SE* = standard error
[1] An der Gesamtbevölkerung
[2] Angaben in Tausend
[3] Einschließlich ethnischer Gruppen

▪ 9.2 Hämodynamik

Das Initialstadium der primären Hypertonie scheint hämodynamisch durch ein gesteigertes Herzminutenvolumen gekennzeichnet zu sein. Dieser blutdrucksteigernde Mechanismus konnte zumindest unter Ruhebedingungen bei jüngeren Hypertonikern nachgewiesen werden, während eine zusätzliche Erhöhung des peripheren Gefäßwiderstandes in diesem Krankheitsstadium nur unter dynamischer Belastung auftrat. Mit fortschreitendem Alter und Dauer der Hypertonie kommt es jedoch zu einer belastungsunabhängigen Widerstandserhöhung und zu einer Normalisierung oder sogar Erniedrigung des Herzzeitvolumens.

Entstehung und Aufrechterhaltung der erhöhten Blutdrucklage bei primärer Hypertonie dürften demnach an unterschiedliche Pathomechanismen gekoppelt sein.

▪ 9.3 Pathogenese

Die Pathogenese der primären Hypertonie ist bislang nicht bekannt. Vieles deutet jedoch darauf hin, dass die primäre Hypertonie nicht durch einen einzigen, für alle betroffenen Patienten verbindlichen Pathomechanismus erklärt werden kann, sondern dass es sich um eine „multikausale" Erkrankung handelt, die durch unterschiedliche Umwelteinflüsse im Zusammenspiel mit einer noch zu definierenden genetischen Disposition ausgelöst wird.

Eine gestörte Homöostase von Natrium und Sympathikusaktivität ist Bestandteil nahezu aller hypothetischen Überlegungen zur Pathogenese der primären Hypertonie und unterstreicht die auch heute noch verbindliche Bedeutung dieser beiden Faktoren für die Regulation des Blutdruckes (Abb. 9.1).

9.3.1 Bedeutung psychosozialer Faktoren

Die hohe Inzidenz der primären Hypertonie in industrialisierten Ländern deutet möglicherweise auf auslösende Faktoren hin, die sich unter dem Begriff „psychosozialer Stress" subsumieren lassen. Hierunter fallen die zunehmende Lärmbelästigung, Leistungsdruck, mangelhafte Möglichkeit der Konfliktbewältigung und eine durch die Urbanisierung und den gleichzeitigen Verlust der „Großfamilie" bedingte soziale Isolation. Inwieweit diese äußeren Umstände tatsächlich eine primäre Hypertonie induzieren können ist unklar, da u.a. auch Übergewicht sowie hoher Kochsalz- und Alkoholkonsum natürlich wesentlich häufiger in den Industrieländern vorkommen.

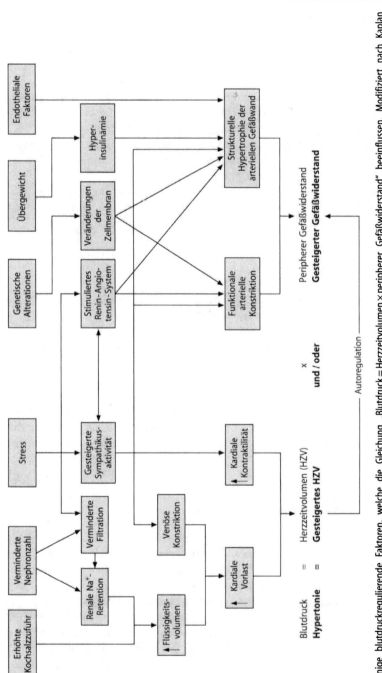

Abb. 9.1. Einige blutdruckregulierende Faktoren, welche die Gleichung „Blutdruck = Herzzeitvolumen × peripherer Gefäßwiderstand" beeinflussen. Modifiziert nach Kaplan (1998) Clinical Hypertension, Williams & Wilkins, New York, p 50

9.3.2 Genetische Prädisposition

Wie bereits ausgeführt, wird die primäre Hypertonie als eine Erkrankung angesehen, deren Pathogenese multifaktoriell bedingt ist und an deren Entstehung sowohl Umwelteinflüsse als auch der Einfluss mehrerer Gene beteiligt sind. Erste Hinweise für eine genetische Prädisposition zeigten die Ergebnisse von Zwillingsstudien, in denen eineiige Zwillinge trotz unterschiedlicher Umgebung und Umwelteinflüssen eine primäre Hypertonie gleichen Schweregrades entwickelten. Eine erbliche Veranlagung für die Entwicklung einer primären Hypertonie ist auch aufgrund einer großen „Adoptionsstudie" anzunehmen, in der Kinder und Adoptivkinder untersucht wurden, die unter gleichen Umweltbedingungen bei ihren (Stief-)Eltern aufwuchsen. In dieser Studie korrelierte die Höhe des Blutdruckes der Eltern wesentlich stärker mit der Blutdruckhöhe der leiblichen als mit jener der adoptierten Kinder.

Trotz intensiver Forschung sind die Fortschritte, genetische Faktoren der primären Hypertonie aufzuklären, als eher spärlich zu bezeichnen. Dies dürfte vor allem darin begründet sein, dass es sich um eine polygenetische Erkrankung handelt, bei welcher der nachweisbare Einfluss einzelner Gene meist sehr gering ist. Verfeinerte molekularbiologische Methoden und neue statistische Verfahren verbessern jedoch die analytischen Möglichkeiten und führten bereits zur erfolgreichen Aufklärung verschiedener monogenetischer, sekundärer Formen der arteriellen Hypertonie (Tabelle 9.2; s. insbesondere Kapitel 14).

Die größten Fortschritte wurden mit der sog. Kandidatengen-Analyse erzielt. Als Kandidatengene werden in der Hypertonieforschung Gene bezeichnet, die für Proteine bzw. Peptidhormone kodieren, welche bekannterweise an der humoralen Regulation des Blutdruckes beteiligt sind (z.B. die Gene des Renin-Angiotensin-Systems). Die wichtigsten Ergebnisse der bisherigen Kandidatengen-Analysen werden nachfolgend zusammengefasst (s. auch Tabelle 9.3).

Tabelle 9.2. Genetische Veränderungen bei monogenetischen Formen der Hypertonie

Syndrom	Gen	Mutation
Glukokortikoid-sensitiver Aldosteronismus	11β-Hydroxylase	chimäres Fusionsprotein
Adrenogenitales Syndrom	17α-Hydroxylase 21-Hydroxylase 11β-Hydroxylase	verschiedene Mutationen; häufigste Ursache: Mutation im 17α-Hydroxylase-Gen
Hypermineralokortikoid-Syndrome	11β-Hydroxysteroiddehydrogenase	verschiedene Mutationen
Pseudohypoaldosteronismus	bisher unbekannt	Eingrenzung der chromosomalen Regionen (1q31–q42; 17p11–q21)
Liddle's Syndrom	β-Untereinheit des epithelialen Na-Kanals (ENaC)	verschiedene Mutationen

Tabelle 9.3. Genpolymorphismen und primäre Hypertonie

Gen	Polymorphismen	Assoziation mit Hypertonie
Renin	verschiedene Polymorphismen, v. a. in Intron 1	nein
Angiotensin-Konversions-Enzym (ACE)	repetitive Sequenz in Intron 16 (Insertions/Deletions(I/D)-Polymorphismus)	widersprüchlich
Angiotensinogen	Mutation in Exon 2 (M235T), führt zum Austausch einer Aminosäure	ja
AT$_1$-Rezeptor	Verschiedene Mutationen identifiziert, es wurde aber vor allem eine Mutation in der nicht-kodierenden Region des Gens untersucht (A1166C)	widersprüchlich
α-Adducin	Mutation im kodierenden Bereich, führt zum Austausch einer Aminosäure	ja, in den meisten Studien
G-Protein	Mutation in der β_3-Unterheit des Proteins	ja, in den meisten Studien

9.3.2.1 Renin
Trotz vielversprechender Hinweise aus Tiermodellen konnte bisher kein Zusammenhang zwischen genetischen Varianten des Reningens und der primären Hypertonie nachgewiesen werden.

9.3.2.2 Angiotensin-I-Konversionsenszym
Das Gen für das Angiotensin-I-Konversionsenzym (ACE) war ein vielsprechender Kandidat, da es eine genetische Variante gibt, die mit der Serum-ACE-Aktivität einhergeht. Menschen, die homozygot für die Deletionsvariante (DD) sind, weisen eine deutlich höhere Serum-ACE-Aktivität auf, als solche, die homozygot sind für die Insertionsvariante (II). In zahlreichen Studien konnte gezeigt werden, dass der DD-Genotyp mit einem vermehrten Auftreten einer koronaren Herzkrankheit, einer linksventrikulären Hypertrophie oder einer akzelerierten Progression insbesondere einer diabetischen Nephropathie einhergeht. – Bislang vorliegende Ergebnisse zur arteriellen Hypertonie sind widersprüchlich. Neuere Ergebnisse der Framingham-Studie belegen eine Assoziation des DD-Genotyps mit der Entwicklung einer arteriellen Hypertonie bei Männern, nicht aber bei Frauen.

9.3.2.3 Angiotensinogen
Die Analyse des Angiotensinogen-Gens ergab die bislang vielversprechendsten Ergebnisse. Eine Mutation in der kodierenden Region des Gens (Intron 2), die zum Austausch eines Methionins gegen ein Threonin führt (M235T), ist mit dem Serumspiegel von Angiotensinogen korreliert und zeigt eine Assoziation zum Auftreten einer Hypertonie.

9.3.2.4 Angiotensin-II-Rezeptor-Subtyp 1

Es wurden zwar eine Reihe von Mutationen im Gen für den Angiotensin-II Rezeptor-Subtyp-1 (AT$_1$-Rezeptor) nachgewiesen, in den meisten Studien konnte aber keine Assoziation mit einer dieser Mutationen nachgewiesen werden. Lediglich in einer kürzlich publizierten Studie in der verschiedene Analysemethoden angewandt wurden, ergab sich eine starke Assoziation mit einer bestimmten Mutation, die auf dem Austausch eines Adenosins gegen ein Cytosin beruht.

9.3.2.5 Alpha-Adducin

Adducin ist ein Protein des Zytoskelettes, das in die zelluäre Signaltransduktion und in den transmembranösen Ionentransport der renalen Tubuluszellen involviert ist. Eine Mutation in der α-Untereinheit von Adducin, bei der Glycin gegen Tryptophan ausgetauscht ist, findet sich bei Hypertonikern häufiger als bei Normalpersonen. Auch wurde bei Hypertonikern, die eine solche Tryptophan-Variante aufwiesen, öfter eine kochsalzabhängige Blutdrucksteigerung (s. auch Kapitel 9.3.3) nachgewiesen als bei einer unselektierten Hypertoniepopulation.

9.3.2.6 G-Protein β_3-Untereinheit

Hinweise auf das G-Protein als mögliches Kandidatengen fanden sich zunächst in Experimenten mit Zellkulturen von Lymphoblasten hypertensiver und normotensiver Probanden. Später wurde eine Mutation in der β_3-Untereinheit des Pertussis-Toxin-sensitiven G-Proteins nachgewiesen, die zu einer alternativen Variante (T) des Proteins führt, bei welcher 41 Aminosäuren sowie eine repetitive Domäne fehlen. In einer ersten Studie war die T-Variante signifikant häufiger bei Hypertonikern als bei Normotonikern zu finden.

9.3.2.7 Genetik der Hypertonie: Konsequenzen für die Praxis?

Für die weitere Aufklärung der genetischen Ursachen der Hypertonie ist eine bessere Phänotypisierung unerlässlich. Da die primäre Hypertonie kein einheitliches Krankheitsbild darstellt, wird die genauere Definition von Subgruppen (intermediäre Phänotypen wie z. B. Salzsensitivität, s. auch Kapitel 9.3.3) auch die Identifizierung relevanter Gene ermöglichen.

Einen klinisch bedeutsamen Beitrag könnte die Genetik zum einen für die (Früh-)Diagnose und für die Differentialdiagnose von Subgruppen der primären Hypertonie liefern.

Zum anderen ist es denkbar, dass die therapeutische Ansprechbarkeit auf verschiedene Medikamente genetisch determiniert ist. Sollte sich diese Hypothese bewahrheiten, so ließe sich mit Hilfe einfach anwendbarer, genetischer Screeningtests ein individuell „maßgeschneiderter" Therapieplan erstellen, welcher das Ausprobieren unterschiedlicher Medikamente überflüssig machte und so mit einer erheblichen Kosteneinsparung einherginge.

9.3.3 Kochsalz

Während in einigen Naturvölkern (z. B. brasilianische Indianerstämme) mit minimaler Kochsalzaufnahme das Auftreten einer arteriellen Hypertonie nicht beobachtet wird, findet sich insbesondere in westlichen Ländern mit einer hohen täglichen Kochsalzzufuhr eine positive Korrelation zur Blutdruckhöhe der Bevölkerung und zur Häufigkeit einer arteriellen Hypertonie. Diese Korrelation ist bei älteren Menschen höher als bei jüngeren, da die Nierenfunktion mit zunehmendem Alter abnimmt und tendenziell weniger Natrium ausgeschieden wird.

Experimentelle Daten deuten daraufhin, dass der blutdrucksteigernde Effekt des Kochsalzes nicht allein Folge des erhöhten Natriumanteils ist, sondern vielmehr die Kombination mit Chlorid erfordert. Kombinationen von Natriumbicarbonat oder -ascorbat führten bei Ratten ebensowenig zu einer Hypertonie wie Chlorid allein. Eine hohe Kochsalzzufuhr führt jedoch nicht bei allen Personen zur Entwicklung einer arteriellen Hypertonie, und nicht bei allen Hypertonikern ist durch eine Kochsalzrestriktion eine Blutdrucknormalisierung zu erzielen. Diese Erfahrungen sprechen für eine „Kochsalzsensitivität" eines Teiles der hypertensiven Population, die wahrscheinlich vererblich ist. Da bislang weder ein „Marker" (erhöhte ANP-Plasmaspiegel?) noch ein im Routinebetrieb anwendbares Protokoll zur Identifizierung von kochsalzsensitiven Hypertonikern existiert, wird dem blutdrucksteigernden Natriumeffekt „ex iuvantibus" Rechnung getragen, indem eine mäßige Kochsalzreduktion auf etwa 6 g/Tag (etwa 105 mmol Natrium) jedem Hypertoniker als eine der therapeutischen, nichtmedikamentösen Basismaßnahmen initial und gegebenenfalls begleitend zu einer medikamentösen Therapie empfohlen wird (Kapitel 20.1.2).

9.3.4 Insulinresistenz und Hyperinsulinämie

Unter einer Insulinresistenz, die bei rumpfbetonter Adipositas und nichtinsulinabhängigem Diabetes mellitus seit langem bekannt ist, versteht man eine (zunehmende) Störung der insulininduzierten Glukoseaufnahme, die sich vor allem in der Skelettmuskulatur auswirkt. Die bei betroffenen Patienten nachweisbare Hyperinsulinämie ist dementsprechend als ein Versuch des Organismus zu verstehen, durch eine vermehrte Freisetzung von Insulin die abnehmende Insulinwirkung zu kompensieren, um so die normale Glukosetoleranz aufrechterhalten zu können. Es muss jedoch betont werden, dass von diesem Wirkverlust andere Insulinwirkungen nicht betroffen sind, da sonst die unter Hyperinsulinämie zu beobachtenden Veränderungen wie Steigerung der renalen Natriumretention, Sympathikusaktivierung, Induktion von Fettstoffwechselstörungen und akzelerierte Arteriosklerose nicht zu erklären wären. – Eine Insulinresistenz kann selten Folge eines genetischen Defektes auf (Post-)Rezeptor-Ebene sein oder aber – in der Mehrzahl der Fälle – durch Übergewicht, Bewegungsmangel oder verschiedene Medikamente (β-Rezeptorenblocker, Thiaziddiuretika, Steroidhormone u. a.) induziert werden. Die molekularen Mechanismen, die eine Insulinresistenz verursachen, sind jedoch noch nicht völlig geklärt.

Die Entdeckung, dass auch bei einem Teil der normalgewichtigen Patienten mit primärer Hypertonie eine Insulinresistenz vorliegt und zu einer vermehrten Insulinsekretion führt, hat zu der Spekulation eines kausalen Zusammenhanges zwischen Hypertonie und Hyperinsulinämie geführt. Es wird jedoch nach wie vor kontrovers diskutiert, ob die Hypertonie Ursache der Insulinresistenz ist oder ob die Entwicklung einer Insulinresistenz mit konsekutiver Hyperinsulinämie die Entwicklung der Hypertonie bedingt. Da einerseits für beide Thesen gute Argumente gefunden werden können und andererseits die Reihenfolge der tatsächlichen pathophysiologischen Veränderungen bislang ungeklärt ist, muss die Frage nach „Henne" und „Ei" gegenwärtig noch unbeantwortet bleiben (s. auch Abb. 9.2). Keineswegs jedoch induziert eine Hyperinsulinämie (s. beispielsweise Patienten mit Hyperinsulinom) obligatorisch eine Hypertonie, und nicht jeder Hypertoniker entwickelt eine Insulinresistenz.

Schließlich wurde von einigen Autoren der Begriff „metabolisches Syndrom" oder „Syndrom X" geprägt, welcher der bei vielen Patienten zu beobachtenden Assoziation von Hypertonie, Hyperinsulinämie und Fettstoffwechselstörungen (Abnahme der High-density-Lipoproteinfraktion = HDL, Zunahme der Very-low-density-Lipoproteine = VLDL) Rechnung trägt und versucht, diese Assoziation verschiedener kardiovaskulärer Risikofaktoren als eine pathogenetische Einheit zusammenzufassen.

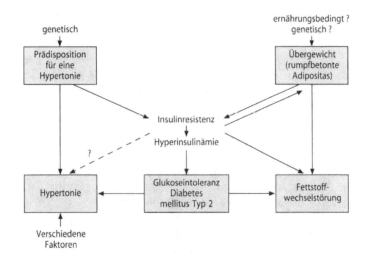

Abb. 9.2. Mögliche Ursachen einer Insulinresistenz und ihrer potentiellen Langzeitwirkung auf blutdruckregulierende Faktoren. Unter Akutbedingungen senkt eine Hyperinsulinämie die Kontraktilität der glatten Gefäßmuskulatur

9.3.5 Übergewicht

Wie die Ergebnisse der INTERSALT-Studie belegen, besteht zwischen Körpergewicht und Blutdruckhöhe eine positive Korrelation. Dieser Zusammenhang war in der an insgesamt 52 Zentren durchgeführten Studie deutlich stärker ausgeprägt, als jener zwischen Kochsalzaufnahme und Blutdruckhöhe. Etwa 50% der übergewichtigen Patienten weisen einen erhöhten Blutdruck auf, während umgekehrt bis zu 50% der primären Hypertoniker übergewichtig sind. Eine Gewichtsabnahme führt zu einer Senkung des Blutdruckes, und stellt daher eine therapeutische Allgemeinmaßnahme bei entsprechend disponierten Patienten dar.

Als wesentliche Ursache der Hypertonie bei Übergewicht wird die sich entwickelnde Insulinresistenz mit nachfolgender Hyperinsulinämie angesehen. Insulin steigert die Natriumabsorption im distalen Tubulus des Nephrons. Hierdurch kommt es gleichzeitig zu einer vermehrten Wasserretention mit Zunahme des intravasalen Volumens. – Durch die vermehrte Insulinsekretion wird außerdem das sympathische Nervensystem aktiviert. Dies bedingt einerseits einen gesteigerten Grundumsatz („diätetische Thermogenese") und andererseits – durch die vermehrte Freisetzung von Noradrenalin – eine Zunahme des peripheren Gefäßwiderstandes bei ohnehin erhöhter Katecholaminsensitivität der Gefäße.

Einige Untersuchungen konnten zeigen, dass möglicherweise auch eine abnehmende Aktivität der Na^+/K^+-ATPase eine Rolle bei der Entstehung oder Unterhaltung des erhöhten Blutdruckes bei Übergewicht spielt. Eine Hemmung der Na^+/K^+-ATPase führt zu einem Anstieg des freien intrazellulär verfügbaren Kalziums (und Natriums) und dadurch zu einem erhöhten Tonus der glatten Gefäßmuskulatur mit Anstieg des peripheren Gefäßwiderstandes.

Die Bedeutung von Leptin an der Pathogenese der adipositasassoziierten Hypertonie wird diskutiert. Leptin wird überwiegend von Fettgewebszellen gebildet und dient dem Körper als ein regulativer Faktor der Nahrungsaufnahme. Über einen rezeptorvermittelten, zentralnervösen Mechanismus bewirkt Leptin ein Sättigungsgefühl und steigert über eine Sympathikusaktivierung den Energieverbrauch. Die Folgen sind ein Verlust an Fettmasse und eine Gewichtsabnahme. – Wenngleich gezeigt werden konnte, dass Serumspiegel von Leptin bei übergewichtigen Hypertonikern erhöht sind, ist es unklar, ob und in welchem Maße die resultierende Aktivierung des Sympathikus oder andere, tierexperimentell belegte Wirkungen (in hohen Dosierungen Steigerung der Natriumausscheidung, des Urinvolumens und der Insulinsensitivität) eine Bedeutung in der Genese bzw. der Aufrechterhaltung der adipositasinduzierten Hypertonie haben.

Im Vergleich zur primären Hypertonie bei Normalgewicht weist die Hypertonie bei Adipositas einige Besonderheiten auf. Während bei normalgewichtigen Hypertonikern der periphere Gäßwiderstand erhöht ist und positiv mit der Höhe des Blutdruckes korreliert, findet sich bei übergewichtigen Hypertonikern nur eine mäßige Zunahme des Gefäßwiderstandes: Die

Expansion des intravasalen Volumens mit erhöhtem venösen Rückfluß zum Herzen führt zu einer Steigerung der Herzauswurfleistung (*cardiac output*). Die Folge ist eine bessere Organdurchblutung mit reflektorischer (relativer) Vasodilatation, die der mit primärer Hypertonie üblicherweise einhergehenden Widerstandserhöhung entgegenwirkt. Dennoch ist der periphere Gefäßwiderstand adipöser Hypertoniker im Vergleich zu normotonen Personen deutlich höher.

Das Herz, das bei normalgewichtigen Hypertonikern primär nur die druckbedingte Nachlasterhöhung kompensieren muss, ist bei adipösen Patienten mit Hypertonie einer kombinierten Erhöhung von Vor- und Nachlast ausgesetzt. Spätfolgen sind eine exzentrische/konzentrische linksventrikuläre Hypertrophie, die klinisch als (systolische und diastolische) Herzinsuffizienz imponiert (Abb. 9.3).

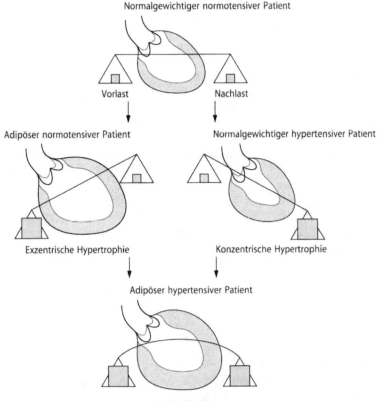

Abb 9.3. Strukturelle Anpassung des Herzens bei Adipositas (geringgradige Verdickung der Ventrikelwände und Dilatation der Herzkammer), Hypertonie (Verdickung der Ventrikelwände ohne Kammerdilatation) und bei gleichzeitigem Vorliegen von Hypertonie und Adipositas. Quelle: Lavie et al. (1992) Postgraduate Med 91:131–143

9.3.6 Vasoaktive Hormone

Versuche, die primäre Hypertonie durch eine gestörte Homöostase der bekannten blutdruckregulierenden Hormonsysteme zu erklären, haben unbefriedigende Ergebnisse geliefert.

9.3.6.1 Sympathikusaktivität

Inwieweit eine erhöhte Sympathikusaktivität für die Entstehung einer primären Hypertonie in Betracht gezogen werden muss, kann sicherlich nicht abschließend beurteilt werden. Während bei normotensiven Patienten eine altersabhängige Zunahme der Plasma-Katecholaminspiegel zu beobachten ist, scheinen bei primären Hypertonikern eher jüngere Patienten leicht erhöhte oder im oberen Normbereich liegende Plasma-Katecholaminkonzentrationen aufzuweisen. Es ist daher denkbar, dass ein gesteigerter Sympathikotonus zumindest in der Entstehungsphase der primären Hypertonie vorliegt. Ob es sich hierbei um einen pathogenetischen Teilfaktor oder lediglich um ein Epiphänomen handelt, ist zum gegenwärtigen Zeitpunkt noch ungeklärt.

9.3.6.2 Renin-Angiotensin-System

Es konnte gezeigt werden, dass sich innerhalb des Gesamtkollektivs der primären Hypertoniker Subpopulationen mit unterschiedlich aktiviertem Renin-Angiotensin-System identifizieren lassen. Während sich hierbei eine erhöhte Plasma-Renin-Aktivität durchschnittlich häufiger bei jüngeren Patienten fand, konnte bei älteren Hypertonikern eine im Mittel eher niedrige Plasma-Renin-Aktivität nachgewiesen werden. Ein wesentlicher Beitrag zum pathogenetischen Verständnis der primären Hypertonie oder ein entscheidender praktischer Nutzen hat sich aus der hieraus abgeleiteten Unterteilung in eine *low-*, *normal-* und *high-renin-hypertension* jedoch nicht ergeben. – Interessanterweise konnte im übrigen gezeigt werden, dass eine medikamentöse Hemmung des Angiotensin-Konversionsenzyms (ACE) auch bei Vorliegen einer *low-renin-hypertension* zu einer Blutdrucksenkung führt; hieraus kann gefolgert werden, dass zumindest weitere Faktoren an der Genese der Blutdruckerhöhung bei primärer Hypertonie beteiligt sein müssen.

9.3.6.3 Natriuretische Peptide

Erhöhte Plasmaspiegel von ANP (atriales natriuretisches Peptid) und BNP (*brain natriuretic peptide*) sind nur bei Hypertonikern mit gesteigerter kardialer Vorlast (expandiertes intravasales Volumen) und/oder eingeschränkter Herzfunktion (Herzinsuffizienz usw.) zu erwarten. Bei Hypertonie ohne Endorganschädigung finden sich normale Plasmaspiegel dieser natriuretischen Hormone. Eine Wirkung auf die Na^+/K^+-ATPase konnte im Unterschied zu dem endogenen digitalis-ähnlichen Faktor (s. Kapitel 9.3.6.4) nicht nachgewiesen werden.

9.3.6.4 Natriuretisches Hormon

Die zumindest bei einem Teil der primären Hypertoniker nachweisbare Erhöhung intrazellulärer Natrium- und Kalziumionen wurde wiederholt u. a. auch mit der Existenz eines natriuretischen Hormons in Verbindung gebracht, das im Radioimmunassay mit Digoxin kreuzreagiert (endogener Digitalis-ähnlicher Faktor; engl: *endogenous digitalis-like factor* = EDLF; nicht identisch mit dem atrialen natriuretischen Peptid) und sowohl bei Gesunden als auch bei Hypertonikern nachgewiesen werden konnte. Obwohl die Diskussion über die Existenz unterschiedlicher EDLFs nicht als abgeschlossen gelten kann, deuten doch die Mehrzahl der Untersuchungen darauf hin, dass es sich bei dem seit mehr als 30 Jahre lang gesuchten, natriuretischen Hormon am ehesten um Ouabain bzw. ein Isomer von Ouabain handelt. – Es wird vermutet, dass dieses, möglicherweise im Hypothalamus oder in der Nebennierenrinde gebildete, Hormon unter erhöhter Kochsalzzufuhr und/oder verminderter renaler Kochsalzausscheidung vermehrt in die Blutbahn abgegeben wird und einen humoralen Kompensationsmechanismus für eine genetisch bedingte Störung der renalen Natriumexkretionsleistung darstellt. Außer einer Hemmung der renalen Natriumtransportmechanismen mit nachfolgender Natriurese soll dieses Hormon die membranständige Na^+/K^+-ATPase der arteriellen glatten Gefäßmuskulatur und anderer, an der Blutdruckregulierung beteiligter Gewebe (Endothel, venöse glatte Gefäßmuskulatur, Sympathikus, s. Abb. 9.4) inhibieren. Die Hemmung dieses Transportsystems bewirkt im Bereich der Widerstandsgefäße – so wird spekuliert – einen Anstieg der intrazellulären Natriumkonzentration sowie eine Abnahme der Kaliumkonzentration. Die Folge wären eine Abnahme des Membranpotentials mit Zunahme des Einstroms freier Kalziumionen durch die potenzialgesteuerten Kalziumkanäle sowie eine indirekte Beeinflussung des Na^+/Ca^{2+}-Austauschsystems mit konsekutiver Zunahme des Ca^{2+}-Transportes in das Zellinnere. Die dadurch bedingte, vermehrte Verfügbarkeit freier Kalziumionen im Intrazellulärraum könnte den erhöhten arteriolären Gefäßwiderstand und die resultierende Blutdruckerhöhung bei primärer Hypertonie erklären (Abb. 9.4).

Erhöhte Plasmaspiegel des Ouabain-ähnlichen Faktors (*ouabain like factor* = OLF) wurden vorwiegend bei Hypertonikern mit einer supprimierten Plasma-Renin-Aktivität und vermutlicher Volumenexpansion gefunden. Da eine Hyperinsulinämie ebenfalls mit einer vermehrten Natriumretention einhergeht, wurde spekuliert, dass eine vermehrte Sekretion von OLF mit konsekutiver Hemmung der Na^+/K^+-ATPase und Anstieg des intrazellulären Kalziums in der glatten Gefäßmuskulatur pathogenetisch an der adipositasinduzierten Hypertonie beteiligt ist.

9.3.6.5 Endotheliale Faktoren

Zahlreiche Studiendaten deuten darauf hin, dass die primäre Hypertonie mit einer endothelialen Dysfunktion einhergeht. Es ist jedoch nicht geklärt, ob eine endotheliale Dysfunktion der Manifestation einer Hypertonie vorausgeht oder ob sie vielmehr Folge der Blutdruckdysregulation ist.

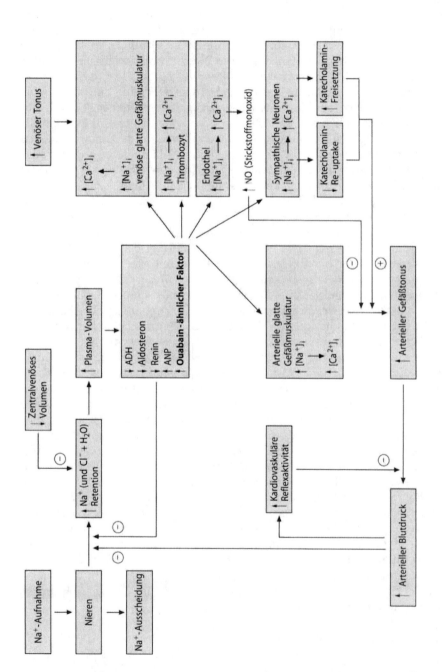

Endothelin. Bei primären Hypertonikern wurden erhöhte Endothelinplasmaspiegel nur bei gleichzeitig bestehender arteriosklerotischer Endorganschädigung beobachtet. Da es sich bei diesem stark vasokonstriktiv wirkenden Peptid jedoch um ein primär para- oder autokrin wirkendes Hormon handelt (Kapitel 1.4.2.6), ist die Höhe von peripher ermittelten Plasmaspiegeln möglicherweise wenig aussagekräftig für die Beurteilung der regionalen Sekretion und Aktivität von Endothelin. Sowohl in einigen tierexperimentellen Modellen der arteriellen Hypertonie (z. B. spontan-hypertensive Ratte) als auch in klinischen Studien bewirkte die Gabe von Endothelin-Rezeptorantagonisten einen Blutdruckabfall (Kapitel 28.2.2); diese Beobachtungen deuten darauf hin, dass Endothelin zumindest unter bestimmten Bedingungen an der Aufrechterhaltung des erhöhten Blutdruckes beteiligt ist.

Stickstoffmonoxid. Die endotheliale Produktion von Stickstoffmonoxid (NO) ist bei primärer Hypertonie vermindert und legt die Vermutung nahe, dass eine Störung der NO-vermittelten Vasodilatation an der Pathogenese der Hypertonie beteiligt ist (s. auch Kapitel 1.4.2.6).

▥ 9.4 Klinisches Beschwerdebild

Patienten mit milder (Schweregrad 1) oder mittelschwerer (Schweregrad 2) primärer Hypertonie sind häufig völlig beschwerdefrei. Nur gelegentlich werden unspezifische Symptome wie Kopfschmerzen, Schwindel oder allgemeine Leistungsminderung angegeben. Das Auftreten von Dyspnoe, Ödemen oder thorakalen Schmerzen (Angina pectoris) als Folge einer Hypertonie wird erst bei längerem Bestehen der Blutdruckerhöhung beobachtet und deutet auf eine entsprechende Schädigung der Endorgane hin.

Bei maligner Hypertonie sind es oft schwere Kopfschmerzen, Seh- und Gleichgewichtsstörungen oder ein Sistieren der Urinausscheidung als Ausdruck eines akuten Nierenversagens, die den Patienten zum Arzt führen.

◄───────────────────────────────────────

Abb. 9.4. Potentielle Bedeutung des Ouabain-ähnlichen Faktors (OLF) für die Pathogenese der primären Hypertonie: Nach dieser von Blaustein formulierten Hypothese ist die vermehrte Freisetzung von OLF eine Folge einer gesteigerten renalen Natriumretention (exzessive Kochsalzzufuhr und/oder Abnahme der renalen Natriumexkretionsfähigkeit) mit nachfolgendem Anstieg des Plasmavolumens. Der aus der Hemmung der Na^+/K^+-ATPase resultierende Anstieg des intrazellulär freien Kalziums führt zu einem gesteigerten Tonus der glatten Gefäßmuskulatur. Die resultierende Hypertonie wäre somit als Versuch des Organismus zu interpretieren, u. a. durch Steigerung des Blutdruckes die Natriumausscheidung ebenfalls zu steigern und hierdurch den auslösenden Mechanismus für die Volumenexpansion zu beseitigen. Die Abbildung zeigt weiterhin verschiedene *„feed-back"*-Schleifen, die an den Kompensationsmechanismen der renal bedingten Natriumüberladung beteiligt sein könnten. Modifiziert nach Blaustein (1996) Kidney Int 49:1748–1753. + =positiver Feed-back-Mechanismus; – =negativer Feed-back-Mechanismus; $[Na^+]_i$: intrazelluläre Natriumkonzentration; $[Ca^{2+}]_i$: intrazelluläre Kalziumkonzentration; *ADH* antidiuretisches Hormon (Vasopressin, Kapitel 1.4.2.2); *ANP* atriales natriuretisches Peptid (Kapitel 1.4.2.4)

Die akute Exazerbation einer primären Hypertonie im Sinne einer hypertensiven Krise wird durch das Bild der hypertensiven Enzephalopathie und möglicherweise durch die Symptome einer akuten kardialen Dekompensation geprägt (Kapitel 10).

■ 9.5 Diagnose

Die Diagnose der primären Hypertonie ist nur durch den Ausschluss einer sekundären Hypertonieform möglich. Diese Tatsache rechtfertigt jedoch nicht eine exzessive und kostentreibende Suche nach möglichen sekundären Ursachen, da die Wahrscheinlichkeit einer sekundären Hypertonieform zum einen äußerst gering und zum anderen in vielen Fällen nur von sehr begrenzter therapeutischer Relevanz ist. Normalerweise ist daher das empfohlene diagnostische Basisprogramm strikt einzuhalten und nur dann durch ergänzende Untersuchungen zu erweitern, wenn sich aus der Basisdiagnostik Befunde ergeben, die einerseits eindeutig für das Vorliegen einer sekundären Hypertonie sprechen und andererseits eine therapeutische Konsequenz erwarten lassen (s. auch Kapitel 7).

■ Zusammenfassung (Kapitel 9)

- Die primäre Hypertonie ist die häufigste chronische Erkrankung in westlichen Zivilisationsländern.
- Die Pathogenese der primären Hypertonie ist nicht bekannt. Es ist jedoch wahrscheinlich, dass es sich um eine multikausale Erkrankung handelt, die durch unterschiedliche Umwelteinflüsse im Zusammenspiel mit einer noch zu definierenden genetischen Prädisposition ausgelöst wird.
- Die gesicherte Diagnose einer primären Hypertonie ist nur durch den Ausschluss einer sekundären Ursache möglich.
- Der geringe Anteil der sekundären Hypertonieformen am Gesamtkollektiv der Hypertoniker rechtfertigt jedoch nur dann eine gezielte Suche nach einer organisch fassbaren Ursache der arteriellen Hypertonie, wenn sich aus der restriktiv zu handhabenden Basisdiagnostik ein entsprechender Verdacht ergibt und sich aus der zu erwartenden Diagnose therapeutisch relevante Konsequenzen ziehen lassen (Kapitel 7).
- Eine milde (Schweregrad 1) bis mittelschwere (Schweregrad 2) primäre Hypertonie geht meist ohne subjektive Beschwerden einher. – Kopfschmerzen, Sehstörungen und Schwindel treten häufig erst bei schwerer oder maligner Hypertonie auf.

▪ Literatur

Andronico G, Mule G, Mangano MT, Piazza G, Donatelli M, Cerasola G, Bompiano GD (1992) Insulin resistance and endogenous digoxin-like factor in obese hypertensive patients with glucose intolerance. Acta Diabetol 28:203–205

Annest JL, Sing CF, Biron P, Mongeau JG (1979) Familial aggregation of blood pressure and weight in adoptive families: II. Estimation of the relative contribution of genetics and common environmental factors to blood pressure correlations between family members. Am J Epidemiol 110:492–503

Blaustein MP (1977) Sodium ions, calcium ions, blood pressure regulation and hypertension: a reassessment and a hypothesis. Am J Physiol 232:C165–C173

Buckalew VM, Gonick HC (1998) Summary of a symposium on natriuretic and digitalis-like factors. Clin Exper Hypertension 20(5, 6):481–488

Burt VL, Whelton P, Roccella EJ, Brown C, Cutler JA, Higgins M, Horan MJ, Labarthe D (1995) Prevalence of hypertension in the US adult population. Results from the third National Health and Nutrition Examination Survey, 1988–1991. Hypertension 25:305–313

Carroll D, Smith GD, Sheffield D, Shipley MJ, Marmot MG (1995) Pressor reactions to psychological stress and prediction of future blood pressure: data from the Whitehall II study. Br Med J 310:771–776

Cusi D, Barlassina C, Azzani T, Casari G, Cittero L, Devoto M, Glorioso N, Lanzani C, Manunta P, Righetti M, Rivera R, Stella P, Troffa C, Zagato L, Bianchi G (1997) Polymorphisms of alpha-adducin and salt sensitivity in patients with essential hypertension. Lancet 349:1353–1357

Cutler JA, Kotchen TA, Obarzanek E (eds) (1991) The National Heart, Lung, and Blood Institute workshop on salt and blood pressure. Hypertension 17(suppl I):I-1-I-221

Davidson MB (1995) Clinical implications of insulin resistance syndromes. Am J Med 99:420–426

Elliott P (1991) Observational studies of salt and blood pressure. Hypertension 17(suppl I):I-3-I-8

Ferrandi M, Manunta P (2000) Ouabain-like factor: is this the natriuretic hormone? Curr Opin Nephrol Hypertens 9:165–171

Ferrannini E, Buzzigoli G, Bonadonna R, Giorico MA, Olegini M, Graziadei L, Pedrinellia R, Brandi L, Bevilacqua S (1987) Insulin resistance in essential hypertension. N Engl J Med 317:350–356

Ganten D, Schmidt S, Paul M (1994) Genetics of primary hypertension. J Cardiovasc Pharmacol 24(suppl 3):S45–S50

Goldstein DS (1983) Plasma catecholamines and essential hypertension. An analytical review. Hypertension 5:86–99

Gottsdiener JS, Reda DJ, Materson BJ, Massie BM, Notargiacomo A, Hamburger RJ, Williams DW, Henderson WG (1994) Importance of obesity, race and age to the cardiac structural and functional effects of hypertension. J Am Coll Cardiol 24:1492–1498

Hall JE (ed) (1992) The kidney, obesity, and essential hypertension symposium. Jackson, Miss., March 15–16, 1991. Hypertension 19(suppl I):I-1-I-135

Hamet P (1999) Genes and hypertension. Where are we and where we should go. Clin Exper Hypertension 21(5, 6):947–960

Hamet P, Pausova Z, Adarichev V, Adarichev K, Tremblay J (1998) Hypertension: genes and environment. J Hypertension 16:397–418

Harrap S (1994) Hypertension: genes versus environment. Lancet 344:167–171

Herbold M, Hense HW, Keil U (1989) Effects of road traffic noise on prevalence of hypertension in men: results of the Lübeck blood pressure study. Soz Präventivmed 34:19–23

Hauner H (1998) Adipositas und Leptin. Dtsch med Wschr 123:1315–1316

Hinson JP, Dawnay AB, Raven PW (1995) Why we should give a qualified welcome to ouabain: a whole new family of adrenal steroid hormones. J Endocrinol 146:369–372

Hirose H, Saito I, Tsujioka M, Mori M, Kawabe H, Saruta T (1998) The obese gene product, leptin: possible role in obesity-related hypertension in adolescents. J Hypertension 16:2007–2012

Januszewicz A (1995) The natriuretic peptides in hypertension. Curr Opin Cardiol 10:495–500

Jeunemaitre X, Soubrier F, Kotelevtsev YV, Lifton RP, Williams CS, Charru A, Hunt SC, Hopkins PN, Williams RR, Lalouel JM, Corvol C (1992) Molecular basis of human hypertension: role of angiotensinogen. Cell 71:169–180

Kahn CR (1995) Causes of insulin resistance. Nature 373:384–385

Kainulainen K, Perola M, Terwilliger J, Kaprio J, Koskenvuo M, Syvanen AC et al (1999) Evidence for involvement of the type 1 angiotensin II receptor locus in essential hypertension. Hypertension 33:844–899

Kannel WB, Brand N, Skinner JJ Jr, Dawber TR, Mc Namara PM (1967) Relation of adiposity to blood pressure and development of hypertension: The Framingham Study. Ann Intern Med 67:48–59

Kaplan NM (1998) Clinical Hypertension. 7th edition. Williams & Wilkins, New York

Kotchen TA, Kotchen JM, Grim CE, George V, Kaldunski ML, Cowley AW, Hamet P, Chelius TH (2000) Genetic determinants of hypertension. Identification of candidate phenotypes. Hypertension 36:7–13

Kunz R, Kreutz R, Beige J, Distler A, Sharma AM (1997) Association between the angiotensinogen 235T-variant and essential hypertension in whites: a systematic review and methodological appraisal. Hypertension 30:1331–1337

Kurtz T (1994) Genetic models of hypertension. Lancet 344:167–168

Landsberg L (1992) Hyperinsulinemia: Possible Role in obesity-induced hypertension. Hypertension 19(suppl I):I-61–I-66

Landsberg L (1986) Diet, obesity and hypertension: An hypothesis involving insulin, the sympathetic nervous system, and adaptative thermogenesis. Q J Med 236:1081–1090

Levine RS, Hennekens CH, Jesse MJ (1994) Blood pressure in prospective population based cohort of newborn and infant twins. Br Med J 308:298–302

Lindquist TL, Beilin LJ, Knuiman MW (1997) Influence of lifestyle, coping, and job stress on blood pressure in men and women. Hypertension 29:1–7

Lund-Johansen P (1991) Twenty-year follow-up of hemodynamics in essential hypertension during rest and exercise. Hypertension 18(suppl III):III-54–III-61

Lüscher TF, Seo B, Bühler F (1993) Potential role of endothelin in hypertension. Controversy on endothelin in hypertension. Hypertension 21:752–757

Luft FC, Weinberger MH, Grim CE (1982) Sodium sensitivity and resistance in normotensive humans. Am J Med 72:726–736

Masuo K, Mikami H, Ogihara T, Tuck ML (2000) Weight gain-induced blood pressure elevation. Hypertension 35:1135–1140

Morris AD, Petrie JR, Connell JMC (1994) Insulin and hypertension. J Hypertension 12:633–642

O'Donell CJ, Lindpaintner K, Larsson MG, Rao VS, Ordovas JM, Schaefer EJ et al (1998) Evidence for association and genetic linkage of the angiotensin–converting enzyme locus with hypertension and blood pressure in men but not in women in the Framingham Heart Study. Circulation 97:1766–1772

Oparil S, Carretero OA (2000) Essential hypertension. Part 1: Definition and etiology. Circulation 101:329–335

Regecova V, Kellerova E (1995) Effects of urban noise pollution on blood pressure and heart rate in preschool children. J Hypertension 13:405–412

Reisin E (1990) Sodium and obesity in the pathogenesis of hypertension. Am J Hypertension 3:164–167

Ribstein J, du Cailar G, Mimran A (1995) Combined renal effects of overweight and hypertension. Hypertension 26:610–615

Roccini AP (1992) Cardiovascular regulation in obesity-induced hypertension. Hypertension 19(suppl I):I-56–I-60

Scherrer U, Sartori C (1997) Insulin as a vascular and sympthoexcitatory hormone: implications for blood pressure regulation, insulin sensitivity, and cardiovascular morbidity. Circulation 96:4104–4113

Schiffrin EL (1995) Endothelin: potential role in hypertension and vascular hypertrophy. Hypertension 25:1135–1145

Schmidt S, van Hooft LMS, Grobbee DE, Ganten D, Ritz E (1993) Polymorphism of the angiotensin I converting enzyme gene is apparently not related to high blood pressure. Dutch Hypertension and Offspring Study. J Hypertension 11:345–348

Schmidt S, Sharma AM, Zilch O, Beige J, Walla-Friedel M, Ganten D, Distler A, Ritz E (1995) Association of M235T variant of the angiotensinogen gene with familial hypertension of early onset. Nephrol Dial Transplant 10:1145–1148

Schmidt S, Ganten D (1994) Genetics of primary hypertension. (Editorial Comment) Nephrol Dial Transplant 9:473–474

Sharma AM, Distler A, Luft FC (1994) Strategien zur Erforschung der Genetik des Bluthochdrucks. Dtsch med Wschr 119:742–746

Sinclair AM, Isles CG, Brown I, Cameron H, Murray GD, Robertson JWK (1987) Secondary hypertension in a blood pressure clinic. Arch Intern Med 147:1289–1293

Stamler R, Stamler J, Riedlinger WF, Algera G, Roberts RJ (1978) Weight and blood pressure: Findings in hypertension screening of one million Americans. JAMA 240:1607–1610

Stamler J, Rose G, Elliott P, Marmot M, Kesteloot H, Stamler R (1991) Findings of the international cooperative INTERSALT study. Hypertension 17(suppl I):I-9–I-15

Stamler J (1991) Implications of the INTERSALT study. Hypertension 17(suppl I):I-16–I-20

Stimpel M, Kaufmann W, Wambach G (1988) Atriales natriuretisches Peptid (ANP) bei essentieller Hypertonie: Humoraler Marker für Kochsalzsensitivität und hypertensive Herzkrankheit im klinisch-asymptomatischen Stadium? Z Kardiol 77(suppl 2):92–98

Vanhoutte PM (1993) Is endothelin involved in the pathogenesis of hypertension? Hypertension 21:747–751

Williams B (1994) Insulin resistance: the shape of things to come. Lancet 344:521–524

Williams GH (1994) Essential hypertension as an endocrine disease. Endocrinol Metab Clin N Am 23:429–444

Williams SM, Addy JH, Phillips JA, Dai M, Kpodonu J, Afful J, Jackson H, Joseph K, Eason F, Murray MM, Epperson P, Aduonum A, Wong L-J, Jose PA, Felder RA (2000) Combinations of variations in multiple genes are associated with hypertension. Hypertension 36:2–6

Woolfson RG, Poston L, De Wardener HE (1994) Digoxin-like inhibitors of active sodium transport and blood pressure: the current status. Kidney Int 46:297–309

Zanchetti A (1994) Hyperlipidaemia in the hypertensive patient. Am J Med 96(suppl 6A): 3S–8S

KAPITEL 10

Hypertensive Krise

Die hypertensive Krise ist gekennzeichnet durch eine starke, plötzlich auftretende Steigerung des systolischen und/oder diastolischen Blutdruckes bei normalen oder erhöhten Ausgangswerten; sie kann ohne (hypertensive Exazerbation, *urgency*) oder mit Symptomen der hypertensiven Endorganschädigung (hypertensiver Notfall, *emergency*) einhergehen. – Differentialdiagnostisch ist eine hypertensive Krise nicht verwertbar, da sie grundsätzlich bei allen Hypertonieformen auftreten kann. Im Sinne eines sogenannten „Rebound-Phänomens" werden akute Blutdruckentgleisungen gelegentlich auch nach abruptem Absetzen von antihypertensiv wirksamen Substanzen beobachtet.

Ursachen einer hypertensiven Krise können sein:

■ Primäre (essentielle) Hypertonie ·
■ Sekundäre Hypertonieformen
  – Renovaskuläre Hypertonie
  – Renoparenchymatöse Hypertonie
  – Phäochromozytom
  – Primärer Aldosteronismus (selten)
  – Eklampsie
■ Plötzlicher Therapieabbruch einer antihypertensivem Medikation (insbesondere bei Clonidin oder β-Rezeptorenblockern)
■ Verzehr von tyraminhaltigen Getränken oder Nahrungsmitteln (Schokolade, alkoholische Getränke, Käse, Kaviar, Hühnerleber, Hefeextrakte) bei gleichzeitig bestehender Therapie mit Monoaminooxydase-Hemmern.

■ 10.1 Komplikationen und Symptomatik

Die akute Gefährdung der Patienten resultiert aus den möglichen Organschädigungen, insbesondere an Gehirn und Herz. Bei Überschreiten eines arteriellen Mitteldruckes von 150 bis 180 mmHg versagen im Bereich des zerebralen arteriellen Gefäßbettes die autoregulativen Kompensationsmechanismen. Als Folge kommt es zu einer druckbedingten, passiven Mehrdurchblutung, die insbesondere im Bereich der Hirnarteriolen und -kapillaren eine erhöhte Permeabilität der vaskulären Basalmembranen bewirkt und so die Entwicklung von Hirnödem und Mikroblutungen erklärt. In späteren Stadien komprimiert das zunehmende Ödem die Kapillaren, sodass nachfolgend eine zerebrale Minderdurchblutung mit Ausbildung lokaler oder generalisierter Hirnischämien resultiert. Die akute, hypertoniebedingte Massenblutung ist Folge einer druckbedingten Ruptur eines Hirngefäßes und wird meist bei schwerer arteriosklerotischer Vorschädigung gesehen.

Am Herzen bewirkt eine akute Drucksteigerung eine spontane Erhöhung der Nachlast (*afterload*) mit Verschlechterung der linksventrikulären Hämodynamik: Insbesondere beim (hypertensiv) vorgeschädigten, dilatierten Herzen führen Anstieg von linksventrikulärem Füllungsdruck, systolischer Wandspannung, myokardialem Sauerstoffverbrauch sowie die Abnahme des Koronarflusses frühzeitig zu einer akuten Myokardinsuffizienz und/oder Myokardischämie. Lungenödem und Angina pectoris bzw. Myokardinfarkt sind daher häufig beobachtete Folgen einer hypertensiven Krise.

Zerebrale und kardiale Veränderungen prägen folglich auch die typische Symptomatik der hypertensiven Krise mit drohender oder bereits manifester Endorganschädigung, deren klinisches Korrelat in Form von Kopfschmerzen, Krampfanfällen, Erbrechen, Übelkeit, Verwirrtheit, Somnolenz, Bewusstseinsverlust (hypertensive Enzephalopathie) sowie Dyspnoe und/oder Angina pectoris-Symptomatik den notfallmäßigen Charakter anzeigt und den behandelnden Arzt zur sofortigen therapeutischen Intervention zwingt (hypertensiver Notfall, s. Kapitel 32.1.1).

Weitere mögliche Folgen einer akuten Blutdruckdekompensation sind Epistaxis, Blutungen im Bereich des Augenhintergrundes und die Entwicklung eines aortalen Aneurysma dissecans (Tabelle 10.1).

Akute Blutdruckentgleisungen ohne klinische Zeichen der renalen, kardialen und/oder zerebralen Endorganschädigung sind nicht als Notfall einzustufen (hypertensive Exazerbation, s. Kapitel 32.1.1).

Tabelle 10.1. Komplikationen und Symptomatik der hypertensiven Krise

Organschädigung	Klinische Symptomatik
Gehirn	
Hypertensive Enzephalopathie	Kopfschmerzen
	Übelkeit/Erbrechen
	Sehstörungen
	Krampfanfälle
	Passagere neurologische Ausfälle
	Verwirrtheit/Somnolenz
Herz	
Akute Linksherzinsuffizienz mit Lungenödem	Dyspnoe
Myokardischämie, Myokardinfarkt	Angina pectoris
Nieren	
Akutes Nierenversagen	Oligurie/Anurie
	Hämaturie/Proteinurie
Arterielles Gefäßsystem	
Aorta dissecans	Thorakaler Vernichtungsschmerz
Ruptur kleiner Gefäße	Je nach Lokalisation

▦ 10.2 Differentialdiagnose

Die hypertensive Krise muss von der malignen Hypertonie abgegrenzt werden, bei der permanent erhöhte diastolische Blutdruckwerte von mehr als 120 mmHg, typische Augenhintergrundsveränderungen (Fundus hypertonicus malignus, entsprechend Schweregrad II der WHO-Nomenklatur bzw. Grad III–IV der früheren Nomenklatur; Tabelle 7.3) sowie eine renale Schädigung vorliegen und eine akute klinische Symptomatik meist fehlt. Weiterhin wichtig, jedoch klinisch wegen einer häufig ähnlichen Symptomatik nicht immer leicht zu treffen, ist die Unterscheidung zwischen einer hypertensiven Krise und einem reaktiven Blutdruckanstieg bei Apoplexie, da bei letzterem Krankheitsbild eine zu rasche oder zu starke Blutdrucksenkung vermieden werden muss (Kapitel 31.2.1).

▦ Zusammenfassung (Kapitel 10)

> ▪ Die hypertensive Krise ist gekennzeichnet durch eine akute Erhöhung des arteriellen Blutdruckes bei normalen oder erhöhten Ausgangswerten; sie kann mit oder ohne Symptome der drohenden oder bereits manifesten Endorganschädigung von Gehirn, Herz, Augen, Nieren und arteriellem Gefäßsystem einhergehen.
> ▪ Die hypertensive Krise mit klinischer Symptomatik der Endorganschädigung ist eine Notfallsituation (*emergency*), die eine sofortige therapeutische Intervention unter stationärer Überwachung erfordert.
> ▪ Fehlen diese Beschwerden, so sollte der Blutdruck langsam gesenkt werden; eine notfallmäßige Hospitalisierung ist grundsätzlich nicht notwendig (*urgency*).
> ▪ Die hypertensive Krise erfordert die diagnostische Abgrenzung zur malignen Hypertonie und zu reaktiven Blutdruckanstiegen (insbesondere bei Apoplexie).
> ▪ Das Auftreten einer hypertensiven Krise erlaubt im allgemeinen keinen differentialdiagnostischen Rückschluß auf die Ätiologie der zugrundeliegenden Hypertonieform.

▦ Literatur

Calhoun DA, Oparil S (1990) Treatment of hypertensive crisis. N Engl J Med 323:1177–1183
Calhoun DA, Oparil S (1995) Hypertensive crisis since FDR – a partial victory. N Engl J Med 332:1029–1030
Gifford RW Jr (1991) Management of hypertensive crisis. JAMA 266:829–835
Kincaid-Smith P (1991) Malignant hypertension. J Hypertension 9:893–899
Kraft K, Kolloch R (1994) Hypertensive Krise und hypertensiver Notfall. Intensiv Notfallbehandlung 19:67–72

Mehta JL, Lopez LM (1987) Rebound hypertension following abrupt cessation of clonidine and metropolol. Treatment with labetalol. Arch Intern Med 147:389–390

Paulson OB, Strandgaard S (1994) Hypertensive disease and the cerebral circulation. In: Laragh JH, Brenner BM (eds) Hypertension: Pathophysiology, diagnosis and management, 2nd ed. Raven Press, New York

Simon G, Archer SL (1995) Hypertensive urgency due to cholesterol embolization of kidneys. Am J Hypertens 8:954–956

Vaughan CJ, Delanty N (2000) Hypertensive emergencies. Lancet 356:411–417

Zampaglione B, Pascale C, Marchisio M, Cavallo-Perin P (1996) Hypertensive urgencies and emergencies. Hypertension 27:144–147

KAPITEL 11

Arterielle Hypertonie
im Wachstumsalter

11.1 Definition und Einteilung

Die Höhe des arteriellen Blutdruckes im Kindesalter lässt keine starre Definition zu, da ein kontinuierlicher wachstumsbegleitender Anstieg des systolischen und diastolischen Blutdruckes stattfindet. Bei Geburt liegt der systolische Blutdruck im Mittel bei 75 mmHg. In der ersten Lebenswoche steigt er täglich um 1–2 mmHg an. Ein weiterer Anstieg um wöchentlich etwa 1 mmHg wird bis zur sechsten Lebenswoche beobachtet; danach bleibt der Blutdruck bis einschließlich zum vierten Lebensjahr konstant. Eine eingehende diagnostische Abklärung wird empfohlen angesichts dauerhafter Blutdruckerhöhungen bei

- Säuglingen (unter 1 Jahr) von ≥120 mmHg systolisch,
- Kleinkindern (2–5 Jahre) von ≥130/80 mmHg,
- Schulkindern (6–11 Jahre) von ≥130/85 mmHg und
- Jugendlichen von ≥140/90 mmHg.

Durch Auswertung bisher vorliegender europäischer Studien wurde wegen des kontinuierlichen Blutdruckanstieges bei Kindern und Jugendlichen eine Perzentilenkurve des Blutdruckes erstellt, auf deren Grundlage eine altersabhängige Einteilung der Hypertonie nach Schweregraden erfolgen kann (Abb. 11.1). Demnach werden Blutdruckwerte, die <10 mmHg oberhalb der 95. Percentile liegen als (milde) Hypertonie Schweregrad 1 und solche mit 10–30 mmHg oberhalb der 95. Percentile als (mittelschwere) Hypertonie Schweregrad 2 klassifiziert. Eine Hypertonie des Schweregrades 3 liegt nach dieser Definition vor bei Blutdruckwerten von >30 mmHg oberhalb der 95. Perzentile.

11.2 Technik der Blutdruckmessung im Wachstumsalter

Mehr noch als beim erwachsenen Patienten sollte darauf geachtet werden, dass sich ein Kind vor einer Blutdruckmessung zunächst an die ungewohnte und häufig als bedrohlich empfundene Umgebung der ärztlichen Praxis gewöhnen muss. Aufregung, Angst oder Schmerzen führen zu „stressbedingten" Blutdruckanstiegen, die die tatsächliche Blutdrucklage fehler-

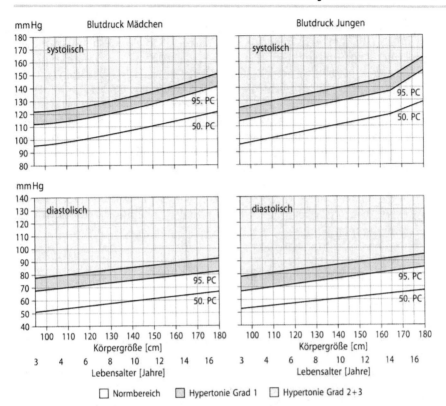

Abb. 11.1. Normwerttabelle für systolischen und diastolischen Blutdruck im Wachstumsalter bei Mädchen und Jungen. Quelle: Deutsche Liga zur Bekämpfung des hohen Blutdruckes e.V. 11/1994

haft repräsentieren. Keinesfalls sollte eine routinemäßige Blutdruckmessung erzwungen werden.

Die erstmalige Blutdruckmessung beim Kind oder Jugendlichen muss an beiden Armen erfolgen, um etwaige hämodynamisch relevanten Gefäßmissbildungen aufzudecken. Darüber hinaus ist eine Messung der Druckverhältnisse an den unteren Extremitäten wünschenswert. Durch Anlegen und Aufpumpen einer Blutdruckmanschette im unteren Drittel des Unterschenkels wird palpatorisch die Höhe des systolischen Druckes bestimmt, sodass größere Druckunterschiede zwischen oberen und unteren Extremitäten, die auf das Vorliegen einer im Kindesalter prozentual häufiger auftretenden Aortenisthmusstenose hindeuten, frühzeitg erkannt werden können.

Grundsätzlich ist es gleichgültig, ob der Blutdruck im Sitzen oder Liegen gemessen wird. Um jedoch vergleichbare Bedingungen zu schaffen, sollte die einmal gewählte Lageposition auch bei den Folgeuntersuchungen beibehalten werden.

Die Blutdruckmesstechnik erfordert eine Anpassung an die körperlichen Veränderungen in der Wachstumsphase des Kindes bzw. des Jugendlichen. Während bei Neugeborenen und im Säuglingsalter Messverfahren empfohlen werden, die nach dem Dopplerultraschallverfahren oder nach dem oszillometrischen Prinzip arbeiten, können bei Kleinkindern und Schulkindern die bekannteren Techniken mit Quecksilber- oder Membranmanometern nach Riva-Rocci und Korotkow angewandt werden (Kapitel 2). – In jedem Fall muss die Auswahl der Manschettenbreite den körperlichen Gegebenheiten angepasst werden. Die American Heart Association empfiehlt als Gummimanschettenbreite mindestens zwei Drittel der individuellen Oberarmlänge; wählt man in der Praxis die breiteste, bequem anzulegende Blutdruckmanschette, so wird man in der Regel mit drei Manschettengrößen auskommen (5–6, 8–9 und 12–13 cm Gummibalgbreite; Tabelle 2.1).

Wie bei Erwachsenen wird bei der Auskultation der systolische Blutdruck der Phase I nach Korotkow zugeordnet. Bei der Beurteilung des diastolischen Druckes wird mittlerweile ebenfalls die Phase V (Verschwinden der Töne) empfohlen.

▪ 11.3 Ambulante Blutdrucklangzeitmessung

Über die Anwendung der ambulanten Blutdrucklangzeitmessung (ABDM) bei Kindern sind bislang nur wenige Daten verfügbar. Die in einer pädiatrischen Population prinzipielle Anwendbarkeit dieser Messmethode sowie die gute Reproduzierbarkeit der erhobenen Daten wird durch eine Studie belegt, in der bei gesunden Kindern im Alter von 7–15 Jahren jeweils zwei Messungen im Abstand von ungefähr 7 Monaten durchgeführt wurden. Die Anwendung einer ABDM bei Kindern sollte gegenwärtig noch klinischen Studien vorbehalten bleiben, da zunächst diagnostische ABDM-Richtwerte für diese Population definiert werden müssen, bevor therapeutische Konsequenzen aufgrund erfolgter Messungen empfohlen werden können.

▪ 11.4 Häufigkeit und Ursachen

Eine arterielle Hypertonie im Kindes- und Jugendalter wird in etwa 1–3% der Fälle angetroffen. Bei der Mehrzahl der Patienten handelt es sich hierbei um eine milde Form (Schweregrad 1) der primären Hypertonie. Starke Blutdruckerhöhungen deuten dagegen meist auf das Vorliegen einer sekundären Hypertonieform hin, deren Anteil am Gesamtkollektiv der jugendlichen Hypertoniker vorsichtigen Schätzungen nach nicht höher als im Erwachsenenalter liegen dürfte (5–10%) (Tabelle 11.1).

▪ 11.5 Basis- und Differentialdiagnostik

Das Ausmaß der diagnostischen Maßnahmen leitet sich von der Höhe des Blutdruckes ab. Anamnese, klinische Untersuchung und die Erhebung eines Urinstatus sind jedoch als eine Basisdiagnostik einzustufen, die bereits bei

Tabelle 11.1. Ursachen und Häufigkeit der arteriellen Hypertonie im Wachstumsalter

Krankheitsbild	Geschätzte Häufigkeit [%]
Primäre Hypertonie	90–95
Sekundäre Hypertonie	5–10
Renale Hypertonie	
– Renoparenchymatöse Hypertonie	3–6
Missbildungen	
Akute und chronische Glomerulnephritiden	
Akutes Nierenversagen	
Hämolytisch-urämisches Syndrom (HUS)	
Pyelonephritis	
Reflux-Nephropathie (vesikoureterer Reflux = VUR)	
– Renovaskuläre Hypertonie	1
Nierenarterienstenose (fibromuskulär)	
Takayasu's disease	
– Wilms-Tumor	
– Trauma	
Endokrine Hypertonie	<1
– Phäochromozytom	
– Mineralokortikoidismus	
Primärer Aldosteronismus	
Dexamethason-supprimierbarer Aldosteronismus	
Kongenitale adrenale Hyperplasie	
– Cushing-Syndrom	
Kardiovaskuläre Hypertonie	1–2
– Aortenkoarktation	
– Hypoplasie der Bauchaorta	
Medikamenten-, Genussmittel- und durch Ingestion toxischer Substanzen induzierte Hypertonie	?
Amphetamine	
Lakritze	
Glukokortikoide	
Schwermetallvergiftung (Blei, Quecksilber)	
Neurogene Hypertonie	?
– Intrakranielle Raumforderungen	
– Infektionen	

hochnormalen und bei leicht erhöhten Blutdruckwerten durchgeführt werden sollte. Bei persistierender Hypertonie empfiehlt sich die auch bei Erwachsenen übliche Hypertonieabklärung (Kapitel 7).

Wie bereits ausgeführt, deuten starke Blutdruckerhöhungen im Kindesalter eher auf das Vorliegen einer sekundären Hypertonie hin. Das Spektrum möglicher Ursachen umfasst sämtliche Krankheitsbilder, die auch im Erwachsenenalter als kausale Ursache einer Hypertonie differentialdiagnostisch erwogen werden müssen. Bis auf die verschiedenen Formen des adrenogenitalen Syndroms werden endokrinologisch bedingte Hypertonieformen bei Kindern jedoch noch seltener angetroffen. Bei 70% der sekundären Hypertonieformen handelt es sich um eine renoparenchymatöse, in 10% um eine renovaskuläre und in 5–10% um eine durch Gefäßmissbildungen bedingte

Hochdruckkrankheit (Tabelle 11.1). – Das diagnostische Vorgehen bei dringendem Verdacht auf das Vorliegen einer sekundären Hypertonieform ist an anderer Stelle abgehandelt (s. Tabelle 7.7 und Kapitel 13–18).

■ Zusammenfassung (Kapitel 11)

- ■ Die Beurteilung der Blutdruckhöhe bei Kindern und Jugendlichen muss alters- bzw. wachstumsabhängig erfolgen.
- ■ Die Definition und Einteilung des Schweregrades einer arteriellen Hypertonie erfolgt im Wachstumsalter anhand einer Perzentilenkurve.
- ■ Bei indirekter Messung des Blutdruckes ist eine Anpassung der Manschettengröße an die meist geringeren Armumfänge der Kinder und Jugendlichen erforderlich.
- ■ Häufigste Ursache einer arteriellen Hypertonie im Wachstumsalter ist eine primäre Hypertonie (meist vom Schweregrad 1).
- ■ Häufigste Ursache einer sekundären Hypertonie im Kindesalter ist eine renoparenchymatöse Hypertonie.
- ■ Das für Erwachsene gültige (differential-)diagnostische Vorgehen bei nachgewiesener Hypertonie ist für Patienten im Wachstumsalter ebenfalls verbindlich und insbesondere bei Schweregrad 1 (milder) Hypertonie möglichst restriktiv zu handhaben.

■ Literatur

Berenson GS, Cresanta JL, Webber LS (1984) High blood pressure in the young. Ann Rev Med 35:535–560

De Santo NG, Trevisan M, Capasso G, Giordano DR, Latte M, Krogh V (1988) Blood pressure and hypertension in childhood: epidemiology, diagnosis, and treatment. Kidney Int 34(suppl 25):S-115–S-118

Deutsche Liga zur Bekämpfung des hohen Blutdruckes e.V. (1994) Deutsche Hypertonie Gesellschaft. Hypertonie bei Kindern und Jugendlichen, 2. Aufl

Flynn JT (2000) Neonatal hypertension: diagnosis and management. Pediatr Nephrol 14:332–341

Goonasekera CDA, Dillon MJ (1998) Reflux nephropathy and hypertension. J Hum Hypertension 12:497–504

Hiner LB, Falkner B (1993) Renovascular hypertension in children. Ped Clin N Am 40:123–140

Khan IA, Gajara M, Stephens D, Balfe JW (2000) Ambulatory blood pressure monitoring in children: a large center's experience. Pediatr Nephrol 14:802–805

Loggie JMH (ed) (1992) Pediatric and adolescent hypertension. Blackwell Scientific Publications, Boston

Magiaku MA, Mastorakos G, Zachman K, Chousos GP (1997) Blood pressure in children and adolescents with Cushing's syndrome and after surgical cure. J Clin Endocrinol Metab 82:1734–1738

Mendoza SA (1990) Hypertension in infants and children. Nephron 54:289–295

O'Sullivan JJ, Derrick G, Foxall RJ (2000) Tracking of 24-hour and casual blood pressure: a 1-year follow-up study in adolescents. J Hypertension 18:1193–1196

Schieken RM (1995) New perspectives in childhood blood pressure. Curr Opin Cardiol 10:87–91

KAPITEL 12 Sekundäre Hypertonieformen: Einteilung und Häufigkeit

Sekundäre Hypertonieformen werden eingeteilt in (siehe auch Kapitel 4.4):
- Renale Hypertonie (Kapitel 13)
- Endokrine Hypertonie (Kapitel 14)
- Schwangerschafts-spezifische Hypertonie (Kapitel 15)
- Kardiovaskuläre Hypertonie (Kapitel 16)
- Medikamenten- und Genussmittel-induzierte Hypertonie (Kapitel 17)
- Neurogene Hypertonie (Kapitel 18)

Im Vergleich zur primären Hypertonie sind sekundäre Hypertonieformen selten. Ihr Anteil am Gesamtkollektiv der Hypertoniker beträgt etwa 1-2%. Ausmaß und Bedeutung dieser teilweise heilbaren Erkrankungen werden jedoch deutlicher, wenn man die tatsächlichen Erkrankungszahlen aufzeigt: Bei einer geschätzten Zahl von etwa 45 Millionen Hypertonikern in den USA (Hypertonie definiert als arterieller Blutdruck systolisch ≥ 140 mmHg und/oder diastolisch ≥ 90 mmHg; Tabelle 9.1), liegt somit bei etwa 450 000 bis 900 000 Patienten eine sekundäre Hypertonieform zugrunde. Die entsprechenden Zahlen für die Bundesrepublik Deutschland dürften etwa bei 200-400 000 betroffenen Patienten liegen.

Zusammenfassung (Kapitel 12)

> - Bei etwa 1-2% aller Hypertoniker liegt eine sekundäre Hypertonie vor.
> - In den Vereinigten Staaten sind somit fast eine Millionen, in Deutschland etwa 400 000 Patienten betroffen.

Zur renalen Hypertonie zählen:
- die renoparenchymatöse Hypertonie,
- die renovaskuläre Hypertonie,
- die Hypertonie nach Nierentransplantation (Posttransplantationshypertonie),
- das Liddle-Syndrom.

Die renalen Hypertonieformen sind mit einem Anteil von 70% die bei weitem häufigste Ursache einer sekundären Hypertonie.

13.1 Renoparenchymatöse Hypertonie

13.1.1 Häufigkeit und Ursachen der renoparenchymatösen Hypertonie

Die renoparenchymatöse Hypertonie ist die bei weitem häufigste sekundäre Hypertonieform. Meist liegen doppelseitige Erkrankungen des Nierenparenchyms zugrunde, die in der Regel keiner kausalen Therapie zugeführt werden können und einem mehr oder weniger progredienten Verlauf unterliegen. Primär glomeruläre Nierenerkrankungen sind hierbei häufiger und früher mit einer Hypertonie assoziiert als tubulointerstitielle Erkrankungen.

Eine Hypertonie auf dem Boden einer einseitigen renoparenchymatösen Erkrankung ist dagegen als potentiell heilbar anzusehen, da eine operative Korrektur bzw. eine Nephrektomie der erkrankten oder alterierten Niere zur Beseitigung des auslösenden Pathomechanismus führen kann. Voraussetzung hierfür ist jedoch, dass die vermeintlich „gesunde" Niere keine irreversiblen hypertoniebedingten Schädigungen aufweist, die ihrerseits zu einer (tertiären) Unterhaltung des Hypertonus beitragen.

13.1.2 Pathogenese

Der progrediente Verlust funktionsfähiger Nephrone mindert die Fähigkeit der erkrankten Niere, Natrium und Wasser auszuscheiden. Hieraus resultiert eine Hypervolämie im arteriellen und venösen Gefäßbett mit Anstieg des Herzzeitvolumens und konsekutiver Erhöhung des arteriellen Blutdruckes. Im weiteren Verlauf der Erkrankung wird der Hypertonus durch eine Zunahme des peripheren arteriellen Gefäßwiderstandes fixiert. Konsekutiv nimmt das Herzzeitvolumen ab, sodass sich im Stadium der „manifesten" renoparenchymatösen Hypertonie ein normales oder erniedrigtes Herzzeitvolumen findet.

Die zunehmende Erhöhung des peripheren Gefäßwiderstandes ist möglicherweise Folge eines gestörten Gleichgewichtes zwischen vasopressorischen und vasodepressorischen Regulationsmechanismen. Einen wesentlichen Beitrag zur Verschiebung eines solchen Gleichgewichtes könnte die vermehrte Bildung des stark vasokonstriktorisch wirksamen Angiotensin II liefern, da bei den meisten Patienten mit renoparenchymatöser Hypertonie trotz Hypervolämie und hohem Gesamtkörpernatrium ein inadäquat gesteigertes Renin-Angiotensin-Aldosteron-System (RAAS) vorliegt. – Weitere Veränderungen pressorisch wirksamer Faktoren, die bei parenchymatöser Hypertonie beschrieben werden und zur Entwicklung der arteriellen Widerstandserhöhung beitragen könnten, sind eine gesteigerte Reagibilität der glatten Gefäßmuskulatur auf Angiotensin II, eine erhöhte Konzentration freier intrazellulärer Kalziumionen sowie erhöhte Plasmaspiegel von Noradrenalin. Obwohl die beschriebenen hämodynamischen und humoralen Veränderungen erwartungsgemäß eine vermehrte Freisetzung des atrialen natriuretischen Peptids (ANP, s. Kapitel 1.4.2.4) bewirken, vermag dieser endogene, vasodepressorische Kompensationsmechanismus weder der Hypervolämie sowie Hypernatriämie noch der Vasokonstriktion entgegen zu wirken. Mit zunehmender Schädigung des funktionellen Nierengewebes bildet sich offenbar eine renale Resistenz gegen das ANP aus.

Darüber hinaus scheint auch die renale Bildung und Freisetzung vasodilatierender Hormone abzunehmen. Es bleibt jedoch zu klären, ob und inwieweit diese verminderte Verfügbarkeit von Kininen, Prostaglandinen (PGE_2 und PGI_2) und endothelial gebildetem Stickstoffmonoxid (NO) eine Auswirkung auf den systemischen arteriellen Gefäßtonus hat und somit zu dem oben postulierten Ungleichgewicht beiträgt. Möglicherweise sind diese Hormone nur als auto- oder parakrine Faktoren an der Regulation des intrarenalen Blutflusses beteiligt.

■ Zusammenfassung (Kapitel 13.1.1 und 13.1.2)

■ Die renoparenchymatöse Hypertonie ist die häufigste sekundäre Hypertonieform.

■ Die renoparenchymatöse Hypertonie ist gekennzeichnet durch Hypervolämie, Hypernatriämie, eine Erhöhung des peripheren arteriellen Gefäßwiderstandes und ein normales oder erniedrigtes Herzzeitvolumen.

■ Hypervolämie und Hypernatriämie sind wahrscheinlich Folge der krankheitsspezifischen, progredient verlaufenden Schädigung der Nephrone mit abnehmender Fähigkeit der Wasser- und Natriumausscheidung.

> ▪ Die zunehmende periphere Vasokonstriktion beruht zumindest teilweise auf einem inadäquat aktivierten Renin-Angiotensin-Aldosteron-System mit vermehrter Bildung von Angiotensin II.

13.1.3 Ursachen der renoparenchymatösen Hypertonie

13.1.3.1 Doppelseitige Nierenerkrankungen

Korrelierend mit der Abnahme funktionstüchtiger Nephrone entwickelt sich bei nahezu jeder doppelseitigen Nierenparenchymerkrankung früher oder später eine systemische arterielle Hypertonie.

Glomerulonephritis. Wie bereits ausgeführt, manifestiert sich der Bluthochdruck früher und häufiger bei primären und sekundären glomerulären Erkrankungen als bei tubulointerstitiellen Nephritiden. Von den primären Glomerulonephritiden gehen die membranoproliferative Glomerulonephritis (GN), die akute Poststreptokokken-GN und die rapid progressive GN am häufigsten mit einer arteriellen Hypertonie einher (Tabelle 13.1). Als sekundäre Glomerulonephritiden werden Nierenerkrankungen bezeichnet, die im Sinne einer renalen Mitbeteiligung bei Systemerkrankungen auftreten (Wegenersche Granulomatose, Lupus erythematodes). Die Häufigkeit der Hypertonie variiert bei diesen Erkrankungen zwischen 10 und 50%.

Diabetische Nephropathie. Eine Sonderform stellt die diabetische Nephropathie dar, die bei Patienten mit Typ-1-Diabetes-mellitus einen charakteristischen Verlauf zeigt, initial mit einer Mikroalbuminurie einhergeht und über ein frühes Stadium der glomerulären Hyperfiltration und Hypertrophie zu einer Funktionseinschränkung führt. Zusammen mit dem Auftreten einer gesteigerten Urinalbuminausscheidung (Makroalbuminurie) bei völlig normaler glomerulärer Filtrationsrate (Stadium III) entwickelt sich bei nahezu allen Patienten eine arterielle Hypertonie. Hypertone Blutdruckwerte beschleunigen den Prozess der Nierenschädigung bei der diabetischen Nephropathie in besonderem Maße, sodass ohne Einleitung einer adäqua-

Tabelle 13.1. Hypertoniehäufigkeit bei Glomerulonephritiden. Modifiziert nach Bohle (1976)

Histologische Formen der Glomerulonephritis	Häufigkeit [%]
Membranoproliferativ	60
Rapid progressiv	50
Endokapillär vom Poststreptokokkentyp	50
Mesangioproliferativ	35
Fokal-segmental sklerosierend	35
Perimembranös	30
Minimal-proliferierend	25

ten Therapie bei den meisten Patienten mit dem Auftreten einer terminalen Niereninsuffizienz zu rechnen ist.

Auch bei Typ-2-Diabetes-mellitus ist die Frühdiagnose der diabetischen Nephropathie von besonderer Bedeutung, zudem diese Erkrankung die quantitativ häufigste Ursache für das Auftreten eines terminalen Nierenversagens ist. Differentialdiagnostisch ist die Mikroalbuminurie bei Patienten mit Typ-2-Diabetes weniger spezifisch für das Frühstadium einer diabetischen Nierenschädigung, da bei den überwiegend älteren Patienten häufig auch andere Ursachen vorliegen, die mit einer erhöhten Albuminausscheidung einhergehen können (Herzinsuffizienz, Hypertonie, Harnwegsinfekt, generalisierte Makroangiopathie, akute febrile Infekte, operative Eingriffe). Häufig ist bei diesen Patienten der obligate, ophtalmologische Befund einer diabetischen Retinopathie für die Genese der Mikroalbuminurie richtungsweisend.

Die Diagnose einer beginnenden diabetischen Nephropathie erfordert den Nachweis von mindestens zwei Albuminausscheidungsraten im Mikroalbuminbereich (Tabelle 13.2), die in einem Abstand von zwei bis vier Wochen gemessen werden sollten (persistierende Mikroalbuminurie). Mögliche extrarenale Ursachen, die mit einer Mikroalbuminurie einhergehen können, müssen ausgeschlossen werden. – Die Empfehlungen der Arbeitsgemeinschaft „Diabetische Nephropathie" der „Deutschen Gesellschaft für Diabetes" für das praktische Vorgehen zur Diagnose der diabetischen Nephropathie im Anfangsstadium wurden kürzlich veröffentlicht und sind im Flussdiagramm der Abbildung 13.1 zusammengefasst.

Interstitielle Nephritis. Rezidivierende chronische Pyelonephritiden führen zu Schädigungen des Nierenparenchyms. Eine Hypertonie tritt bei dieser Erkrankung relativ spät ein. Die Analgetika-Nephropathie ist in 50% der Fälle mit einer arteriellen Hypertonie assoziiert. Eine Korrelation zum Grad der Niereninsuffizienz besteht offenbar nicht.

Tabelle 13.2. Mikroalbuminurie bei verschiedenen Urinsammelmethoden bzw. Bezugsgrößen

Methode	Definitionsbereich der Mikroalbuminurie
Befristete Urinsammlung	20–200 µg/min
24-Std.-Urinsammlung	30–300 mg/24 Std.
Bezug auf Urin-Kreatinin*	
Frauen	30–300 mg/g U-Krea
	3,5–35 mg/mmol U-Krea
Männer	20–200 mg/g U-Krea
	2,5–25 mg/mmol U-Krea
Einfache Konzentrationsmessung	20–200 mg/l

* Bei Kindern bezogen auf 1,73 m^2 Körperoberfläche

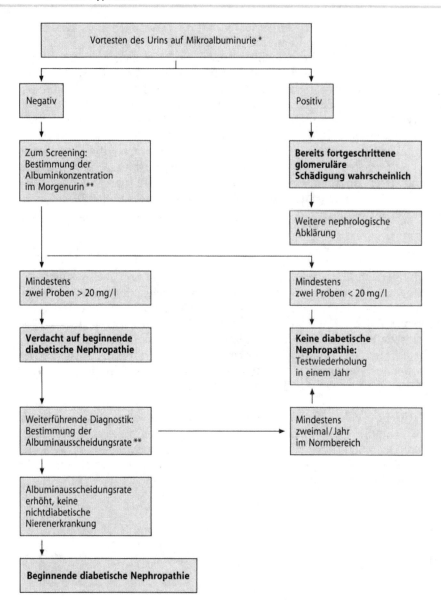

Abb. 13.1. Frühdiagnose der diabetischen Nephropathie. Modifiziert nach Hasslacher et al. (1998) Dt Ärztbl 95:A51–A53. * Geeignete Schnelltests sind bsplw. Micral-Test II, Rapitex-Albumin, Mikrobumin-Test; ** Mikroalbuminbereich s. Tabelle 13.2

Polyzystische Nierenerkrankung. Die polyzystische Nierenerkrankung wird autosomal dominant vererbt. Die Veränderungen entwickeln sich langsam, weshalb sie häufig erst im mittleren Lebensalter klinisch relevant werden. In fortgeschrittenen Stadien führt die Destruktion des Nierengewebes zum raschen Verlust der renalen Funktionsfähigkeit, die schließlich eine Dialysebehandlung erfordert. Wahrscheinlich als Folge der Größenzunahme der Zysten mit kompressionsbedingter Ischämie und reaktiver Stimulation des Renin-Angiotensin-Systems entwickelt sich bei über 50% der betroffenen Patienten mit polyzystischer Nierenerkrankung eine arterielle Hypertonie.

13.1.3.2 Einseitige Nierenerkrankungen

Eine arterielle Hypertonie als Folge einer einseitigen renoparenchymatösen Erkrankung ist als potentiell heilbar anzusehen. Häufigste Ursachen einer einseitigen, mit einer Hypertonie einhergehenden Nierenerkrankung sind

▪ die Pyelonephritis,
▪ solitäre Nierenzysten,
▪ Nierentraumata (Page-Niere),
▪ segmentäre Hypoplasien (Ask-Upmark-Niere),
▪ einseitig renaler Befall bei Tuberkulose,
▪ einseitige Strahlennephritis und
▪ Nierentumoren.

13.1.4 Diagnose der renoparenchymatösen Hypertonie

13.1.4.1 Labordiagnostik

Der pathologische Ausfall der im Rahmen der Basisdiagnostik der arteriellen Hypertonie empfohlenen Urinanalyse (Proteinurie, Hämaturie, Leukozyturie, Zylindrurie) oder eine Erhöhung der Nierenretentionswerte im Serum lenken den Verdacht auf eine renoparenchymatöse Genese der Hypertonie. Bei schwerer bzw. länger bestehender, unbehandelter Hypertonie wird aufgrund dieser Basisdiagnostik jedoch kaum zu unterscheiden sein, ob die Nierenschädigung Ursache oder Folge der Hypertonie ist.

Hinweise auf das Vorliegen einer Glomerulonephritis ergeben sich aus dem gleichzeitigen Nachweis von Mikrohämaturie, Erythrozytenzylindern im Sediment und begleitender Proteinurie von mehr als 2 g/Tag. Ergibt sich bei alleiniger Hämaturie in der Beurteilung der Erythrozytenmorphologie ein Anteil deformierter Erythrozyten von mehr als 10%, so ist eine glomeruläre Ursache der Hämaturie mit großer Wahrscheinlichkeit anzunehmen. Mit Hilfe elektrophoretischer Verfahren ist es weiterhin möglich, zwischen tubulärer, selektiver und unselektiver glomerulärer Proteinurie zu unterscheiden. – Bei normalen Nierenretentionswerten ist eine Clearancebestimmung durchzuführen, um frühe funktionelle Veränderungen zu erfassen.

Der wiederholte Nachweis einer Leukozyturie bei gleichzeitiger Erhöhung der Nierenretentionswerte im Serum kann auf eine chronische Pyelonephritis hindeuten.

Die spezifische Frühdiagnostik der diabetischen Nephropathie ist in Kapitel 13.1.3.1 abgehandelt bzw. als Flussdiagramm in Abbildung 13.1 dargestellt.

13.1.4.2 Bildgebende Verfahren

Das wichtigste bildgebende Verfahren bei Verdacht auf das Vorliegen einer renoparenchymatösen Erkrankung ist die Sonografie. Folgende diagnostisch relevante Aussagen können hiermit häufig getroffen werden:

■ Unterscheidung zwischen ein- und doppelseitigen Nierenerkrankungen,
■ Ausmaß des Parenchymverlustes

sowie Ausschluss oder Nachweis

■ einer Hydronephrose,
■ einer vorwiegenden Destruktion des Kelchsystems (= Hinweis auf eine chronische Pyelonephritis),
■ von Nierenzysten bzw. Zystennieren,
■ von Nierentumoren,
■ von intrakapsulären Hämatomen.

In einigen Fällen (Nierentumoren, Zystennieren, Hämatomen) ist eventuell eine Computer- oder eine Kernspintomografie als weiterführende Untersuchung anzuschließen.

13.1.4.3 Nierenbiopsie

Bei laborchemischem Hinweis auf das Vorliegen einer primären Glomerulonephritis als Ursache der Hypertonie ist eine Nierenbiopsie zu diskutieren. Bezüglich der Indikation zur Nierenbiopsie muss auf einschlägige Lehrbücher der Nephrologie verwiesen werden.

13.1.4.4 Grunderkrankung

Bei systemischen Erkrankungen mit renaler Beteiligung ist eine neu aufgetretene Hypertonie pathogenetisch der Grundkrankheit zuzuordnen.

■ Zusammenfassung (Kapitel 13.1.3 und 13.1.4)

■ Eine renoparenchymatöse Hypertonie kann durch ein- oder doppelseitige Nierenerkrankungen bedingt sein.
■ Die häufigsten doppelseitigen Nierenerkrankungen, die mit einer arteriellen Hypertonie einhergehen, sind die glomerulären Nephritiden.
■ Eine Mikroalbuminurie ist das erste klinische Zeichen einer beginnenden diabetischen Nephropathie.
■ Eine Hypertonie auf dem Boden einer einseitigen Erkrankung des Nierenparenchyms ist als potentiell heilbar anzusehen.
■ Eine renale Genese einer erstmals diagnostizierten Hypertonie ist anzunehmen, wenn gleichzeitig eine pathologische Urinanalyse und eine Nierenfunktionseinschränkung vorliegt.
■ Von den bildgebenden Verfahren ist die Sonografie als wichtigste Screeninguntersuchung anzusehen.

■ 13.2 Renovaskuläre Hypertonie

13.2.1 Häufigkeit und Ursachen

Die renovaskuläre Hypertonie ist die häufigste heilbare Hypertonieform. Ihr Anteil am Gesamtkollektiv aller Hypertoniker wird auf 0,5% geschätzt. Etwa zwei Drittel der Erkrankungen werden durch arteriosklerotische Veränderungen, ein Drittel durch fibromuskuläre Dysplasien der Nierenarterien hervorgerufen. Andere Ursachen einer renovaskulären Hypertonie (Tabelle 13.3) sind extrem selten (Abb. 13.2). – Während arteriosklerotische Nierenarterienstenosen überwiegend bei älteren, männlichen Patienten diagnostiziert werden, findet sich die fibromuskuläre Form eher bei jüngeren, weiblichen Individuen (Tabelle 13.4).

Die fibromuskuläre Dysplasie lässt sich nach histologischen Kriterien detaillierter differenzieren (Tabelle 13.4). Wichtigster radiologischer Hinweis für das Vorliegen einer fibromuskulären Dysplasie ist die Darstellung von „perlenkettenartigen" Veränderungen (*string of beads*, Abb. 13.3), die sich aus dem typischen, alternierenden Wechsel zwischen ringförmigen, stenotischen und kleinen aneurysmatischen Abschnitten des erkrankten Gefäßes ergeben und die Abgrenzung zu arteriosklerotisch veränderten Nierenarterien (Abb. 34.2) meist problemlos ermöglichen.

Tabelle 13.3. Ursachen und Häufigkeit der renovaskulären Hypertonie

Ursächliche Erkrankung	Häufigkeit [%]
Arteriosklerose	60–70
Fibromuskuläre Dysplasie*	30–40
Seltene renovaskuläre Veränderungen ■ Renale AV-Fisteln ■ Aneurysma der Nierenarterien ■ Thrombose der Nierenarterien ■ Nierenvenenthrombose	1
Andere Läsionen oder Erkrankungen, die eine renovaskuläre Hypertonie verursachen können ■ Coarctatio aortae ■ Polyarteriitis nodosa ■ Takayasu's Arteritis ■ Phäochromozytom ■ Metastatisches Tumorwachstum ■ Neurofibromatose Recklinghausen ■ Große Nierenzysten ■ Ergotismus	1

* Die verschiedenen Formen der fibromuskulären Hyperplasie sind in Tabelle 13.4 zusammengefasst

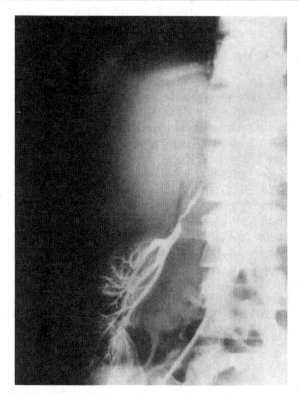

Abb. 13.2. Seltene Ursache einer renovaskulären Hypertonie: Rechtsseitige, hämodynamisch wirksame Nierenarterienstenose bei einem zum Zeitpunkt der Diagnose 50-jährigen Patienten mit *Takayasu's disease*. Normalisierung der arteriellen Hypertonie unter hochdosierter Steroidtherapie. Quelle: Stimpel M (1985) Cardiology 72(suppl 1):1–9

Tabelle 13.4. Histologische Differenzierung und Häufigkeit der fibromuskulären Dysplasie

Lokalisation der Veränderung	Histologie	Häufigkeit [%]
Intima	Intimale Fibrodysplasie	5–10
Media	Mediale fibromuskuläre Dysplasie	
	– mediale Fibroplasie	60–70
	– mediale Hyperplasie	5–10
	– perimediale Fibroplasie	15–25
	– mediale Dissektion	5–10
Adventitia	Periarterielle Fibroplasie	1

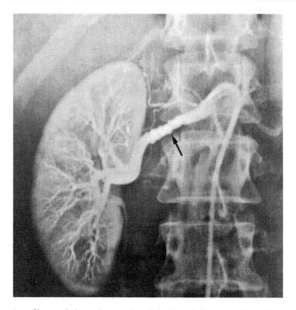

Abb. 13.3. Angiografische Darstellung einer fibromuskulären Stenose (mediale Fibroplasie) der rechten Nierenarterien (Pfeil) mit typischen perlschnurartigen Veränderungen (*string of beads*). Quelle: Stimpel M (1985) Cardiology 72(suppl 1):1–9

13.2.2 Pathogenese

Die Hypertonie bei Nierenarterienstenosen ist Folge der renalen Minderperfusion mit nachfolgender Aktivierung des Renin-Angiotensin-Systems (Abb. 13.4). Das vermehrt gebildete Angiotensin II bewirkt eine Blutdruckerhöhung durch drei unterschiedliche Mechanismen: 1. Direkte Vasokonstriktion mit Erhöhung des peripheren Widerstandes, 2. vermehrte Aldosteronfreisetzung aus der Nebennierenrinde mit konsekutiver Natriumretention und intravasaler Volumenerhöhung und 3. Stimulation des sympathischen Nervensystems.

▪ **Zusammenfassung (Kapitel 13.2.1 und 13.2.2)**

▪ Die renovaskuläre Hypertonie ist die häufigste, heilbare Hypertonieform.
▪ Aufgrund histologischer (und radiologischer) Kriterien lassen sich im wesentlichen zwei Formen der renovaskulären Hypertonie unterscheiden:
 – Arteriosklerotische Veränderungen (etwa 70%) und
 – fibromuskuläre Dysplasien (etwa 30%)
 der Nierenarterien.

■ Eine Hypertonie bei Nierenarterienstenose ist Folge eines pathologisch stimulierten Renin-Angiotensin-Aldosteron-Systems (RAAS). Ursache dieser RAAS-Aktivierung ist die stenosebedingte Minderperfusion der nachgeschalteten Niere.

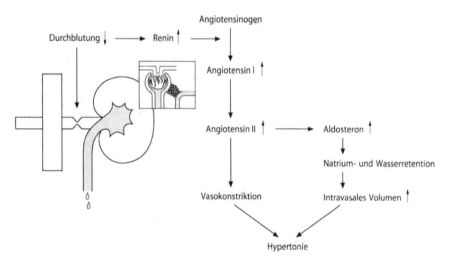

Abb. 13.4. Pathogenese der Hypertonieentstehung bei Nierenarterienstenose. Thomae (1989) Aktuelles Wissen Hoechst, Reihe Herz Kreislauf: Niereninsuffizienz

13.2.3 Diagnose der renovaskulären Hypertonie

13.2.3.1 Klinische Verdachtsdiagnose

Die klinische Verdachtsdiagnose einer renovaskulären Hypertonie ergibt sich insbesondere bei Vorliegen folgender Befunde: Schwer einstellbare („therapieresistente") Hypertonie, plötzliche Verschlechterung einer bislang problemlos eingestellten Hypertonie, Hypertonie und akut auftretende renale Funktionseinschränkung, Erstdiagnose einer Hypertonie bei Patienten jünger als 30 bzw. älter als 50 Jahre (ein Alter zwischen 30 und 50 Jahren schließt eine renovaskuläre Hypertonie selbstverständlich nicht aus!) und (oder) maligne Hypertonie. Weiterhin verdächtig auf das Vorliegen einer renovaskulären Hypertonie sind abdominelle Strömungsgeräusche, deren Nachweis am besten durch Auskultation des Abdomens am liegenden Patienten in ruhiger Umgebung möglich ist. Die Intensität eines arteriellen Strömungsgeräusches kann jedoch in Abhängigkeit zum Blutdruck variieren; sowohl nach erfolgreicher medikamentöser Blutdruckeinstellung als auch aufgrund zunehmender Gefäßeinengung kann es mit kritischer Reduktion des Blutflusses abnehmen, weshalb eine Auskultation des Geräusches nicht mehr möglich wird.

Laborchemische Befunde, die bei erhöhten arteriellen Blutdruckwerten auf eine renovaskuläre Hypertonie hindeuten können, sind eine (durch Stimulation des RAAS bedingte) Hypokaliämie, eine unerklärte Erhöhung der Nierenretentionswerte sowie der Nachweis einer Hämaturie und/oder einer Proteinurie. – Differentialdiagnostisch ist stets zu bedenken, dass sämtliche Befunde mitunter auch bei Patienten mit primärer Hypertonie erhoben werden können. Hieraus folgt, dass klinisches Beschwerdebild und einfache, laborchemische Untersuchungen wohl den Verdacht, nicht aber die endgültige Diagnose einer renovaskulären Hypertonie erlauben.

Mann und Pickering haben klinische Befunde nach ihrer Wahrscheinlichkeit für das Vorliegen einer renovaskulären Hypertonie in drei Ver-

Tabelle 13.5. Verdacht auf renovaskuläre Hypertonie (RVH): Kategorisierung klinischer Befunde bei Patienten mit arterieller Hypertonie als Richtlinie für das weitere diagnostische Vorgehen. Modifiziert nach Mann und Pickering (1992) Ann Intern Med 117:845–853

Wahrscheinlichkeit einer RVH [%]	Klinischer Befund	Weiteres diagnostisches Vorgehen empfohlen?
Gering/<1	Hypertonie Schweregrad 1–2, keine RVH-verdächtigen klinischen Zeichen	Nein
Mittel/5–15	Hypertonie Schweregrad 3 (diastolischer Blutdruck >120 mmHg)	Ja, nichtinvasiv
	Hypertonie, die nicht auf eine medikamentöse Standardtherapie anspricht	
	Plötzliches Auftreten einer höhergradigen (Grad 2–3) Hypertonie bei Patienten <30 oder >50 Jahren	
	Hypertonie und abdominales Strömungsgeräusch	
	Hypertonie Grad 2 (diastolischer Blutdruck >105 mmHg) bei Rauchern, bei Patienten mit bekannter (zerebrovaskulärer, koronarer und/oder peripherer) arterieller Verschlusskrankheit oder bei Patienten mit nicht geklärtem, dauerhaft erhöhten Serum-Kreatinin	
	Blutdrucknormalisierung unter ACE-Hemmergabe bei Hypertonie Grad 2–3, insbesondere bei Rauchern oder bei Patienten mit neu entdeckter Hypertonie	
Hoch/>25	Hypertonie Grad 3 mit progredienter Niereninsuffizienz und/oder therapierefraktär gegen antihypertensive Mehrfachkombination (insbesondere bei Rauchern und/oder Patienten mit arterieller Verschlusskrankheit)	Ja, möglichst sofort invasiv
	Sich rapid verschlechternde Hypertonie oder maligne Hypertonie (Fundus hypertonicus malignus bzw. Grad III oder IV; s. auch Abb. 7.1 und Tabelle 7.3)	
	Hypertonie mit neu aufgetretenen Serum-Kreatinin-Erhöhungen, entweder unklarer Genese oder reversibel induziert durch einen ACE-Hemmer	
	Hypertonie Grad 2 oder 3 mit zufällig entdeckter Asymmetrie der Nierengröße	

dachtskategorien (gering-, mäßig-, hochgradig) eingeteilt (Tabelle 13.5). Entsprechend dieser Zuordnung empfehlen sie das weitere diagnostische Vorgehen bei Patienten mit arterieller Hypertonie.

13.2.3.2 Weiterführende Untersuchungen bei Verdacht auf eine renovaskuläre Hypertonie

Ziel weiterführender Untersuchungen bei klinisch begründetem Verdacht auf eine renovaskuläre Hypertonie sind

▓ einerseits der morphologische Nachweis einer entsprechenden Nierenarterienveränderung und

▓ andererseits deren hämodynamische Relevanz für die Genese der begleitenden Hypertonie.

Die hierzu erforderliche Diagnostik umfasst daher sowohl bildgebende Verfahren als auch laborchemische Funktionsuntersuchungen.

Bildgebende Verfahren

Sonografie. Mit Hilfe der Sonografie lässt sich eine zuverlässige Beurteilung der Nierengröße und des parenchymatösen Anteils treffen, sodass schwerere Ischämiefolgen bei krankhaft veränderten Nierenarterien ohne Schwierigkeiten diagnostiziert werden können. Die Sonografie stellt somit ein einfach durchzuführendes Screeningverfahren dar, das – in Ergänzung zur körperlichen Untersuchung und zu verdächtigen laborchemischen Befunden – die Verdachtsdiagnose einer renovaskulären Hypertonie gegebenenfalls erhärten kann.

Farbkodierte Duplexsonografie. Die farbkodierte Duplexsonografie (FKDS) ermöglicht es, Geschwindigkeiten des Blutflusses im Herzen und in Blutgefäßen nichtinvasiv zu bestimmen. Das in den vergangenen Jahren kontinuierlich verbesserte visuelle Auflösungsvermögen der FKDS hat dazu ermutigt, dieses Untersuchungsverfahren auch bei Verdacht auf eine renovaskuläre Hypertonie anzuwenden.

Als direktes Kriterium für eine Einengung in der Nierenarterie wurde hierbei eine erhöhte Flussgeschwindigkeit gewertet, die in der Nierenhauptarterie bei unauffälliger Morphologie 60–100 cm/s beträgt und bei einer 70% Einengung eine Beschleunigung auf 180–200 cm/s erfährt (Abb. 13.5) und/oder eine >3,5fach höhere Geschwindigkeit als in der Aorta aufweist.

Als indirektes Zeichen einer Nierenarterienstenose gilt eine Seitendifferenz der RI-Werte (RI = *resistive index*) von >0,05 [(= systolische Maximalgeschwindigkeit – enddiastolische Geschwindigkeit)/systolische Maximalgeschwindigkeit] zwischen beiden Nierenarterien (Abb. 13.6). Dieser RI-Wert wird durch Registrierung der Dopplerpulskurve im poststenotischen, d. h. intrarenalen Stromgebiet ermittelt und zeigt bei einer vorgeschalteten Stenose eine im Vergleich zur nicht eingeengten Nierenarterie typisch veränderte Dopplerpulskurve (Abb. 13.7). RI-Werte unterhalb der altersabhän-

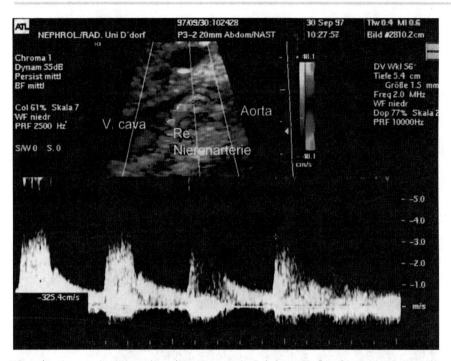

Abb. 13.5. Abgangsnahe Stenose der rechten Nierenarterie. Turbulenter Blutfluss (blau-grünes Farbmosaik) mit einer Flussgeschwindigkeit von 325 cm/s nach dem Abgang aus der Aorta. Im weiteren Verlauf unterkreuzt die rechte Nierenarterie die V. cava (Darstellung im Oberbauchquerschnitt). (Mit freundlicher Genehmigung von Herrn Priv.-Doz. Dr. M. Hollenbeck, Knappschaftskrankenhaus, Nephrologische Klinik, 46242 Bottrop)

gigen Norm auf beiden Seiten sprechen für das Vorliegen einer beidseitigen Nierenarterienstenose (Tabelle 13.6).

Moderne Geräte erlauben sowohl in den Abgängen als auch in den ersten 2–3 cm der Nierenarterien in bis zu 90% (Angaben in der Literatur: 40–90%) der Fälle eine gute Ableitung der Flussspektren. Durch Kombination von direkten und indirekten Kriterien einer Nierenarterienstenose lässt sich die diagnostische Treffsicherheit der FKDS weiter steigern.

Deutlich schlechter ist die Darstellung von akzessorischen Nierenarterien und weiter distal gelegenen Gefäßabschnitten (Darstellbarkeit 20–70%). Insbesondere bei Adipositas, Aortenaneurysma oder Überlagerung von Darmgasen ist eine brauchbare Beurteilung kaum möglich. – Die FKDS wird empfohlen bei Patienten mit einem mittelgradigen Verdacht auf das Vorliegen einer Nierenarterienstenose (Tabelle 13.5) sowie zur Beurteilung der oberflächlich liegenden Nierenarterien von Transplantatnieren (s. auch Kapitel 13.3).

Eine sichere Aussage über die hämodynamische Relevanz einer nachgewiesenen Nierenarterienstenose als Ursache der Hypertonie liefert die FKDS jedoch nicht.

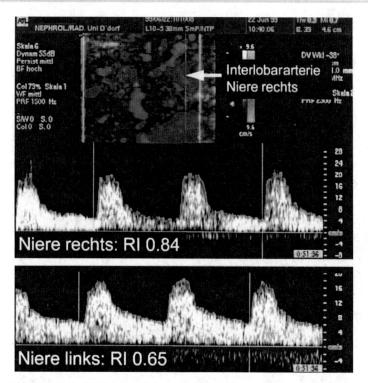

Abb. 13.6. Indirekter Hinweis auf eine hochgradige Nierenarterienstenose (NAS) links mit einer Seitendifferenz der RI-Werte von 0,19 (pathologisch >0,05, s. auch Text). – Obwohl die linke Hauptarterie bei diesem Patienten nicht darstellbar war, konnte aufgrund der indirekten Stenosezeichen der hochgradige Verdacht auf eine NAS links geäußert werden, die sich angiografisch als subtotale Stenose zeigte. (Mit freundlicher Genehmigung von Herrn Priv.-Doz. Dr. M. Hollenbeck, Knappschaftskrankenhaus, Nephrologische Klinik, 46242 Bottrop)

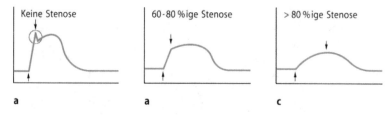

Abb. 13.7. Schematische Darstellung der intrarenalen Dopplerpulskurve bei normaler Nierenarterie (**a**) sowie bei vorgeschalteter Stenose unterschiedlichen Schweregrades (**b** und **c**) (Mit freundlicher Genehmigung von Herrn Priv.-Doz. Dr. M. Hollenbeck, Knappschaftskrankenhaus, Nephrologische Klinik, 46242 Bottrop)

Intravenöses Urogramm. Das intravenöse Urogramm als Routineuntersuchung bei Verdacht auf eine renovaskuläre Hypertonie hat in den vergangenen Jahren zunehmend an Bedeutung verloren, zudem dieses Verfahren wohl auf die Erkrankung hinweisen, sie jedoch nicht beweisen kann. Bei Vorliegen einer primären Hypertonie muss darüber hinaus mit 10–15%

Tabelle 13.6. Renale RI-Normwerte für Hypertoniker

Alter	Mittel	Normbereich*
<20	0,567	0,523–0,611
21–30	0,573	0,528–0,618
31–40	0,588	0,546–0,630
41–50	0,618	0,561–0,675
51–60	0,668	0,603–0,733
61–70	0,732	0,649–0,815
71–80	0,781	0,707–0,855
>81	0,832	

* Mittelwert ±2 Standard-Abweichungen

falsch-positiven und bei renovaskulärer Hypertonie mit etwa 20% falsch-negativen Ergebnissen gerechnet werden.

Nach wie vor gerechtfertigt ist ein intravenöses Urogramm bei Patienten, bei denen Anamnese oder Laborparameter auf eine zusätzliche Erkrankung des Parenchyms, des Nierenbeckens oder der ableitenden Harnwege hindeuten. Diagnostischer Nutzen und die Gefahr einer zusätzlichen Schädigung des Parenchyms durch Kontrastmittel müssen jedoch kritisch gegeneinander abgewogen werden.

Nierenszintigrafie. Die Vorteile von Radioisotopenuntersuchungen bestehen einerseits im Verzicht auf intravenöse Kontrastmittelinjektionen (was besonders bei Patienten mit bereits eingeschränkter Nierenfunktion von Bedeutung ist) und andererseits in der Möglichkeit, anhand der seitengetrennten Clearance-Bestimmung zusätzlich einen funktionellen Parameter zu erfassen. Die für die Nierenszintigrafie am häufigsten verwendeten Radionukleide sind Technetium-99m-DTPA (^{99}Tc-DTPA; Ausscheidung durch glomeruläre Filtration), ^{131}I-Hippuran (Ausscheidung durch tubuläre Sekretion und glomeruläre Filtration) und Technetium-99-Mercaptoacetyltriglycin (MAG$_3$; überwiegend tubuläre Exkretion). Nach den bisherigen Erfahrungen hat die Wahl des Radionuklids keine entscheidende Bedeutung für die diagnostische Treffsicherheit der Methode. – Die wesentlichen Parameter, die aus den Zeit-Aktivitäts-Kurven abgeleitet werden, sind:

■ Die Aufnahme des Radionuklids in der Einzelniere im Verhältnis zur gesamten renalen Aufnahme etwa 1 bis 2 Minuten nach Injektion (Normalwert: 45–55%),

■ die Zeit, die bis zum Erreichen der maximalen Anreicherung (Spitzenaktivität = *peak activity*) benötigt wird (Normalwert: 3 bis 6 Minuten) und

■ die Restaktivität 20 oder 30 Minuten nach Injektion im Verhältnis zur Spitzenaktivität (der Normalwert ist abhängig von der jeweiligen Technik und muss an jedem Untersuchungsplatz individuell bestimmt werden).

Befunde, die für das Vorliegen einer Nierenarterienstenose sprechen, sind
▪ eine Abnahme der relativen Radionuklidaufnahme,
▪ eine verlängerte Zeit bis zum Erreichen der Spitzenaktivität und
▪ eine Zunahme des Verhältnisses von Restaktivität zu Spitzenaktivität.

Das Untersuchungsverfahren wird heute ohne vorherige Gabe eines ACE-Hemmers nicht mehr empfohlen.

Szintigrafie nach Gabe eines ACE-Hemmers. Die diagnostische Aussagefähigkeit der Szintigrafie lässt sich durch vorherige ACE-Hemmung deutlich verbessern. Mit fortschreitender Stenosierung einer Nierenarterie nimmt der Perfusionsdruck der nachgeschalteten Niere kontinuierlich ab. Die reaktive Stimulation des RAAS führt zu einer vermehrten Bildung von Angiotensin II. Durch eine Angiotensin-II-vermittelte Konstriktion der efferenten Arteriole gelingt es vorübergehend, die für die glomeruläre Filtration notwendigen transkapillären Kräfte und die damit einhergehende Ausscheidungsfunktion der minderperfundierten Niere aufrecht zu erhalten. Eine akute ACE-Hemmung hebt die Konstriktion der efferenten Arteriole auf und bewirkt so in der poststenotischen Niere einen Abfall der glomerulären Filtration. Diese Abnahme der Nierenfunktion kann szintigrafisch nachgewiesen werden. Qualitative Veränderungen nach ACE-Hemmer-Gabe, die für eine renovaskuläre Hypertonie sprechen, sind eine
▪ verminderte Aufnahme des Isotopes in der poststenotischen Niere,
▪ geringere und verzögerte Spitzenaktivität und
▪ langsamere Abflutung (*wash-out*).

Ein normales Szintigramm nach ACE-Hemmung schließt eine hämodynamisch relevante Nierenarterienstenose mit großer Wahrscheinlichkeit aus.

Da das bei renovaskulärer Hypertonie massiv erhöhte Angiotensin II nach akuter Gabe eines ACE-Hemmers systemisch abfällt, kann häufig eine Verbesserung der kontralateralen Nierenfunktion beobachtet werden. Die szintigrafisch nachweisbaren Unterschiede zwischen normal und stenotisch versorgter Niere werden so noch stärker akzentuiert. Die Interpretation des Szintigramms kann daher entweder als Vergleich zwischen betroffener und kontralateraler Niere nach ACE-Hemmer-Gabe erfolgen oder als Vergleich der poststenotischen Niere vor und nach ACE-Hemmer-Applikation. – Am verbreitetsten ist die orale Gabe von 25 bis 50 mg Captopril 60 bis 90 Minuten vor Durchführung der Szintigrafie. Wegen des rascheren Wirkungseintritts wurde alternativ die intravenöse Applikation von Enalaprilat (der aktive Metabolit von Enalapril) empfohlen. – Eine vorbestehende antihypertensive Therapie beeinflusst das Testergebnis nicht und kann daher beibehalten werden. Lediglich eine Behandlung mit ACE-Hemmern sollte etwa fünf Tage vorher abgesetzt werden, um ein falsch-negatives Ergebnis aufgrund der chronischen ACE-Hemmung zu vermeiden. Die gleichzeitige Gabe von Furosemid verhindert die Retention des Radionuklids im Nierenbecken und verringert so die Wahrscheinlichkeit eines falsch-positiven Testergebnisses.

Die Nierenszintigrafie in Kombination mit medikamentöser ACE-Hemmung ist die zuverlässigste nichtinvasive Untersuchung zum Nachweis oder Ausschluss einer hämodynamisch relevanten Nierenarterienstenose. Bei klinisch mittelgradigem Verdacht auf eine renovaskuläre Hypertonie (Tabelle 13.5) bietet sich diese Untersuchung daher als wertvoller Funktionstest mit hoher Sensitivität und Spezifität als weiterführende Diagnostik an. Der Test sollte jedoch nicht angewandt werden als universelles Screeningverfahren bei Hypertonie.

Intravenöse digitale Subtraktionsangiografie. Die intravenöse digitale Subtraktionsangiografie (DSA) hat die in sie gesetzten Erwartungen für die Diagnostik der renovaskulären Hypertonie nicht erfüllt. Wesentliche Nachteile dieser Methode sind die häufig schlechte Darstellbarkeit von Nebenästen der Nierenarterien und des aortalen Abgangsbereiches durch überlagernde Mesenterialgefäße sowie die zur Verbesserung der Bildqualität notwendige, bei Patienten mit bereits eingeschränkter Nierenfunktion jedoch problematische Applikation von relativ hohen Kontrastmittelmengen. Darüber hinaus wurde ein hoher Prozentsatz an nicht auswertbaren Bildern bei adipösen Patienten oder bei Patienten mit kardialer Dysfunktion beschrieben. Da die diagnostische Aussagefähigkeit der DSA auch durch andere weniger belastende und billigere Untersuchungsverfahren erreicht oder sogar übertroffen wird, sollte die DSA bei Verdacht auf eine renovaskuläre Hypertonie nur dann angewandt werden, wenn hochgradige arteriosklerotische Veränderungen der Femoralarterien und/oder der Bauchaorta vorliegen. In diesen Fällen sollte die Gefahr vermieden werden, durch eine arterielle Injektion oder eine Arteriotomie eine Embolie auszulösen.

Computertomografie, Kernspintomografie. Die diagnostische Treffsicherheit von Computertomografie (CT) und Kernspintomografie (MRT) für den Nachweis einer Nierenarterienstenose wird in der Literatur – weitgehend einheitlich – als sehr gut beschrieben. Wegen der nach heutigem Kenntnisstand geringeren Belastung und Gefährdung der Patienten bei vergleichbarer diagnostischer Treffsicherheit ist bei vorliegender Indikation das MRT dem CT vorzuziehen. Der Stellenwert von MRT (und CT) im Rahmen der Abklärung einer Nierenarterienstenose ist bislang von den Fachgesellschaften nicht klar definiert. Bei mittelgradigem Verdacht (Tabelle 13.5) auf das Vorliegen einer Nierenarterienstenose halte ich die Durchführung eines MRT für gerechtfertigt bei adipösen Patienten, bei denen eine (farb-)dopplersonografische Untersuchung (FKDS) keine zuverlässigen Befunde erwarten lässt. Zu beachten sind jedoch die hohen Kosten dieses Untersuchungsverfahrens (ca. EU 150–200,–; FKDS: ca. EU 85,–).

Renale Arteriografie. Während sämtliche bisher beschriebenen bildgebenden Verfahren als diagnostische Screeningmethoden eingestuft werden, stellt die Arteriografie mit Übersichtsaortogramm und selektiver Darstellung der Nierenarterien das einzig sichere Nachweisverfahren einer renovaskulären Erkrankung dar. Neben einer Unterscheidung zwischen arteriosklerotischen und fibromuskulären Veränderungen, erlaubt diese Methode eine zuverlässige morphologische Beurteilung der peripheren Nebenäste und der aortalen Abgänge (notfalls mittels Schrägaufnahme). Rückschlüsse auf eine hämodynamische Relevanz einer nachgewiesenen Einengung sind prinzipiell jedoch nicht möglich.

Trotz der nahezu hundertprozentigen diagnostischen Treffsicherheit erfordert die angiografische Untersuchung der Nierenarterien aufgrund des hohen technischen Aufwandes, der damit verbundenen Kosten sowie des Risikos (Arteriotomie, Kontrastmittelgabe und Komplikationen durch die Kathetermanipulationen) und der Belastung für den Patienten eine strenge Indikationsstellung.

Die Durchführung der Angiografie erfolgt heute üblicherweise in digitaler Subtraktionstechnik (intraarterielle DSA) und ist aufgrund der Verwendbarkeit kleinerer Katheter und eines geringeren Bedarfes an Kontrastmittel für den Patienten schonender als die konventionelle Arteriografie.

Laborchemische Funktionsuntersuchungen. Laborchemische Untersuchungen bei Verdacht auf eine renovaskuläre Hypertonie dienen
1. der Unterscheidung zwischen primärer und renovaskulärer Hypertonie und
2. dem Nachweis der hämodynamischen Relevanz einer angiografisch dargestellten Nierenarterienstenose.

Bestimmung der Plasma-Renin-Aktivität im peripheren Venenblut. Obwohl nach pathogenetischem Verständnis die renovaskuläre Hypertonie durch ein chronisch stimuliertes RAAS unterhalten wird (s.o.), hat sich die Bestimmung der peripheren Renin-Spiegel bzw. der Plasma-Renin-Aktivität (PRA) zur Abgrenzung gegenüber einer primären Hypertonie als weitgehend wertlos erwiesen. Tatsächlich ist nämlich die PRA einerseits bei 20–50% der Patienten mit renovaskulärer Hypertonie normal und andererseits bei etwa 15% der essentiellen Hypertoniker erhöht.

Captopril-Test. Die Bestimmung der PRA im peripheren Venenblut vor und 60 Minuten nach oraler Gabe von 25 oder 50 mg Captopril wird zur Unterscheidung zwischen einer renovaskulären Hypertonie und einer Hypertonie anderer Genese genutzt (s. auch Abb. 14.10). Ein Anstieg der PRA von mehr als 100% des Ausgangswertes (bzw. 400% bei einem Ausgangswert von weniger als 3 ng/ml/h) deutet auf eine pathologisch gesteigerte Reninsekretion eines chronisch stimulierten, hyperplastischen juxtaglomerulären Apparates hin und ermöglicht somit die Diagnose einer renovaskulären Hypertonie. Neuere Untersuchungen haben die anfänglichen Erwartungen an den Captopril-Test als einfach durchzuführendes, diagnostisch zuverlässiges Screeningverfahren nicht erfüllt. Eine eingeschränkte diagnostische Zuverlässigkeit war ohnehin bekannt bei jungen Patienten, bei Schwarzen afroamerikanischer Abstammung und bei Patienten mit einer Nierenfunktionsstörung. Desweiteren wird der Test beeinträchtigt durch eine vorherige Nahrungsaufnahme sowie durch antihypertensiv wirksame Medikamente; Antihypertensiva sollten daher möglichst drei Wochen vorher abgesetzt werden. Mindestens 30 bis 60 Minuten vor der Blutabnahme zur Bestimmung des PRA-Ausgangswertes darf der Patient seine Körperlage nicht verändern, um eine lagebedingte Beeinflussung der Reninfreisetzung zu vermeiden.

Der Captopril-Test wird heute als Suchtest bei Verdacht auf eine renovaskuläre Hypertonie von den Fachgesellschaften nicht mehr empfohlen.

Auf die Bedeutung dieses Testes für die Diagnose einer autonomen Aldosteronüberproduktion wird in Kapitel 14.3.4.2 eingegangen.

Seitengetrennte Bestimmung der PRA in den Nierenvenen. Die hämodynamische Relevanz einer angiografisch nachgewiesenen Nierenarterienstenose kann durch eine seitengetrennte Bestimmung der PRA in den Nierenvenen ermittelt werden. Das normale Verhältnis zur PRA in der infrarenalen Vena cava (Index für die systemische PRA) beträgt für beide Seiten ungefähr 1,24. Da Renin in den Nieren freigesetzt wird, ist die PRA in den Nierenvenen üblicherweise höher als in der Vena cava. Bei Patienten mit renovaskulärer Hypertonie stammt das zirkulierende Renin von der poststenotischen, minderperfundierten Niere, während die Reninsekretion der kontralateralen Niere supprimiert ist. Für eine Suppression der gesunden Seite spricht erfahrungsgemäß ein Quotient von <1,0 (Verhältnis PRA in der gesunden Nierenvene zu PRA in der Vena cava bzw. stenosierten Nierenvene). Eine gegenüber der kontralateralen Seite mehr als 1,5fach erhöhte PRA lässt eine funktionelle Wirksamkeit der Nierenarterienstenose (Tabelle 13.7) und deren kausale Therapierbarkeit als wahrscheinlich annehmen. – Obwohl darüber hinaus bei einseitiger Erkrankung eine positive Korrelation zwischen Höhe des Nierenvenenreninquotienten und Stenosegrad beschrieben wurde, konnte nicht in allen Fällen mit erhöhtem Quotienten eine Heilung der Hypertonie durch Korrektur der Einengung erzielt werden. Im Unterschied hierzu führte die Beseitigung einer Nierenarterienstenose bei einem Drittel der Patienten mit einem Quotienten <1,5 zu einer Heilung oder einer deutlichen Besserung der Hypertonie. Eine Steigerung der diagnostischen Zuverlässigkeit dieser Methode wurde beschrieben nach zusätzlicher

Tabelle 13.7. Bestimmung des Nierenvenenquotienten zur Beurteilung der hämodynamischen Relevanz einer Nierenarterienstenose

Berechnung	Quotient	Hämodynamische Relevanz
PRA (Stenoseseite) : PRA (nichtstenosierte Seite)	>1,5	Verdacht auf RVH verursacht durch stenotische Seite
PRA (nichtstenosierte Seite) : PRA (Vena cava inferior)	<1,0	Verdacht auf eine supprimierte Reninsekretion der nichtstenotischen Seite

PRA Plasma-Renin-Aktivität, *RVH* Renovaskuläre Hypertonie

Reninstimulation durch Salzrestriktion, Diydralazin, Nifedipin, Captopril oder ein Diuretikum. Trotz dieser Maßnahmen ist nicht zu erwarten, dass sich falsch-positive und falsch-negative Ergebnisse gänzlich vermeiden lassen werden.

Zusammenfassend lässt sich die seitengetrennte Bestimmung der PRA in den Nierenvenen als eine aufwendige und „störanfällige" Untersuchung beschreiben. Bei angiografisch nachgewiesener Nierenarterienstenose sind andere weniger invasive Verfahren mit vergleichbarer oder besserer Sensitivität vorzuziehen, um die hämodynamische Relevanz der Einengung zu beurteilen.

13.2.3.3 Diagnostik bei beidseitigen Stenosen

Bei etwa 25–30% der Patienten mit Nierenarterienstenosen liegen beidseitige Läsionen vor. Mit Hilfe der Nierenszintigrafie in Kombination mit akuter ACE-Hemmung lässt sich die in den meisten Fällen funktionell führende Seite identifizieren. Alternativ ist die jedoch aufwendigere seitengetrennte Bestimmung der PRA im Nierenvenenblut zu erwägen. Bei beidseitig hochgradigen Nierenarterienstenosen kommt es zu einem fortschreitenden Funktionsverlust beider Nieren mit Anstieg des Serum-Kreatinins. Als Folge der zunehmenden Natriumretention findet sich eine Hypertonie, die durch ein erhöhtes intravasales Volumen, eine supprimierte PRA und ein schlechtes Ansprechen auf ACE-Hemmer gekennzeichnet ist. Klinisch wirken betroffene Patienten krank. Die Gabe eines ACE-Hemmers führt häufig zu einem weiteren Kreatinin-Anstieg und kann den Verdacht auf beidseitige Nierenarterienstenose lenken. Differentialdiagnostisch ist an eine funktionelle Einzelniere zu denken, insbesondere wenn bei gegebener Befundkonstellation sonografisch deutliche Größenunterschiede der Nieren auffallen.

Das diagnostische Vorgehen bei Verdacht auf das Vorliegen einer renovaskulären Hypertonie ist in Abbildung 13.8 zusammengefasst (Therapie s. Kapitel 34.2).

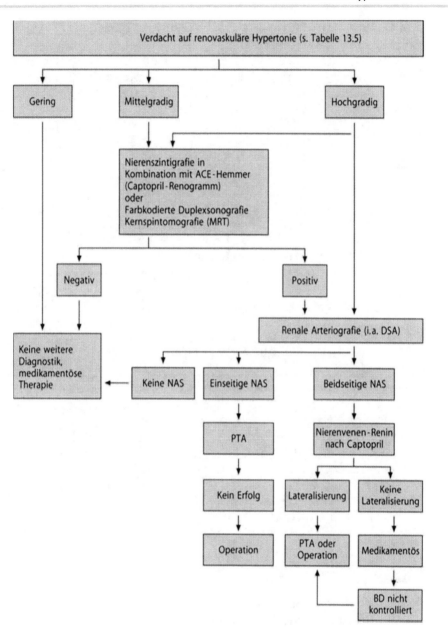

Abb. 13.8. Diagnostisches und therapeutisches Vorgehen bei Verdacht auf renovaskuläre Hypertonie (s. auch Kapitel 34.2). *DSA* digitale Subtraktionsangiografie; *NAS* Nierenarterienstenose; *PTA* perkutane transluminale (Nieren-)Angioplastie; *BD* Blutdruck

▓ **Zusammenfassung (Kapitel 13.2.3.2 und 13.2.3.3)**

- Eine weiterführende laborchemische oder bildgebende Diagnostik zum Nachweis oder Ausschluss einer renovaskulären Hypertonie ist nur bei entsprechendem klinischen Verdacht gerechtfertigt.
- Eine Sonografie sollte bei Verdacht auf eine renovaskuläre Hypertonie grundsätzlich durchgeführt werden, da mit dieser Methode eine ischämiebedingte Verkleinerung einer minderperfundierten Niere einfach nachzuweisen ist. Eine Sonografie kann die Verdachtsdiagnose niemals bestätigen, sondern bestenfalls erhärten.
- Die Nierenszintigrafie in Kombination mit medikamentöser ACE-Hemmung (Captopril-Renogramm) ist die zuverlässigste nichtinvasive Untersuchung zum Nachweis oder Ausschluss einer renovaskulären Hypertonie. Sie ist indiziert bei einem entsprechenden Verdacht zur differentialdiagnostischen Abgrenzung sowie bei angiografisch bereits diagnostizierter Stenose zur Beurteilung der hämodynamischen Relevanz.
- Farbkodierte Dopplersonografie und Kernspintomografie sind weitere nichtinvasive Verfahren, deren diagnostische Zuverlässigkeit für den Nachweis einer Nierenarterienstenose in den letzten Jahren deutlich verbessert werden konnten.
- Die Arteriografie ist das einzige bildgebende Verfahren, das eine sichere morphologische Beurteilung der gesamten arteriellen Gefäßversorgung der Nieren gestattet. Eine Beurteilung der hämodynamischen Relevanz einer Nierenarterienstenose ist angiografisch nicht möglich, sondern erfordert in der Regel die Durchführung eines geeigneten Funktionstestes (Captopril-Renogramm, seitengetrennte intravenöse Reninbestimmung).
- Bestimmung der Reninaktivität im peripheren Venenblut mit oder ohne vorherige Captopril-Gabe (Captopril-Test), intravenöses Urogramm, Szintigrafie ohne ACE-Hemmer-Gabe sowie intravenöse digitale Subtraktionsangiografie (DSA) sind Untersuchungen, die in der Diagnostik einer renovaskulären Hypertonie nicht mehr durchgeführt werden sollten.

▓ **13.3 Hypertonie nach Nierentransplantation (Postransplantationshypertonie)**

Etwa die Hälfte (Literatur: 13–89%) aller nierentransplantierten Patienten entwickelt eine arterielle Hypertonie. Pathogenetisch lässt sich die sog. Posttransplantationshypertonie folgendermaßen unterteilen:

- Empfänger-bedingte Pathomechanismen,
- Transplantat-bedingte Pathomechanismen und
- Immunsuppressiva-bedingte Pathomechanismen.

Da in den meisten Fällen keine exakte Differenzierung dieser verschiedenen Ursachen möglich ist, bleibt es häufig schwierig, eine Hypertonie nach Transplantation ätiologisch eindeutig zuzuordnen.

Folgende Befundkonstellationen lassen jedoch Rückschlüsse auf Genese und therapeutische Konsequenzen der Hypertonie zu:

1. Ein neu aufgetretenes Strömungsgeräusch über dem Transplantat in Verbindung mit
   ▪ einem plötzlichem Blutdruckanstieg oder einer akuten Verschlechterung einer vorbestehenden Hypertonie sowie
   ▪ einem Kreatininanstieg nach ACE-Hemmer-Gabe lenken den Verdacht auf eine Stenose der Transplantatnierenarterie.

Als bildgebende Screeningmethode ist die farbkodierte Duplexsonografie (FKDS; s. Kapitel 13.2.3.2) zu empfehlen, da es sich hierbei um ein nichtinvasives, den Patienten nicht belastendes und problemlos wiederholbares Verfahren handelt. Die hohe diagnostische Aussagekraft dieser Methode ist bedingt durch die oberflächliche Lage des Transplantats. Eine sichere morphologische Beurteilung und Lokalisation der Stenose kann nur durch eine selektive Angiografie der Transplantatarterie erfolgen.

Untersuchungsmethoden zur funktionellen Relevanz einer angiografisch nachgewiesenen Stenose mittels Captopril-Test oder Nierenszintigrafie sind bei Posttransplantationshypertonie von untergeordneter Bedeutung. Bei höhergradigen Stenosierungen sollte schon aus organprotektiven Gründen eine angioplastische oder chirurgische Revaskularisation durchgeführt werden.

2. Erhöhte Plasmaspiegel von Ciclosporin oder Tacrolimus bei gleichzeitiger Verschlechterung der Nierenfunktion deuten auf eine ciclosporin/tacrolimus-induzierte Hypertonie hin (s. auch Kapitel 17.5).

3. Die Bedeutung der immunsuppressiven Dauertherapie mit Kortikosteroiden für die Genese der Posttransplantationshypertonie wird unterschiedlich eingeschätzt, sollte aber durchaus in Betracht gezogen werden.

4. Hypertone Blutdruckwerte, zunehmende Niereninsuffizienz, normale oder nur geringfügig eingeengte Nierenarterienstenose und normale Ciclosporin- bzw. Tacrolimuskonzentrationen im Plasma lenken den Verdacht auf eine Abstoßungsreaktion. Sie ist die häufigste Ursache einer Posttransplantationshypertonie und wird diagnostisch durch eine Nierenbiopsie gesichert.

5. Lassen sich durch die Nierenbiopsie trotz der erwähnten Befundkonstellation keine Veränderungen des Transplantats nachweisen, welche die Entwicklung der Hypertonie ausreichend erklären, so muss die native Niere als pathogenetische Ursache angesehen werden.

Das diagnostische Vorgehen (und die therapeutische Konsequenzen) der Posttransplantationshypertonie sind in Abbildung 13.9 zusammengefasst (eingehende Erläuterung der Therapie s. Kapitel 34.3).

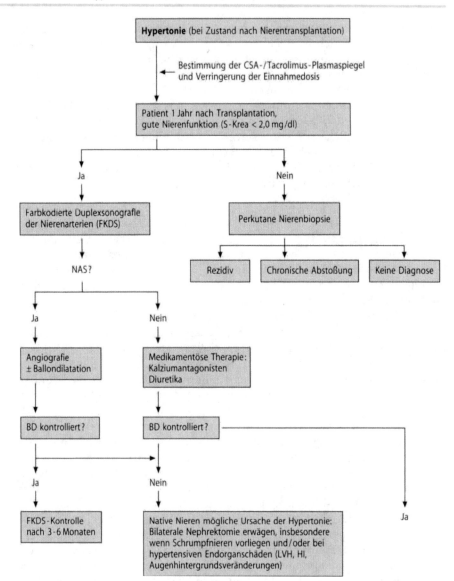

Abb. 13.9. Diagnostik und therapeutisches Vorgehen bei Patienten mit arterieller Hypertonie und Zustand nach Nierentransplantation. *CSA* Ciclosporin A; *S-Krea* Serum-Kreatinin; *BD* Blutdruck; *LVH* linksventrikuläre Herzhypertrophie; *HI* chronische Herzinsuffizienz

▦ Zusammenfassung (Kapitel 13.3)

> ■ Eine Hypertonie nach Nierentransplantation entwickelt sich bei etwa 50% der Patienten.
> ■ Die Pathogenese der Posttransplantationshypertonie ist meist multifaktoriell.
> ■ Wegen unterschiedlicher therapeutischer Konsequenzen sollte diagnostisch jedoch differenziert werden zwischen
> – renovaskulärer Hypertonie (Stenose der Transplantatarterie),
> – Ciclosporin- bzw. Tacrolimus-induzierter Hypertonie,
> – Transplantat-bedingter Hypertonie und
> – einer durch die native Niere induzierten Hypertonie.

▦ 13.4 Liddle-Syndrom

Das erstmals von Liddle beschriebene Syndrom einer primär renal bedingten Natriumretention ist klinisch gekennzeichnet durch eine Hypertonie, eine metabolische Alkalose mit Hypokaliämie sowie durch niedrige Renin- und Aldosteronkonzentrationen im Plasma. Es handelt sich um eine monogenetische Erkrankung, die autosomal-dominant vererbt wird. Das verantwortliche Gen ist auf Chromosom 16 lokalisiert und kodiert für die β-Untereinheit des epithelialen Natriumkanals. Als zugrunde liegende Ursache für die gesteigerte Natriumretention fanden sich Mutationen der β- und γ-Untereinheiten des Natriumkanals, der bei den betroffenen Patienten von den im distalen Tubulus gelegenen Epithelzellen nicht internalisiert werden kann und daher im aktivierten Zustand auf der Zelloberfläche verbleibt.

Die Folge ist eine kontinuierliche Natriumrückresorption, die auch bei hoher Kochsalzzufuhr persistiert und so die Salzsensitivität der Hypertonie erklärt.

▦ Zusammenfassung (Kapitel 13.4)

> ■ Das Liddle-Syndrom ist eine monogenetische, primär renale Hypertonieform, deren Ursache eine kontinuierliche Natriumreabsorption im distalen Nierentubulus ist.
> ■ (Salzsensitive) Hypertonie, Hypokaliämie, Hypoaldosteronimus und Hyporeninismus kennzeichnen das klinische Erscheinungsbild dieser autosomal-dominant vererbten Krankheit.

■ Literatur

Renoparenchymatöse Hypertonie (Kapitel 13.1)

Beaman M, Adu D (1988) Mesangial IgA nephropathy: an autimmune cause of hypertension? J Hum Hypertension 2:139–141

Brown MA, Whitworth JA (1992) Hypertension in human renal disease. J Hypertension 10:701–712

Deutsche Liga zur Bekämpfung des hohen Blutdruckes e.V. (1996) Deutsche Hypertonie Gesellschaft. Niere und Hochdruck, 2. Auflage. Merkblatt, Heidelberg

Hasslacher C, Danne T, Sawicki PT, Walter H (1998) Frühdiagnose der diabetischen Nephropathie. Dt Ärztebl 95:A-51–A-53

Hricik DE, Chung-Park M, Sedor JR (1998) Glomerulonephritis. N Engl J Med 339:888–899

Jacobson SH, Eklöf O, Eriksson CG, Lins LE, Tidgren B, Winberg J (1989) Development of hypertension and uraemia after pyelonephritis in childhood: 27 year follow up. Br Med J 299:703–706

Jacobson HR (1991) Chronic renal failure: pathophysiology. Lancet 338:419–423

Johnston PA, Davison AM (1993) Hypertension in adults with idiopathic glomerulonephritis and normal serum creatinine. A report from the MRC Glomerulonephritis Registry. Nephrol Dial Transplant 8:20–24

Klahr S (1991) Chronic renal failure: management. Lancet 338:423–427

Mogensen CE (1999) Microalbuminuria, blood pressure and diabetic renal disease: origin and development of ideas. Diabetologia 42:263–285

Novick AC, Gephardt G, Guz B, Steinmuller D, Tubbs RR (1991) Long-term follow-up after partial removal of a solitary kidney. N Engl J Med 325:1058–1062

Orofino L, Quereda C, Lamas S, Orte L, Gonzalo A, Mampaso F, Ortuno J (1987) Hypertension in primary chronic glomerulonephritis: analysis of 288 biopsied patients. Nephron 45:22–26

Parfrey PS, Barett BJ (1995) Hypertension in autosomal dominant polycystic kidney disease. Curr Opin Nephrol Hypertension 4:460–464

Rambausek M, Rhein C, Waldherr R, Goetz R, Heidland A, Ritz E (1989) Hypertension in chronic idiopathic glomerulonephritis: analysis of 311 biopsied patients. Eur J Clin Invest 19:176–180

Ritz E, Orth SR (1999) Primary care: nephropathy in patients with type 2 diabetes mellitus. N Engl J Med 341:1127–1133

Wesson LG (1982) Unilateral renal disease and hypertension. Nephron 31:1–7

Zucchelli P, Zuccala A, Mancini E (1989) Hypertension in primary glomerulonephritis without renal insufficiency. Nephrol Dial Transplant 4:605–610

Renovaskuläre Hypertonie (Kapitel 13.2)

Davidson R, Wilcox CS (1991) Diagnostic usefulness of renal scanning after angiotensin converting enzyme inhibitors. Hypertension 18:299–303

Davidson RA, Wilcox CS (1992) Newer tests for the diagnosis of renovascular disease. JAMA 268:3353–3358

Deutsche Liga zur Bekämpfung des hohen Blutdruckes e.V. (1997) Deutsche Hypertonie Gesellschaft. Renovaskuläre Hypertonie, 2. Auflage. Merkblatt, Heidelberg

Elkohen M, Beregi JP, Deklunder G, Artaud D, Mounier-Vehier C, Carre AG (1996) A prospective study of helical computed tomography angiography versus angiography for the detection of renal artery stenoses in hypertensive patients. J Hypertension 14:525–528

Helin KH, Tikkanen I, von Knorring JE, Lepäntalo MJ, Liewendahl BK, Laasonen LS, Fyhrquist FY, Tikkanen T (1998) Screening for renovascular hypertension in a population with relatively low prevalence. J Hypertension 16:1523–1529

Johansson M, Jensen G, Aurell M, Friberg P, Herlitz H, Klinenstierna H, Volkmann R (2000) Evaluation of duplex ultrasound and captopril renography for detection of renovascular hypertension. Kidney Int 58:774–782

Kisters K, Wortler K, Heindel W, Hausberg M, Kosch M (2000) Diagnostik and Therapie der renovaskulären Hypertonie. Med Klin 95:293–298

Leertouwer TC, Gussenhoven EJ, an Dijk LC, van Essen JA, Honkoop J, Deinum J, Pattynama PMT (1999) Intravascular ultrasound evidence for coarctation causing symptomatic renal artery stenosis. Circulation 99:2976–2978

Leung DA, Hoffmann U, Pfammatter T, Hany TE, Rainoni L, Hilfiker P, Schneider E, Zimmermann-Paul GG, Debatin JF (1999) Magnetic resonance angiography versus duplex sonography for diagnosing renovascular disease. Hypertension 33:726–731

Lenz T, Kia T, Rupprecht G, Schulte KL, Geiger H (1999) Captopril test: time over? J Hum Hypertension 13:431–435

Krijmem P, van Jaarsveld BC, Steyerberg EW, Man in´t Veld AJ, Schalekamp MADH, Habbema DF (1998) A clinical prediction rule for renal artery stenosis. Ann Intern Med 129:705–711

Mann SJ, Pickering TG (1992) Detection of renovascular hypertension. State of the art: 1992. Ann Intern Med 117:845–853

Rimmer JM, Gennari FJ (1993) Atherosclerotic renovascular disease and progressive renal failure. Ann Intern Med 118:712–719

Semple PF, Dominiczak AF (1994) Detection and treatment of renovascular disease: 40 years on. J Hypertension 12:729–734

Sheps SG, Blaufox MD, Nally JV, Textor SC (1993) Radionuclide scintirenography in the evaluation of patients with hypertension. JACC 21:838–839

Sperschneider H, Stein G (1996) Update Nephrologie – Teil III. Nierenarterienstenose – Rationelle Therapie. Med Klin 91:517–520

Stimpel M, Groth H, Greminger P, Lüscher TF, Vetter H, Vetter W (1985) The spectrum of renovascular hypertension. Cardiology 72(suppl.1):1–9

Ramsay LE, Waller PC (1990) Blood pressure response to percutaneous transluminal angioplasty for renovascular hypertension: an overview of published series. Br Med J 300:569–572

Vidt DG (2000) Screening for renal artery stenosis: which patients? Which test? Cleve Clin J Med 67:318–320

Yucel EK, Anderson CM, Edelman RR, Grist TM, Baum RA, Manning WJ, Culebras A, Pearce W (1999) Magnetic resonance angiography. Update on applications for extracranial arteries. Circulation 100:2284–2301

Hypertonie nach Nierentransplantation (Kapitel 13.3)

Krumme B, Blum U, Schwertfeger E et al (1996) Diagnosis of renovascular disease by intra- and extrarenal doppler scanning. Kidney Int 50:1288–1292

Laskow DA, Curtis JJ (1990) Post-transplant hypertension. Am J Hypertension 3:721–725

Luke RG (1987) Hypertension in renal transplant recipients. Kidney Int 31:1024–1037

Maia CR, Bittar AE, Goldani JC, Keitel E, Deboni LM, Garcia VD (1992) Doppler ultrasonography for the detection of renal artery stenosis in transplanted kidneys. Hypertension 19(suppl II):II-207–II-209

Olmer M, Noordally R, Berland Y, Casanova P, Coulange C, Rampal M (1988) Hypertension in renal transplantation. Kidney Int 34(suppl 25):S-129–S-132

Raman GV (1991) Post transplant hypertension. J Hum Hypertens 5:1–6

Waltzer WC, Turner S, Frohnert P, Rapaport FT (1986) Etiology and pathogenesis of hypertension following renal transplantation. Nephron 42:102–109

Liddle-Syndrom (Kapitel 13.4)

Findling JW, Raff H, Hansson JH, Lifton RP (1997) Liddle's syndrome: prospective genetic screening and suppressed aldosterone secretion in an extended kindred. J Clin Endocrinol Metab 82:1071–1074

Luft FC (1998) Molecular genetics of human hypertension. J Hypertension 16:1871–1878

Palmer BF, Alpern RJ (1998) Liddle's syndrome. Am J Med 104:301–309

Die endokrinen Hypertonieformen werden wie folgt eingeteilt:
- Phäochromozytom,
- Primärer Mineralokortikoidismus,
  - Primärer Aldosteronismus,
  - DOC-Tumoren,
  - Adrenogenitales Syndrom/Kongenitale adrenale Hyperplasie,
- Hyperkortisolismus: Cushing-Syndrom,
- Primärer Hyperreninismus,
- Akromegalie,
- Hyperparathyreoidismus,
- Endothelinproduzierende Tumoren,
- Hypo- und Hyperthyreose.

Der Anteil der endokrinen Hypertonieformen an der sekundären Hypertonie beträgt etwa 15%; im Gesamtkollektiv der Hypertoniker findet sich somit eine Häufigkeit der endokrinen Hypertonie von etwa 0,1–0,2%.

14.1 Phäochromozytom

14.1.1 Pathogenese/Lokalisation

Phäochromozytome sind katecholaminproduzierende Tumoren neuroektodermalen Gewebes, die in 85% im Nebennierenmark und in 15% der Fälle extraadrenal, vorwiegend im Bereich des abdominellen und thorakalen Grenzstranges, lokalisiert sind. Extrem selten sind Lokalisationen in Herz, Harnblase, Prostata, Pankreas oder Ovarien. Phäochromozytome sind mehrheitlich gutartige Tumoren; immerhin 10% weisen dennoch eine maligne Entartung auf. Eine histologische Differenzierung zwischen benignen und malignen Phäochromozytomen ist jedoch nicht sicher möglich, weshalb die Diagnose eines malignen Prozesses den Nachweis einer bereits erfolgten Metastasierung oder den Einbruch in Blutgefäße oder benachbarte Gewebsstrukturen erfordert. Zwei Drittel der Tumoren sezernieren Adrenalin und Noradrenalin, ein Drittel dagegen fast ausschließlich Noradrenalin. Eine vermehrte Sekretion von Dopamin wird eher bei malignen Tumoren beobachtet. Ein Zusammenhang zwischen Höhe der Katecholaminsekretion und Größe der Tumoren besteht nicht.

Phäochromozytome entstehen meist solitär. Bilaterale adrenale oder multiple extraadrenale Tumoren sind wesentlich seltener und weisen überdurchschnittlich häufig ein familiäres Vorkommen auf. – Obwohl ein Großteil der familiär auftretenden Phäochromozytome ohne begleitende Fehlfunktion anderer endokriner Organe diagnostiziert wird, ist anzunehmen, dass nicht wenige dieser Fälle Syndromen zuzuordnen sind, die mit einem autosomal dominanten Erbgang einhergehen (Tabelle 14.1). Genetische Defekte konnten nachgewiesen werden bei Patienten mit Von-Hippel-Lindau'scher (VHL) Erkrankung (multiple Mutationen des VHL-Gens auf Chromosom 3p25), mit multipler endokriner Neoplasie (MEN) Typ 2A (Mutationen des RET Proto-Onkogens auf Chromosom 10) und mit MEN Typ 2B (ebenfalls Mutationen des RET Proto-Onkogens). Bei Patienten mit diesen endokrinen Multiorganerkrankungen ist in 20% (VHL) bis >50% (MEN Typ 2B) mit einem Phäochromozytom zu rechnen.

Auch bei der Neurofibromatose erkranken etwa 1% der Betroffenen zusätzlich an einem Phäochromozytom, sodass bei diesen Patienten – wie auch bei jenen mit VHL, MEN Typ 2A und 2B – regelmäßige Untersuchungen zum Ausschluss oder Nachweis eines Phäochromozytoms obligat durchzuführen sind. Umgekehrt ist bei jedem erstdiagnostizierten Phäochromzytom (insbesondere bei familiär gehäuftem Auftreten) dessen mögliche Assoziation mit den beschriebenen Syndromen in das diagnostische Konzept mit einzubeziehen.

Tabelle 14.1. Erkrankungen, die häufig mit einem Phäochromozytom assoziiert sind

Erkrankung	Häufigkeit der Organbeteiligung [%]
▪ Multiple endokrine Neoplasien (MEN):	
MEN Typ 2A (2):	
– Medulläres Schilddrüsenkarzinom	(>95)
– (Häufig beidseitiges) Phäochromozytom	(>50)
– Nebenschilddrüsenhyperplasie	(ca. 60)
MEN Typ 2B (3):	
– Medulläres Schilddrüsenkarzinom	(>90)
– (Häufig beidseitiges) Phäochromozytom	(>50)
– Nebenschilddrüsenhyperplasie	(selten)
– Ganglioneuromatose des Verdauungstraktes	(bis zu 100)
– Marfanoider Habitus	(?)
▪ Von-Hippel-Lindau'sche Erkrankung (Angiomatosis retinae et cerebri)	
– Retinaangiome, ZNS-Hämangioblastome, Zysten usw.	
– Phäochromozytom	(ca. 20)
▪ Neurofibromatose von Recklinghausen	
– Phäochromozytom	(ca. 1)
▪ Tuberöse Sklerose	
▪ Sturge-Weber-Syndrom	
▪ Cholelithiasis	

▪ Zusammenfassung (Kapitel 14.1.1)

Phäochromozytome
▪ sind selten,
▪ sind zu 85% im Nebennierenmark und zu 15% extraadrenal angesiedelt,
▪ sind mehrheitlich gutartige, in 5–10% der Fälle jedoch maligne Tumoren,
▪ treten in mehr als 90% solitär auf,
▪ weisen eine familiäre Häufung auf und
▪ sind gelegentlich mit anderen Organerkrankungen assoziiert.

14.1.2 Diagnose des Phäochromozytoms

14.1.2.1 Klinisches Beschwerdebild

Die Verdachtsdiagnose eines Phäochromozytoms stellt einen häufigen Überweisungsgrund in spezialisierte Hypertonie-Ambulanzen dar. Der Verdacht auf diese seltene Erkrankung wird in den meisten Fällen mit der Beobachtung wiederholt auftretender hypertensiver Krisen begründet.

Das klinische Beschwerdebild dieser in der Tat vielfach mit paroxysmaler und (oder) persistierender Hypertonie einhergehenden Erkrankung ist jedoch eher unspezifisch (Tabelle 14.2), in seiner Intensität sehr unterschiedlich ausgeprägt und daher oft irreführend. Schweißausbrüche, Kopfschmerzen, Tachykardien oder andere mehrdeutige Symptome können sowohl „explosionsartig" auftreten als auch weitgehend fehlen oder von den Patienten als nicht sonderlich störend toleriert werden. Hieraus wird verständlich, dass Phäochromozytome zu Lebzeiten häufig übersehen werden und ihre Diagnose nicht selten erst bei einer Autopsie gestellt wird.

Tabelle 14.2. Häufigkeit klinischer Befunde bei Phäochromozytom

Klinische Befunde/Beschwerdebilder	[%]
▪ Arterielle Hypertonie	>90
– dauerhaft	60
– dauerhaft und paroxysmal	50
– intermittierend	30 (?)
▪ Kopfschmerzen	80
▪ Orthostatische Dysregulation, Hypotonie	60
▪ Schweißausbrüche	65
▪ Herzklopfen, Tachykardie	60
▪ Nervosität/innere Unruhe	45
▪ Gesichtsblässe	45
▪ Tremor	35
▪ Abdominalschmerzen/Flankenschmerzen	15
▪ Sehstörungen/Schwindel	15

Tabelle 14.3. Klinische Befunde, die eine erweiterte Diagnostik zum Ausschluss oder Nachweis eines Phäochromozytoms erfordern

Kriterium	Häufigkeit eines Phäochromozytoms [%]
Erstdiagnose einer arteriellen Hypertonie	<2
Schwer einstellbare Hypertonie	<2
Neurofibromatose Recklinghausen	<1
Rezidivierende hypertensive Krisen	5–10
Phäochromozytom-„typische" Symptomatik	5–10
Nebennierentumor als Zufallsbefund („Inzidentalom")	<3
Von-Hippel-Lindau'sche Erkrankung (Angiomatosis retinae et cerebri)	10–20
Multiple endokrine Neoplasie (MEN)	
Typ 2A (Sipple-Syndrom)	>50
Typ 2B	>50
Medulläres Schilddrüsenkarzinom	>50 (siehe MEN 2A +2B)

„Stumme" Phäochromozytome werden im günstigsten Fall zufällig im Rahmen einer Routineuntersuchung oder bei Auftreten tumorbedingter Verdrängungserscheinungen (Flankenschmerzen, Oberbauchschmerzen, Völlegefühl) entdeckt. Bei Fehlen „typischer" Symptome werden sie jedoch nicht selten als hormonell inaktive Tumoren („Inzidentalome") verkannt. Bei jedem unklaren Tumor im Bereich der Nebennieren oder des Grenzstranges besteht daher ebenso die Notwendigkeit einer sorgfältigen endokrinologischen Abklärung (s. Flussdiagramm Abb. 14.1) wie bei einer malignen oder mit konventionellen Antihypertensiva schlecht einstellbaren Hypertonie. Weiterhin erfordern hypertensive Krisen während einer Anästhesieeinleitung, einer Operation, als Reaktion auf einen TRH-(Thyreotropin-Releasing-Hormon)-Test oder infolge abrupter Körperbewegungen den Ausschluss oder den Nachweis eines Phäochromozytoms. Ein Drittel der Patienten mit Phäochromozytom weist katecholaminbedingte Hyperglykämien auf. In seltenen Fällen führt die akute Dekompensation einer katecholamin-induzierten Kardiomyopathie zur Diagnose eines Phäochromozytoms (Tabelle 14.2 und 14.3).

14.1.2.2 Laborchemische Diagnostik des Phäochromozytoms

Aufgrund dieses „bunten" Erscheinungsbildes wird verständlich, dass die Diagnose eines Phäochromozytoms niemals durch klinische Parameter allein gestellt werden kann, sondern in jedem Fall den biochemischen Nachweis einer pathologisch erhöhten Katecholaminproduktion erfordert. Während die physiologische Katecholaminsekretion der Kontrolle übergeordneter zentralnervöser Zentren untersteht und entsprechend den jeweiligen Erfordernissen stimuliert wird, unterliegen die Synthese, Speicherung und Sekretion der tumoreigenen Hormone keiner – im physiologischen Sinne – geregelten Ordnung. Diese Autonomie bedingt vielfach stark schwankende Katecholaminspiegel im Plasma und muss bei der Bewertung normaler oder nur mäßig erhöhter Konzentrationen berücksichtigt werden.

Die Katecholamine werden teilweise im Tumor selbst oder in der Leber metabolisiert und einerseits vor allem als Vanillinmandelsäure sowie in geringerem Maße als methylierte Zwischenprodukte (Metanephrine), andererseits aber auch direkt als freie Katecholamine über die Nieren in den Urin ausgeschieden (Abb. 14.2).

Bestimmung der Katecholamine im Urin. Die Bestimmung der freien Katecholamine und der erwähnten Metaboliten im 24-Stunden-Sammelurin gehört zur Basisdiagnostik bei klinischem Verdacht auf ein Phäochromozytom. Voraussetzung für eine genaue Messung ist eine vollständige Sammlung der 24-Stunden-Urinmenge.

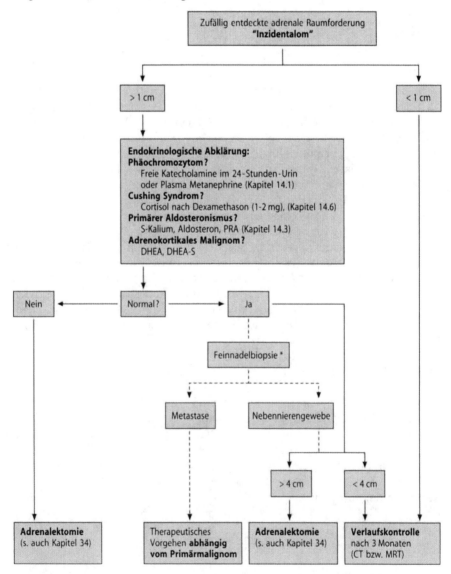

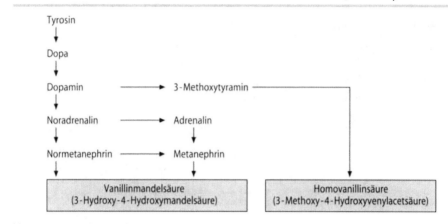

Abb. 14.2. Katecholaminstoffwechsel

Bei etwa 95% der Patienten mit Phäochromozytom lässt sich durch Bestimmung der freien Katecholamine (Noradrenalin bzw. Norepinephrin, Adrenalin bzw. Epinephrin) oder der Metanephrine im 24-Stunden-Sammelurin eine exakte Diagnose treffen. Differentialdiagnostisch weitgehend wertlos sind jedoch mäßig erhöhte Werte (Tabelle 14.4), da diese gelegentlich auch bei primärer Hypertonie nachweisbar sind (Abb. 14.3).

Der Urin ist anzusäuern und nach der Sammlung gekühlt zu lagern. Um die korrekte Sammlung zu überprüfen, ist das Kreatinin mitzubestimmen.

Eine Bestimmung der Katecholamine bzw. der Abbauprodukte im Spontanurin ist ebenfalls möglich und wird von einigen Arbeitsgruppen für praktikabler und hinsichtlich der diagnostischen Aussagekraft der 24-Stunden-Sammlung als nahezu gleichwertig angesehen. Die eigenen Erfahrungen mit dieser Methode sind deutlich schlechter, sodass ich Urinbestimmungen bei Phäochromozytomverdacht prinzipiell im (24-Stunden-)Sammelurin empfehle.

Abb. 14.1. Diagnostisches Vorgehen bei zufällig entdeckter Raumforderung der Nebenniere: Sowohl im Rahmen der Hypertonie-Diagnostik (Sonografie, s. Kapitel 7) als auch bei anders begründeten Untersuchungen des Abdomens (CT, MRT) finden sich in bis zu 0,4% aller abdominellen CT-Untersuchungen eine Raumforderung der Nebennieren (definiert als Tumor >1 cm). Während der Befund eines adrenalen Tumors als Ergebnis der Screeninguntersuchung bei Erstdiagnose einer Hypertonie trotz fehlender endokrinologischer Begleitsymptomatik streng genommen nicht zufällig gestellt wird, unterscheidet sich das weitere diagnostische Vorgehen nicht von jenem bei tatsächlichem „Inzidentalom". In den meisten Fällen haben Inzidentalome keinen Krankheitswert, sodass die diagnostischen Maßnahmen den Patienten nicht unnötig verunsichern sollten. Dennoch sind endokrinologisch wenig aktive Nebennierentumoren auszuschließen. Adrenale Raumforderungen >4 cm sollten wegen des Malignitätsrisikos operativ entfernt werden; kleinere Tumoren sind in einem Zeitraum von 3–6 Monaten zu kontrollieren. Da eine Größenzunahme nicht zwangsläufig einer malignen Entartung gleichzusetzen ist, empfehle ich den Befund kernspintomografisch zu erheben, um möglichst qualitativ verwertbare Informationen über die als wichtiger eingestufte Morphologie der Nebenniere zu erhalten. *PRA* Plasma-Renin-Aktivität; *(S-)DHEA* Dehydroepiandrosteron(-sulfat).
* Feinnadelbiopsie nur bei zusätzlichem klinischen Malignomverdacht (nicht erklärbare Gewichtsabnahme innerhalb kurzer Zeit, erhöhte Blutsenkungsgeschwindigkeit usw.)

Tabelle 14.4. Katecholaminkonzentrationen in Plasma und 24-Stunden-Sammelurin

Untersuchungs-medium	Katecholaminart	Normwert	Grenzwert*	Phäochromozytom
Plasma	Adrenalin + Noradrenalin (ng/l)	<500	500–2000	>2000
	Metanephrin + Normetanephrin (pg/ml)	<100		>100
Urin	Adrenalin + Noradrenalin (µg/24 h)	<50	51–200	>200
	Vanillinmandelsäure (mg/24 h)	2–6	7–15	>15
	Gesamt-Metanephrine (mg/24 h)	<0,5	0,5–2,5	>2,5

* Grenzwertige Katecholaminkonzentrationen erfordern wiederholte Bestimmungen oder eine erweiterte Diagnostik (s. auch Abb. 14.7)

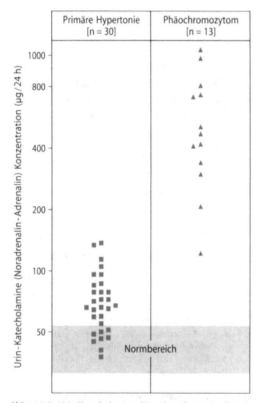

Abb. 14.3. Urin-Katecholamine (Noradrenalin und Adrenalin; µg/24 h) bei Patienten mit primärer Hypertonie und Phäochromozytom: Zu beachten ist, dass von den hier untersuchten primären Hypertonikern mit rezidivierenden Blutdruckkrisen mehr als 60% Urin-Katecholaminkonzentrationen aufwiesen, die ebenfalls oberhalb des Normbereichs lagen. Quelle: Stimpel M et al. (1988) Dtsch med Wschr 113:130–134

Bestimmung von Noradrenalin und Adrenalin im Plasma. Die Bestimmung der Katecholamine Noradrenalin und Adrenalin im Plasma ist eine weitere Möglichkeit, eine pathologisch gesteigerte Katecholaminproduktion nachzuweisen. Diese Untersuchung ist jedoch nur sinnvoll, wenn die Blutabnahme über eine mindestens 30 Minuten zuvor gelegte Verweilkanüle („Braunüle") gewährleistet ist und der Patient sich ca. 30–60 Minuten vor der Blutentnahme liegend in einem weitgehend abgeschirmten Raum aufhalten kann. Sollten diese – zugegeben optimalen Bedingungen – nicht vorhanden sein, empfehlen wir auf diese Untersuchung zu verzichten, da einerseits falsch-positive Ergebnisse überdurchschnittlich häufig sind und andererseits – daraus resultierend – Kosten ohne diagnostischen Zugewinn entstehen. Eine „Ausnahmeindikation" der unvorbereiteten Blutentnahme zur Katecholaminbestimmung im Plasma stellt die hypertensive Krise dar.

Bestimmung von Normetanephrin und Metanephrin im Plasma. In neueren Untersuchungen wurde die Bestimmung der freien, O-methylierten Abbauprodukte Normetanephrin und Metanephrin als zuverlässigster Test zum biochemischen Nachweis eines Phäochromozytoms empfohlen.
Offensichtlich werden die in den Tumoren synthetisierten Katecholamine zum überwiegenden Teil auch innerhalb des Tumors durch die membranständige Katechol-O-Methyltransferase (COMT) zu Metanephrinen abgebaut. Im Unterschied zu den Katecholaminen, die nicht von allen Phäochromozytomen sezerniert, sondern – zumindest vorübergehend – im Tumor gespeichert werden, erfolgt eine Sekretion der Abbauprodukte auf kontinuierlicher Basis. Entsprechend fand sich nur für die Abbauprodukte Metanephrin und Normetanephrin, nicht aber für Adrenalin und Noradrenalin, eine positive Korrelation zwischen Plasmaspiegel und Tumorgröße.
An einem Kollektiv von Patienten mit bekanntem Von-Hippel-Lindau-Syndrom bzw. MEN 2, bei denen mehrere biochemische Testverfahren zum Ausschluss oder Nachweis eines Phäochromozytoms miteinander verglichen wurden, ergab sich für die Bestimmung der Plasma-Metanephrine die höchste diagnostische Treffsicherheit (Sensitivität 97%, Selektivität 96%). Langzeiterfahrungen an größeren Patientenzahlen müssen jedoch erst noch zeigen, ob die Bestimmung der Plasma-Metanephrine anderen biochemischen Markern in der Abgrenzung zur primären Hypertonie tatsächlich überlegen ist. Kritisch anzumerken ist, dass alle der bislang bekannten Testverfahren die in sie gesetzten Erwartungen nur begrenzt erfüllt haben und mit zunehmender Anwendung sowohl über falsch-positive als auch über falsch-negative Ergebnisse berichtet wurde. Sollte die Bestimmung der Plasma-Metanephrine tatsächlich das biochemische „Ei des Columbus" in der Phäochromozytom-Diagnostik sein? Ich bin da sehr skeptisch. – Eine Kombination dieses Testes mit der Katecholaminbestimmung (bzw. der Metanephrine) im 24-Stunden-Sammelurin dürfte jedoch die biochemischen Nachweismöglichkeiten eines Phäochromozytoms sinnvoll bereichern.

14.1.2.3 Suppressionstests als weiterführende Untersuchungsverfahren in der Phäochromozytom-Diagnostik

Ergeben die Katecholaminbestimmungen keinen eindeutig zuzuordnenden Befund, empfiehlt sich die Durchführung eines Suppressionstestes mit Clonidin. Da die physiologische, nicht aber eine autonome Katecholaminsekretion durch Clonidin supprimiert werden kann, lässt der Vergleich der Katecholaminkonzentrationen im Urin oder Plasma vor und nach Clonidin-Gabe differentialdiagnostische Rückschlüsse auf die zugrundeliegende Erkrankung zu.

Clonidin-Hemmtest mit Bestimmung der Plasma-Katecholamine. Der orale Clonidin-Hemmtest mit vorheriger und nachfolgender Bestimmung der Plasmakatecholamine wird am liegenden Patienten durchgeführt. Nach Applikation von 0,15 bis 0,3 mg Clonidin erfolgen Blutentnahmen zur Plasma-Katecholaminbestimmung in stündlichen oder halbstündlichen Abständen über einen Zeitraum von drei Stunden. Die diagnostische Treffsicherheit des Testes wird unterschiedlich bewertet. In eigenen Untersuchungen fand sich im Vergleich zur wiederholten Katecholaminbestimmung im Urin kein diagnostischer Zugewinn. Während Tumoren mit exzessiver Katecholaminsekretion eindeutig identifiziert werden konnten, ermöglichte dieser Test bei (postoperativ gesicherten) Phäochromozytomen mit geringer Katecholaminsekretion keine diagnostische Abgrenzung zu einer primären Hypertonie. Ich empfehle den Clonidin-Test mit Katecholaminbestimmung im Plasma daher nur bei Patienten, bei denen eine zuverlässige Urinsammlung nicht gewährleistet (inkontinente Patienten, Kinder) oder nicht möglich (terminalniereninsuffiziente Patienten) ist. Ohnehin sollte dieser Funktionstest wegen des hohen Personal-, Zeit- und Kostenaufwandes nur in Spezialambulanzen oder unter stationären Bedingungen durchgeführt werden.

Clonidin-Hemmtest mit Bestimmung der Katecholamine im Tages- und Nachturin („Übernacht"-Clonidin-Hemmtest). Eine einfach durchzuführende Variante des zuvor beschriebenen Suppressionstestes ist die Bestimmung der Katecholaminkonzentration im Nachturin nach abendlicher Gabe von 0,15 bis 0,3 mg Clonidin (Sammelperiode von 21–7 Uhr, Bettruhe). Bereits durch die Nachtruhe ist bei Normalpersonen bzw. Patienten mit essentieller Hypertonie mit einer deutlichen Abnahme der Katecholaminsekretion zu rechnen, die nach abendlicher Clonidin-Einnahme akzentuiert bzw. vollständig supprimiert wird (Abb. 14.4). Bei Vorliegen eines Phäochromozytoms wird nur die physiologische, nicht aber die tumorbedingte, autonome Katecholaminsekretion supprimiert. Bei sezernierenden Phäochromozytomen sind somit trotz Schlaf und Clonidin-Gabe erhöhte Katecholaminkonzentrationen im Urin zu erwarten (Abb. 14.3). Da dieser Test einfach und ohne großen Aufwand durchführbar ist, bietet er sich bei stationären Patienten als alternative Basisdiagnostik zur üblichen Katecholaminbestimmung im 24-Stunden-Sammelurin an.

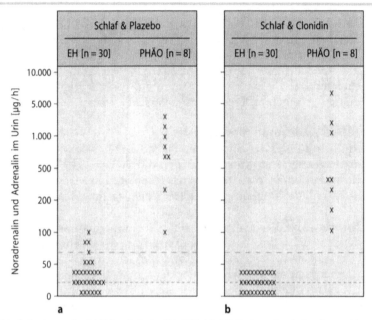

Abb. 14.4. Urin-Katecholamine nach nächtlicher Bettruhe (21–7 Uhr) bei Patienten mit primärer Hypertonie (EH) und rezidivierenden Episoden von Blutdruckexazerbationen und bei Patienten mit postoperativ bestätigtem Phäochromozytom (PHÄO). **a** Schlaf allein supprimiert die Katecholamin-Sekretion nicht bei allen primären Hypertonikern. **b** Die Katecholamine sind bei Patienten mit primärer Hypertonie nach abendlicher Clonidingabe vollständig supprimiert und erlauben so eine eindeutige Abgrenzung zwischen primärer Hypertonie und Phäochromozytom mit (durch Clonidin) nichtsupprimierbarer Katecholaminsekretion. Nach Stimpel et al (1993) Hypertension 21:131

Wenngleich bislang keine falsch-negativen Testergebnisse publiziert worden sind, ist dennoch damit zu rechnen, dass auch dieser Funktionstest nicht in der Lage ist, hormonell gering- oder inaktive Phäochromozytome biochemisch von einer primären Hypertonie zuverlässig abzugrenzen.

14.1.2.4 Provokationsteste

Provokationsteste mit Histamin oder Tyramin sind heute wegen der Gefährdung der Patienten bei gleichzeitiger Verfügbarkeit anderer, diagnostisch aussagekräftigerer Nachweismethoden obsolet.

In dem extrem seltenen Fall eines dringenden Phäochromozytomverdachts trotz normotoner Blutdruckwerte und normaler Plasma- und Urinkatecholamine ist die Durchführung eines Glukagon-Testes unter Vorbehalt zu vertreten, wenn eine intensivmedizinische Überwachung gewährleistet ist.

Die (intravenöse) Applikation von Glukagon (0,1–1,0 mg) führt bei Patienten mit Phäochromozytom zu einer (oft massiven) Blutdrucksteigerung und zu einer mehr als dreifach gesteigerten Freisetzung von Katecholaminen. Die vorherige Gabe eines a-Rezeptorenblockers oder eines Kalziumantagonisten soll den Blutdruckanstieg, nicht jedoch den diagnostisch wertvollen Anstieg der Katecholamine bei Patienten mit Phäochromozytom verhindern.

14.1.2.5 Unspezifische Laborbefunde beim Phäochromozytom

Metabolische und hormonelle Veränderungen (verminderte Glukosetoleranz, Laktatazidose, sekundärer Aldosteronismus), die häufig bei Patienten mit Phäochromozytom nachweisbar und als Folge der gesteigerten Katecholaminfreisetzung aus den Tumoren zu interpretieren sind, besitzen lediglich geringen differentialdiagnostischen Wert.

14.1.2.6 Lokalisationsdiagnostik

Ähnlich problematisch wie der biochemische Nachweis einer pathognomonisch gesteigerten Katecholaminproduktion bei klinisch „stummen" Phäochromozytomen gestaltet sich mitunter die Lokalisationsdiagnostik bei klinisch und biochemisch gesichertem Phäochromozytom.

Nichtinvasive Verfahren. Während Nebennierentumoren mit einem Durchmesser von mehr als zwei Zentimeter sonografisch, computertomografisch (CT; Abb. 14.5) oder kernspintomografisch (MRT) meist problemlos erfasst werden können, entziehen sich kleinere oder extraadrenal gelegene Tumoren relativ häufig dem Nachweis durch diese Lokalisationsverfahren.

Als weiterführende Untersuchung empfiehlt sich die Durchführung einer Szintigrafie mit [131]-J-Meta-Jodobenzylguanidin (MIBG) nach zuvor durchgeführter „Schilddrüsenblockade" mittels Natriumperchlorat. Auch bei bereits lokalisiertem Phäochromozytom sollte zum Ausschluss weiterer katecholaminproduzierender Tumoren diese Untersuchung ergänzend durchgeführt werden (Abb. 14.6). Die szintigrafische Darstellung eines Phäochromozytoms mittels radiomarkiertem Octreotid, einem Somatostatin-Analogon, ist gegenwärtig in der Evaluationsphase. Eine erste, eingeschränkt aussagefähige Vergleichsstudie bei Patienten mit malignem Phäochromozytom ergab jedoch eine im Vergleich zu MIBG geringere Sensitivität.

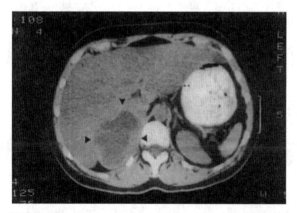

Abb. 14.5. CT eines etwa 6×9 cm großen, postoperativ histologisch bestätigten, benignen Phäochromozytoms der rechten Nebenniere bei einer zum Zeitpunkt der Diagnose 39-jährigen Patientin. – Persistierende Hypertonie (ca. 180/110 mmHg), Urin-Katecholamine bei dreimaligen Messungen zwischen 625 und 912 µg/24 h (Normbereich: Bis 55 µg/24 h)

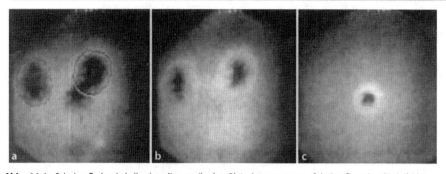

Abb. 14.6. Szintigrafische Lokalisationsdiagnostik des Phäochromozytoms: Szintigrafie mit 131-Jod-Meta-benzylguanidin (^{131}J-MIBG) bei einem 53-jährigen männlichen Patienten mit postoperativ histologisch gesichertem, linksseitigem Phäochromozytom. – Anamnestisch waren seit etwa 2 Jahren rezidivierende Kopfschmerzen, Schweißausbrüche, Tachykardien und eine arterielle Dauerhypertonie mit intermittierenden Blutdruckkrisen bekannt. **a** Szintigrafische Lokalisation des Phäochromozytoms 72 h p.i. mit Aktivitätsanreicherung in Projektion auf die linke Nebenniere. **b** Markierung der Nieren mit ^{99m}Tc.-DMSA. **c** Rechnerische Summation der beiden statischen Aufnahmen mit ^{131}J-MIBG und ^{99m}Tc.-DMSA in analoger Positionierung des Patienten: Kennzeichnung der Nieren mit Hilfe einer ROI (*region of interest*). Die Aktivitätsanreicherung **a** projiziert sich auf den kranialen linken Nierenpol und lässt sich der Nebenniere zuordnen. (Mit freundlicher Genehmigung von Frau Dr. Beate Kozak, Medizinisches Centrum Bonn)

Invasive Diagnostik. Die etagenweise Blutentnahme zur Katecholaminbestimmung aus der Vena cava und deren Nebenäste stellt sicherlich das zuverlässigste – allerdings invasive – Lokalisationsverfahren dar. Bei dieser Untersuchung wird der Ort des Tumors aufgrund der Konzentrationsunterschiede zwischen Einmündung der Tumorvene und den übrigen Entnahmestellen eingegrenzt bzw. lokalisiert.

Aufgrund der hohen diagnostischen Treffsicherheit der heute verfügbaren nichtinvasiven bildgebenden Verfahren dürfte eine etagenweise Blutentnahme zur Katecholaminbestimmung nur noch in extrem seltenen Fällen indiziert sein.

14.1.2.7 Obligate Zusatzuntersuchungen bei nachgewiesenem Phäochromozytom

Phäochromozytome sind häufig mit anderen Organerkrankungen assoziiert (Tabelle 14.1). Jede gesicherte Diagnose eines Phäochromozytoms erfordert daher den Ausschluss oder Nachweis dieser Erkrankungen. Insbesondere sollte gedacht werden an eine multiple endokrine Neoplasie mit der häufigen Kombinationsvariante eines medullären Schilddrüsenkarzinoms und (oder) eines Nebenschilddrüsentumors (Tabelle 14.1). – Eine Sonografie der Schilddrüse sowie Bestimmungen von Calcitonin (gegebenenfalls nach Pentagastrin-Stimulation), Kalzium und Parathormon stellen daher obligate Zusatzuntersuchungen dar (s. auch Flussdiagramm Abb. 14.7).

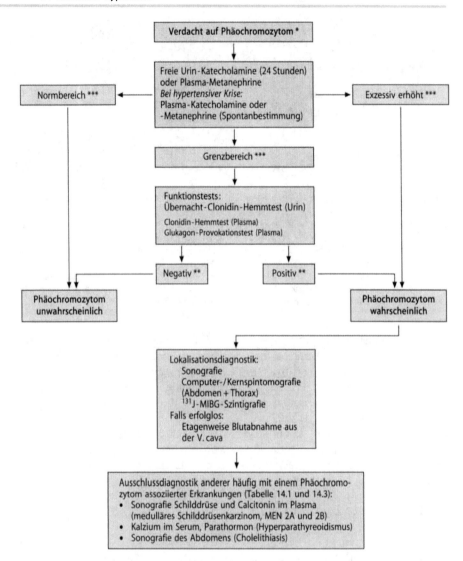

Abb. 14.7. Diagnostisches Vorgehen bei Phäochromozytomverdacht. * S. Tabelle 14.2 und 14.3. ** Übernacht-Clonidin-Hemmtest (Urin; *overnight clonidine suppression test*): Positiv: Keine oder nur minimale Suppression der Katecholamine im Nachturin (Sammelperiode: 21–7 Uhr); Negativ: Starke oder völlige Suppression der Katecholamine im Nachturin (Sammelperiode: 21-7 Uhr). Weniger empfehlenswert: Clonidin-Hemmtest (Plasma): Positiv: Kein signifikanter Abfall von Noradrenalin und Adrenalin; Negativ: Abfall der Ausgangswerte von Noradrenalin und Adrenalin auf Normalwerte. Nicht zu empfehlen (seltene Ausnahme s. Text): Glukagon-Test: Positiv: Mindestens 2- bis 3facher Anstieg von Noradrenalin und Adrenalin im Plasma; Negativ: Kein signifikanter Anstieg von Noradrenalin und Adrenalin. *** S. Tabelle 14.4

▪ Zusammenfassung (Kapitel 14.1)

▪ Das klinische Beschwerdebild bei Phäochromozytom ist unspezifisch; rezidivierende hypertensive Krisen mit akuter kardialer Dekompensation sind ebenso wie völlig symptomfreie Verläufe beschrieben worden.

▪ Die klinische Verdachtsdiagnose eines Phäochromozytoms erfordert immer den biochemischen Nachweis einer pathologisch gesteigerten Katecholaminproduktion.

▪ Die Bestimmung der freien Katecholamine im Urin oder der Metanephrine nach 24-stündiger Sammelperiode ist eine einfache, zuverlässige und ambulant gut initiierbare Laboruntersuchung zum biochemischen Nachweis eines Phäochromozytoms.

▪ Die Bestimmung der Plasma-Metanephrine ist ein weiteres biochemisches Testverfahren, das nach ersten Erfahrungen eine sehr hohe diagnostische Zuverlässigkeit aufweist, dessen endgültiger Stellenwert in der Phäochromozytom-Diagnostik jedoch erst zu definieren ist, wenn praktische Erfahrungen aus größeren Patientenkollektiven vorliegen.

▪ Wiederholt bestimmte, mäßig erhöhte Katecholamine stellen eine überaus problematische diagnostische Grauzone dar. In derartigen Fällen kann ergänzend ein Suppressionstest mit Clonidin durchgeführt werden.

▪ Tumoren mit einem Durchmesser von mehr als zwei Zentimetern lassen sich häufig sonografisch darstellen.

▪ Computer- bzw. Kernspintomografie und ^{131}J-MIBG-Szintigrafie sind die zuverlässigsten Lokalisationsverfahren und sollten bei jedem begründeten Verdacht auf ein Phäochromozytom oder bei bereits erfolgtem biochemischen Nachweis zum Ausschluss weiterer Katecholamin-produzierender Tumoren durchgeführt werden.

▪ Die gesicherte Diagnose eines Phäochromozytoms erfordert den Ausschluss oder Nachweis häufig assoziierter Erkrankungen. Da hierbei den multiplen endokrinen Neoplasien eine besondere Bedeutung zukommt, stellen eine Sonografie der Schilddrüse sowie Bestimmungen von Calcitonin, Kalzium und Parathormon obligate Zusatzuntersuchungen dar.

▪ 14.2 Primärer Mineralokortikoidismus

Unter dem Begriff „primärer Mineralokortikoidismus" werden endokrine Krankheitsbilder zusammengefasst, die aufgrund einer endogenen Überproduktion von Aldosteron oder mineralokortikoidwirksamen Vorstufen der Steroidbiosynthese mit einer arteriellen Hypertonie einhergehen. Folgende Erkrankungen lassen sich hier zuordnen:

▓ Primärer Aldosteronismus
▓ DOC-(Deoxykortikosteron-) und andere mineralokortikoidähnliche Vorstufen der Steroidbiosynthese produzierende Tumoren
▓ Adrenogenitales Syndrom/Kongenitale adrenale Hyperplasie.

Gemeinsames Merkmal der mineralokortikoidbedingten Hypertonie ist das gleichzeitige Auftreten einer mehr oder weniger stark ausgeprägten Hypokaliämie.

▓ 14.3 Primärer Aldosteronismus

Der primäre Aldosteronismus ist gekennzeichnet durch eine autonome Überproduktion von Aldosteron.

Hiervon zu unterscheiden ist der sekundäre Aldosteronismus, der Folge einer gesteigerten, meist ebenfalls reaktiven (sekundären) Reninsekretion ist. Ein primärer Reninismus als Ursache eines sekundären Aldosteronismus ist eine Rarität.

Folgende Krankheitsbilder, die mit einer Hypertonie und einem sekundären Aldosteronismus einhergehen, werden an anderer Stelle abgehandelt:
▓ Sekundärer Aldosteronismus bei primärem Reninismus:
  – Reninsezernierende Tumoren (Kapitel 14.8).
▓ Sekundärer Aldosteronismus bei „sekundärem Reninismus":
  – Diuretikabehandelte primäre Hypertonie (Kapitel 7.3),
  – ovulationshemmerinduzierte Hypertonie (Kapitel 17.1.1),
  – renoparenchymatöse Hypertonie (einige Formen) (Kapitel 13.1),
  – renovaskuläre Hypertonie (Kapitel 13.2),
  – Phäochromozytom (Kapitel 14.1).

14.3.1 Differenzierung und Pathogenese des primären Aldosteronismus

Gemeinsames Merkmal der ätiologisch heterogenen Formen des primären Aldosteronismus ist die reninunabhängige Überproduktion des in der Zona glomerulosa bzw. in der Zona fasciculata (Besonderheit des Dexamethason supprimierbaren Hyperaldosteronismus, s. unten) gebildeten Nebennierenrindenhormons Aldosteron mit konsekutiver Hypertonie, Hypokaliämie, Hyporeninämie und metabolischer Alkalose. Während eine adrenale Autonomie der pathologischen Aldosteronproduktion beim Nebennierenrindenadenom (sog. Conn-Syndrom; aldosteronproduzierendes Adenom = APA), -karzinom und der sog. primären Nebennierenrindenhyperplasie (primär adrenale Hyperplasie = PAH) als gesichert gilt, wird bei der idiopathischen bilateralen Nebennierenrindenhyperplasie (idiopathischer Hyperaldosteronismus = IHA) eine primär extraadrenale Störung vermutet. Begründet wird diese Annahme durch den Nachweis eines im Blut von Patienten mit IHA nachweisbaren und – zumindest im Tierexperiment – aldosteronstimulierenden Faktors. Ein weiteres Indiz für die sekundäre Genese dieser Form des Aldosteronexzesses ist die Erfahrung, dass eine operative Entfernung der Nebennieren nicht zu einer Heilung der Hypertonie führt.

Eine weitere Sonderform ist der Dexamethason supprimierbare Hyperaldosteronismus (= DSH; Synonyme: familiärer Hyperaldosteronismus Typ I; glukokortikoidheilbarer Aldosteronismus), für den mittlerweile ein autosomal dominanter Erbgang nachgewiesen werden konnte. Ursächlich für dieses Krankheitsbild ist eine ungleiche Fusion von Sequenzen des 11β-Hydroxylasegens und des Aldosteronsynthasegens (beide lokalisiert auf Chromo-

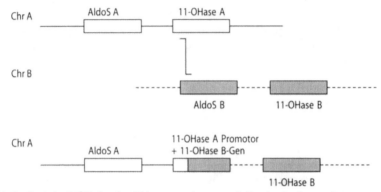

Abb. 14.8. Chimäre Form des 11β-Hydroxylase/Aldosteronsynthasegens als Ursache des Dexamethason supprimierbaren Aldosteronismus (familiärer Hyperaldosteronismus Typ 1). Nach Lifton et al. (1992) Nature 355:262–265

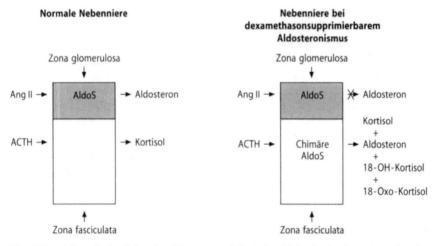

Abb. 14.9. a) Normale Regulation der Aldosteron- und Kortisolproduktion in der Zona glomerulosa bzw. der Zona fasciculata der Nebennierenrinde. b) Veränderte Verhältnisse bei Dexamethason supprimierbarem Aldosteronismus (DSH): Die enzymatische Aktivität der ektopisch exprimierten Aldosteronsynthase (chimäre AldoS) in der Zona fasciculata führt zum klinischen Bild des DSH. Nach Lifton et al. (1992) Nat Genet 2:66–74

som 8) (Abb. 14.8), deren Genprodukte für den letzten Schritt in der Gluko-kortikoid- (Zona fasciculata) bzw. in der Aldosteronsynthese (Zona glomeru-losa) verantwortlich sind (Abb. 14.9). Das resultierende und bei betroffenen Patienten nachweisbare chimäre Gen (Abb. 14.8) induziert die Synthese eines Enzyms, welches untypischerweise in der Zona fasciculata zu einer Bildung von 18-hydroxylierten Steroiden und nachfolgend zu einer vermehrten Pro-duktion von Aldosteron und 18-Hydroxykortisol führt. Die ACTH-Abhängig-keit der Zona fasciculata (und des fälschlicherweise gebildeten Enzyms) be-dingt, dass bereits physiologische ACTH-Plasmaspiegel zu einer deutlich ge-steigerten Bildung von Aldosteron (und 18-hydroxylierten Vorstufen bzw. 18-Hydroxykortisol) mit nachfolgender Unterdrückung der Angiotensin-II-abhängigen Aldosteronproduktion in der Zona glomerulosa führen (Abb. 14.9). Die Supprimierbarkeit der ACTH-Sekretion durch exogen zugeführte Glukokortikoide macht deren Therapieerfolg bei dieser, auf einem Gendefekt beruhenden Form des primären Aldosteronismus verständlich.

14.3.2 Pathophysiologische Folgen des Aldosteronexzesses

Die akute blutdrucksteigernde Wirkung des Aldosterons beruht vorwiegend auf einer initialen, intravasalen Volumenerhöhung. Pathogenetische Ursa-che ist eine (aldosteronbedingte) vermehrte renale Rückresorption von Na-trium, die im distalen Tubulus im Austausch gegen Wasserstoff und Kalium erfolgt. Die Ursache der Hypertonie bei chronischer Aldosteronüberpro-duktion ist bislang nicht vollständig geklärt, da eine persistierende Volu-menerhöhung beim primären Aldosteronismus nur selten beobachtet wird. Eine direkt vasokonstriktorische Aldosteronwirkung sowie eine Interferenz dieses Hormons mit einem hypothalamischen kardiovaskulären Regulati-onszentrum müssen gegenwärtig noch als spekulative Ursachen der chro-nischen Blutdruckerhöhung angesehen werden.

Der Kaliumverlust beim primären Aldosteronismus verläuft progredient. Demgegenüber ist die Natriumretention meistens nur von vorübergehender Natur, weshalb eine ausgeprägte Hypernatriämie bei Patienten mit primä-rem Aldosteronismus selten ist. Obwohl erhöhte Plasmaspiegel des atrialen natriuretischen Peptids (ANP) sowohl bei Patienten mit primärem Aldoste-ronismus als auch bei medikamentös induziertem Mineralokortikoidismus beobachtet werden, kann der bislang bekannte Wirkungsmechanismus die-ses in myokardialen Zellen des Vorhofs sezernierten Hormons die Ursache dieses „Natrium-Escape-Phänomens" nicht vollständig erklären.

14.3.3 Klinisches Beschwerdebild

Das klinische Beschwerdebild des primären Aldosteronismus ist unspezi-fisch und daher differentialdiagnostisch nur sehr eingeschränkt verwertbar. Pathophysiologisch sind sämtliche Symptome als Folgeerscheinungen der Aldosteronüberproduktion zu interpretieren, wobei die durch den progre-

Tabelle 14.5. Klinisches Beschwerdebild bei primärem Aldosteronismus

Klinischer(s) Befund/Beschwerdebild	Häufigkeit [%]
Hypertonie	100
Hypokaliämie	90
EKG-Veränderungen	80
Muskelschwäche	80
Polyurie	70
Kopfschmerzen	65
Polydipsie	45
Parästhesien	25
Sehstörungen	20
Müdigkeit	20
Intermittierende Lähmungen	20
Intermittierende Tetanie	20
Muskelschmerzen	15

dienten Kaliumverlust bedingte relative Hyperpolarisation von quergestreifter (Muskelschwäche), glatter (Obstipation) und Herz-Muskulatur (EKG-Veränderungen: ST-Streckensenkungen, T-Wellenabflachungen, TU-Verschmelzungswellen) sowie die Hypertonie (Kopfschmerzen, Sehstörungen) die wichtigsten Kausalfaktoren darstellen dürften (Tabelle 14.5).

■ Zusammenfassung (Kapitel 14.3.1 bis 14.3.3)

■ Unter der Krankheitsbezeichnung „Primärer Aldosteronismus" lassen sich pathogenetisch unterschiedliche Formen einordnen:
- Aldosteronproduzierendes Nebennierenrindenadenom (Conn-Syndrom),
- Nebennierenrindenkarzinom,
- Primäre Nebennierenrindenhyperplasie (primär adrenale Hyperplasie),
- Idiopathische bilaterale Nebennierenrindenhyperplasie (Idiopathischer Hyperaldosteronismus) und
- Dexamethasonsupprimierbarer Hyperaldosteronismus.
■ Klinische Leitsymptome des primären Aldosteronismus sind Hypertonie, Hypokaliämie, Hyporeninämie und metabolische Alkalose.
■ Bei primärem Aldosteronismus verläuft der renale Kaliumverlust progredient.
■ Eine Hypernatriämie und ein intravasal gesteigertes Volumen sind beim primären Aldosteronismus selten.
■ Das klinische Beschwerdebild des primären Aldosteronismus ist unspezifisch und differentialdiagnostisch kaum zu verwerten.

14.3.4 Diagnostik bei primärem Aldosteronismus

14.3.4.1 Verdachts- und Differentialdiagnose

Die häufigste Ursache einer hypokaliämischen Hypertonie dürfte eine mit Diuretika behandelte essentielle Hypertonie sein. Dennoch rechtfertigt das gemeinsame Auftreten von Hypertonie und Hypokaliämie die Verdachts-diagnose eines primären Aldosteronismus insbesondere dann, wenn Kali-umverluste über den Gastrointestinaltrakt (Diarrhoe, Laxantienabusus, häufiges Erbrechen) oder aufgrund einer Diuretika-Einnahme ausge-schlossen werden können. Auch bei Patienten mit medikamentös schwer einstellbarer bzw. therapieresistenter Hypertonie ist – neben anderen se-kundären Hypertonieformen – an das Vorliegen eines primären Aldostero-nismus zu denken. Eine Normokaliämie schließt hierbei nicht zwangsläufig eine autonome Aldosteronproduktion aus: etwa 20% aller Patienten mit primärem Aldosteronismus weisen Kaliumkonzentrationen im Plasma auf, die erst unter gezielter Kochsalzbelastung in den hypokaliämischen Bereich abfallen. – Desweiteren ist eine autonome Aldosteronproduktion bei Hyper-tonikern mit zufällig entdeckten (Sonografie, Computertomografie), ein- oder beidseitigen Nebennierenveränderungen differentialdiagnostisch zu erwägen (sog. Inzidentalome, s. Abb. 14.1).

14.3.4.2 Laborchemische Diagnose des primären Aldosteronismus

Untersuchungsbedingungen. Die Regulation des Renin-Angiotensin-Aldos-teron-Systems (RAAS) unterliegt einer Reihe von Einflussgrößen (Tabelle 14.6), die bei der Erhebung der Befunde berücksichtigt werden müssen. Voraussetzung für zuverlässige Bestimmungen der erforderlichen Labor-parameter sind optimale Untersuchungsbedingungen: Absetzen einer etwai-gen antihypertensiven Therapie (wenn möglich, 14 Tage vor dem Unter-suchungstag), ausgeglichene Diät, räumliche und zeitliche Möglichkeit der Patientenlagerung, Überwachungsmöglichkeit für mehrere Stunden sowie rasche und richtige Probenaufarbeitung insbesondere zur Bestimmung der interessierenden hormonellen Parameter (Renin bzw. Plasmareninaktivität, Aldosteron bzw. Urinmetabolite, evtl. Kortisol, evtl. Zwischenprodukte der Aldosteronbiosynthese). Häufig werden diese Voraussetzungen unter ambu-lanten Bedingungen kaum realisierbar sein, weshalb eine stationäre Einwei-sung unproblematischer und zudem für einzelne Patienten wegen der bes-seren Überwachungsmöglichkeiten ungefährlicher ist.

Laborchemische Basisdiagnostik. Zur Basisdiagnostik bei Verdacht auf pri-mären Aldosteronismus gehört die Bestimmung der Aldosteron- und Kali-umkonzentration im Plasma und im 24-Stunden-Sammelurin. Die Bestim-mung der Reninkonzentration im Plasma (oder der Plasmareninaktivität) kann ggf. vor und nach Stimulation mit 40 mg Furosemid erfolgen.

Tabelle 14.6. Bedingungen, Medikamente und Hormone, welche die Reninsekretion beeinflussen

	Renin erhöht	Renin erniedrigt
Körperlage:		
▪ Liegen		+
▪ Stehen	+	
Antihypertensiva:		
▪ Diuretika:		
Thiazide	+	
Schleifendiuretika	+	
Aldosteronantagonisten	(+)	
▪ Sympatholytika:		
Clonidin		+
Moxonidin		+
Guanfacin		+
α-Methyldopa		+
Reserpin		(+)
Urapidil		(+)
α-Rezeptorenblocker	(+)	(+)
β-Rezeptorenblocker		+
▪ Kalziumantagonisten:		
1,4-Dihydropyridine	(+)	
▪ Hemmstoffe des Renin-Angiotensin-Systems:		
ACE Inhibitor	+	
Angiotensin II-Rezeptorantagonisten	+	
Renin-Inhibitoren	+	
▪ Vasodilatatoren:		
Dihydralazin	+	
Minoxidil	+	
Nitroprussidnatrium	+	
Diazoxid	+	
Andere Medikamente:		
▪ Analgetika		+
▪ Antiphlogistika		+
▪ Antipyretika		+
▪ Lithium	+	
▪ Aminophyllin	+	
▪ Theophyllin	+	
Hormone:		
Adrenalin, Noradrenalin	+	
Aldosteron		+
ACTH		+
Atriales natriuretisches Peptid (ANP)		+
Insulin		(+)*
Östrogen	+	(+)*

() Schwacher Effekt; *Stimulation der Angiotensinogensynthese führt zu einer vermehrten Bildung von Angiotensin II; die Reninsekretion ist nur leicht gehemmt durch den negativen Angiotensin-II-Feed-back-Mechanismus

Kochsalzbelastung. Bei normokaliämische Patienten mit begründetem Verdacht (s. o.) auf das Vorliegen eines primären Aldosteronismus führt eine Kochsalzbelastung zu einem gesteigerten renalen Natrium/Kaliumaustausch, sodass sich eine latente Hypokaliämie durch dieses diagnostische Manöver demaskieren lässt. Engmaschige Labor- und EKG-Kontrollen sind wegen des hierdurch forcierten Kaliumverlustes obligat. Eine Kochsalzbelastung erhöht darüber hinaus die Spezifität der Plasmaaldosteronbestimmung, da das vermehrte Natriumangebot nur bei intaktem Regelkreis des RAAS, nicht aber bei Autonomie der Nebennierenrinde zu einer Suppression der Aldosteronsekretion führt.

Captopril-Test. Die diagnostische Wertigkeit der basalen Plasmaaldosteronbestimmung lässt sich alternativ auch durch eine vorherige medikamentöse ACE-Hemmung verbessern: Nach oraler Gabe von 25 mg Captopril kommt es bei Normalpersonen, bei primären Hypertonikern und bei Patienten mit einer renovaskulären Hypertonie (Kapitel 13.2.3.2) zu einer verminderten Synthese von Angiotensin II mit konsekutivem Abfall des arteriellen Blutdruckes, des Plasmaaldosterons und zu einem reaktiven Reninanstieg. Bei primärem Aldosteronismus ist wegen der Autonomie keine wesentliche Beeinflussung der Produktion und Sekretion von Aldosteron zu erwarten. Ein reaktiver Anstieg der supprimierten Reninsekretion bleibt daher aus, sodass sich das Verhältnis von Plasmaaldosteronkonzentration zu Plasmareninaktivität (sog. Aldosteron/Renin-Quotient) nach Captoprilgabe kaum verändert.

Bei primärer Hypertonie und – noch ausgeprägter – bei renovaskulärer Hypertonie ist dagegen eine deutliche Abnahme des Quotienten (Aldosteronabfall, Reninanstieg) zu beobachten.

Die Spezifität des Captopril-Testes lässt sich verbessern, wenn man den Aldosteron/Renin-Quotienten gegen die Höhe der Plasmaaldosteronkonzentration in einem Normogramm aufträgt (Abb. 14.10).

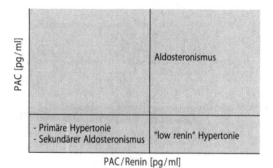

Abb. 14.10. Plasmaaldosteronkonzentrationen (PAC) und PAC/Renin-Quotient, 60 min. nach ACE-Hemmung (Captopril-Test) bei verschiedenen Hypertonieformen. Eine Sensitivität von ca. 90% spiegelt die eingeschränkte differentialdiagnostische Verwendbarkeit dieses Testes wider. Quelle: Stimpel (1992) Dtsch med Wschr 117:907–911

Der Captopril-Test weist eine hohe Sensitivität und Spezifität für den Nachweis eines primären Aldosteronismus auf. Voraussetzung für die Verwertbarkeit des Testes ist jedoch, dass eine das Ergebnis verfälschende Beeinflussung der Reninsekretion vermieden wird (s. oben bzw. Tabelle 14.6). – Der Captopril-Test ist besonders dann zu empfehlen, wenn eine Kochsalzbelastung zu risikoreich bzw. kontraindiziert ist (Patienten mit schwerer Hypertonie, höhergradigen Herzrhythmusstörungen, manifester Herzinsuffizienz, Kardiomegalie).

14.3.4.3 Differentialdiagnose der unterschiedlichen Formen des primären Aldosteronismus

Differentialdiagnose von Karzinom, DSH und PAH. Die diagnostische Unterscheidung zwischen den einzelnen Formen des primären Aldosteronismus ist insofern von Bedeutung, da nur Patienten mit APA, Karzinom und PAH von einer operativen Entfernung der betroffenen Nebenniere(n) profitieren (Kapitel 34.5).

Da DSH (Diagnose: Genanalyse, Blutdrucknormalisierung und Supprimierbarkeit der Aldosteronproduktion durch Glukokortikoide), PAH (Diagnose: Biochemie und Funktionstests wie bei Adenom) und aldosteronproduzierendes Nebennierenrindenkarzinom (Diagnose: Infiltratives Wachstum, Metastasierung, exzessive Aldosteronproduktion, stark progrediente Hypokaliämie) extrem seltene Ursachen eines primären Aldosteronismus sind (<0,1%), werden die weiteren diagnostischen Bemühungen primär auf die Unterscheidung zwischen den zwei häufigsten Formen der autonomen Aldosteronproduktion (APA und IHΛ) abzielen.

Unterscheidung zwischen Adenom und Hyperplasie durch bildgebende Verfahren. In der Regel wird die ätiologische Zuordnung durch bildgebende Verfahren erfolgen, wobei einseitige Nebennierenveränderungen für ein Adenom, beidseitige mit einer Größe von weniger als 1 cm eher für eine idiopathische Hyperplasie sprechen. Insbesondere bei Vorliegen eines Adenoms ist häufig bereits sonografisch eine differentialdiagnostische Zuordnung möglich. Ein negativer sonografischer Befund schließt jedoch eine Hyperplasie bzw. ein Adenom keineswegs aus, da APA relativ kleine Tumoren sind. Etwa 20% messen sogar weniger als 1 cm.

Computer- (CT) und Kernspintomografie (MRT) mit einer deutlich höheren Bildauflösung nehmen daher bei Verdacht auf eine Nebennierenrindenautonomie den höchsten Stellenwert in der bildgebenden Diagnostik ein. Zur exakteren Beurteilung der Morphologie sollte eines dieser Verfahren auch bei bereits sonografisch nachgewiesener Nebennierenalteration durchgeführt werden.

Die szintigrafische Darstellung aldosteronproduzierender Tumoren bzw. Hyperplasien – entweder mit ^{131}J-19-Jodocholesterol oder mit NP 59 – ist eine weitere nichtinvasive Methode, deren differentialdiagnostische Aussagekraft sich durch Gabe von Dexamethason mit resultierender ACTH-Suppression (sog. Suppressions-Szintigrafie) erhöhen lässt: Im Unterschied zu Adenomen, die sichtbar bleiben, nimmt die szintigrafische Darstellbarkeit der idiopathischen Hyperplasien nach mehrtägiger Dexamethasongabe zunehmend ab.

Biochemische Unterscheidung zwischen Adenom und idiopathischer Hyperplasie. Erlaubt die bildgebende Diagnostik aufgrund anatomisch oder dimensional (<1 cm) ungünstiger Verhältnisse der Nebennierenveränderungen keine eindeutige Unterscheidung zwischen APA und IHA, muss anhand biochemischer Parameter versucht werden, eine ätiologische Zuordnung zu treffen. Befunde, die eher für das Vorliegen eines Adenoms als für eine idiopathische Hyperplasie sprechen, sind niedrigere Plasmakaliumkonzentrationen (<3,0 mmol/l), höhere Plasmaaldosteron- und -18-Hydroxykortikosteronkonzentrationen (Zwischenprodukt in der Aldosteronbiosynthese, 18-OH-C, >100 ng/dl), ein höherer 18-OH-C/Kortisol-Quotient nach Kochsalzinfusion (>3,0), ein höherer Aldosteron/Renin-Quotient (>20) nach Captopril, unverändert hohe Plasmaaldosteronkonzentrationen nach nächtlicher Ruhe und ein Aldosteronabfall nach anschließender, vierstündiger Orthostase sowie fehlende Stimulierbarkeit der Reninsekretion unter salzarmer Kost (s. auch Tabelle 14.7). Falsch-positive „Ausreißer" durch Patienten mit IHA sowie falsch-negative Befunde bei APA werden jedoch immer wieder beobachtet. – Aus Kenntnis dieser Überlappungen wird verständlich, dass eine absolut zuverlässige Unterscheidung zwischen Adenom und Hyperplasie auch aufgrund biochemischer Parameter nicht möglich ist.

Tabelle 14.7. Klinische Kriterien zur Differenzierung zwischen aldosteronproduzierendem Adenom (APA) und idiopathischer Nebennierenrindenhyperplasie (Idiopathischer Hyperaldosteronismus = IHA)

	APA	IHA
Nebennierenveränderungen (US, CT, MRT, Szinitigrafie)		
Einseitig	+	–
Beidseitig	–	+
Serumkalium <3,0 mmol/l	+	–
PAC erhöht (nach Captopril)	+	–
PAC/Renin-Quotient (nach Captopril) >20	+	–
Orthostatische Reaktion		
PAC-Anstieg	–	+
PAC-Abfall	+	–
Serum-18-OH-Kortikosteron		
>100 ng/dl	+	–
<100 ng/dl	–	+
Serum-18-OH-Kortikosteron/Kortisol-Quotient (nach Kochsalzinfusion) >3,0	+	–
Stimulierbarkeit der Reninsekretion unter kochsalzarmer Diät	–	+

+ Diagnose eher wahrscheinlich; – Diagnose eher unwahrscheinlich; *PAC* Plasmaaldosteronkonzentration

Die höchste differentialdiagnostische Treffsicherheit bei primärem Aldosteronismus wird durch die seitengetrennte Aldosteronbestimmung im Nebennierenvenenblut erreicht. Eine einseitige Aldosteronerhöhung spricht für das Vorliegen eines ipsolateralen Adenoms, eine beidseitige für eine Hyperplasie. Um einerseits eine Fehllage des Katheters bei der Blutentnahme, andererseits ein „Sekretionstief" des Hormons auszuschließen, sollte stets eine gleichzeitige Abnahme des Kortisols vor und nach ACTH-Stimulation erfolgen. Aufwand, Belastung des Patienten und Risiken (Schädigungen des Nebennierengewebes) erfordern jedoch eine äußerst strenge Indikationsstellung dieses invasiven Untersuchungsverfahrens.

Trotz aller Bemühungen wird eine eindeutige differentialdiagnostische Zuordnung bei einigen Patienten zumindest kurzfristig nicht möglich sein. In diesen Fällen empfehle ich, zunächst eine medikamentöse Therapie einzuleiten, die Patienten engmaschig über einen Zeitraum von 6–12 Monaten zu beobachten und anschließend nochmals eine komplette Diagnostik (Abb. 14.11) möglichst unter stationären Bedingungen durchzuführen.

Das diagnostische Vorgehen bei Verdacht auf einen primären Aldosteronismus ist in Abb. 14.11 als Flussdiagramm zusammengefasst.

▪ Zusammenfassung (Kapitel 14.3.4)

- Die hypokaliämische Hypertonie ist das Leitsymptom des primären Aldosteronismus; die häufigste Ursache für eine hypokaliämische Hypertonie ist jedoch die diuretikabehandelte primäre Hypertonie.
- Die Diagnose des primären Aldosteronismus ergibt sich aus der Befundkonstellation erhöhter Aldosteronkonzentrationen bei supprimierter bzw. erniedrigter Plasmareninaktivität.
- Unter ambulanten Bedingungen sollte Aldosteron im 24-Stunden-Sammelurin bestimmt.
- Die Grundvoraussetzung für verwertbare Renin- und Aldosteronbestimmungen im Plasma sind konstante Untersuchungsbedingungen, eine mindestens zwei Wochen zuvor abgesetzte antihypertensive Therapie und eine sachgerechte Verarbeitung der entnommenen Blutproben.
- Die therapeutisch relevante Unterscheidung zwischen Adenom und idiopathischer Nebennierenrindenhyperplasie kann am ehesten im Rahmen der bildgebenden Lokalisationsdiagnostik mittels Computertomografie, MRT und/oder Szintigrafie erfolgen.
- Einseitige Nebennierenveränderungen größer als 1 cm sprechen für ein Adenom, beidseitige Veränderungen kleiner als 1 cm eher für eine idiopathische Hyperplasie.
- Die Bestimmung weiterer biochemischer Parameter liefert zusätzliche Kriterien, die in Verbindung mit der bildgebenden Diagnostik in den meisten Fällen eine zuverlässige Unterscheidung zwischen Adenom und Hyperplasie ermöglicht.
- Die Diagnose des Dexamethason supprimierbaren Hyperaldosteronismus (Familiärer Hyperaldosteronismus Typ I) erfolgt genanalytisch.

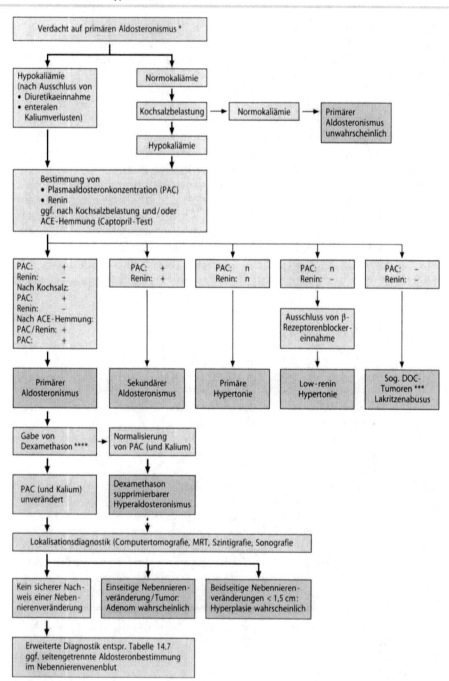

14.4 Deoxykortikosteron-produzierende (DOC-)Nebennierentumoren

14.4.1 Pathogenese

Eine autonome Produktion mineralokortikoidwirksamer Vorstufen der Steroidsynthese (meist 11-Deoxykortikosteron oder 18-Hydroxykortikosteron; Abb. 14.12, Kapitel 14.5) stellt eine extrem seltene Ursache einer hypokaliämischen Hypertonie dar. Bei den bisher beschriebenen Fällen handelte es sich um gutartige Tumoren der Nebennierenrinde. Mineralokortikoidwirksame Vorstufen führen – wie Aldosteron – zu einer vermehrten Resorption von Natrium im distalen Tubulus der Niere. Im Austausch kommt es hierdurch zu einem Kaliumverlust. Wie beim primären Aldosteronismus findet sich auch bei den DOC-Tumoren ein supprimiertes Renin-Angiotensin-System; die Aldosteronsekretion ist jedoch ebenfalls supprimiert (Abb. 14.11).

14.4.2 Diagnose

Das klinische Beschwerdebild ist unspezifisch und unterscheidet sich nicht vom primären Aldosteronismus.

Die Diagnose der autonomen Produktion mineralokortikoidwirksamer Vorstufen der Steroidsynthese ergibt sich aus der typischen Laborkonstellation von Hypokaliämie, Hypoaldosteronismus, supprimierter Plasmareninaktivität und der Indentifikation des exzessiv gebildeten Mineralokortikoids.

14.4.3 Differentialdiagnose

Differentialdiagnostisch abzugrenzen sind weitere Ursachen, die ebenfalls durch eine hypokaliämische Hypertonie, einen Hyporeninismus und einen Hypoaldosteronismus gekennzeichnet sind:

- Beim sog. Syndrom des scheinbaren Mineralokortikoidexzesses (*syndrome of apparent mineralocorticoid excess* = AME) liegt ein genetisch determinierter (Mutationen im 11β-Hydroxysteroid-Dehydrogenase-II-Gen), autosomal rezessiv vererbter Mangel an 11β-Hydroxysteroid-Dehydrogenase-Isoenzym-II (11β HSD-2) vor. Da dieses Enzym für den Umbau von Kortisol zu Kortison verantwortlich ist, wird bei betroffenen Patien-

---

Abb. 14.11. Diagnostisches Vorgehen bei Verdacht auf primären Aldosteronismus. Quelle: Stimpel (1992) Dtsch med Wschr 117:907–911. *Verdacht auf primären Aldosteronismus bei gleichzeitigem Vorliegen von hypokaliämischer Hypertonie, therapieresistenter oder/und schwer einstellbarer Hypertonie und Nebennierentumor als Zufallsbefund bei hypertonen Patienten. **Sekundärer Aldosteronismus bei renovaskulärer Hypertonie, diuretikabehandelter primärer Hypertonie oder – gelegentlich – Phäochromozytom. ***DOC-Tumoren = Tumoren, welche Deoxykortikosteron und (oder) andere mineralokortikoidwirksame Vorstufen der Steroidbiosynthese produzieren (Lokalisation wie bei primärem Aldosteronismus). ****Alternativ: Genetischer Nachweis der Erkrankung durch Identifizierung des 11β-Hydroxylase/Aldosteronsynthase Chimärengens mittels Southern-Blot-Technik. + = erhöht; – = erniedrigt/supprimiert; n = normal

ten eine charakteristische Verlängerung der Halbwertzeit des Plasmakortisols (120–180 min; bei Gesunden: ca. 80 min) und eine erhöhte Ausscheidung von Kortisolmetaboliten bei verminderter Ausscheidung von Kortisonmetaboliten beobachtet. Die beim AME-Syndrom verlängerte Halbwertzeit ermöglicht es dem Kortisol, den Minralokortikoidrezeptor zu besetzen. Da Kortisol physiologischerweise in wesentlich höheren Konzentrationen (100–1000fach) als Aldosteron im Blut zirkuliert, entwickelt sich das klinische Bild eines Mineralokortikoidexzesses trotz supprimierter Aldosteronsekretion. – Das AME-Syndrom ist extrem selten und wurde bislang bei einigen Kindern und einzelnen Erwachsenen diagnostiziert.

■ Eine (reversible) Hemmung der 11βHSD-2 (s. oben) durch Glyzyrrhetinsäure ist die Ursache für die mineralokortikoide Wirkung der Lakritze bzw. von Carbenoxolon (Kapitel 17.2).

■ Die mit Hypertonie einhergehenden Formen der kongenitalen adrenalen Hyperplasie beruhen auf genetisch determinierten Defekten der Steroidbiosynthese (11- und 17-Hydroxylasemangel; Kapitel 14.5).

■ Eine primäre, monogenetisch bedingte Störung der renalen Natriumretention liegt dem Liddle-Syndrom zugrunde (Kapitel 13.4).

Lokalisationsdiagnostik und Therapie unterscheiden sich nicht vom aldosteronproduzierenden Adenom der Nebennierenrinde (Kapitel 14.3.3.2 bzw. 34.5; s. auch Flussdiagramm Abb. 14.11).

■ Zusammenfassung (Kapitel 14.4)

> ■ Eine autonome Produktion mineralokortikoidwirksamer Vorstufen der Steroidbiosynthese durch ein Nebennierenrindenadenom ist eine mögliche, jedoch extrem seltene Ursache einer hypokaliämischen Hypertonie.
> ■ Laborchemisch findet sich neben der Hypokaliämie eine supprimierte Plasmareninaktivität und ein Hypoaldosteronismus.
> ■ Wichtigste Differentialdiagnosen sind der primäre Aldosteronismus (Aldosteron erhöht!) und der Pseudoaldosteronismus (Aldosteron erniedrigt!).

■ 14.5 Adrenogenitales Syndrom/kongenitale adrenale Hyperplasie

14.5.1 Pathogenese

Das adrenogenitale Syndrom (= AGS; Synonym: Kongenitale adrenale Hyperplasie) umfasst eine Gruppe von Enzymdefekten der Steroidsynthese. Einige dieser genetisch determinierten Störungen können mit einer Hyper-

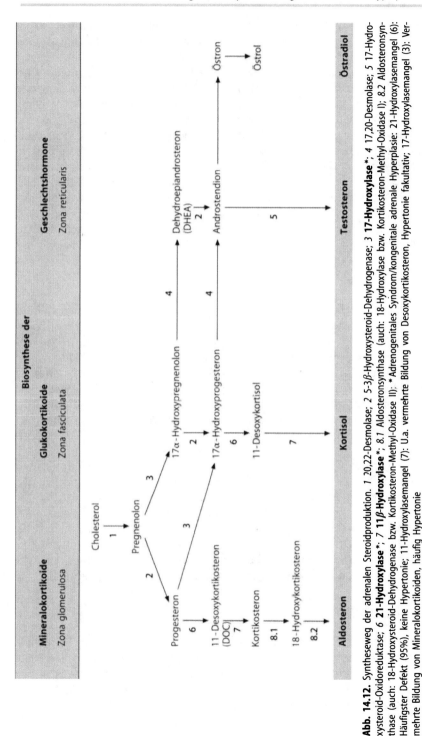

Abb. 14.12. Syntheseweg der adrenalen Steroidproduktion. *1* 20,22-Desmolase; *2* 5-3β-Hydroxysteroid-Dehydrogenase; *3* **17-Hydroxylase***; *4* 17,20-Desmolase; *5* 17-Hydroxysteroid-Oxidoreduktase; *6* **21-Hydroxylase***; *7* **11β-Hydroxylase***; *8.1* Aldosteronsynthase (auch: 18-Hydroxysteroid-Dehydrogenase bzw. Kortikosteron-Methyl-Oxidase I); *8.2* Aldosteronsynthase (auch: 18-Hydroxysteroid-Dehydrogenase bzw. Kortikosteron-Methyl-Oxidase II): *Adrenogenitales Syndrom/kongenitale adrenale Hyperplasie: 21-Hydroxylasemangel (6): Häufigster Defekt (95%), keine Hypertonie; 11-Hydroxylasemangel (7): U.a. vermehrte Bildung von Desoxykortikosteron, Hypertonie fakultativ; 17-Hydroxylasemangel (3): Vermehrte Bildung von Mineralokortikoiden, häufig Hypertonie

tonie einhergehen, da die Synthesehemmung zu einem vermehrten Anfall mineralokortikoidwirksamer Vorstufen führt. Während die häufigste Form des AGS, der 21-Hydroxylasemangel (etwa 95% aller Fälle), überwiegend zu einer vermehrten Produktion von Testosteron führt und nicht mit einer arteriellen Hypertonie einhergeht, kommt es beim 11-Hydroxylasemangel und beim 17-Hydroxylasemangel zu einer Anhäufung mineralokortikoid-wirksamer Vorstufen (insbesondere 11-Desoxykortikosteron) mit konsekutiver Entwicklung einer hypokaliämischen Hypertonie (Abb. 14.12). – Aufgrund einer verminderten Kortisolsynthese entfällt die physiologische ACTH-Hemmung, weshalb inadäquat viel ACTH produziert wird; hierdurch kommt es meist zu einer Nebennierenhyperplasie. Die durch diesen Regelkreis erwünschte Kortisolvermehrung wird aber durch den jeweiligen Enzymdefekt begrenzt; die Folge ist – je nach Lokalisation des Enzymdefektes – eine ungehemmte Bildung von Androgenen und/oder Vorstufen der Steroidsynthese.

14.5.2 Diagnose

Beim 11-Hydroxylasemangel kommt es aufgrund der verminderten Bildung von Aldosteron und Kortisol zu einer Anhäufung von 11-Desoxykortikosteron und zu einer vermehrten Androgenbildung. Bei Knaben findet sich häufig bereits bei der Geburt eine Makrogenitosomie und bei Mädchen ein Sinus urogenitalis communis und eine Klitorishypertrophie. Die mineralokortikoide Wirkung von 11-Deoxykortikosteron erklärt den Nachweis einer vermehrten Natriumretention, einer hypokaliämischen Hypertonie und der Suppression des Renin-Angiotensin-Systems. Das Aldosteron ist erniedrigt. Erhöhte ACTH-Plasmaspiegel sind Folge der verminderten Kortisolsynthese.

Die Folge des 17-Hydroxylasemangels ist eine verminderte Bildung von Kortisol (mit reaktiver ACTH-Sekretion) und Geschlechtshormonen. Die resultierende Überproduktion von 11-Desoxykortikosteron führt zu Natriumretention, Hypertonie, Hypokaliämie und supprimierter Plasmareninaktivität. Männliche Patienten weisen wegen des Androgenmangels meist ein zwittriges Genitale auf oder sind phänotypisch weiblich (männlicher Pseudohermaphroditismus). Weibliche Patienten haben eine primäre Amennorrhoe und entwickeln keine sekundären Geschlechtsmerkmale.

14.5.3 Therapie

Die Gabe von Glukokortikoiden führt im allgemeinen zu einer Blutdrucknormalisierung und zu einem Ausgleich der Elektrolytstörungen. Bei Mädchen mit 17-Hydroxylasemangel lässt sich durch eine Östrogensubstitution eine normale Geschlechtsreife induzieren. Die Therapie ist bei allen Formen des AGS lebenslang durchzuführen.

Zusammenfassung (Kapitel 14.5)

- 11- und 17-Hydroxylasemangel sind seltene Formen des adrenogenitalen Syndroms (AGS), die mit einer hypokaliämischen, hyporeninämischen Hypertonie einhergehen.
- Hypertonie und Elektrolytstörungen sind Folge der vermehrt gebildeten, mineralokortikoidwirksamen Vorstufen der adrenalen Steroidsynthese.
- Die Gabe von Glukokortikoiden führt meist zu einer Normalisierung des Blutdruckes und der Elektrolytveränderungen.

14.6 Cushing-Syndrom (Hyperkortisolismus)

14.6.1 Pathogenese

Das Cushing-Syndrom ist gekennzeichnet durch eine ACTH-abhängige oder ACTH-unabhängige Überproduktion von Glukokortikoiden. Ursächlich ist in etwa 65–80% eine vermehrte hypophysäre Sekretion von ACTH mit sekundärer Hyperplasie beider Nebennieren. Bei dieser zentralen Variante des Cushing-Syndroms (sog. „Morbus Cushing") beruht die vermehrte Freisetzung von ACTH entweder auf einer Dysfunktion hypothalamischer Zentren mit gesteigerter Produktion des Kortikotropin-Releasing-Hormons (CRII) oder aber auf einer Autonomie eines Adenoms des Hypophysenvorderlappens. In seltenen Fällen ist die Erkrankung durch eine ektope ACTH- oder CRH-Produktion verursacht. Diese paraneoplastische ACTH- oder CRH-Bildung ist meistens auf ein kleinzelliges Bronchialkarzinom zurückzuführen, wird aber auch bei anderen Malignomen und bei neuroendokrinen Tumoren vom Karzinoidtyp beobachtet. Multiple, pulmonale Kleinsttumoren als Ursache einer ektopen CRH-Produktion wurden ebenfalls beschrieben.

Bei etwa 20% der Fälle beruht die Überproduktion von Glukokortikoiden auf einem primär adrenalen Prozess. Einseitige Befunde sprechen für ein Adenom oder ein Karzinom (Abb. 14.13), während Veränderungen an beiden Nebennieren eher eine autonome mikro- oder makronoduläre Hyperplasie vermuten lassen. Bilaterale Adenome als Ursache eines Hyperkortisolismus wurden jedoch ebenfalls beschrieben.

Mehr als 80% der Patienten mit Cushing-Syndrom entwickeln eine arterielle Hypertonie, deren Pathogenese als multifaktoriell angesehen wird. Mögliche Ursachen sind
- die mineralokortikoide Wirkung der hohen Kortisolspiegel mit resultierender Natrium- und Flüssigkeitsretention (sowie vermehrter Kaliumausscheidung),
- eine gesteigerte, glukokortikoidinduzierte Bildung von Reninsubstrat mit konsekutiv vermehrter Angiotensin-II-Bildung,

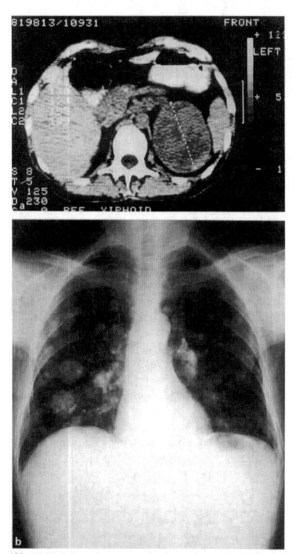

Abb. 14.13. a Computertomogramm eines malignen, überwiegend glukokortikoidproduzierenden Nebennie-renrindenkarzinoms (autoptisch bestätigt) mit **b** bereits erfolgter multipler Metastasierung: Die a.p.-Thorax-Röntgenaufnahme zeigt zahlreiche Lungen-Filiae. – Zum Zeitpunkt der Aufnahmen 50-jährige Patientin, hy-pokaliämische Hypertonie (Schweregrad 2)

- eine gesteigerte Produktion und Freisetzung mineralokortikoidwirksamer Vorstufen der Steroidbiosynthese (Abb. 14.12),
- eine erhöhte Aktivität des sympathischen Nervensystems,
- eine gesteigerte Ansprechbarkeit der Gefäßmuskulatur auf Katecholamine und (zumindest bei Patienten mit adrenalem Cushing-Syndrom) eine verminderte Produktion blutdruckdepressorisch wirkender Kinine und Prostaglandine (PGE_2, PGI_2).

▪ Zusammenfassung (Kapitel 14.6.1)

> ▪ Das Cushing-Syndrom ist gekennzeichnet durch eine chronische Überproduktion von Glukokortikoiden.
> ▪ Die Ursachen des Hyperkortisolismus sind ACTH-abhängig oder -unabhängig:
> – ACTH-abhängig, ca. 80%: Hypophysenadenom, ektopes ACTH- oder CRH-produzierendes Cushing-Syndrom
> – ACTH-unabhängig, ca. 20%: Primärer Hyperkortisolismus (Nebennierenrindenadenom oder -karzinom, mikro- oder makronoduläre Nebennierenrindenhyperplasie)
> – Pseudo-Cushing-Syndrom, ca. 1%: Schwer depressive Krankheitszustände, Alkoholismus, Anorexia nervosa usw.
> ▪ Bei mehr als 80% der Patienten mit Cushing-Syndrom besteht eine arterielle Hypertonie.

14.6.2 Diagnostik

14.6.2.1 Klinisches Beschwerdebild

Die ätiologische Zuordnung einer neu entdeckten Hypertonie bereitet bei den meisten Patienten mit Cushing-Syndrom in der Regel keine differentialdiagnostischen Probleme, da die chronische Wirkung der Glukokortikoidüberproduktion auf den Fettstoffwechsel zu einer typischen („cushingoiden") Umverteilung der Depotfette führt. Mondgesicht, Büffelnacken und eine meist mäßig ausgeprägte, überwiegend auf den Körperstamm verteilte Adipositas werden daher fast immer angetroffen (Abb. 14.14a und b), fehlen jedoch häufig bei der ektopen, auf ein kleinzelliges Bronchialkarzinom zurückzuführenden Form des Cushing-Syndroms. Zunehmende Atrophie der Muskulatur mit subjektiv empfundenem Schwächegefühl sind Folge des katabolen Einflusses der massiv erhöhten Glukokortikoide auf den Proteinstoffwechsel. Extreme Leistungsminderung und Abgeschlagenheit, die besonders bei primären Nebennierenrindenprozessen und beim ektopen Cushing-Syndrom durch eine begleitende Hypokaliämie verstärkt werden, kennzeichnen häufig das subjektive Befinden der Patienten. Menstruationsstörungen, Libidoverlust, Zunahme der Körperbehaarung und Impotenz sind weitere, vielfach vorhandene Folgen der pathologisch gesteigerten Glukokortikoidproduktion. Bei ausgeprägtem Hyperkortisolismus können aufgrund der Autoimmunsuppression opportunistische Infektionen auftreten. Berichtet wurde über disseminierte Cryptococcosen, Aspergillosen, Nocardiosen und Pneumocystiis-carinii-Pneumonien. Eine hochgradige Osteoporose deutet eher auf ein längeres Bestehen des Hyperkortisolismus hin.

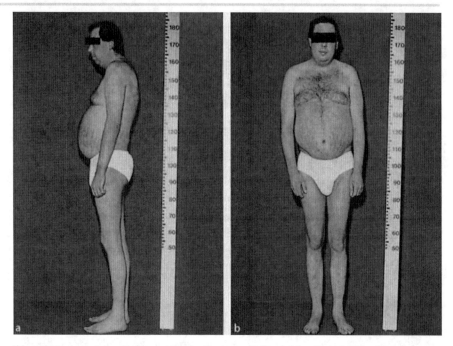

Abb. 14.14a, b. Typischer Habitus bei Cushing-Syndrom mit Stammfettsucht, verhältnismäßig dünnen Extremitäten, Vollmondgesicht, „Büffelnacken" und Striae rubrae bei einem zum Zeitpunkt der Diagnose 36-jährigen Mann

14.6.2.2 Differentialdiagnose

Die wichtigste klinische Differentialdiagnose ist die ernährungsbedingte Adipositas, die ebenfalls mit einer arteriellen Hypertonie (Kapitel 9.3.5) und einer vermehrten Sekretion von Kortisol und Kortiokotropin einhergehen kann und daher durch eine ergänzende Labordiagnostik ausgeschlossen werden muss.

Des weiteren sollte differentialdiagnostisch an ein sog. „alkoholassoziiertes Pseudo-Cushing-Syndrom" gedacht werden, das durch einen vermehrten Alkoholkonsum, eine arterielle Hypertonie, ein „cushingoides" Erscheinungsbild und erhöhte, durch einmalige oder wiederholte Dexamethasongabe (Low-dose-Dexamethason-Hemmtest, s. Kapitel 14.6.2.3) nur unzureichend supprimierbare Kortisolkonzentrationen in Plasma oder Urin gekennzeichnet ist.

Eine gesteigerte Kortisolsekretion ist ebenfalls bekannt bei verschiedenen psychiatrischen Erkrankungen, insbesondere bei endogener Depression.

14.6.2.3 Labordiagnostik

Nachweis eines Hyperkortisolismus

Unspezfische Laborparameter. Hypokaliämie, metabolische Alkalose, Hyperlipidämie, Hyperglykämie (bzw. pathologischer Ausfall einer Glukosebelastung) oder eine Eosinopenie sind unspezifische Laborbefunde, die in sehr unterschiedlicher Häufigkeit beim Cushing-Syndrom erhoben werden können und hinsichtlich ihrer differentialdiagnostischen Bedeutung allenfalls eine untergeordnete Wertigkeit aufweisen.

Kortisoleinzelbestimmungen. Kortisoleinzelbestimmungen sind für die Screeninguntersuchung bei Verdacht auf ein Cushing-Syndrom wenig geeignet, da große Schwankungen der Kortisolsekretion sowohl unter physiologischen Bedingungen als auch bei pathologischer Glukokortikoidproduktion auftreten können. Als Ausnahme wird von einigen Arbeitsgruppen die mitternächtliche Einzelbestimmung des Plasmakortisols gewertet, deren diagnostische Zuverlässigkeit vergleichbar dem niedrigdosierten Dexamethason-Hemmtest und der Bestimmung des freien Kortisols im Sammelurin sein soll.

Bestimmung des freien Kortisols im Sammelurin. Ein weitgehend zuverlässiges und ambulant unproblematisches Nachweisverfahren einer Glukokortikoidüberproduktion ist die Bestimmung des freien Kortisols im 24-Stunden-Sammelurin. Extrem hohe Urinkonzentrationen des freien Kortisols (und der – heute routinemäßig nicht mehr zu bestimmenden – 17-Hydroxy- und 17-Ketosteroide) lassen typischerweise ein Nebennierenrindenkarzinom vermuten.

Dexamethason-Übernacht-Hemmtest (Screening- bzw. Kurztest, 1–2 mg). Ein weiterer, ambulant gut durchführbarer Suchtest bei Verdacht auf ein Cushing-Syndrom ist die Bestimmung der morgendlichen Plasmakortisolkonzentration nach Gabe von 1–2 mg Dexamethason am Vorabend. Während bei Normalpersonen oder bei Patienten mit ernährungsbedingter Adipositas eine Suppression der Kortisolfreisetzung zu erwarten ist, lässt sich die Kortisolsekretion bei Patienten mit Cushing-Syndrom durch die exogene Glukokortikoidgabe nicht beeinflussen. – Eine fehlende Suppression nach einmaliger Dexamethasongabe rechtfertigt jedoch noch nicht die Diagnose eines Cushing-Syndroms, da insbesondere falsch-positive Ergebnisse recht häufig beobachtet werden (10–20%).

Niedrigdosierter (low-dose) Dexamethason-Hemmtest (4×0,5 mg an 2 Tagen). Die sechsstündliche Einnahme von 0,5 mg Dexamethason an zwei aufeinanderfolgenden Tagen mit vor, während und nach dem Test durchgeführter Bestimmung der Kortisolkonzentrationen im 24-Stunden-Sammelurin wird als „kleiner" oder Low-dose-Dexamethason-Hemmtest bezeichnet. Kortisolkonzentrationen nach und während der Glukokortikoideinnahme von weniger als 50% des Ausgangswertes deuten auf eine Supprimierbarkeit der Kortisolsekretion hin und sprechen gegen das Vorliegen eines Cushing-Syndroms.

Ätiologische Zuordnung des diagnostizierten Hyperkortisolismus

ACTH-Bestimmung im Plasma. Der Nachweis supprimierter ACTH (adrenokortikotropes-Hormon)-Plasmaspiegel bei nachgewiesenem (d.h. nichtsupprimierbarem) Hyperkortisolismus erlaubt die Diagnose einer primär adrenalen Form des Cushing-Syndroms. – Die Unterscheidung zwischen Adenom, Hyperplasie und Karzinom erfolgt durch bildgebende Verfahren (Sono-, Computer- oder Kernspintomografie).

Normale bis stark erhöhte ACTH-Plasmaspiegel bei fehlender Kortisolsuppression im kleinen Dexamethasonhemmtest sprechen für eine ACTH-abhängige Stimulation der Kortisolfreisetzung. Eine sichere Unterscheidung zwischen hypophysär-hypothalamischem (ACTH eher „normal") und ektopem (ACTH häufig stark erhöht) Cushing-Syndrom ist jedoch nicht möglich.

Hochdosierter (high-dose) Dexamethasonhemmtest (4×2 mg an 2 Tagen). Bei nichtsupprimierbarer Kortisol- und ACTH-Freisetzung ohne bildgebende Lokalisation des Krankheitsprozesses kann der hochdosierte (*high dose*) oder „große" Dexamethason-Hemmtest weitere Informationen für die ätiologische Zuordnung des Krankheitsprozesses liefern. Pathophysiologische Grundlage für diesen Test ist eine im Gegensatz zu einem ektopen ACTH-produzierenden Tumor prinzipiell erhaltene Beeinflussbarkeit der hypophysären ACTH-Freisetzung bei zentralem Cushing-Syndrom durch hochdosierte Gabe von Dexamethason. An zwei aufeinanderfolgenden Tagen wird daher in jeweils sechsstündigen Abständen 2 mg Dexamethason (8 mg täglich) appliziert. Ein Abfall der Kortisolausscheidung im Urin auf weniger als 50% des Ausgangswertes spricht für das Vorliegen eines hypothalamisch-hypophysären Hyperkortisolismus, eine fehlende Suppression dagegen für eine ektope (oder adrenale) Form des Cushing-Syndroms. – Trotz insgesamt hoher differentialdiagnostischer Treffsicherheit dieses bereits 1960 eingeführten Funktionstestes, wurden sowohl falsch-negative (fehlende Suppression der Kortisolausscheidung bei zentralem Cushing-Syndrom in etwa 10–20%) als auch falsch-positive (Suppression bei ektopen ACTH-produzierenden Tumoren) Ergebnisse berichtet.

CRH (corticotropin releasing hormone)-Stimulationstest. Eine Unterscheidung zwischen zentralem und ektopem Cushing-Syndrom ist weiterhin möglich durch Bestimmung der ACTH- und Kortisolplasmakonzentrationen nach intravenöser Gabe von 100 µg CRH (*corticotropin releasing hormone*). Während bei hypophysär/hypothalamischer Genese des Cushing-Syndroms ein deutlicher Anstieg der ermittelten Parameter beobachtet wird, werden ACTH- und Kortisolsekretion bei ektopen ACTH-produzierenden Tumoren durch die CRH-Gabe nicht beeinflusst.

Bei entsprechenden differentialdiagnostischen Problemen sollten sowohl der CRH-Test als auch der hochdosierte Dexamethason-Hemmtest durchgeführt werden, da übereinstimmende Ergebnisse in beiden Funktionstesten die diagnostische Aussagefähigkeit erhöhen.

CRH-Test und Katheterisierung der Sinus petrosi inferiores. Die zuverlässigste Methode zur ätiologischen Klärung des Cushing-Syndroms ist die simultane, beidseitige Katheterisierung der Sinus petrosi inferiores zur Bestimmung der ACTH-Plasmakonzentration nach CRH-Stimulation. Als Referenz dient die ACTH-Plasmakonzentration in einer peripheren Vene. Eine mehr als dreifach erhöhte ACTH-Konzentration in den Sinus petrosi beweist eine hypophysäre Herkunft des Hormons. Ein Verhältnis von >1,4 zwischen den beiden Sinus wird als geeignetes Kriterium angesehen, um ein Adenom innerhalb der Hypophyse zu lateralisieren. In einer Untersuchung an 105 Patienten ließ sich diese Interpretation jedoch nur in 71 Fällen postoperativ bestätigen. Die Katheterisierung der Sinus petrosi erfordert hohe technische Fertigkeiten des Untersuchers und sollte ausschließlich an Zentren erfolgen, die über eine entsprechende Erfahrung in der Diagnostik und Lokalisation eines Cushing-Syndroms verfügen.

Die beidseitige Blutentnahme zur ACTH-Bestimmung (vor und nach CRH-Gabe) aus der Jugularvene ist zwar weniger invasiv, jedoch mit einer höheren Fehlerquote behaftet, weshalb negative Ergebnisse die zusätzliche Entnahme aus den Sinus petrosi erfordern.

Die Katheterisierung der Sinus cavernosi ist gegenüber jener der Sinus petrosi technisch eher noch aufwendiger. Für die Differenzierung zwischen ektoper und zentraler ACTH-Sekretion ergibt sich aus der Blutentnahme aus den Sinus cavernosi zwar kein differentialdiagnostischer Zugewinn, doch scheint die intrahypophysäre Lokalisation der Tumoren nach ersten Studien zuverlässiger zu gelingen.

▪ Zusammenfassung (Kapitel 14.6.2.1 bis 14.6.2.3)

▪ Bei den meisten Patienten mit Cushing-Syndrom ist aufgrund des typischen („cushingoiden") Habitus eine Blickdiagnose möglich.

▪ Das Fehlen von Stammfettsucht, „Mondgesicht", „Büffelnacken" und anderer typisch-klinischer Merkmale schließt ein Cushing-Syndrom jedoch niemals aus.

▪ Die Diagnose eines Cushing-Syndroms wird gesichert durch den laborchemischen Nachweis einer erhöhten, nicht supprimierbaren Kortisolsekretion.

▪ Primär adrenale Ursachen eines nichtsupprimierbaren Hyperkortisolismus werden durch supprimierte ACTH-Plasmaspiegel nachgewiesen und kernspin- oder computertomografisch lokalisiert.

▪ Eine Supprimierbarkeit von Kortisol durch hochdosierte Gabe von Dexamethason und/oder eine Stimulierbarkeit von ACTH und Kortisol durch CRH sprechen für ein hypophysär-hypothalamisches, ACTH-abhängiges Cushing-Syndrom.

▪ Bei ektopen ACTH- oder CRH-produzierenden Tumoren und bei primär adrenalen Ursachen des Cushing-Syndroms wird die Sekretion von ACTH und Kortisol durch Gabe von Dexamethason oder CRH nicht beeinflusst.

▪ Das zuverlässigste, jedoch invasive Verfahren zur ätiologischen Abklärung des Cushing-Syndroms ist die Bestimmung von ACTH in den Sinus petrosi inferiores vor und nach CRH-Stimulation. Ein hypophysärer Prozess liegt vor, wenn die ACTH-Konzentration mindestens dreifach höher ist als in einer peripheren Vene.

14.6.2.4 Lokalisationsdiagnostik

Primär adrenales Cushing-Syndrom. Der Nachweis kortisolproduzierender Nebennierentumoren erfolgt üblicherweise computertomografisch (s. oben). Szintigrafisch lassen sich kortisolproduzierende Adenome der Nebennierenrinde nach Gabe von ^{131}J-Cholesterol darstellen. Ein negativer szintigrafischer Befund bei biochemisch und computertomografisch nachgewiesenem adrenalen Cushing-Syndrom spricht für ein Nebennierenrindenkarzinom.

Hypophysäres (zentrales), ACTH-abhängiges Cushing-Syndrom. Morphologisches Korrelat eines zentralen Cushing-Syndroms ist meist ein Mikro- (Durchmesser von 5 mm im Mittel), wesentlich seltener ein Makroadenom des Hypophysenvorderlappens. Eine präoperative, bildliche Darstellung dieser Tumoren gelingt am ehesten computer- oder kernspintomografisch, häufig jedoch gar nicht. Von einigen Arbeitsgruppen wird in jedem Fall zusätzlich der Versuch einer funktionellen Lokalisation des Adenoms innerhalb der Hypophyse vorgeschlagen. Die hierzu erforderliche bilaterale simultane Katheterisierung beider Sinus petrosi inferiores bzw. der Sinus cavernosi wurde bereits in Kapitel 14.6.2.3 beschrieben.

Ektopes Cushing-Syndrom. Eine paraneoplastische ACTH- oder CRH-Produktion wurde beobachtet bei kleinzelligen Bronchialkarzinomen, karzinoiden Tumoren und in seltenen Fällen auch bei Malignomen anderer Organe (s. oben). In Fällen, in denen durch Röntgen-Thorax und/oder kernspin- bzw. computertomografische Untersuchungen von Thorax und Abdomen eine Lokalisation des Tumors (bzw. der Tumoren) nicht gelingt, kann durch stufenweise, selektive Venenblutentnahme die paraneoplastische ACTH- oder CRH-Produktionsstätte eingegrenzt und durch eine gezielte angiografische oder kernspin- bzw. computertomografische Untersuchung dargestellt werden. Insbesondere bei langsam wachsenden Karzinoiden kann sich die Suche überaus schwer gestalten, da diese Tumoren trotz der hohen endokrinen Aktivität häufig sehr klein sind und – in seltenen Fällen – multipel auftreten können. – Der Stellenwert der szintigrafischen Darstellung mit radiomarkierten Somatostatinanaloga (Octreotid) in der Diagnostik okkulter, CRH-produzierender Tumoren lässt sich aufgrund der begrenzt verfügbaren Datenlage gegenwärtig noch nicht abschließend beurteilen.

Die diagnostischen Maßnahmen sind zusammenfassend im Flussdiagramm Abbildung 14.15 dargestellt.

Zusammenfassung (Kapitel 14.6.2.4)

- Ein primär adrenales Cushing-Syndrom lässt sich am besten kernspin- oder computertomografisch darstellen.
- Die Lokalisation eines zentralen, ACTH-abhängigen Cushing-Syndroms erfolgt durch eine Kombination von bildgebenden (CT oder MRT) und funktionellen (simultane, beidseitige ACTH-Bestimmung in den Sinus petrosi oder den Sinus cavernosi vor und nach CRH-Gabe) Untersuchungsverfahren.
- Bei radiologisch primär erfolgloser Suche nach einem ektopen ACTH-produzierenden Tumor kann versucht werden, seine Lokalisation durch eine selektive, etagenweise Venenblutentnahme zur ACTH-Bestimmung einzugrenzen und nachfolgend durch eine gezielte angiografische oder kernspin- bzw. computertomografische Untersuchung zu präzisieren.

Hypertonie und klinischer Verdacht auf Cushing-Syndrom

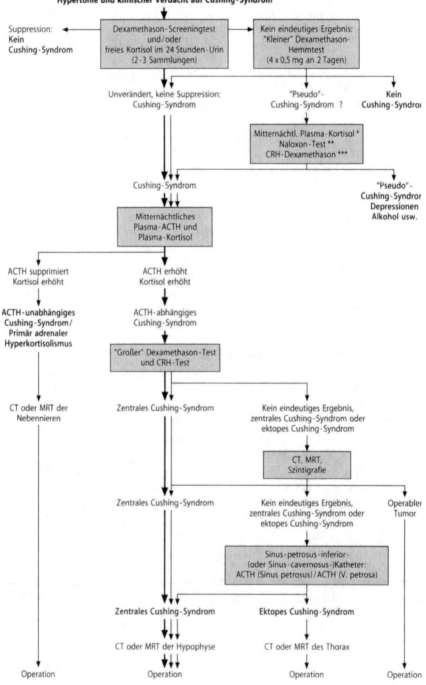

▪ 14.7 Primärer Hyperreninismus

Eine autonome Produktion und Sekretion von Renin mit konsekutivem sekundären Aldosteronismus ist eine extrem seltene Ursache einer arteriellen Hypertonie. Bislang wurden weniger als 50 Fälle in der Weltliteratur beschrieben. In den meisten Fällen handelte es sich hierbei um intrarenal gelegene Tumoren unterschiedlicher Histologie, wie iuxtaglomeruläre Zelltumoren, Hämangioperizytome, Hamartome, Wilms-Tumoren oder Nierenzellkarzinome. Eine ektope Reninproduktion wurde beobachtet bei Karzinomen von Leber, Pankreas, Ovar, Bronchialsystem und anderen.

Da zumindest die infrarenalen reninproduzierenden Tumoren überwiegend gutartig sind, kann die Hypertonie durch Entfernung des Tumors prinzipiell geheilt werden. Ein sekundärer Aldosteronismus mit hypokaliämischer Hypertonie ohne pathophysiologische Erklärung der gesteigerten Reninsekretion (Diuretikatherapie, Nierenarterienstenose, Phäochromozytom, Nierenzysten usw.), sollte an die Möglichkeit einer autonomen Reninsekretion denken lassen.

▪ Zusammenfassung (Kapitel 14.7)

> ▪ Die extrem seltene Möglichkeit einer autonomen Reninproduktion ist differentialdiagnostisch zu erwägen bei sekundärem Aldosteronismus und hypokaliämischer Hypertonie nach Ausschluss einer Nierenarterienstenose, eines Phäochromozytoms oder einer Diuretikatherapie.

▪ 14.8 Akromegalie

14.8.1 Pathogenese

Die Überproduktion von Wachstumshormon (*growth hormone* = GH) führt vor dem Schluss der Epiphysenfugen der Knochen zum Riesenwuchs, nach Ende der Wachstumsperiode zur Akromegalie. Viele der bei Akromegalie zu beobachtenden, GH-bedingten Veränderungen werden wahrscheinlich durch die Wirkung des insulinähnlichen Wachstumfaktors IGF-I (*insulin-like growth factor*) vermittelt, der als Folge der pathologisch erhöhten GH-Plasmaspiegel in der Leber produziert wird. Als Ursache der autonomen

Abb. 14.15. Diagnostisches und therapeutisches Vorgehen bei klinischem Verdacht auf ein Cushing-Syndrom. Modifiziert nach Orth (1995) N Engl J Med 332:791–803. * Mitternächtliche Plasmakortisolspiegel sind bei Pseudo-Cushing-Syndrom – im Gegensatz zum Cushing Syndrom – üblicherweise niedrig; ** Naloxon stimuliert die Freisetzung von CRH (*corticotropin releasing hormone*) stärker bei Pseudo- als bei tatsächlichem Cushing-Syndrom; *** Plasmakortisolbestimmung nach sequentieller Gabe von Dexamethason und CRH: Pseudo-Cushing-Syndrom: Kortisol niedrig sowohl nach Dexamethason als auch nach CRH, Cushing-Syndrom: Kortisol weniger supprimiert nach Dexamethason, erhöht nach CRH

Überproduktion von GH findet sich in fast allen Fällen ein Adenom der Hypophyse. – Häufiger als in der übrigen Population wird bei Patienten mit Akromegalie eine arterielle Hypertonie beobachtet. Zumindest teilweise lässt sich die Hypertonie erklären durch die natriumretenierende Wirkung des stark erhöhten GH und das konsekutiv vermehrte intravasale Volumen. – Die mit der Akromegalie häufig asymptomatisch einhergehenden morphologischen (linksventrikuläre Hypertrophie) und funktionellen kardialen Veränderungen scheinen primär Folge der Hormonwirkung zu sein; möglicherweise handelt es sich somit um eine spezifische, akromegale Kardiomyopathie, deren Entstehung häufig einer sich im späteren Verlauf der Erkrankung entwickelnden Hypertonie vorauseilt und durch diese dann zusätzlich ungünstig beeinflusst wird.

14.8.2 Diagnose

Die Diagnose der Akromegalie ist normalerweise eine Blickdiagnose: Vergröberung der Gesichtszüge (Prognathie, Prominenz der Supraorbitalwülste, Vergrößerung der Nase), oft mächtige Vergrößerung von Händen und Füßen sowie eine allgemeine Grobknochigkeit sind typische Veränderungen dieses Krankheitsbildes (Abb. 14.16a und b). In weniger ausgeprägten Fällen können der Vergleich mit Verwandten oder länger zurück-

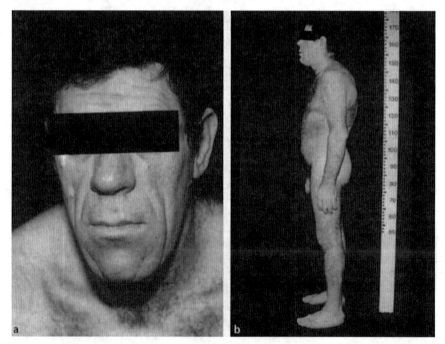

Abb. 14.16. Blickdiagnose einer Akromegalie bei einem Patienten mit Hypophysentumor. **a** Vergröberung der Gesichtszüge. **b** „Pratzenhände" und „Yeti-Füße"

liegende Fotografien des Patienten diagnostisch hilfreich sein. – Zur Sicherung der Diagnose ist der Nachweis erhöhter IGF-I- und GH-Plasmaspiegel erforderlich, die sich charakteristischerweise durch eine orale Belastung mit 100 g Glukose nicht supprimieren lassen (GH-Suppressions-Test).

14.8.3 Antihypertensive Therapie bei Akromegalie

Die medikamentöse Therapie der Hypertonie bei Akromegalie weist keine Besonderheiten auf, weshalb auf allgemeine Richtlinien der antihypertensiven Behandlung (Kapitel 19–30) verwiesen werden kann. Eine erfolgreiche Behandlung der Grunderkrankung durch eine transsphenoidale, operative Entfernung des Hypophysentumors oder durch dessen Bestrahlung mittels neuerer, stereotaktischer Verfahren (computerunterstützter Linearbeschleuniger oder Kobalt 60/*gamma knife*) führt zumindest bei einem Teil der Patienten zu einer Normalisierung oder Senkung des erhöhten Blutdruckes. Die Gabe von langwirksamen Somatostatinanaloga (Octreotid, Fa. Novartis; Lanreotid, Fa. Beaufour-Ipsen) als alternative Primärtherapie zur operativen Behandlung der Akromegalie scheint nach ersten Studien zumindest bei einem Teil der Patienten vielversprechend zu sein. Die morphologischen und funktionellen Veränderungen am Herzen (s. oben) sind unter Einnahme von Somatostatinanaloga rückläufig; die Beeinflussung des Blutdruckes unter Langzeitgabe dieser Substanzen wird widersprüchlich beschrieben. In höheren Dosierungen bewirkt Octreotid durch eine Flüssigkeitsverschiebung in periphere Gefäßabschnitte eher einen Blutdruckanstieg, sodass von der Notwendigkeit einer begleitenden antihypertensiven Therapie ausgegangen werden muss.

▪ Zusammenfassung (Kapitel 14.8)

> ▪ Eine arterielle Hypertonie bei Akromegalie ist häufig und möglicherweise Folge einer GH-bedingten Natriumretention.
> ▪ Für die medikamentöse Therapie der Hypertonie gelten die üblichen Empfehlungen der Hypertoniebehandlung.

▪ 14.9 Primärer Hyperparathyreoidismus

Die Diagnose einer arteriellen Hypertonie und der gleichzeitige Nachweis einer Hyperkalzämie sollten an einen primären Hyperparathyreoidismus (HPT) denken lassen, da diese Erkrankung bei Hypertonikern etwa zehnmal häufiger vorkommt als bei der Durchschnittsbevölkerung. Umgekehrt findet sich bei 10–70% der Patienten mit primärem HPT eine arterielle Hypertonie.

Beweisend für einen HPT sind erhöhte Parathormonkonzentrationen im Plasma bei Hyperkalzämie. Eine arterielle Hypertonie bei HPT beruht vermutlich nicht auf einem einheitlichen Pathomechanimus: Einerseits ist die Entstehung der Hypertonie bei länger bestehender Erkrankung durch eine zunehmende renale Dysfunktion problemlos zu erklären. Andererseits lässt die Normalisierung des Blutdruckes nach operativer Korrektur des HPT bei nierengesunden Patienten vermuten, dass in diesen Fällen zwischen Hypertonie und pathologisch gesteigerter Parathormonsekretion ein kausaler Zusammenhang besteht. – Möglicherweise kann die Hypertonie bei einem Teil der Patienten mit HPT durch die Existenz eines ebenfalls von der Nebenschilddrüse produzierten hypertonieinduzierenden Faktors (*parathyroid hypertensive factor* = PHT) erklärt werden, der zunächst bei spontan hypertensiven Ratten und kürzlich auch im Plasma einiger hypertensiver Patienten mit HPT nachgewiesen werden konnte. Der Beweis für eine endokrin bedingte Genese der Hypertonie bei HPT steht jedoch noch aus.

Da ein primärer HPT gelegentlich im Rahmen einer multiplen endokrinen Neoplasie entsteht, muss bei hypertonen Patienten mit HPT an das gleichzeitige Vorliegen eines Phäochromozytoms gedacht werden (MEN 2A, s. auch Kapitel 14.1). – Die wichtigste Differentialdiagnose einer „hyperkalzämischen Hypertonie" ist die zufällige Assoziation einer primären Hypertonie mit einem Malignom. Die antihypertensive Therapie bei HPT folgt keinen spezifischen Richtlinien.

▪ Zusammenfassung (Kapitel 14.9)

> - Der primäre Hyperparathyreoidismus (HPT) geht überdurchschnittlich häufig mit einer pathogenetisch vermutlich nicht einheitlich zu erklärenden arteriellen Hypertonie einher.
> - Eine hyperkalzämische Hypertonie lenkt den Verdacht auf einen primären HPT. Differentialdiagnostisch ist jedoch auch an die zufällige Assoziation zweier unterschiedlicher Erkrankungen zu denken (z. B. primäre Hypertonie und Malignom).
> - Die Diagnose des primären HPT erfolgt laborchemisch durch den Nachweis normaler oder erhöhter Plasmaspiegel von Parathormon bei Hyperkalzämie und Hypophosphatämie.

▪ 14.10 Endothelin-sezernierende Tumoren

Endothelin-1 ist ein von Endothelzellen gebildetes und freigesetztes Polypeptid mit stark vasokonstriktorischen Eigenschaften, das erst vor wenigen Jahren entdeckt und isoliert wurde (Kapitel 1.4.2.6). Die physiologische Bedeutung dieses möglicherweise nur autokrin wirksamen Hormones ist gegenwärtig noch nicht bekannt. – Eine endothelin-abhängige Hypertonie wurde vermutet bei zwei Patienten mit malignem, endothelin-sezernierendem Hämangioendotheliom. Nach chirurgischer Entfernung des Tumors normalisierten sich Plasmaendothelinkonzentrationen und arterieller Blutdruck.

Weitere Fälle wurden seither in der Literatur nicht berichtet.

▪ 14.11 Hypo- und Hyperthyreose

14.11.1 Hypothyreose

Patienten mit einer hypothyreoten Stoffwechsellage entwickeln häufig einen Anstieg des diastolischen Blutdruckes, der bei einem Teil der Betroffenen nach suffizienter Schilddrüsenhormonsubstitution reversibel ist. Dieser vorrangige Anstieg des diastolischen Blutdruckes ist Folge einer reaktiven Sympathikusaktivierung mit konsekutiver Erhöhung des peripheren Gefäßwiderstandes. Es handelt sich hierbei offenbar um einen Kompensationsmechanismus, der die erforderliche Gewebeperfusion trotz stoffwechselbedingter Abnahme von Herzfrequenz und kardialem Schlagvolumen aufrecht erhalten soll.

14.11.2 Hyperthyreose

Eine Blutdruckerhöhung bei Hyperthyreose ist Folge des erhöhten Herzminutenvolumens. Sie ist gekennzeichnet durch eine isolierte systolische Hypertonie bei diastolisch normalen oder erniedrigten Blutdruckwerten. Eine diastolische Blutdruckerhöhung bei endokrinologisch gesicherter Hyperthyreose deutet auf das gleichzeitige Vorliegen einer primären Hypertonie hin. – Der arterielle Mitteldruck ist bei der Hyperthyreose normal.

Differentialdiagnostisch ist an ein hyperkinetisches Herzsyndrom, eine isoliert systolische, primäre Hypertonie und an ein Phäochromozytom zu denken (letzteres geht in der Regel jedoch mit einer zusätzlichen Erhöhung des diastolischen Blutdruckes einher).

β-Rezeptorenblocker führen üblicherweise zu einer Normalisierung sowohl der Herzfrequenz als auch des systolisch erhöhten Blutdruckes.

▪ Zusammenfassung (Kapitel 14.11)

- ▪ Eine Hypertonie bei Hypothyreose geht vorrangig mit diastolisch erhöhten Blutdruckwerten einher; auslösend ist ein reaktiver Anstieg des peripheren Gefäßwiderstandes.
- ▪ Bei Hyperthyreose finden sich häufig erhöhte systolische und eher erniedrigte diastolische Blutdruckwerte.
- ▪ Diastolisch erhöhte Blutdruckwerte bei Hyperthyreose deuten auf eine andere Genese der Hypertonie hin.

■ Literatur

Phäochromozytom (Kapitel 14.1)

Barzon L, Scaroni C, Sonino N, Fallo F, Paoletta A, Boscaro M (1999) Risk factors and long-term follow-up of adrenal incidentalomas. J Clin Endocrinol Metab 84:520–526

Bravo EL (1996) Plasma or urinary metanephrines for the diagnosis of pheochromocytoma? This is the question. Ann Intern Med 125:331–332

Cook DM, Loriaux L (1996) The incidental adrenal mass. Am J Med 101:88–94

Eisenhofer G, Keiser H, Friberg P, Mezey E, Huynh TT, Hiremagalur B, Ellingson T, Duddempudi S, Eijsbouts A, Lenders JWM (1998) Plasma metanephrines are markers of pheochromocytoma produced by catechol-O-methyltransferase within tumors. J Clin Endocrinol Metab 83:2175–2185

Eisenhofer G, Lenders JWM, Linehan WM, Walther MM, Goldstein DS, Keiser HR (1999) Plasma normetanephrine and metanephrine for detecting pheochromocytoma in von Hippel-Lindau disease and multiple endocrine neoplasia type 2. N Engl J Med 340: 1872–1879

Gifford RW, Manger WM, Bravo EL (1994) Pheochromocytoma. Endocrinol Metab Clin N Am 23:387–404

Gross DJ, Avishai N, Meiner V, Filon D, Zbar B, Abeliovich D (1996) Familial pheochromocytoma associated with a novel mutation in the von Hippel-Lindau gene. J Clin Endocrinol Metab 81:147–149

Grossman E, Goldstein DS, Hoffman A, Keiser HR (1991) Glucagon and clonidine testing in the diagnosis of pheochromocytoma. Hypertension 17:733–741

Hamada M, Shigematsu Y, Mukai M, Kazatani Y, Kokubu T, Hiwada K (1995) Blood pressure response to the valsalva maneuver in pheochromocytoma and pseudopheochromocytoma. Hypertension 25:266–271

Krane NK (1986) Clinically unsuspected pheochromocytomas. Experience at Henry Ford Hospital and a review of the literature. Arch Intern Med 146:54–57

Manelli M (1989) Diagnostic problems in pheochromocytoma. J Endocrinol Invest 12: 739–757

Manger WM, Gifford RW (1994) Phaeochromocytoma: a clinical overview. In: Swales JD (ed), Textbook of Hypertension, Blackwell Scientific Publications London, p 941–958

Neumann HPH, Berger DP, Sigmund G, Blum U, Schmidt D, Parmer RJ, Volk B, Kirste G (1993) Pheochromocytomas, multiple endocrine neoplasia type 2, and von Hippel-Lindau disease. N Engl J Med 329:1531–1538

Peaston RT, Lennard TWJ, Lai LC (1996) Overnight excretion of urinary catecholamines and metabolites in the detection of pheochromocytoma. J Clin Endocrinol Metab 81: 1378–1384

Reincke M, Allolio B (1995) Das Nebenniereninzidentalom. Dt Ärztebl 92:A-764–770

Roelants V, Goulios C, Beckers C, Jamar F (1998) Iodine-131-MIBG scintigraphy in adults: interpretation revisited? J Nucl Med 39:1007–1012

Schürmeyer TH, Engeroff B, von zur Mühlen A, Dralle H (1994) Symptomatik und endokrinologische Befunde bei katecholamin-sezernierenden Tumoren. Ergebnisse bei 106 konsekutiven Patienten. Dtsch Med Wschr 119:1721–1727

Scully RE, Mark EJ, McNeely BU (1986) Weekly clinicopathological exercises. Case 6-1986. N Engl J Med 314:431–439

Shapiro B, Copp JE, Sisson JC, Eyre PL, Wallis J, Beierwaltes WH (1985) 131-Iodine metaiodo-benzylguanidine for the locating of suspected pheochromocytoma. Experiences in 400 cases. J Nucl Med 26:576–585

Stimpel M, Wambach G (1987) Diagnostik des Phäochromozytoms. Dtsch Med Wschr 112: 1422–1425

Stimpel M, Schürmeyer TH, Ivens K, Wambach G, Volkmann HP, von zur Mühlen A (1988) Diagnostische Bedeutung des Clonidin-Hemmtestes bei Phäochromozytom-Verdacht. Dtsch med Wschr 113:130–134

Stimpel M, Reiss U, Volkmann HP, Wambach G (1993) The overnight clonidine suppression test (OCST) in the diagnosis of pheochromocytoma. Hypertension 21:131

Tenebaum E, Lumbroso J, Schlumberger M et al (1995) Comparision of radiolabeled octreotide and meta-iodobenzylguanidine (MIBG) scintigraphy in malignant pheochromocytoma. J Nucl Med 36:1–6

Vincent D, Pradalier A (1993) Pheochromocytoma-like catecholamine levels induced by clonidine cessation. Europ J Med 2:313

Witteles RM, Kaplan EL, Roizen MF (2000) Sensitivity of diagnostic and functional tests for pheochromocytoma in clinical practice. Arch Intern Med 160:2521–2524

Young WF Jr (2000) Management approaches to adrenal incidentalomas. A view from Rochester, Minnesota. Endocrinol Metab Clin North Am 29:159–185

Primärer Mineralokortikoidismus (Kapitel 14.2–14.5)

Biglieri EG (1991) Spectrum of mineralocorticoid hypertension. Hypertension 17:251–261

Biglieri EG, Schambelan M (1979) The significance of elevated levels of plasma 18-hydroxycorticosterone in patients with primary aldosteronism. J Clin Endocrinol Metab 49:87–91

Bornstein SR, Stratakis CA, Chrousos GP (1999) Adrenocortical tumors: recent advances in basic concepts and clinical management. Ann Intern Med 130:259–771

Bravo EL, Tarazi RC, Dustan HP, Fouad FM, Textor SC, Gifford RW, Vidt DG (1983) The changing clinical spectrum of primary aldosteronism. Am J Med 74:641–651

Diederich S, Quinkler M, Hanke B, Bähr V, Oelkers W (1999) 11β-Hydroxysteroid-Dehydrogenasen: Schlüssel-Enzyme der Mineralocorticoid- und Glucocorticoid-Wirkung. Dtsch med Wschr 124:51–55

Dluhy RG, Lifton RP (1999) Glucocorticoid-remediable aldosteronism. J Clin Endocrinol Metab 84:4341–4344

Edwards CRW (1998) Disorders of mineralocorticoid hormone secretion. In: Grossman A (ed) Clinical Endocrinology, Blackwell, Oxford 433–449

Fallo F, Sonino N, Boscaro M, Armanini D, Mantero F, Dörr HG, Knorr D, Kuhnle U (1987) Dexamethasone-suppressible hyperaldosteronism: Pathophysiology, clinical aspects, and new insights into the pathogenesis. Klin Wochenschr 65:437–444

Fardella CE, Mosso L, Gomez-Sanchez C, Cortes P, Soto J, Gomez L, Pinto M, Huete A, Oestreicher E, Foradori A, Montero J (2000) Primary aldosteronism in essential hypertensives: prevalence, biochemical profile, and molecular biology. J Clin Endocrinol Metab 85:1863–1867

Gross MD, Shapiro B (1989) Scintigraphic studies in adrenal hypertension. Semin Nucl Med 19:122–143

Irony I, Biglieri EG, Perloff D, Rubinoff H (1987) Pathophysiology of deoxycorticosterone-secreting adrenal tumors. J Clin Endocrinol Metab 65:836–840

Jonsson JR, Klemm SA, Tunny TJ, Stowasser M, Gordon RD (1995) A new genetic test for familial hyperaldosteronism type 1 aids in the detection of curable hypertension. Biochem Biophys Res Commun 207:565–571

Kater CE, Biglieri EG (1994) Disorders of steroid 17alpha-hydroxylase deficiency. Endocrinol Metab Clin N Am 23:341–357

Lifton RP, Dluhy RG, Powers M, Rich GM, Cook S, Ullick S, Lalouel JM (1992) A chimaeric 11β-hydroxylase/aldosterone synthase gene causes glucocorticoid-remediable aldosteronism and human hypertension. Nature 355:262–265

Lifton RP, Dluhy RG, Powers M, Rich GM, Gutkin M, Fallo F, Gill JR, Feld L, Ganguly A, Laidlaw et al. (1992) Hereditary hypertension caused by chimaeric gene duplications and ectopic expression of aldosterone synthase. Nat Genet 2:66–74

Litchfield WR, New MI, Coolidge C, Lifton RP, Dluhly RG (1997) Evaluation of the dexamethason suppression test for the diagnosis of glucocorticoid-remediable aldosteronism. J Clin Endocrin Metabol 82:3570–3573

Melby JC (1984) Primary aldosteronism. Kidney Int 26:769–778

Melby JC (1989) Clinical review 1: endocrine hypertension. J Clin Endocrin Metab 69: 697–704

Nocaudie-Calzada M, Huglo D, Lambert M, Ernst O, Proye C, Wemeau JL, Marchandise X (2000) Efficacy of iodine-131 6beta-methyl-iodo-19-norcholesterol scintigraphy and computed tomography in patients with primary aldosteronism. Eur J Nucl Med 26:1326–1332

Stimpel M (1992) Diagnose des primären Aldosteronismus. Dtsch med Wschr 117:907–911

Stimpel M, Grimm U, Degenhardt S, Krone W, Wambach G (1992) Bedeutung des Captopril-Tests in der (Differential-) Diagnostik des primären Aldosteronismus. Nieren Hochdruckkrkht 21:582–584

Stowasser M, Gordon RD (2000) Primary aldosteronism: learning from the study of familial varieties. J Hypertension 18:1165–1176

Weinberger MH, Fineberg NS (1993) The diagnosis of primary aldosteronism and separation of two major subtypes. Arch Intern Med 153:2125–2129

White PC, New MI, Dupont B (1987) Congenital adrenal hyperplasia (First of two parts). N Engl J Med 316:1519–1524

White PC, New MI, Dupont B (1987) Congenital adrenal hyperplasia (Second of two parts). N Engl J Med 316:1580–1586

White PC (1996) Inherited forms of mineralocorticoid hypertension. Hypertension 28:927–936

Cushing-Syndrom (Kapitel 14.6)

Arioglu E, Doppman J, Gomes M, Kleiner D, Mauro D, Barlow C, Papanicolaou DA (1998) Cushing's syndrome caused by corticotropin sceretion by pulmonary tumorlets. N Engl J Med 339:883–886

Danese RD, Aron DC (1994) Cushing's syndrome and hypertension. Endocrinol Metabol Clin N Am 23:299–324

Doppman JL, Oldfield EH, Niemann LK (1998) Bilateral sampling of the internal jugular vein to distinguish between mechanisms of adrenocorticotropic hormone-dependent Cushing syndrome. Ann Intern Med 128:33–36

Görges R, Knappe G, Gerl H, Ventz M, Stahl F (1999) Diagnosis of Cushing's syndrome: reevaluation of midnight plasma cortisol vs urinary free cortisol and low-dose dexamethasone suppression test in a large patient group. J Endocrinol Invest 22:241–249

Gold PW, Loriaux DL, Roy A, Kling MA, Calabrese JR, Kellner CH, Nieman LK, Post RM, Pickar D, Galluci W, Avgerinos P, Paul S, Oldfield EH, Cutler GB, Chrousos GP (1986) Responses to corticotropin-releasing hormone in the hypercortisolism of depression and Cushing's disease. Pathophysiologic and diagnostic implications. N Engl J Med 314:1329–1335

Graham KE, Samuels MH, Nesbit GM, Cook DM, O'Neill OR, Barnwell SL, Loriaux DL (1999) Cavernous sinus sampling is highly accurate in distinguishing Cushing's disease from the ectopic adrenocorticotropin syndrome and in predicting intrapituitary tumor localization. J Clin Endocrinol Metab 84:1602–1610

Hermus ARMM, Pieters GFFM, Pesman GJ, Smals AGH, Benraad TJ, Kloppenborg PWC (1986) The corticotropin-releasing-hormone test versus the high-dose dexamethasone test in the differential diagnosis of Cushing's syndrome. Lancet 2:540–544

Invitti C, Giraldi FP, De Martin M, Cavagnini F and The Study Group of the Italian Society of Endocrinology on the Pathophysiology of the Hypothalamic-Pituitary-Adrenal Axis (1999) Diagnosis and management of Cushing's Syndrome: results of an Italian multicentre study. J Clin Endocrinol Metab 84:440–448

Kaltsas GA, Giannulis MG, Newell-price JDC, Dacie JE, Thakkar C, Afshar F, Monson JP, Grossman AB, Besser GM, Trainer PJ (1999) A critical analysis of the value of simultaneous inferior petrosal sampling in Cushing's disease and the occult ectopic adrenocorticotropin syndrome. J Clin Endocrin Metab 84:487–492

Kaye TB, Crapo L (1990) The Cushing syndrome: an update on diagnostic tests. Ann Intern Med 112:434–444

Leinung MC, Young WF, Whitaker MD, Scheithauer BW, Trastek VF, Kvols LK (1990) Diagnosis of corticotropin-producing bronchial carcinoid tumors causing Cushing's syndrome. Mayo Clin Proc 65:1314–1321

Liebl R (1986) Störfaktoren beim Dexamethason-Hemmtest. Klin Wochenschr 64:535–539

Müller J (1991) Sinnvolle und sinnlose Steroidbestimmungen: Zweckmäßige Labordiagnostik der Nebennierenfunktion. Schweiz med Wschr 121:482–487

Newell-Price JDC, Trainer PJ, Besser GM, Grossman AB (1998) The diagnosis and differential diagnosis of Cushing's syndrome and pseudo-Cushing's states. Endocr Rev 19:647–672

Nieman LK, Chrousos GP, Oldfield EH, Avgerinos PC, Cutler GB Jr, Loriaux DL (1986) The ovine corticotropin-releasing hormone stimulation test and the dexamethasone test in the differential diagnosis of Cushing's syndrome. Ann Intern Med 105:862–867

Oldfield EH, Doppman JL, Nieman LK, Chrousos GP, Miller DL, Katz DA, Cutler GB, Loriaux DL (1991) Petrosal sinus sampling with and without corticotropin-releasing hormone for the differential diagnosis of Cushing's syndrome. N Engl J Med 325:897–905

Orth DN (1995) Cushing's syndrome. N Engl J Med 332:791–803

Saruta T, Suzuki H, Handa M, Igarashi Y, Kondo K, Senba S (1986) Multiple factors contribute to the pathogenesis of hypertension in Cushing's syndrome. J Clin Endocrin Metab 62:275–279

Shackleton CHL, Stewart PM (1990) The hypertension of apparent mineralocorticoid excess syndrome. In Biglieri EG, Melby JC (eds) Endocrine hypertension. Raven Press, New York S155–173

Von Werder K (1998) Diagnostik von Krankheiten der Nebennierenrinde. Dtsch med Wschr 123:393–396

Yanovski JA, Cutler GB, Chrousos GP, Nieman LK (1999) The dexamethasone–suppressed corticotropin-releasing hormone stimulation test differentiates mild Cushing's disease from normal physiology. J Clin Endocrinol Metab 83:348–352

Primärer Hyperreninismus (Kapitel 14.7)

Corvol P, Pinet F, Galen FX, Plouin PF, Chatellier G, Pagny JY, Bruneval P, Camilleri JP, Menard J (1994) Primary reninism. In: Laragh JH, Brenner BM (eds) Hypertension. Pathophysiology, diagnosis, and management, 2nd ed. Raven Press, New York

Baruch D, Corvol P, Alhenc-Gelas F, Dufloux MA, Guyenne TT, Gaux JC et al (1984) Diagnosis and treatment of renin-secreting tumors. Hypertension 6:760–766

Kreutz R, Zhou H, Pfeifer U, Gasc JM, Ganten D, Kessler FJ (1993) Primärer Hyperreninismus. Eine seltene Ursache der sekundären arteriellen Hypertonie. Dtsch med Wschr 118:1110–1114

Akromegalie (Kapitel 14.8)

Deray G, Rieu M, Devynck MA, Pernollet MG, Chanson P, Luton JP, Meyer P (1987) Evidence of an endogenous digitalis-like factor in the plasma of patients with acromegaly. N Engl J Med 316:575–580

Fallo F, Barzon L, Boscaro M, Casiglia E, Sonino N (1998) Effect of octreotide on 24-h blood pressure profile in acromegaly. Am J Hypertension 11:591–596

Freda PU, Wardlaw SL (1998) Editorial: primary medical therapy for acromegaly. J Clin Endocrinol Metab 83:3031–3033

López-Velasco R, Escobar-Morreale HF, Vega B, Villa E, Sancho JM, Moya-Mur JL, Garcia-Robles R (1997) Cardiac involvement in acromegaly: specific myocardiopathy or consequence of systemic hypertension? J Clin Endocrinol Metab 82:1047–1053

Melmed S (1990) Acromegaly. N Engl J Med 322:966–977

Melmed S, Jackson I, Kleinberg D, Klibanski A (1998) Current treatment guidelines for acromegaly. J Clin Endocrinol Metab 83:2646–2652

Primärer Hyperparathyreoidismus (Kapitel 14.9)

Diamond TW, Botha JR, Wing J, Meyers AM, Kalk WJ (1986) Parathyroid hypertension. A reversible disorder. Arch Intern Med 146:1709–1712

Lewanczuk RZ, Pang PK (1993) Expression of parathyroid factor in hypertensive primary hyperparathyroid patients. Blood Pressure 2:22–27

Endothelinproduzierende Tumoren (Kapitel 14.10)

Yokokawa K, Tahara H, Kohno M, Murakawa K, Yasunari K, Nakagawa K, Hamada T, Otani S, Yanagisawa M, Takeda T (1991) Hypertension associated with endothelin-secreting malignant hemangioendothelioma. Ann Intern Med 114:213–215

Hypo- und Hyperthyreoidismus (Kapitel 14.11)

Saito I, Ito K, Saruto T (1983) Hypothyroidism as a cause of hypertension. Hypertension 5:112–115

Saito I, Saruto T (1994) Hypertension in thyroid disorders. Endocrinol Metab Clin N Am 23:379–386

Streeten DH, Anderson GH, Howland T, Chang R, Smulyan H (1988) Effects of thyroid function on blood pressure. Recognition of hypothyroid hypertension. Hypertension 11:78–83

Bei 15–20% der erstgebärenden Mütter wird in der Schwangerschaft eine arterielle Hypertonie festgestellt. Bei etwa einem Drittel der Betroffenen bestand bereits vor der Schwangerschaft eine chronische Blutdruckerhöhung primärer (primäre Hypertonie) oder sekundärer (renovaskuläre oder renoparenchymatöse Hypertonie, endokrine Hypertonie, usw.) Genese. Diese schwangerschaftunabhängige Hypertonie muss von Blutdruckerhöhungen abgegrenzt werden, die erstmals nach der 20. Schwangerschaftswoche auftreten und durch schwangerschaftsbedingte Veränderungen ausgelöst werden. Obwohl die Pathogenese der schwangerschaftsbedingten Hypertonie bislang nicht völlig geklärt ist, lässt sie sich dennoch aufgrund der nachweisbaren hämodynamischen und humoralen Veränderungen von anderen Hypertonieformen eindeutig abgrenzen und – durch Entbindung – kausal therapieren (s. auch Kapitel 33.3). Per definitionem handelt es sich somit bei den schwangerschaftsbedingten Blutdruckerhöhungen um eine sekundäre Hypertonieform.

15.1 Diagnose

Die normale Schwangerschaft geht einher mit Vasodilatation, Abnahme des peripheren Gefäßwiderstandes, Zunahme des extrazellulären und des Plasmavolumens sowie mit einem Anstieg des Herzminutenvolumens (s. auch Tabelle 15.1). Als Folge wird bei den meisten Frauen im ersten Schwangerschaftsdrittel eine deutliche Abnahme des diastolischen Blutdruckes (5–10 mmHg) beobachtet, während der systolische Blutdruck nicht oder allenfalls gering abfällt.

Als Hypertonie gelten in der Schwangerschaft chronisch erhöhte Blutdruckwerte von ≥140 mmHg systolisch und/oder ≥90 mmHg diastolisch oder relative Blutdruckanstiege, die im Vergleich zu den vor der Konzeption oder im ersten Schwangerschaftsdrittel gemessenen Werten um >25 mmHg systolisch und/oder >15 mmHg diastolisch dauerhaft höher liegen. Die in der Schwangerschaft anzuwendende Messtechnik des Blutdruckes entspricht den in Kapitel 2.2.2.1 beschriebenen Richtlinien. Als auskultatorisches Kriterium für den diastolischen Blutdruck hat sich auch in der Schwangerschaft das Verschwinden der Korotkow-Geräusche (Phase V) als zuverlässiger erwiesen als das früher empfohlene Leiserwerden (Phase IV). Die Messung soll-

Tabelle 15.1. Veränderungen bei normaler Schwangerschaft und bei Präeklampsie. Modifiziert nach Kaplan (1998) Clinical Hypertension, Baltimore: Williams & Wilkins, p 326

	Normale Schwangerschaft (im Vergleich zu nicht-schwangeren Frauen)	Präeklampsie (im Vergleich zur normalen Schwangerschaft)
Hämodynamik		
Plasmavolumen	+	–
Extrazelluläres Volumen	+	0
Herzminutenvolumen	+	–
Peripherer Gefäßwiderstand	–	+
Vaskuläre Ansprechbarkeit		
auf Noradrenalin	0	+
auf Angiotensin II	–	+
Uterusdurchblutung		–
Nierenfunktion		
Blutfluss	+	–
Glomeruläre Filtrationsrate	+	–
Serumharnsäure	–	+
Hormonelle Veränderungen		
Plasmareninsubstrat	+	0
Plasmareninaktivität	+	–
Angiotensin II	+	–
Angiotensin-II-Rezeptoren	–	+
Plasmaaldosteron	+	–
Atriales natriuretisches Peptid	+	+
Oubain-ähnlicher Faktor	+	+
Plasmaendothelin	0	0 oder +
Stickstoffmonoxid (NO)	+	0 oder –
Prostacyclin	+	–
Fibronectin	0	+
Thromboxan	+	+
Insulin	+	+

+ = erhöht bzw. gesteigert; – = vermindert bzw. erniedrigt; 0 = normal bzw. unverändert

te im Sitzen erfolgen. – Da bei einer Präeklampsie (s. unten) im späteren Verlauf der Schwangerschaft der typische Tagesrhythmus des Blutdruckes aufgehoben sein kann (*non-dipping*, s. Kapitel 1.5.2), empfiehlt es sich daher wegen der höheren Aussagekraft, schon zu Beginn der Schwangerschaft die Blutdruckmessungen vorrangig am Abend durchzuführen.

Bei Patientinnen mit vorbestehender Hypertonie oder Nephropathie sollten wegen des erhöhten Risikos einer Präeklampsie eine besonders engmaschige Blutdrucküberwachung mit mehrmaligen Messungen zu unterschiedlichen Tageszeiten durchgeführt werden, weshalb sich die Verordnung eines Blutdruckgerätes zur Selbstmessung empfiehlt (Kapitel 2). – Bei Durchführung einer ambulanten Blutdrucklangzeitmessung (s. Kapitel 2) ist zu berücksichtigen, dass die mit dieser Methode ermittelten Werte – anders als bei nicht schwangeren Frauen und bei Männern – im Vergleich zur Gelegenheitsmessung höher sind.

▪ 15.2 Definition und Einteilung

Chronische Blutdruckerhöhungen, die während einer Schwangerschaft auftreten, werden wie folgt unterteilt:

▪ Schwangerschaftsbedingte Hypertonie (Definition: „de-novo"-Hypertonie nach der 20. Schwangerschaftswoche mit Normalisierung des Blutdruckes innerhalb von drei Monaten nach Geburt):
  – Präeklampsie (Syn.: Gestose)
    Präeklampsie bei vorbestehender chronischer Hypertonie (Syn.: Pfropfgestose)
  – Transiente Hypertonie oder Gestationshypertonie.

▪ Schwangerschaftsunspezifische Hypertonie:
  – Primäre Hypertonie
  – (Andere) Sekundäre Hypertonieformen (s. Kapitel 13, 14, 16–18).

15.2.1 Schwangerschaftsbedingte (De-novo-)Hypertonie

Im Unterschied zur vorbestehenden chronischen Hypertonie, die für die betroffene Patientin vorrangig ein kardiovaskuläres Langzeitrisiko darstellt, ist die schwangerschaftsbedingte Hypertonie entweder eine vorübergehende Erscheinung mit recht guter Prognose (transiente Hypertonie/Gestationshypertonie) oder aber Folge eines komplexen Krankheitsgeschehens mit hohem Risiko für Mutter und Kind, für das eine genetische Prädisposition wahrscheinlich ist und in dessen Mittelpunkt die Plazenta als auslösende Ursache steht (Präeklampsie bzw. Pfropfgestose).

15.2.1.1 Präeklampsie

Während eine chronische Hypertonie entweder vor oder während der ersten 20 Wochen der Schwangerschaft diagnostiziert wird, wird eine Präeklampsie – außer bei hydatiformen Molen – nicht vor der 20. Schwangerschaftswoche klinisch manifest. Betroffene Frauen sind vielfach familiär vorbelastet, meist jüngeren Lebensalters, nahezu ausschließlich Erstgebärende und tragen überdurchchnittlich häufig Mehrlingsschwangerschaften. Chronische Erkrankungen wie Diabetes mellitus, primäre Hypertonie, Nephropathien und Kollagenosen sind mit einem höheren Risiko für eine Präeklampsie behaftet.

Pathogenese. Die hämodynamischen Veränderungen bei Frauen mit Präeklampsie sind schon lange bekannt: Im Gegensatz zur normalen Schwangerschaft mit Vasodilatation und vergrößertem Flüssigkeitsvolumen, findet sich bei Patientinnen mit Präeklampsie ein vermindertes intravasales Volumen, eine Vasokonstriktion und als Folge ein erhöhter peripherer Gefäßwiderstand. Wie aber ist das komplexe Krankheitsgeschehen bei Präeklampsie, bei dem die Hypertonie nur eine Teilkomponente darstellt, pathogenetisch zu verstehen? Um es vorwegzunehmen: Der exakte Pathomechanismus der Präeklampsie ist auch heute noch nicht völlig geklärt, wenngleich immunologische Phänomene als auslösende Ursache der initialen Plazentaveränderungen (s. unten) vermutet werden.

Die gegenwärtig am weitesten verbreitete Hypothese der pathophysiologischen Kaskade bei Präeklampsie basiert auf der Beobachtung einer fehlerhaften Migration und Invasion der mütterlichen Spiralarterien in den Trophoblasten. Die Folge ist eine Minderperfusion des uteroplazentalen Kreislaufes mit resultierender, ischämischer Schädigung der Plazenta. Reaktiv werden von der geschädigten, fetoplazentalen Einheit Faktoren in den mütterlichen Kreislauf freigesetzt, deren Identität bislang noch nicht eindeutig geklärt ist. Nach heutiger Vorstellung sind diese zirkulierenden Faktoren verantwortlich für die bei Präeklampsie beobachtete endotheliale Dysfunktion, die gekennzeichnet ist durch eine vermehrte Sekretion vasokonstriktiver (Thromboxan; Endothelin?) und eine verminderte Freisetzung vasodilatierender Endothelzellprodukte (Prostacyclin; Stickstoffmonoxid?). Das ebenfalls aus aktivierten Endothelzellen freigesetzte Fibronektin erhöht des Weiteren die Aggregabilität der Thrombozyten und stimuliert deren Abgabe der vasokonstriktorisch wirkenden Thrombozytenprodukte Thromboxan und Serotonin an die Blutbahn.

Eine weitere Besonderheit bei Frauen mit Präeklampsie ist eine bereits 2–3 Monate vor Manifestation der Hypertonie nachweisbare Steigerung der Angiotensin-II-Sensitivität. Obwohl im Vergleich zu einer normalen Schwangerschaft die Aktivität des Renin-Angiotensin-Systems vermindert ist, bedeutet die gesteigerte Empfindlichkeit des arteriellen Gefäßbettes gegenüber Angiotensin II eine weitere vasokonstriktorisch wirkende Komponente im Zusammenspiel der humoralen Gefäßregulation bei Präeklampsie.

Fasst man die beschriebenen Veränderungen zusammen, so ist bei Frauen mit Präeklampsie die Homöostase zwischen vasokonstriktiv und vasodilatierend wirkenden Faktoren gestört. Es resultiert eine Vasokonstriktion, welche in Verbindung mit einem verminderten Plasmavolumen und der ebenfalls beschriebenen Thrombozytenaktivierung gleichbedeutend einer generalisierten Minderperfusion ist, die zum einen die mütterlichen Organe wie Nieren, Gehirn und Leber betrifft und zum anderen die bereits initial minderdurchblutete Plazenta – im Sinne eines Circulus vitiosus – weiter schädigt. Die sich kontinuierlich verschlechternde Blutversorgung und Ernährung des Fetus erklärt die bei Präeklampsie stets zu beobachtende Wachstumsretardierung.

Diagnose der Präeklampsie. Die Richtlinien der meisten Fachgesellschaften sehen die diagnostischen Kriterien einer Präeklampsie dann für erfüllt, wenn eine nach der 20. Schwangerschaftswoche auftretende Hypertonie einhergeht mit
■ einer Proteinurie (300 mg im 24-Stunden-Urin oder ein dauerhaftes Teststreifenergebnis > 1 g/l) und/oder
■ zunehmenden generalisierten Ödemen.

Tabelle 15.2. Prognostisch ungünstige Zeichen und Symptome bei Frauen mit Präeklampsie. Modifiziert nach Cunningham und Lindheimer (1992) N Engl J Med 326:927–932; Deutsche Hypertonie Gesellschaft (1999) Merkblatt

Klinische Symptome/Befunde
- Blutdruck > 160 mmHg systolisch und/oder > 110 mmHg diastolisch
- Kopfschmerzen oder andere neurologische Auffälligkeiten (Sehstörungen usw.)
- Abdominelle Schmerzen im rechten oberen Quadranten
- Rasche Gewichtszunahme (Ödeme!)
- Linksherzdekompensation, Lungenödem
- Retinale Blutungen, Exsudate, Papillenödem
- Ausgeprägte Wachstumsretardierung des Feten (Sonografie)
- Pathologisches Ergebnis der Kardiotokografie

Laborbefunde
- Proteinurie von ≥2,0 g/24 h
- Neuaufgetretene Erhöhung des Serumkreatinins (> 2,0 mg/dl)
- Thrombozytenabfall < 100 000 µl und/oder Nachweis einer mikroangiopathischen hämolytischen Anämie (mit Anstieg der LDH)
- Anstieg der Leberenzyme, Lebervergrößerung

Weitere Befunde, die im Rahmen einer Präeklampsie erhoben werden können, sind ein Anstieg der Transaminasen, eine Thrombozytopenie und ein Anstieg der Nierenretentionswerte. In schwersten Fällen können sich eine disseminierte Gerinnung (*disseminated intravascular coagulation* = DIC), ein akutes Nierenversagen (*hämolytisch-urämisches Syndrom* = HUS) eine mikroangiopathische hämolytische Anämie bzw. ein HELLP-Syndrom (*hemolysis, elevated liver enzymes, low platelets*) entwickeln. Treten bei einer Patientin mit diagnostizierter Präeklampsie zerebrale Krampfanfälle auf, so spricht man von einer Eklampsie. Die Eklampsie ist im Sinne einer hypertensiven Enzephalopathie zu interpretieren und kann zu Hirnödem und zerebralen Blutungen mit tödlichem Ausgang führen. – Befunde, die auf eine Verschlechterung der Präklampsie hindeuten, sind in Tabelle 15.2 zusammengefasst.

Diagnostische Kriterien der Präeklampsie im Wandel? Erhöhte Blutdruckwerte assoziiert mit Proteinurie und/oder Ödemen als diagnostische Kriterien der Präeklampsie liefern nach neueren Untersuchungen an mehr als tausend Frauen mit Schwangerschaftshypertonie eine zu geringe diagnostische Trennschärfe, da einerseits auch eine chronische, primäre Hypertonie mit einer Proteinurie einhergehen kann und zudem Ödeme aufgrund einer vorbestehenden venösen Insuffizienz wenig pathognomonisch für die Präeklampsie sind. Darüber hinaus trägt diese Definition dem Krankheitsbild der Präeklampsie nur eingeschränkt Rechnung, indem der charakteristische Multiorganbefall nicht berücksichtigt wird und bei Fehlen von Proteinurie und Ödemen, aber Präsenz anderer typischer Schäden, die Präeklampsie im Sinne einer falsch-negativen Diagnose übersehen wird. Aus diesen Gründen wurde von Brown und Buddle (1999) vorgeschlagen die Diagnose einer Präeklampsie zu stellen, wenn – neben der Hypertonie – ein oder mehrere der folgenden Kriterien vorliegen:

- Proteinurie (s. oben).
- Niereninsuffizienz (Kreatinin > 1,5 mg/dl).
- Leberschädigung: Erhöhung der Transaminasen oder starker epigastrischer bzw. im rechten oberen Quadranten lokalisierter Schmerz (oder beide Kriterien).
- Neurologische Symptome wie Krampfanfälle (Eklampsie), Hyperreflexie mit Klonus oder starke Kopfschmerzen mit Hyperreflexie.
- Hämatologische Veränderungen wie Thrombozytopenie (Verbrauchskoagulopathie) oder Hämolyse bzw. beides.
- Verlangsamtes Wachstum des Fetus.

Nach diesen Kriterien, die im Wesentlichen einer leicht modifizierten Variante der Richtlinien der austral-asiatischen Fachgesellschaft (Australasian Society for the Study of Hypertension in Pregnancy, 1993) entsprechen, wäre auch dann eine Präeklampsie bei einer schwangeren Patientin zu diagnostizieren, wenn diese neben einer Hypertonie nach der 20. Schwangerschaftswoche beispielsweise eine Thrombozytopenie entwickelt, aber weder eine signifikante Proteinurie noch Ödeme hat. Es bleibt abzuwarten, ob diese erweiterte Definition der Präeklampsie allgemeine Akzeptanz finden wird. – Ich denke jedoch, dass insbesondere bei erstgebärenden Patientinnen < 30 Jahre, erstmaligen Blutdruckerhöhungen nach der 20. Schwangerschaftswoche und Nachweis eines oder mehrerer der genannten Kriterien auch dann eine Präeklampsie zu diagnostizieren ist, wenn die Hypertonie nicht mit einer signifikanten Proteinurie und/oder mit Ödemen einhergeht.

15.2.1.2 Präeklampsie bei vorbestehender chronischer Hypertonie (Pfropfgestose)

Patientinnen mit vorbestehender Hypertonie entwickeln häufiger eine Präeklampsie als normotensive Frauen. Die Diagnose einer Pfropfgestose basiert auf dem Nachweis von Blutdruckerhöhungen (>25 mmHg systolisch und/oder > 15 mmHg diastolisch) nach der 20. Schwangerschaftswoche in Verbindung mit Proteinurie und/oder generalisierten Ödemen. – Die Prognose für Mutter und Kind ist deutlich schlechter als bei isoliertem Auftreten von arterieller Hypertonie oder Präeklampsie.

15.2.1.3 Transiente Hypertonie (Gestationshypertonie)

Dauerhaft erhöhte Blutdruckwerte, die nach der 20. Schwangerschaftswoche auftreten und sich meist innerhalb von sieben Tagen, spätestens aber drei Monate nach der Geburt wieder normalisieren, werden dann als transiente Hypertonie oder Gestationshypertonie bezeichnet, wenn keine anderen Zeichen einer Präeklampsie vorliegen und keine Hypertonie vor der Schwangerschaft bestanden hat. – Die Wahrscheinlichkeit, eine arterielle Hypertonie im späteren Leben zu entwickeln, ist bei Patientinnen mit Gestationshypertonie erheblich gesteigert. Obwohl die Prognose für Mutter und Kind grundsätzlich als gut einzustufen ist, müssen betroffene Patientinnen klinisch engmaschig kontrolliert werden, da 15–25% zu einem späteren Zeitpunkt der Schwangerschaft eine Präeklampsie entwickeln.

15.2.2 Schwangerschaftsunabhängige, chronische Hypertonie

Als chronische Hypertonie bei bestehender Schwangerschaft werden dauerhafte Blutdruckerhöhungen von ≥ 140 mmHg systolisch und/oder ≥ 90 mmHg diastolisch bezeichnet, die bereits vor der Schwangerschaft bekannt waren, die während, aber noch vor der 20. Schwangerschaftswoche diagnostiziert werden oder die mehr als drei Monate nach der Geburt noch bestehen. Ursächlich können eine primäre oder sekundäre Hypertonie (renal, endokrin) zugrundeliegen.

15.2.2.1 Primäre Hypertonie

Die Prognose von Frauen mit primärer Hypertonie ohne vorhandene Endorganschädigungen ist im Wesentlichen nur eingeschränkt durch das Risiko, im späteren Schwangerschaftsverlauf eine Präeklampsie (Pfropfgestose) zu entwickeln. Ist die Hypertonie jedoch vergesellschaftet mit einer Niereninsuffizienz (Serumkreatinin > 1,5 mg/dl), so ist die Wahrscheinlichkeit des Auftretens von Schwangerschaftskomplikationen (Wachstumretardierung, vorzeitige Plazentaabstoßung, Progression der Niereninsuffizienz) um ein Vielfaches gesteigert.

15.2.2.2 Sekundäre Hypertonieformen

Sekundäre Hypertonieformen, die erst während der Schwangerschaft diagnostiziert werden, sollten primär konservativ therapiert werden. – Differentialdiagnostische Untersuchungen, die mit einer Strahlenexposition einhergehen, sind zu vermeiden und – falls notwendig – nach Beendigung der Schwangerschaft durchzuführen. Nicht verzichtet werden sollte jedoch auf die Möglichkeit, die ohnehin routinemäßig durchzuführenden Sonografiekontrollen durch eine sorgfältige Inspektion der mütterlichen Nieren- und Nebennierenregion zu ergänzen. Insbesondere die sonografische Darstellung eines Nebennierentumors erfordert auch in der Schwangerschaft den definitiven Ausschluss oder Nachweis eines Phäochromozytoms, da bis zur Entbindung unentdeckte Phäochromozytome mit einer deutlich gesteigerten Mortalität für Mutter (40%) und Kind (ca. 30%) vergesellschaftet sind.

▪ Zusammenfassung (Kapitel 15)

▪ Eine Hypertonie in der Schwangerschaft liegt vor bei
- dauerhaft erhöhten Blutdruckwerten von ≥140 mmHg systolisch und/oder ≥90 mmHg diastolisch
- einem Anstieg des Blutdruckes während der Schwangerschaft um >25 mmHg systolisch und/oder >15 mmHg diastolisch.

▪ Einer Hypertonie in der Schwangerschaft
- liegt entweder eine schwangerschaftsbedingte Ursache zugrunde (Präeklampsie/Gestose; Präeklampsie bei vorbestehender Hypertonie/Pfropfgestose, transiente Hypertonie/Gestationshypertonie) oder
- beruht auf einer bereits vorbestehenden, schwangerschaftsunabhängigen Ursache (primäre oder sekundäre Hypertonie).

▪ Alle schwangerschaftsbedingten Blutdruckerhöhungen sind reversibel und durch Entbindung kausal therapierbar. Präeklampsie, Pfropfgestose und transiente Hypertonie bzw. Gestationshypertonie sind daher als sekundäre Hypertonieformen einzustufen.

▪ Die Diagnose einer Präeklampsie ist wahrscheinlich, wenn sich eine Hypertonie nach der 20. Schwangerschaftswoche entwickelt und von Proteinurie und/oder Ödemen begleitet ist.

▪ Die Hypertonie ist nur ein Begleitsymptom dieser systemischen Erkrankung, deren Ursache bislang nur unzureichend geklärt und durch eine Minderperfusion der Plazenta und anderer Organe gekennzeichnet ist.

▪ Gefährlichste Komplikation der Präeklampsie ist die Eklampsie, die im Sinne einer hypertensiven Enzephalopathie zu interpretieren ist und nicht selten tödlich verläuft.

▪ Die transiente Hypertonie/Gestationshypertonie geht ohne Proteinurie und Ödembildung einher. Risiken sind die mögliche Entwicklung einer Präeklampsie im weiteren Verlauf der Schwangerschaft und die recht hohe Wahrscheinlichkeit einer primären Hypertonie im späteren Leben.

▪ Hypertone Blutdruckwerte ohne Proteinurie und Ödeme vor der 20. Schwangerschaftswoche deuten auf eine schwangerschaftsunabhängige primäre oder sekundäre Hypertonie hin.

▪ Eine primäre Hypertonie bedeutet nur dann ein erhöhtes Risiko für Mutter und Kind, wenn gleichzeitig eine eingeschränkte Nierenfunktion (Serumkreatinin >1,5 mg/dl) vorliegt oder wenn sich im späteren Schwangerschaftsverlauf eine Präeklampsie entwickelt.

▪ Literatur

August P, Mueller FB, Sealey JE, Edersheim TG (1995) Role of renin-angiotensin system in blood pressure regulation in pregnancy. Lancet 345:896–897

Australasian Society for the Study of Hypertension in Pregnancy (1993) Consensus statement – management of hypertension in pregnancy: executive summary. Med J Aust 158:700–702

Brown MA, Buddle ML (1997) What's in a name? Problems with the classification of hypertension in pregnancy. J Hypertension 15:1049–1054

Brown MA, Whitworth JA (1999) Management of hypertension in pregnancy. Clin Exper Hypertension 21(5 & 6):907–916

Cunningham FG, Lindheimer MD (1992) Hypertension in pregnancy. N Engl J Med 326:927–932

Deutsche Liga zur Bekämpfung des hohen Blutdruckes e. V. (1999) Hochdruck in der Schwangerschaft und während der Stillperiode. Merkblatt, 4. Aufl, Heidelberg

Friedberg V (1992) Pathophysiologie des Schwangerschaftshochdrucks. Gynäkologe 25:370–385

Girndt J (1993) Ursachen der Hypertonie in der Schwangerschaft. Nieren Hochdruckkrkh 22:602–604

Lyall F, Greer IA (1994) Pre-eclampsia: a multifaceted vascular disorder of pregnancy. J Hypertension 12:1339–1345

National High Blood Pressure Education Program (NHBPEP) (1990) Working group report on high blood pressure in pregnancy. US Department of Health and Human Services, National Institutes of Health, National Heart, Lung, and Blood Institute. NIH Publication No. 90-3029

Roberts JM, Redmann CWG (1993) Pre-eclampsia: more than pregnancy-induced hypertension. Lancet 341:1447–1451

Robillard PY, Hulsey TC, Perianin J, Janky E, Miri EH, Papiernik E (1994) Association of pregnancy-induced hypertension with duration of sexual cohabitation before conception. Lancet 344:973–975

Shennan A, Gupta M, Halligan A, Taylor DJ, de Swiet M (1996) Lack of reproducibility in pregnancy of Korotkoff phase IV as measured by mercury sphygmomanometry. Lancet 347:139–142

Sibai BM (1996) Treatment of hypertension in pregnant women. N Engl J Med 336:257–265

WHO Study Group (1987) The hypertensive disorders of pregnancy. WHO Tech Rep Ser 758:1–114

Als kardiovaskuläre Hypertonieformen werden alle chronischen Blutdruckerhöhungen zusammengefasst, die auf einer primär kardialen und/oder primär aortalen Ursache beruhen (Tabelle 16.1). Unterschieden werden kann nach Erkrankungen, die mit einer kombiniert systolisch/diastolischen Hypertonie (Coarctatio aortae) oder aber mit einer isolierten systolischen Blutdruckerhöhung einhergehen (alle anderen Formen).

16.1 Coarctatio Aortae

Als Coarctatio aortae werden konnatale Einengungen der Aorta bezeichnet. Sie betreffen zu etwa 98% den Isthmusabschnitt der Aorta (Aortenisthmusstenose). Andere, atypische Lokalisationen sind der Arcus aortae, die Aorta thoracica und die Aorta abdominalis (s. unten). – Bei allen Formen der Coarctatio aortae kommt es zu einer mehr oder weniger stark ausgeprägten arteriellen Hypertonie in den prästenotischen Anteilen. Eine Ausnahme stellt die infrarenale Einengung der Bauchaorta dar, die meist mit normotonen Blutdruckwerten einhergeht.

16.1.1 Pathogenese

Pathogenetisch ist die prästenotische Erhöhung des arteriellen Blutdruckes in erster Linie als reaktive Adaptation an die Widerstandserhöhung zu in-

Tabelle 16.1. Einteilung der kardiovaskulären Hypertonie

Primär kardiale Ursachen
(Hypertonie infolge eines erhöhten Schlag- oder Herzminutenvolumens)
■ Hyperkinetisches Herzsyndrom
■ Aorteninsuffizienz
■ Atrioventrikulärer Block III. Grades
Primär aortale Ursachen
■ Aortensklerose (Windkesselhypertonie)
■ Konnatale Einengungen der Aorta (Coarctatio aortae)
– Aortenisthmusstenose
– Atypische Lokalisationen der Coarctatio aortae

terpretieren. Möglicherweise führt jedoch auch eine verminderte renale Durchblutung zu einer Aktivierung des Renin-Angiotensin-Aldosteron-Systems (RAAS), sodass diese humoralen Mechanismen zumindest bei den proximal der Nierenarterienabgänge gelegenen Formen der Coarctatio aortae ebenfalls zur Aufrechterhaltung der Hypertonie beitragen.

Existenz und Ausmaß der Hypertonie korrelieren mit dem Grad der aortalen Einengung.

16.1.2 Aortenisthmusstenose: Pathologisch-anatomische Unterscheidung

Die Einengung der Aorta im Isthmusbereich ist die bei weitem häufigste Lokalisation einer konnatalen Coarctatio aortae. Pathologisch-anatomisch werden zwei prinzipiell differierende Formen der Aortenisthmusstenose unterschieden: Die präduktale (früher auch als „infantiler Typ" bezeichnete) Form mit Stenosierung der Aorta vor und die postduktale (früher als „Erwachsenenform" bezeichnete) Form mit Einengung des Aortenrohres distal der Einmündung des Ductus arteriosus Botalli (bzw. des Ligamentum arteriosum) (Abb. 16.1). In beiden Fällen liegen häufig weitere Missbildungen vor: Bei der präduktalen Form handelt es sich überwiegend um Ventrikelseptumdefekte, schwere Veränderungen der Aortenklappe und einen persistierenden Ductus arteriosus Botalli, der als kompensatorische Kurzschlussverbindung zu einer Mischungszyanose der unteren Körperhälfte führt. Als Beschwerden resultieren die Symptome einer bereits beim Neugeborenen bzw. beim Säugling nachweisbaren, schwersten Herzinsuffizienz, die unbehandelt rasch zum Tode führt.

Bei der postduktalen Form liegen bei etwa 60% der Patienten leichtere Begleitmißbildungen vor. Hierbei handelt es sich meistens um Aorten- und Mitralklappenfehler, gelegentlich auch um kleinere persistierende Ductus arteriosi. Häufig bleibt diese Form der Aortenisthmusstenose im Säuglingsalter unentdeckt, da sie wesentlich seltener zu einer rasch progredienten Herzinsuffizienz führt. Bei diesen Patienten steht daher die Hypertonie mit

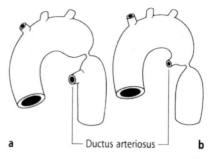

a   └─ Ductus arteriosus ─┘   b

Abb. 16.1. Der Aortenisthmus als die bei weitem häufigste Lokalisation einer Coarctatio aortae (ca. 98%). **a** Präduktaler Typ, Stenose proximal des Ductus arteriosus; häufig vergesellschaftet mit einem Rechts-Links-Shunt. **b** Postduktaler Typ einer Aortencoarctation, Stenose distal des Ductus arteriosus

zunehmender Linksherzhypertrophie und eher langsamer Entwicklung einer myokardialen Insuffizienz im Vordergrund. In nahezu allen Fällen entwickelt sich früher oder später ein Umgehungskreislauf, der im Bereich der betroffenen hypertrophierten Interkostalarterien häufig zu radiologisch nachweisbaren Rippenusuren führt.

16.1.2.1 Atypische Lokalisationen der Coarctatio aortae

Auch die übrigen, unterschiedlich lokalisierten Einengungen der Aorta (Arcus aortae, deszendierende Aorta, supra- und interrenale Aorta abdominalis) gehen meist mit einer arteriellen Hypertonie einher. Das Fehlen arteriell erhöhter Blutdruckwerte bei infrarenaler Lokalisation der Coarctatio aortae unterstreicht die Wahrscheinlichkeit einer pathogenetischen Bedeutung des RAAS für die Unterhaltung der Hypertonie bei den übrigen Formen. Differentialdiagnostisch müssen diese extrem seltenen konnatalen Missbildungen der Aorta gegen erworbene aortale Veränderungen abgegrenzt werden, die beispielsweise im Rahmen einer (meist aortalen) Arteritis (*Takayasu's disease*; s. auch Abb. 13.2) auftreten können.

16.1.3 Diagnose der Aortenisthmusstenose

Die Diagnose einer Aortenisthmusstenose im Säuglingsalter ist in der Regel mit einer meist eindrücklichen klinischen Symptomatik verbunden, die Ausdruck der rasch progredienten schweren Globalherzinsuffizienz ist. Bereits beim Neugeborenen kommt es aufgrund der überwiegenden Blutversorgung der deszendierenden Aorta aus der Arteria pulmonalis über den offenen Ductus arteriosus Botalli zu einer typischen Zyanose der unteren Körperabschnitte. – Wie bereits ausgeführt, liegen hierbei in der Regel eine präduktale, vielfach langstreckige Stenosierung des Aortenrohres sowie weitere schwerwiegende Begleitmissbildungen vor.

Die Diagnose einer Aortenisthmusstenose jenseits des ersten Lebensjahres wird häufig zufällig im Rahmen einer Routineuntersuchung gestellt, da die Patienten bis in das Jugendalter bzw. frühe Erwachsenenalter hinein oft völlig beschwerdefrei sind. Kopfschmerzen, kalte Beine, geringe körperliche Belastbarkeit, Ohrensausen, Sehstörungen und Nasenbluten sind unspezifische, hypertoniebedingte Symptome, die bei etwa 50% der Betroffenen vorliegen.

Klinisches Leitsymptom der Aortenisthmusstenose ist die arterielle Hypertonie im Bereich der oberen Körperhälfte bei gleichzeitig niedrigen Blutdruckverhältnissen in den unteren Körperregionen. Häufig fallen bereits bei der körperlichen Untersuchung kräftige Armpulse und kaum tastbare oder fehlende Fußpulse auf. Bei mäßiger aortaler Einengung können unter Ruhebedingungen an den Armen normotone Blutdruckwerte gemessen werden, die jedoch unter körperlicher Belastung im Vergleich zu den Drucken in den Beinen inadäquat hoch ansteigen. Auskultatorisch findet sich ein Spätsystolikum, dessen Maximum sich auf den 2. und 3. Interkostalraum links parasternal projiziert. Zusätzlich treten zwischen den Schulterblättern nahezu immer systolisch-diastolische Gefäßgeräusche auf.

Elektrokardiografisch findet sich in den frühen Phasen der Erkrankung meist ein normaler Befund. Mit zunehmender Dauer und Belastung des linken Ventrikels treten jedoch Zeichen der linksventrikulären Hypertrophie und gelegentlich unspezifische Erregungsrückbildungsstörungen auf. Die linksventrikuläre, hypertoniebedingte Hypertrophie kennzeichnet auch das radiologische Bild der Aortenisthmusstenose. Darüber hinaus finden sich in der Röntgenaufnahme des Thorax häufig Rippenusuren, die als radiologisches Kriterium eines Kollateralkreislaufes gewertet werden.

Obwohl die Diagnose einer Aortenisthmusstenose klinisch gestellt werden kann (Blutdruckmessung, Auskultation; s. auch Flussdiagramm Abb. 16.2), sind Druckgradient und anatomische Verhältnisse vor einer geplanten Intervention mittels Dopplerechokardiografie bzw. Kernspintomografie zu bestimmen. Wird als primäres therapeutisches Verfahren eine Ballondilatation (evtl. mit Stentimplantation) angestrebt, so kann diese im Rahmen einer Aortografie (üblicherweise in DSA-Technik) durchgeführt werden. Eine Aortografie mit invasiver Bestimmung des Druckgradienten wird trotz verbesserter

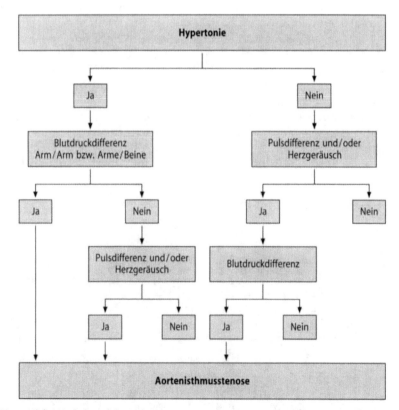

Abb. 16.2. Diagnostik bei Verdacht auf das Vorliegen einer Aortenisthmusstenose. Flußdiagramm modifiziert nach Pees C et al. (1999) Dtsch med Wschr 124:1329–1334

Möglichkeiten der nichtinvasiven Verfahren (s. oben) bei Patienten mit primär chirurgischer Korrektur präoperativ von den meisten Zentren gefordert.

16.1.4 Therapie der Aortenisthmusstenose

Da die durchschnittliche Lebenserwartung der unbehandelten Aortenisthmusstenose aufgrund der zunehmenden Herzinsuffizienz mit zusätzlich auftretenden Folgekomplikationen lediglich 30–35 Jahre beträgt, ist in jedem Fall eine Operation bis zum Lebensalter von neun Jahren anzustreben.

Seit 1979 ist auch die Dilatation einer Aortenisthmusstenose mit Hilfe eines Ballonkatheters (ggf. mit Stentimplantation) sowohl im Kindesalter als auch bei Erwachsenen technisch möglich. Während bei Neugeborenen und Kindern < 1 Jahr trotz guter Primärerfolge häufig eine Recoarctation beobachtet wird, fanden sich bei Nachkontrollen bei jugendlichen und erwachsenen Patienten im Bereich der Dilatationsstelle aneurysmatische Veränderungen oder Dissektionen der Aorta, die eine operative Nachkorrektur erforderlich machten. Aufgrund der zentrumsabhängig sehr unterschiedlich berichteten Ergebnisse kann daher der Stellenwert der Katheterdilatation im Vergleich zur operativen Korrektur der Aortenisthmusstenose zum gegenwärtigen Zeitpunkt noch nicht definitiv beurteilt werden.

Nicht selten persistiert die Hypertonie auch nach erfolgreicher Korrektur der Stenose. Während die pathogenetische Ursache hierfür nur bei einer Minderheit der Patienten auf verbliebene Reststenosierungen zurückgeführt werden kann, bleibt sie bei der Mehrzahl unbekannt. Da die Wahrscheinlichkeit einer persistierenden Hypertonie nach Korrektur mit der Dauer der vorbestehenden Missbildung zunimmt, erscheint es denkbar, dass die zentralen Blutdruckregulationsmechanismen an die seit frühester Kindheit bestehende Hypertonie adaptiert sind und daher – nach Korrektur der Stenose – auf eine „falsche Normalisierung" des Blutdruckes im hypertonen Bereich abzielen.

■ Zusammenfassung (Kapitel 16.1)

- Die konnatale Coarctatio aortae ist eine seltene, jedoch potentiell heilbare sekundäre Hypertonieform.
- Die bei weitem häufigste Lokalisation (98%) der konnatalen aortalen Einengung ist der Bereich des Aortenisthmus (sog. Aortenisthmusstenose).
- Klinisches Leitsymptom der nach dem ersten Lebensjahr diagnostizierten Aortenisthmusstenose ist die arterielle Hypertonie der oberen Körperhälfte bei gleichzeitiger Hypotonie der unteren Körperabschnitte.
- Die nicht behandelte Aortenisthmusstenose führt zur progredienten, hypertoniebedingten Herzinsuffizienz mit einer durchschnittlichen Lebenserwartung von 30–35 Jahren.

■ Die etablierte Therapie aller Formen der Coarctatio aortae ist die operative Korrektur der Stenose. Als weiteres Behandlungsverfahren gewinnt die Angioplastie ggf. mit Stentimplantation zunehmend an Bedeutung.

■ 16.2 Systolische kardiovaskuläre Hypertonie

Isoliert systolische Erhöhungen des arteriellen Blutdruckes bei kardialen Erkrankungen sind Folge eines kompensatorisch gesteigerten Schlagvolumens.

16.2.1 Hyperkinetisches Herzsyndrom

Eine systolische Hypertonie als Folge eines erhöhten Herzminutenvolumens bei meist jüngeren, tachykarden Patienten deutet auf das Vorliegen eines sog. hyperkinetischen Herzsyndroms hin. Als Ursache des gesteigerten Sympathikotonus wird eine erhöhte Sensibilität der β_1-Rezeptoren gegenüber normal oder geringfügig vermehrt freigesetzten endogenen Katecholaminen vermutet. – Unter Belastung findet sich ein weiterer, inadäquater Anstieg von Herzfrequenz und Blutdruck; Folge ist eine eingeschränkte körperliche Belastbarkeit. Patienten mit hyperkinetischem Herzsyndrom zeigen unter einer medikamentösen β-Rezeptorenblockade eine Normalisierung des Blutdruckes, der Tachykardie und der definierten fahrradergometrischen Belastbarkeit.

Differentialdiagnostisch muss in erster Linie eine Hyperthyreose ausgeschlossen werden.

16.2.2 Aortenklappeninsuffizienz

Die bei der Aortenklappeninsuffizienz vergrößerte Blutdruckamplitude ist durch eine Erhöhung der systolischen und eine Verminderung der diastolischen Blutdruckwerte bedingt. Ursache der erhöhten Blutdruckamplitude ist ein vergrößertes Schlagvolumen, dessen Ausmaß sich aus der Summe der tatsächlich in die Aorta ausgeworfenen und der regurgitierenden Blutmenge ergibt.

16.2.3 Aortensklerose (Windkesselhypertonie)

Die isolierte systolische Hypertonie bei älteren Menschen ist u. a. Ausdruck einer Abnahme der aortalen Windkesselfunktion infolge zunehmenden, arteriosklerotisch bedingten Elastizitätsverlustes der Gefäßwände. – In der Diastole wird eine Abnahme des arteriellen Blutdruckes beobachtet, woraus eine deutlich erhöhte Blutdruckamplitude resultiert.

16.2.4 Hochgradige Bradykardie

Hochgradige Bradykardien gehen häufig mit einer Erhöhung des systolischen Blutdruckes einher. Diese systolische Hypertonie ist Folge einer kompensatorischen Steigerung des Schlagvolumens. – Hochgradige Bradykardien werden beispielsweise bei atrioventrikulären Blockierungen III. Grades beobachtet, die durch eine völlige Dissoziation zwischen Vorhof- und Kammererregung gekennzeichnet sind. Der resultierende Kammerersatzrhythmus aus dem Bereich des AV-Knotens oder aus tertiären ventrikulären Zentren ist elektrokardiografisch an den schenkelblockartigen Verbreiterungen zu erkennen, die keine Beziehung zu den P-Wellen zeigen.

16.2.5 Weitere, mit einer systolischen Hypertonie einhergehende kardiovaskuläre Erkrankungen

Weitere seltene kardiovaskuläre Erkrankungen, die mit einer systolischen Hypertonie einhergehen, sind:
▪ ein Ductus arteriosus Botalli apertus,
▪ ein aortopulmonales Fenster (Lücke im Septum zwischen Aorta und Arteria pulmonalis unmittelbar nach ihrem Abgang vom Herzen),
▪ arteriovenöse Fisteln.

▪ Zusammenfassung (Kapitel 16.2)

▪ Die bei kardiovaskulären Hypertonieformen vorliegende systolische Hypertonie ist durch das häufig kompensatorisch gesteigerte Schlagvolumen bedingt. Diastolisch kommt es bei nahezu allen Formen zu einem Blutdruckabfall.
▪ Häufigste Ursachen einer kardiovaskulär bedingten systolischen Hypertonie sind
  – das hyperkinetische Herzsyndrom und
  – die zunehmende Aortensklerose mit Verlust der Windkesselfunktion.

▪ Literatur

Burckhard-Meier CH, Deutsch HJ, Hartmann I, Höpp HW, Erdmann E (1998) Die Behandlung der Aortenisthmusstenose beim Erwachsenen mit Ballondilatation und Stent-Implantationen. Dtsch med Wschr 123:361–365
Cohen M, Fuster V, Steele PM, Driscoll D, McGoon DC (1989) Coarctation of the aorta. Long-term follow-up and prediction of outcome after surgical correction. Circulation 80:840–845
Gillum RF, Teichholz LE, Herman MV, Gorlin R (1981) The idiopathic hyperkinetic heart syndrome: clinical course and long-term prognosis. Am Heart J 102:728–734

Pees N, Haas NA, Lange PE (1999) Klinische Diagnostik der Aortenisthmusstenose. Dtsch med Wschr 124:1329–1334

Rocchini AP (1991) Cardiovascular causes of systemic hypertension. Pediatr Clin N Am 40:141–156

Shaddy RE, Boucek MM, Sturtevant JE, Ruttenberg HD, Jaffe RB, Tani LY, Judd VE, Veasy LG, McGough EC, Orsmond GS (1993) Comparison of angioplasty and surgery for unoperated coarctation of the aorta. Circulation 87:793–799

Stewart AB, Ahmed R, Travill CM, Newman CGH (1993) Coarctation of the aorta: life and health 20–44 years after surgical repair. Br Heart J 69:65–70

Weber HS, Cyran SE (1999) Initial results and clinical follow-up after balloon angioplasty for native coarctation. Am J Cardiol 84:113–116

KAPITEL 17

Durch Medikamente oder Genussmittel induzierte Hypertonie

Tabelle 17.1. Potentiell hypertensiv wirkende Medikamente

Medikamente	Induktion der Hypertonie durch
Alkohol (in größeren Mengen)	Stimulation der Sympathikusaktivität; Vasokonstriktion
Ciclosporin, Tacrolimus	Sympathomimetische Wirkung(?); gesteigerte Synthese und Freisetzung von Endothelin (ET-1)(?)
Digitalis	Hemmung der Na^+K^+-ATPase? Erhöhte Verfügbarkeit freier Kalziumionen? Vasokonstriktion?
Ergotamine (Mutterkornalkaloide)	Stimulation der Sympathikusaktivität
Erythropoetin	Unbekannt
Glukokortikoide	Natriumretention(?); erhöhte Ansprechbarkeit der arteriellen Gefäßmuskulatur auf Angiotensin II und Noradrenalin
Insektizide (Parathion)	Unbekannt
Lakritze, Carbenoxolon	Natriumretention (mineralokortikoide Wirkung)
Lithium	Unbekannt
Monoaminooxydase-Inhibitoren	(Tyramin bedingte) Stimulation der Sympathikusaktivität
Nichtsteroidale Antirheumatika z.B. Phenylbutazon, Indometacin, Feboprofen usw.)	Natriumretention? Hemmung der Prostaglandin-Synthese (PGE_2, PGI_2)
Ovulationshemmer (insbes. ältere Östrogenpräparate)	Natriumretention(?), Stimulation des Renin-Angiotensin-Systems(?)
Schilddrüsenhormone	Thyroxinwirkung
Schwermetallvergiftung (Thallium, Blei, Cadmium)	Unbekannt
Sibutramin	Selektive Hemmung des Serotonin- und Noradrenalin-Reuptakes
Sympathomimetika Nasentropfen (Phenylephrin) Augentropfen Broncholytika Katecholamine Kokain Koffein Nikotin	Stimulation der Sympathikusaktivität
Trizyklische Antidepressiva (Imipramin u.a.)	Stimulation der Sympathikusaktivität(?) (Hemmung der Wiederaufnahme von Noradrenalin in die Speicher)

Obwohl eine große Anzahl von Arzneimitteln eine arterielle Hypertonie auslösen und aufrechterhalten kann (Tabellen 17.1 und 29.2), ist die Entwicklung einer Hypertonie bei Einnahme dieser Medikamente keineswegs als Regelfall, sondern als Ausnahme anzusehen. Die Diagnose einer durch Medikamenteneinnahme oder Genussmittelkonsum verursachten Hypertonie ergibt sich meistens aus der Anamnese und einem positiven Auslassversuch der verdächtigten Substanz. Nachfolgend werden einige Medikamente und Genussmittel ausführlicher dargestellt, da sie einerseits meist chronisch eingenommen werden und andererseits überdurchschnittlich häufig eine arterielle Hypertonie induzieren.

▪ 17.1 Orale Kontrazeptiva und postmenopausale Hormonersatztherapie

17.1.1 Orale Kontrazeptiva

Die Einnahme von oralen Kontrazeptiva führt bei den meisten Frauen zu einem leichten Anstieg des Blutdruckes innerhalb des Normalbereiches. In einigen Fällen entwickelt sich jedoch eine arterielle Hypertonie, die nach Absetzen der Ovulationshemmer reversibel ist. Möglicherweise wurde die Häufigkeit einer Ovulationshemmer-induzierten Hypertonie in der Vergangenheit überschätzt, da die Ovulationshemmer der ersten Generation einen deutlich höheren Östrogenanteil enthielten. Eine erhöhte Sensitivität auf eine exogene Hormonzufuhr könnte die Beobachtung erklären, dass einige Frauen auch unter Einnahme der heute üblichen Ovulationshemmer mit niedrigem Östrogen- und Gestagengehalt eine arterielle Hypertonie entwickeln. Höheres Lebensalter, Übergewicht, eine leichtgradige Nierenfunktionseinschränkung oder genetische Faktoren mögen zusätzliche, prädisponierende Faktoren für die Entwicklung einer Hypertonie unter einer Therapie mit oralen Kontrazeptiva sein. Nicht beantwortet werden kann nach wie vor die Frage, ob die Ovulationshemmer-induzierte Hypertonie als demaskierte primäre Hypertonie zu interpretieren ist.

Die Pathogenese der Ovulationshemmer-induzierten Hypertonie ist nicht eindeutig geklärt. Möglicherweise spielt eine gesteigerte Natriumretention in der Entstehung der Hypertonie eine Rolle, da sowohl Östrogene als auch ein Teil der in Kontrazeptiva enthaltenen synthetischen Progestagene (im Gegensatz zu der natriuretischen Wirkung endogenen Progesterons) natriumretinierende Eigenschaften besitzen.

Eine Aktivierung des Renin-Angiotensin-Systems (RAS) wurde bei Patientinnen beschrieben, die über längere Zeit orale Kontrazeptiva einnehmen. Diese Stimulation des RAS wurde interpretiert als Folge einer vermehrten, Östrogen-bedingten hepatischen Bildung von Angiotensinogen mit nachfolgender Umwandlung in das vasoaktive Angiotensin II und konsekutiver Stimulation der Aldosteronfreisetzung (sekundärer Aldosteronismus). – Neuere Untersuchungen haben jedoch ergeben, dass sich die Freisetzung von Renin und die Bildung von Angiotensinogen reziprok zueinander verhalten: Eine hohe endogene (prämenopausale) Östrogenproduktion oder eine exogene Östrogenzufuhr stimulieren zwar die Angiotensinogenbildung und bestätigen somit die früheren Befunde. Renin wird jedoch – möglicherweise durch das vermehrt gebildete Angiotensinogen – supprimiert, weshalb für die Bildung von Angiotensin I (und nachfolgend für die Konversion zu Angiotensin II) unzureichend Substrat zur Verfügung steht. Diese Beobachtungen könnten die verminderte ACE-Aktivität erklären, die bei postmenopausalen Frauen unter Östrogensubstitution berichtet wurde. Die bislang vermutete Bedeutung eines aktivierten RAS an der Pathogenese der „Pillenhypertonie" wird hierdurch jedoch eher widerlegt.

Die Diagnose der Ovulationshemmer-Hypertonie ergibt sich aus der Normalisierung des Blutdruckes nach Absetzen der Einnahme, die in den meisten Fällen nach etwa 1–3 Monaten, selten erst nach einem längeren Zeitraum, zu beobachten ist. Ein Persistieren der Hypertonie über einen Zeitraum von mehr als 6 Monaten nach Unterbrechung der „Pillen"-Einnahme spricht für das Vorliegen einer primären, renalen oder endokrinen Hypertonie.

Die Entwicklung einer Hypertonie unter Einnahme oraler Kontrazeptiva erfordert aus medizinischer Sicht in jedem Fall ein Absetzen der Behandlung. Aus psychosozialen Gründen kann eine derartige Unterbrechung jedoch insbesondere dann ausgesprochen problematisch sein, wenn sich aufgrund einer Unverträglichkeit oder Abwehrhaltung der Patientin oder des Partners gegenüber anderen Verhütungsmaßnahmen keine praktisch realisierbare Alternative einer Kontrazeption bietet. Die gleiche Problematik bietet sich bei Patientinnen mit bekannter Hypertonie und fehlendem Kinderwunsch, bei denen lediglich durch Einnahme von Ovulationshemmern aus bereits genannten Gründen eine zuverlässige Kontrazeption zu erwarten ist. Obwohl eine arterielle Hypertonie eine relative Kontraindikation für die Einnahme von Ovulationshemmern darstellt und umgekehrt Ovulationshemmer bei Entwicklung einer Hypertonie prinzipiell abzusetzen sind (s. oben), ist eine pauschalisierende Lösung problematisch gelagerter Fälle sicherlich abzulehnen. Die ärztliche Entscheidung muss sich daher – wie so oft – am Einzelfall orientieren; die Entscheidungsfindung sollte sich jedoch konzeptionell auch mit der Möglichkeit auseinandersetzen, dass bei Patientinnen mit einer Hypertonie vom Schweregrad 1 in Ausnahmefällen die Fortführung einer oralen Kontrazeption trotz des offenbaren Nachteiles einer zusätzlich notwendigen medikamentösen antihypertensiven Therapie das „kleinere Übel" darstellt. – Als antihypertensiv wirksame Basismedikamente bei persistierender Einnahme von oralen Ovulationshemmern bieten sich Diuretika an, da sie der erhöhten Natriumretention entgegenwirken.

Bei Patientinnen mit vorbestehender oder sich entwickelnder Hypertonie vom Schweregrad 2-3, bei Vorliegen weiterer kardiovaskulärer Risikofaktoren und bei hypertoniebedingten Endorganschädigungen ist eine Therapie mit Ovulationshemmern in jedem Fall kontraindiziert.

17.1.2 Postmenopausale Hormonersatztherapie

Eine Hormonersatztherapie ist bei postmenopausalen Patientinnen mit arterieller Hypertonie nicht kontraindiziert, da insbesondere niedrigdosierte Östrogene den Blutdruck leicht senken und andere kardiovaskuläre Risikofaktoren (z. B. das LDL-Cholesterol) günstig beeinflussen.

Wegen einer erhöhten Inzidenz an Neoplasien der Gebärmutter unter alleiniger Östrogentherapie wird zunehmend die Gabe einer kombinierten (Östrogen/Progesteron-)Hormonersatztherapie bevorzugt (Ausnahme: Zustand nach Hysterektomie), unter der ein blutdrucksenkender Effekt nicht beobachtet wird. Eine arterielle Hypertonie stellt jedoch weder für die alleinige Östrogengabe noch für die kombinierte Hormonersatztherapie eine Kontraindikation dar. Regelmäßige Blutdruckkontrollen werden dennoch empfohlen, da in extrem seltenen Fällen bei einzelnen Frauen die Entwicklung einer Hypertonie beobachtet wurde.

Ob eine Hormonersatztherapie das kardiovaskuläre Risiko im Sinne einer Sekundärprävention senkt, erscheint nach den Ergebnissen der HERS-Studie (*H*eart and *E*strogen/progestin *R*eplacement *S*tudy) fraglich: Trotz positiver Beeinflussung von Surrogatparametern (Senkung von LDL, Anstieg von HDL) wurden kardiovaskuläre Morbidität und Mortalität in dieser bislang einzigen prospektiven, kontrollierten Interventionsstudie bei nahezu 3000 Frauen mit vorbestehender koronarer Herzkrankheit durch eine kombinierte Hormonersatztherapie im Vergleich zu Plazebo nicht verbessert.

▪ Zusammenfassung (Kapitel 17.1)

▪ Die Einnahme von Ovulationshemmern kann in seltenen Fällen Ursache einer nach Absetzen meist reversiblen, arteriellen Hypertonie sein.

▪ Die Diagnose einer Ovulationshemmer-induzierten Hypertonie ergibt sich aus einem Auslassversuch (etwa 3–6 Monate).

▪ Eine postmenopausale Hormonersatztherapie beeinflusst den Blutdruck normalerweise nicht und ist daher bei arterieller Hypertonie auch nicht kontraindiziert.

▪ Sowohl eine Hormonersatztherapie als auch eine Langzeiteinnahme von oralen Kontrazeptiva müssen durch regelmäßige Blutdruckkontrollen überwacht werden.

▪ 17.2 Lakritze, Carbenoxolon (Pseudoaldosteronismus)

Der Konsum von etwa 50–100 g Lakritze über einen Zeitraum von vier Wochen oder mehr kann bei gesunden Personen eine hypokaliämische Hypertonie verursachen. Verantwortlich für diese mineralokortikoide Wirkung ist die in Lakritze (und in dem heutzutage nicht mehr eingesetztem Magentherapeutikum Carbenoxolon) enthaltene Glyzyrrhetinsäure. Der Aldosteronwirkung vergleichbar, führt Glyzyrrhetinsäure zu einer Natrium- und Wasserretention im distalen Tubulus und zu einem nachfolgenden Kaliumverlust. Im Unterschied zum genetisch determinierten Mangel des 11β-Hydroxysteroid-Dehydrogenase-Isoenzyms–II beim sog. scheinbaren Mineralokortikoidexzess (*syndrome of apparent mineralocorticoid excess* = AME), hemmt die Glyzyrrhetinsäure der Lakritze reversibel dieses für den Umbau von Kortisol zu Kortison verantwortliche Enzym. Wie beim AME wird bei Lakritzenkonsumenten die Halbwertzeit des Plasmakortisols (120–180 min; bei Gesunden: ca. 80 min) verlängert, sodass das Kortisol den Mineralokortikoidrezeptor besetzen kann. Da Kortisol physiologischerweise in wesentlich höheren Konzentrationen (100–1000fach) als Aldosteron im Blut zirkuliert, entwickelt sich das klinische Bild eines Mineralokortikoidexzesses trotz supprimierter Aldosteronsekretion (s. auch Kapitel 14.4).

Die Diagnose ergibt sich zumeist aus einer sorgfältig erhobenen Anamnese und aus dem Nachweis eines hypokaliämischen Hypoaldosteronismus bei supprimierter Reninsekretion. – Wird der Lakritzenkonsum eingestellt, normalisiert sich der Blutdruck üblicherweise innerhalb kurzer Zeit. Die hormonellen Veränderungen sind ebenso wie die Hypokaliämie reversibel.

Lässt sich bei beschriebener Laborkonstellation und gleichzeitigem Vorliegen einer arteriellen Hypertonie keine Lakritzeneinnahme eruieren, so ist differentialdiagnostisch an eine autonome Produktion Mineralokortikoid-wirksamer Vorstufen der Steroidsynthese (DOC-Tumoren) zu denken (Kapitel 14.4).

▪ Zusammenfassung (Kapitel 17.2)

> ▪ Die in Lakritze und Carbenoxolon enthaltene Glyzyrrhetinsäure ist Mineralokortikoid-wirksam und kann eine hypokaliämische Hypertonie induzieren.
> ▪ Jede hypokaliämische Hypertonie erfordert daher den (anamnestischen) Ausschluss einer Lakritzen- oder Carbenoxoloneinnahme.
> ▪ Im Unterschied zum primären Aldosteronismus ist die Aldosteronsekretion jedoch supprimiert.

▪ 17.3 Kortikosteroide

Im Vergleich zum autonomen endogenen Hyperkortisolismus (Kapitel 14.5) wird eine Hypertonie unter exogener Zufuhr von Glukokortikoiden wesentlich seltener beobachtet. Bei Nierentransplantierten gelingt es meist durch Dosisreduktion oder durch einen alternierenden Wechsel von Therapietagen und therapiefreien Tagen den Bluthochdruck zu beherrschen. Eine niedrigdosierte Langzeittherapie mit Glukokortikoiden, wie sie bei unterschiedlichsten Erkrankungen üblich ist, dürfte selten eine Hypertonie auslösen.

■ 17.4 Erythropoetin

Rekombinantes humanes Erythropoetin (rhEPO) wird zur Behandlung der renalen Anämie bei Dialysepatienten angewendet. Etwa 30–35% der Patienten entwickeln unter dieser Therapie jedoch einen Anstieg des peripheren Gefäßwiderstandes mit konsekutiver arterieller Hypertonie. Die Pathogenese der Hypertonieentwicklung kann durch den Anstieg des Hämatokrits oder eine direkte vasokonstriktorische Wirkung des rhEPO nicht befriedigend erklärt werden. Dennoch wird bei langsamem Anstieg des Hämatokrits seltener eine Hypertonie beobachtet, da möglicherweise für Anpassungsvorgänge ausreichend Zeit besteht.

Eine Hypertonie unter rhEPO-Therapie wird konventionell mit den üblichen antihypertensiv wirksamen Medikamenten behandelt. Lässt sich hiermit keine ausreichende Blutdrucksenkung erzielen, sollte die Erythropoetindosis reduziert oder das Präparat vorübergehend abgesetzt werden.

■ Zusammenfassung (Kapitel 17.4)

- Etwa ein Drittel der mit Erythropoetin behandelten Patienten entwickelt eine arterielle Hypertonie, deren Genese bislang nicht völlig geklärt ist.
- Die Behandlung der Hypertonie weist prinzipiell keine Besonderheiten auf. Lässt sich medikamentös jedoch keine befriedigende Blutdruckeinstellung erzielen, sollte die rhEPO-Dosis reduziert oder vorübergehend das Präparat abgesetzt werden.

■ 17.5 Ciclosporin/Tacrolimus

Seit 1983 wird Ciclosporin zur Suppression der körpereigenen Immunantwort nach Organtransplantation therapeutisch eingesetzt. Darüber hinaus findet Ciclosporin Anwendung in der lokalen und systemischen Behandlung verschiedener Autoimmunerkrankungen. Eine Hypertonie unter Ciclosporintherapie wird relativ häufig beobachtet. Etwa 50-70% von Transplantatempfängern und etwa 20% von Patienten, die aus anderen Gründen mit Ciclosporin behandelt werden, entwickeln einen Bluthochdruck. Als Ursache wird eine gesteigerte renale Natriumretention vermutet, die ihrerseits Folge einer Konstriktion der afferenten Arteriole mit Abnahme des renalen Blutflusses und der glomerulären Filtrationsrate ist. Die Gefäßkonstriktion unter Ciclosporin beruht offenbar auf unterschiedlichen Mechanismen wie einer Aktivierung des sympathischen Nervensystems, einer vermehrten Bildung und Freisetzung von Endothelin, einer erhöhten Ansprechbarkeit der renalen Gefäßmuskulatur auf Vasopressoren, Veränderungen in der lokalen Prostaglandinproduktion und eine gestörte arterioläre Produktion von

Stickstoffmonoxid (NO). Während die arterioläre Vasospastik zu Beginn einer Ciclosporintherapie funktionell und daher prinzipiell reversibel ist, stellen sich jedoch nach Jahren morphologische Veränderungen ein, die im weiteren Verlauf mit einer Nephrosklerose einhergehen und in diesem Stadium irreversibel sind.

Therapeutische Bemühungen bei Ciclosporin-induzierter Hypertonie zielen daher zunächst darauf ab, die Dosis zu reduzieren oder aber die Therapie auf Azathioprin umzustellen. Lässt sich auf die Gabe von Ciclosporin nicht verzichten, so sind Kalziumantagonisten (Dilatation der afferenten Arteriole), kombinierte β-/a_1-Rezeptorenblocker (Labetalol) oder zentralwirksame a-Rezeptorenblocker zu empfehlen. Während die 1,4-Dihydropyridin-Kalziumantagonisten Amlodipin, Felodipin, Nifedipin und Nitrendipin nicht mit der Verstoffwechselung von Ciclosporin in der Leber durch das mikrosomale P450-Cytochrom-System interferieren, ist bei Gabe sowohl von anderen 1,4-Dihydropyridin-Kalziumantagonisten (z.B. Nicardipin) als auch von Diltiazem (Kalziumantagonist vom Benzothiazepin-Typ) und Verapamil (Kalziumantagonist vom Phenylalkylamin-Typ) zu beachten, dass diese den Ciclosporin-Abbau hemmen. Die erforderliche Dosis von Ciclosporin ist daher geringer und muss bei Einleitung einer Therapie mit einer dieser Substanzen angepasst werden. – Die Natriumretention und das erhöhte intravasale Volumen supprimieren die Reninsekretion und erklären so möglicherweise die etwas schlechtere antihypertensive Wirksamkeit von ACE-Hemmern bei Ciclosporin-induzierter Hypertonie.

Tacrolimus ist ein neueres Immunsuppressivum, dessen Wirkmechanismus mit dem des Ciclosporins weitgehend identisch ist. Hypertonie und Nephrotoxizität sind daher unter Einnahme von Tacrolimus in gleicher Häufigkeit wie unter Ciclosporin zu erwarten.

■ Zusammenfassung (Kapitel 17.5)

> ■ Ciclosporin und Tacrolimus induzieren intrarenale Veränderungen, die zu Natrium- und Wasserretention führen.
> ■ Diese Veränderungen, die bei den meisten Patienten zu einer Hypertonie führen, sind initial durch Dosisreduktion oder Absetzen der Ciclosporin- bzw. Tacrolimustherapie reversibel.

■ 17.6 Alkohol

Der Zusammenhang von Alkoholkonsum und Hypertonie ist seit langem bekannt. Während geringer Alkoholkonsum (z.B. 1–2 Glas Wein zum Essen) keinen dauerhaften Einfluss auf den Blutdruck zu haben scheint und das kardiovaskuläre Gesamtrisiko eher senkt (MONICA Studie 1992; Copenhagen City Heart Study 1995; PAQUID Studie 1997), führt erhöhter Alkoholkonsum

(> 30 g/d) zu einer Blutdrucksteigerung. – In einer kürzlich veröffentlichten Studie konnte gezeigt werden, dass eine vierwöchige Alkoholabstinenz bei Trinkern mit einem täglichen Alkoholkonsum von mehr als 100 g reinen Äthanols eine mittlere Senkung des diastolischen 24-Stunden-Blutdruckes von 6,6 mmHg und des systolischen von 7,2 mmHg bewirkte.

Angesichts des weit verbreiteten Konsums von Alkohol wird geschätzt, dass Alkohol bei etwa 10% der Hypertoniker für die dauerhafte Erhöhung des Blutdruckes verantwortlich ist. Bei entsprechender Genese sollte eine Reduktion auf ein bis zwei alkoholhaltige Getränke pro Tag oder aber Alkoholabstinenz die erste therapeutische Maßnahme sein.

Die Pathogenese der alkoholinduzierten Hypertonie ist nicht bekannt. Diskutiert wurden eine Stimulation des sympathischen Nervensystems, eine vermehrte Sekretion von Glukokortikoiden und eine erhöhte Insulinresistenz mit reaktiv gesteigerter Insulinsekretion (Hyperinsulinismus) sowie eine vermehrte zelluläre Aufnahme von freien Kalziumionen (mit konsekutiver Erhöhung des peripheren Gefäßwiderstandes). Dem gegenüber wird vermutet, dass vasodilatierende, antioxidative und antithrombotische Eigenschaften die kardioprotektive Wirkung eines leichten Alkoholkonsums erklären.

▪ Zusammenfassung (Kapitel 17.6)

> ▪ Mäßiger bis hoher Alkoholkonsum ist möglicherweise die häufigste Ursache für eine sekundäre Hypertonie.
> ▪ Leichter Alkoholkonsum (z.B. 1–2 Gläser Wein) bewirkt keine dauerhafte Blutdrucksteigerung und senkt das kardiovaskuläre Gesamtrisiko.
> ▪ Eine Reduktion des Alkoholkonsums bzw. Alkoholabstinenz bedeutet bei vielen Hypertonikern mit mäßigem bis hohem Alkoholkonsum eine kausale Therapie der chronischen Blutdruckerhöhung.
> ▪ Patienten mit Hypertonie und leichtem Alkoholkonsum ist nur dann eine dauerhafte Abstinenz anzuraten, wenn sich nach einer drei- bis vierwöchigen, alkoholfreien Periode der Blutdruck ohne weitere therapeutische Maßnahmen normalisiert.

▪ Literatur

Abe H, Kawano Y, Kojima S, Ashida T, Kuramochi M, Matsuoka H, Omae T (1994) Biphasic effects of repeated alcohol intake on 24-hour blood pressure in hypertensive patients. Circulation 89:2626–2633

Aguilera MT, de la Sierra A, Coca A, Estruch R, Fernandez-Sola J, Urbano-Marquez A (1999) Effect of alcohol abstinence on blood pressure. Assessment by 24-hour blood pressure monitoring. Hypertension 33:653–657

Beilin LJ (1995) Alcohol, hypertension and cardiovascular disease. J Hypertension 13:939–942

Bennett WM, Porter GA (1988) Cyclosporine-associated hypertension. Am J Med 85:131–132

Bokemeyer D, Meyer-Lehnert H, Kramer HJ (1994) Rolle von Endothelin bei den Cyclosporin-Nebenwirkungen. Nephrotoxizität und arterielle Hypertonie. Dtsch med Wschr 119:1706–1711

Broustet JP (1999) Wine and health. Heart 81:459–460

Canadian Erythropoeitin Study Group (1991) Effect of recombinant human erythropoeitin therapy on blood pressure in haemodialysis patients. Am J Nephrol 11:23–26

De Leeuw PW (1996) Nonsteroidal anti-inflammatory drugs and hypertension. The risks in perspective. Drugs 51:179–187

Dong W, Colhoun HM, Poulter NR (1997) Blood pressure in women using oral contraceptives: results from the Health Survey for England 1994. J Hypertension 15:1063–1068

Driscoll DF, Pinson CW, Jenkins RL, Bistrian BR (1989) Potential protective effects of frusemide against early renal injury in liver transplant patients receiving cyclosporin A. Critical Care Med 17:1341–1343

Farese Jr RV, Biglieri EG, Shackleton CHL, Irony I, Gomez-Fontes R (1991) Licorice-induced hypermineralocorticoidism. N Engl J Med 325:1223–1227

Glim K, Isles CG, Hodsman GP, Lever AF, Robertson JWK (1987) Malignant hypertension in women of childbearing age and its relation to the contraceptive pill. Br Med J 294:1057–1059

Gronback M, Deis A, Sorensen TI et al (1995) Mortality associated with moderate intakes of wine, beer, or spirits. Br Med J 310:1165–1169

Hartley TR, Sung BH, Pincomb GA, Whitsett TL, Wilson MF, Lovallo WR (2000) Hypertension risk status and effect of caffeine on blood pressure. Hypertension 36:137–141

Harvey PJ, Wing LM, Savage J, Molloy D (1999) The effects of different types and doses of oestrogen replacement therapy on clinic and ambulatory blood pressure and the renin-angiotensin system in normotensive postmenopausal women. J Hypertension 17:405–411

Hodgson JM, Puddey IB, Burke V, Beilin LJ, Jordan N (1999) Effects on blood pressure of drinking green and black tea. J Hypertension 17:457–463

Hulley S, Grady D, Bush T, Furberg C, Herrington D, Riggs B, Vittinghoff E for the Heart and Estrogen/progestin Replacement Study (HERS) Research Group (1998) Randomized trial of estrogen plus progestin for secondary prevention of coronary heart disease in postmenopausal women. JAMA 280:605–613

Malatino LS, Glen L, Wilson ESB (1988) The effects of low-dose estrogen-progesteron oral contraceptives on blood pressure and the renin-angiotensin system. Curr Ther Res 43:743–749

McMahon FG, Fujioka K, Singh BN, Mendel CM, Rowe E, Rolston K, Johnson F, Mooradian AD (2000) Efficacy and safety of sibutramine in obese white and african american patients with hypertension. A 1-year, double-blind, placebo-controlled, multicenter trial. Arch Intern Med 160:2185–2191

Orgogozo JM, Dartigues JF, Lafont S et al (1997) Wine consumption and the elderly: a prospective community study in the Bordeaux area. Rev Neur 153:185–192

Proudler AJ, Ahmed AH, Crook D, Fogelman I, Rymer JM, Stevenson JC (1995) Hormone replacement therapy and serum angiotensin-enzyme activity in postmenopausal women. Lancet 346:89–90

Rajzer M, Kawecka-Jaszcz K, Czarnecka D, Dragan J, Betkowska B (1997) Blood pressure, insulin resistance and left ventricular function in alcoholics. J Hypertension 1219–1226

Randin D, Vollenweider P, Tappy L, Jequier E, Nicod P, Scherrer U (1995) Suppression of alcohol-induced hypertension by dexamethason. N Engl J Med 332:1733–1737

Schramm YC, Koomans HA (1998) Interactions of cyclosporin A and amlodipine: blood cyclosporin A levels, hypertension and kidney function. J Hypertension 16 (suppl. 4):S33–S38

Schroeder F, Herzig S (1998) Cyclosporin. Dtsch med Wschr 123:121–122

Schunkert H, Danser AHJ, Hense H-W, Derkx FHM, Kürzinger S, Riegger GAJ (1997) Effects of estrogen replacement therapy on the renin-angiotensin system in postmenopausal women. Circulation 95:39–45

Sturrock NDC, Lang CC, Struthers AD (1993) Cyclosporin induced hypertension precedes renal dysfunction and sodium retention in man. J Hypertension 11:1209–1216

Sturrock NDC, Lang CC, Coutie WJ, Struthers AD (1995) Cyclosporin-induced renal vaso-con-striction is augmented by frusemide and by angiotensin II in humans. J Hypertension 13:987–991

Taler SJ, Textor SC, Ganzanello VJ, Schwartz L, Porayko M, Wiesner RH, Krom RA (1996) Role of steroid dose in hypertension early after liver transplantation with tacrolimus (FK506) and cyclosporine. Transplantation 62:1588–1592

Victor RG, Hansen J (1995) Alcohol and blood pressure – a drink a day... N Engl J Med 332:1782–1783

Walker BR, Edwards CRW (1994) Licorice-induced hypertension and syndromes of apparent mineralocorticoid excess. Endocrinol Metab Clin N Am 23:359–377

Wing LMH, Tonkin AL (1994) Drug-induced hypertension. In: Swales JD (ed) Textbook of Hypertension. Blackwell Scientific Publications, London 923–940

Yamakado M, Umezu M, Negano M, Tagawa H (1991) Mechanisms of hypertension induced by erythropoeitin in patients on hemodialysis. Clin Invest Med 14:623–629

Unter dem Begriff „neurogene Hypertonie" werden alle chronischen Blutdruckerhöhungen zusammengefasst, denen eine neurologische Erkrankung zugrundeliegt.

■ 18.1 Schlafapnoe-Syndrom

Das sog. Schlafapnoe-Syndrom geht überdurchschnittlich häufig mit einer arteriellen Hypertonie einher.

Als Schlafapnoe-Syndrom wird das Auftreten von mindestens fünf Episoden nächtlicher Atempausen von 10 und mehr Sekunden pro Stunde bezeichnet (Apnoe-Index > 5/h). Meistens geht den Atempausen ein lautes, unregelmäßiges Schnarchen voran. Die plötzliche, bis zu 90 Sekunden dauernde Unterbrechung des Atemflusses kann zu ausgeprägten arteriellen Hypoxämien führen. Die Atempausen werden durch die Weckreaktionen (*arousal*) terminiert, die von den Betroffenen häufig nicht bewusst wahrgenommen werden. – Ursächlich unterscheidet man eine zentrale (fehlende zentrale Aktivierung der für die Atmung notwendigen Muskelgruppen), eine obstruktive (inspiratorische Verlegung der oberen Atemwege durch Erschlaffung oder Inaktivierung der Muskelgruppen, die extrathorakale Atemwege offenhalten) sowie eine kombiniert zentral/obstruktive Form der Schlafapnoe. Die letztgenannte Form ist am häufigsten und wird bei etwa 2–4% der männlichen und 1–2% der weiblichen Erwachsenen angetroffen.

Patienten mit Schlafapnoe klagen über eine extreme Tagesmüdigkeit, die wahrscheinlich Folge der Schlafunterbrechungen, der Verkürzung der Tiefschlafphase und der Verringerung des REM(*rapid-eye-movement*)-Schlafes ist. Entsprechend sind betroffene Patienten etwa 2–3 mal häufiger in Verkehrsunfälle verwickelt als Normalpersonen. – Patienten mit einem Schlafapnoe-Syndrom erkranken und sterben ebenfalls häufiger an einer koronaren Herzkrankheit oder an einem Schlaganfall als die Durchschnittsbevölkerung.

Die intermittierenden, nächtlichen Blutdrucksteigerungen während der apnoischen Phasen und unmittelbar danach dürften am ehesten durch eine Sympathikusaktivierung bedingt sein, die durch die wiederholten Schlafstörungen (mit Verkürzung der Tiefschlafphase und Verringerung des REM-Schlafes) ausgelöst wird. Unklar ist jedoch, wie diese transienten, nächtlichen Blutdruckerhöhungen zu einer dauerhaften, tagsüber persisitierenden Hypertonie führen können. Als mögliche Ursache der Hypertonie ist jedoch auch die Adipositas zu diskutieren, die bei der Mehrheit der Patienten mit Apnoe-Syndrom anzutreffen ist und ihrerseits überdurchschnittlich häufig mit einer arteriellen Hypertonie einhergeht (Kapitel 9.3.5).

Der Verdacht auf ein Schlafapnoe-Syndrom ist gerechtfertigt bei übergewichtigen, hypertonen Patienten mit Schlafstörungen und ausgeprägter Tagesmüdigkeit, bei denen die Fremdanamnese (z. B. Lebenspartner) lautes und unregelmäßiges, von Atempausen unterbrochenes Schnarchen ergibt. Finden sich zusätzlich bei der körperlichen Untersuchung Hinweise auf eine Verengung der oberen Atemwege, Muskelerkrankungen, Schädigungen und/oder Erkrankungen des zentralen Nervensystems, so sind gezielte diagnostische Schritte einzuleiten (ein Stufenprogramm zur Diagnostik nächtlicher Atmungs- und Kreislaufregulationsstörungen wurde beispielsweise von der Deutschen Gesellschaft für Pneumologie erstellt). Die endgültige Diagnose einer Schlafapnoe erfolgt mit Hilfe der Polysomnografie, die methodisch und personell aufwendig ist und nur unter stationären Bedingungen durchgeführt werden kann.

Therapeutische Allgemeinmaßnahmen bei nachgewiesener Schlafapnoe sind Gewichtsreduktion, Alkoholkarenz (Alkohol kann durch relaxierende Wirkung der pharyngealen Muskulatur die Obstruktion verstärken) und Meidung von atemdepressorisch wirkenden Medikamenten (Schlaf- und Beruhigungsmittel, β-Rezeptorenblocker). Die erfolgreichste Therapie der Apnoe ist die nasale kontinuierliche Atemwegsüberdruckbehandlung (*nasal continuous positive airway pressure* = nCPAP), die zu einer Normalisierung des arteriellen Blutdruckes führen kann.

■ Zusammenfassung (Kapitel 18.1)

■ Das Schlafapnoe-Syndrom ist durch rezidivierende nächtliche Atempausen charakterisiert.

■ Schlafstörungen, Tagesmüdigkeit und unregelmäßiges, durch Pausen unterbrochenes Schnarchen sind Leitsymptome der Schlafapnoe.

■ Die kombiniert zentral/obstruktive Form des Apnoe-Syndroms ist am häufigsten und betrifft 4% der männlichen und 2% der weiblichen Erwachsenen.

■ Das Schlafapnoe-Syndrom geht überdurchschnittlich häufig mit Adipositas und arterieller Hypertonie einher.

■ Patienten mit einem Schlafapnoe-Syndrom erkranken und sterben häufiger an einer koronaren Herzkrankheit und/oder einem Apoplex als die Normalbevölkerung.

■ Die Diagnose des Schlafapnoe-Syndroms erfolgt durch eine Polysomnografie.

■ Die wirksamste Therapie ist die nasale kontinuierliche Atemwegsüberdruckbeatmung (nCPAP).

■ 18.2 Andere Ursachen einer neurogenen Hypertonie

Folgende neurologische Erkrankungen können ebenfalls Ursache einer arteriellen Hypertonie sein:
■ Erhöhter intrakranieller Druck (z. B. infolge eines Tumors)
■ Guillain-Barre-Syndrom
■ Meningitis
■ Enzephalitis
■ Tetraplegie
■ Schweres Schädel-Hirn-Trauma

Da ihre kausale Therapie (soweit möglich) ein neurologisches oder neurochirurgisches Problem darstellt, werden diese Erkrankungen im vorliegenden Buch nicht umfassend gewürdigt.

Die symptomatische Behandlung der erwähnten neurogenen Blutdruckerhöhungen folgt den üblichen Richtlinien der Hypertonietherapie (Kapitel 19–27).

■ Literatur

Bixler EO, Vgontzas AN, Lin H-M, Have TT, Leiby BE, Vela-Bueno A, Kales A (2000) Association of hypertension and sleep-disordered breathing. Arch Intern Med 160:2289–2295

Brooks D, Horner RL, Kozar LF, Render-Teixeira CL, Phillipson EA (1997) Obstructive sleep apnea as a cause of systemic hypertension. Evidence from a canine model. J Clin Invest 99:106–109

Chervin RD, Murman DL, Malow BA, Totten V (1999) Cost-utility of three approaches to the diagnosis of sleep apnea: polysomnography, home testing, and empirical therapy. Ann Intern Med 130:496–505

Douglas NJ, Polo O (1994) Pathogenesis of obstructive sleep apnoea/hypopnoea syndrome. Lancet 344:653–655

Dickinson CJ (1994) Hypertension and central nervous system disease. In: Swales JD (ed). Textbook of Hypertension. Blackwell Scientific Publishing, Oxford, 980–986

Hla KM, Young TB, Bidwell T, Palta M, Skatrud JB, Dempsey J (1994) Sleep apnoea and hypertension. A population-based study. Ann Intern Med 120:382–388

Hoffstein V (1994) Blood pressure, snoring, obesity, and nocturnal hypoxaemia. Lancet 344:643–645

Narkiewicz K, Montano N, Cogliati C, Van de Borne PJH, Dyken ME, Somers VK (1998) Altered cardiovascular variability in obstructive sleep apnoea. Circulation 98:1071–1077

Narkiewicz K, Kato M, Phillips BG, Pesek CA, Davison DE, Somers VK (1999) Nocturnal continuous positive airway pressure decreases daytime sympathetic traffic in obstructive sleep apnoea. Circulation 100:2332–2335

Phillipson EA (1993) Sleep apnoea – a major public health problem. N Engl J Med 328:1271–1273

Polo O, Berthon-Jones M, Douglas NJ, Sullivan CE (1994) Management of obstructive sleep apnoea/hypopnoea syndrome. Lancet 344:656–660

Schäfer H, Berner S, Ewig S, Hasper E, Tasci S, Lüderitz B (1998) Kardiovaskuläre Morbidität von Patienten mit obstruktiver Schlafapnoe in Abhängigkeit vom Schweregrad der Atmungsstörung. Dtsch med Wschr 123:1127–1133

Silverberg DS, Oksenberg A (1997) Essential hypertension and abnormal upper airway resistance during sleep. Sleep 20:794–806

Stradling JR, Barbour C, Pitson DJ, Davis RJ (1997) Automatic nasal continuous positive airway pressure titration in the laborartory. Thorax 52:72-75

Strohl KP, Redline S (1996) Recognition of obstructive sleep apnoea. Am J Respir Crit Care Med 154:279-289

Suratt PM, Findley LJ (1999) Driving with sleep apnoea. N Engl J Med 340:881-883

Terán-Santos J, Jiminez-Gomez A, Cordero-Guevara J, and the Cooperative Group Burgos-Santander (1999) The association between sleep apnoea and the risk of traffic accidents. N Engl J Med 340:847-851

Wiemann J, Sanner B, Sturm A (1992) Schlafapnoe-Syndrom. Dtsch med Wschr 117: 1928-1934

Wright J, Johns R, Watt I, Melville A, Sheldon T (1997) Health effects of obstructive sleep apnoea and the effectiveness of continuous positive airways pressure: a systematic review of the research evidence. Br Med J 314:851-860

Young T, Palta M, Dempsey J, Skatrud J, Weber S, Badr S (1993) The occurence of sleep-disordered breathing among middle-aged adults. N Engl J Med 328:1230-1235

III Therapie

KAPITEL 19

Allgemeine therapeutische Aspekte der arteriellen Hypertonie

Der nachfolgende dritte Abschnitt des Buches beschäftigt sich mit der Therapie der Hypertonie. Der Seitenumfang dieses Teils spiegelt nicht nur die mittlerweile vielfältig verfügbaren Möglichkeiten, sondern auch die zu beachtenden Besonderheiten der Hypertoniebehandlung wider. Moderne Hypertonietherapie ist nur Teil eines therapeutischen Gesamtkonzeptes, dessen Ziel es ist, das individuelle, kardiovaskuläre Gesamtrisiko günstig zu beeinflussen und die Wahrscheinlichkeit einer Herz-/Kreislauferkrankung und deren oft tödliche Spätfolgen zu verringern.

▪ 19.1 Vorbemerkung

Die Akzeptanz einer konsequenten Hypertoniebehandlung bei betroffenen Patienten sowie behandelnden Ärzten ist insbesondere in den vergangenen 10 Jahren trotz intensiver Aufklärungsarbeit durch staatliche Institutionen, Fachgesellschaften, Laienpresse und patientenorientierte Interessensverbände enttäuschend geblieben. Während in den USA lediglich 27% der als Hypertoniker diagnostizierten Bevölkerung im Alter von 18 bis 74 Jahren Blutdruckwerte im Normbereich aufweisen (National Health and Nutrition Examination Survey, NHANES III, Phase 2), ist der Anteil der in Europa erfolgreich therapierten Patienten eher noch geringer einzuschätzen. Bemerkenswert ist außerdem, dass die Zuwachsrate der Hypertoniker mit gut eingestellten Blutdruckwerten von 10% auf 29% in den 80er Jahren gegenwärtig zu stagnieren bzw. tendenziell eher rückläufig zu sein scheint (Tabelle 19.1). Besonders bedauerlich ist diese Entwicklung angesichts des seit den frühen 70er Jahren zu beobachtenden starken Rückgangs von zumindest teilweise hypertoniebedingten Erkrankungen und Todesursachen (Abnahme tödlicher Schlaganfälle: 55–60%; Abnahme der Mortalitätsrate bei koronarer Herzkrankheit: ca. 50%). Auch dieser positive Trend hat sich seit Anfang der 90er Jahre – analog zu den stagnierenden Akzeptanzzahlen der Hypertonie – leider nicht fortgesetzt.

Des weiteren ist die Inzidenz von Nieren- und Herzinsuffizienz in den vergangenen 15 bis 20 Jahren dramatisch und kontinuierlich gestiegen, obwohl prospektive Studien belegt haben, dass eine konsequente Blutdrucksenkung die Progression dieser Erkrankungen verzögern bzw. verhindern kann.

Tabelle 19.1. Bekanntheitsgrad, Therapiehäufigkeit und Kontrolle der Hypertonie *

Beobachtungszeitraum (Studienname)	Bekanntheitsgrad der Hypertonie [%]	Behandelte Hypertonie [%]	Kontrollierte Hypertonie (SBD < 140 mmHg, DBD < 90 mmHg) [%]
1976–1980 (NHANES II)	51	31	10
1988–1991 (NHANES III, Phase 1)	73	55	29
1991–1994 (NHANES III, Phase 2)	68	54	27

* Erwachsenenbevölkerung in den USA

SBD Systolischer Blutdruck; DBD Diastolischer Blutdruck; NHANES National Health and Nutrition Examination Survey

Quelle: Sixth Report of the Joint National Committee on Prevention, Detection, Evaluation and Treatment of High Blood Pressure, JNC VI (1997)

Warum werden trotz Verfügbarkeit wirksamer Behandlungsmöglichkeiten die Chancen einer effektiven Blutdrucksenkung unzureichend genutzt? Die Gründe hierfür sind sicherlich vielschichtig und überlappend und bei Patienten, Ärzten, Kostenträgern und Fachgesellschaften mehr oder weniger gleichermaßen verteilt zu suchen: Bei den Patienten, weil häufig kein Leidensdruck besteht, die möglichen Folgen der Hypertonie nur unzureichend bekannt oder erst in vermeintlich ferner Zukunft zu erwarten sind und weil Änderungen des Lebensstils (Gewichtsabnahme, sportliche Betätigung usw.) „unbequem" erscheinen bzw. eine dauerhafte Tabletteneinnahme in der gesellschaftlichen Bewertung negativ behaftet ist. Gründe finden sich auch auf der ärztlichen Seite insofern, als einerseits die notwendige Zeit für Einleitung, Betreuung und Kontrolle der Patienten meist fehlt und andererseits das Fachwissen hinsichtlich zu erreichender Zielblutdruckwerte und moderner Therapieverfahren aktuellen Erkenntnissen und den sich daher ständig ändernden Behandlungsempfehlungen häufig „hinterher hinkt"; bei den Kostenträgern, die aufgrund von Budgetreglementierungen das Verschreiben moderner Antihypertensiva nicht oder nur unter großem bürokratischen Aufwand zulassen; und schließlich bei den nationalen und internationalen Fachgesellschaften, deren Empfehlungen in der Vergangenheit differierten (Zielblutdruck, Wahl der Basismedikamente usw.) und dadurch zur Verwirrung von Patienten und Ärzten (und teilweise ihrer selbst) beigetragen haben.

▪ 19.2 Grundsätzliche Regeln der Therapieeinleitung

Chronisch erhöhte arterielle Blutdruckwerte erfordern eine Behandlung. Primäres Behandlungsziel ist es, der mit erhöhten Blutdruckwerten einhergehenden, gesteigerten Morbidität und Mortalität mit möglichst wenig

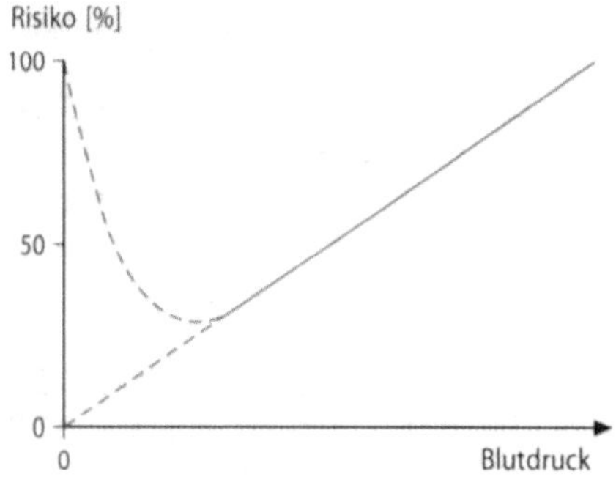

Risiko [%]

Abb. 19.1. Die „J-Kurven-Hypothese": Verhältnis zwischen dem prozentualen Risiko einer kardiovaskulären Erkrankung oder Todesursache und der Höhe des (diastolischen) Blutdruckes.
Quelle: Hansson L (1988) Am J Hypertension 1:414–420

„einschneidenden" Maßnahmen vorzubeugen. Die aktuellen Therapierichtlinien empfehlen hierzu eine Senkung des Blutdruckes auf < 140 mmHg systolisch und/oder < 90 mmHg diastolisch (Gelegenheitsblutdruckmessung) bzw. < 135 mmHg und/oder < 85 mmHg (ambulante kontinuierliche Langzeitblutdruckmessung, Tagesdurchschnittswert; Kapitel 2.3.2).

Frühere, retrospektive Auswertungen von Langzeitstudien, in denen die Anzahl kardialer Ereignisse im Verhältnis zur therapeutischen Senkung des diastolischen Blutdruckes aufgetragen wurden, hatten einen J-förmigen Kurvenverlauf ergeben (Abb. 19.1): Demnach nahm die Häufigkeit ischämisch bedingter Herzerkrankungen unter einer antihypertensiven Behandlung bis zu einer Senkung des Blutdruckes auf etwa 90 mmHg ab und unterhalb eines diastolischen Wertes von ungefähr 85 mmHg wieder zu. Diese „J-Kurven-Hypothese" wurde jedoch durch die SHEP-Studie nicht bestätigt, in der primär die Wirksamkeit einer medikamentösen (Diuretika-)Therapie auf die Morbidität und Mortalität bei älteren Patienten mit isolierter systolischer Hypertonie untersucht wurde. In dieser Studie war die medikamentöse Senkung des durchschnittlichen diastolischen Blutdruckes von 77 mmHg (Ausgangswert) auf 67 mmHg (Endpunkt) von einer Abnahme kardial-ischämischer Ereignisse um 25% begleitet.

Auch die Ergebnisse der HOT-Studie, in der u. a. die Reduktion kardiovaskulärer Ereignisse im Verhältnis zu den erreichten diastolischen Zielblutdruckwerten (≤ 90, ≤ 85, ≤ 80 mmHg) untersucht wurde, haben die J-Kurven-Hypothese nicht belegen können; insbesondere bei Patienten mit Diabetes mellitus war die Reduktion des kardiovaskulären Risikos bei einer Senkung des diastolischen Blutdruckes auf < 80 mmHg am stärksten ausgeprägt. Angesichts der Erkenntnis, dass sowohl systolischer Blutdruck als auch arterieller Pulsdruck (= Differenz systolischer minus diastolischer Blutdruck) möglicherweise bedeutendere Prädiktoren eines kardiovaskulären Ereignisses sind als der diastolische Blutdruck, muss die Sinnhaftigkeit der bisherigen J-Kurven Diskussion ohnehin in Frage gestellt oder zumindest neu aufgegriffen werden.

19.2.1 Entscheidung über Art und Dringlichkeit der Therapieeinleitung

Die Entscheidung über Art und Dringlichkeit der therapeutischen Intervention bei arterieller Hypertonie muss den individuellen Voraussetzungen des zu behandelnden Patienten angepasst werden. Grundlage ist – wie bereits schon in Kapitel 7 erörtert – nicht die Höhe des Blutdruckes allein, sondern das kardiovaskuläre Gesamtrisiko des Patienten, welches im Rahmen der Basisuntersuchung unter Berücksichtigung von Alter, Geschlecht, Gewicht, Begleiterkrankungen (einschließlich hypertoniebedingter Endorganschädigung), Lipid- und Kohlenhydratstoffwechsel, Nikotinkonsum, beruflicher bzw. freizeitbezogener Tätigkeit und anderer Parameter ermittelt (Tabelle 7.5) und entsprechend den Vorschlägen der WHO in vier unterschiedliche Kategorien stratifiziert wird (geringes, mittleres, hohes und sehr hohes kardiovaskuläres Gesamtrisiko; s. Tabelle 7.6). Dementsprechend ist das gesamte kardiovaskuläre Risiko in den Entscheidungsprozess einzubeziehen.

Die Senkung bzw. Normalisierung des erhöhten arteriellen Blutdruckes sollte grundsätzlich langsam erfolgen. Allgemeinmaßnahmen (Kapitel 20) sind die Grundlage jeder Langzeitbehandlung der Hypertonie aller Schweregrade. Zu Beginn der Therapie können Umstellungen der Lebens- und Essgewohnheiten die alleinige Maßnahme sein und nur bei unzureichender Blutdrucksenkung nach einem Beobachtungszeitraum von 3–12 Monaten durch eine antihypertensive Medikation ergänzt werden. Bei höhergradiger Hypertonie fördern Allgemeinmaßnahmen vielfach die Ansprechbarkeit der bereits initial erforderlichen Medikamente und reduzieren im individuellen Fall das kardiovaskuläre Gesamtrisiko. Allgemeinmaßnahmen und medikamentöse Therapie benötigen häufig Monate bzw. Wochen, bevor ihre Wirksamkeit beurteilt werden kann. Schnelle Wechsel der gewählten Therapiekonzepte sollten daher möglichst vermieden werden. – Die hypertensive Krise ist gesondert zu betrachten (Kapitel 32.1).

19.2.2 Therapeutisches Vorgehen bei Hypertonie Grad 1–2 und geringem bis mittlerem kardiovaskulärem Gesamtrisiko

Entsprechend den 1999 veröffentlichten Richtlinien der WHO (World Health Organization) und der ISH (International Society of Hypertension) sollten erhöhte Blutdruckwerte unter 110 mmHg diastolisch und/oder 180 mmHg systolisch (Hypertonie Grad 1 und 2) – eine entsprechende Einsicht und Mitarbeit des Patienten vorausgesetzt – primär durch Allgemeinmaßnahmen (Diät, Gewichtsabnahme, Bewegung; Kapitel 20) behandelt und über mindestens sechs bis zwölf (niedriges kardiovaskuläres Gesamtrisiko) bzw. drei bis sechs Monate (mittleres kardiovaskuläres Gesamtrisiko) engmaschig kontrolliert werden; konnte nach dieser Zeit keine Normalisierung des Blutdruckes erzielt werden, ist eine medikamentöse antihypertensive Therapie einzuleiten. Ein längerer Beobachtungszeitraum ohne Medikation (>12 Monate) wird nur für Patienten mit Grenzwerthypertonie

(<150 mmHg systolisch und/oder <95mmHg diastolisch), niedrigem kardiovaskulären Gesamtrisiko und Akzeptanz nichtmedikamentöser Allgemeinmaßnahmen empfohlen (Abb. 19.2).

Im Vergleich zu früheren Jahren ist es erfreulich, dass zumindest die Deutsche Hypertonie Gesellschaft die WHO/ISH-Richtlinien übernommen hat. Dass die Vorschläge anderer nationaler Fachgesellschaften (z.B. USA, UK, Neuseeland) hinsichtlich medikamentös-interventionsbedürftiger Blutdruckhöhe und medikamentenfreier Beobachtungsdauer von jenen der WHO/ISH differieren, spiegelt die nach wie vor bestehende Unsicherheit wider in Bezug auf Nutzen, Risiko und Kosten einer medikamentösen Therapie bei Blutdruckwerten von 90–99 mmHg diastolisch und 140–159 mmHg systolisch.

Die Integration der Blutdruckselbstmessung und/oder der 24-Stunden-Langzeitblutdruckmessung (ABDM) (Abb. 19.3) in die therapeutische Entscheidungsfindung ist hilfreich, um Patienten mit Verdacht auf eine White coat-Hypertonie zu identifizieren (Kapitel 2.3.1 und 2.3.2) und damit vor einer überflüssigen (medikamentösen) Therapie zu bewahren.

19.2.3 Primär medikamentöse Therapie

Eine primär medikamentöse Therapie wird empfohlen bei einer Hypertonie vom Schweregrad 1 und 2 und hohem oder sehr hohem kardiovaskulären Gesamtrisiko sowie bei einer Hypertonie Grad 3 unabhängig vom Bestehen zusätzlicher Risikofaktoren (Abb. 19.2). Wegen des hohen kardiovaskulären Gesamtrisikos sind betroffene Patienten unbedingt von der Notwendigkeit begleitender Allgemeinmaßnahmen zu überzeugen.

▪ 19.3 Allgemeine Problematik einer Langzeitbehandlung/ spezielle Problematik der Hypertoniebehandlung

Die häufigste Ursache einer „therapieresistenten" Hypertonie ist eine fehlende Bereitschaft der Patienten, den therapeutischen Anordnungen nachzukommen. Versagt ein antihypertensives Therapieregime, so handelt es sich daher häufig um eine Pseudoresistenz, die ein grundsätzliches Problem in der Behandlung chronischer Erkrankungen darstellt. Da die Bereitschaft eines Patienten zur Therapietreue (Compliance) u.a. vom subjektiv erlebten Leidensdruck abhängt, muss die arterielle Hypertonie aufgrund des meist fehlenden Leidensdruckes geradezu als Paradebeispiel eines Krankheitsbildes angesehen werden, dessen Behandlung a priori ein sehr hohes Risiko der „Therapieuntreue" des zu behandelnden Patienten in sich birgt.

Die Compliance eines Patienten lässt sich bei einem entsprechenden Verdacht einigermaßen abschätzen durch Messen des Pulses (bei β-Rezeptorenblockertherapie), durch Zählen der noch vorhandenen Tabletten in der vom Patienten mitzubringenden Tablettenpackung (*pill count*) oder durch spezielle Tablettenpackungen, die der Patient beim Arztbesuch erhält und deren Öffnungshäufigkeit (zur Tablettenentnahme) elektronisch registriert wird.

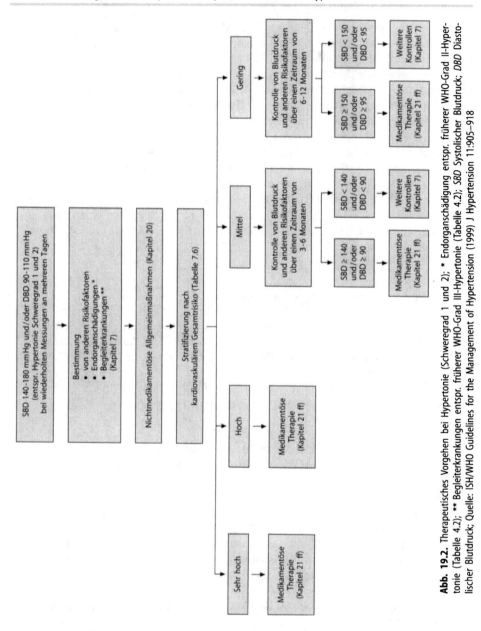

Abb. 19.2. Therapeutisches Vorgehen bei Hypertonie (Schweregrad 1 und 2); * Endorganschädigung entspr. früherer WHO-Grad II-Hypertonie (Tabelle 4.2); ** Begleiterkrankungen entspr. früherer WHO-Grad III-Hypertonie (Tabelle 4.2); SBD Systolischer Blutdruck; DBD Diastolischer Blutdruck; Quelle: ISH/WHO Guidelines for the Management of Hypertension (1999) J Hypertension 11:905–918

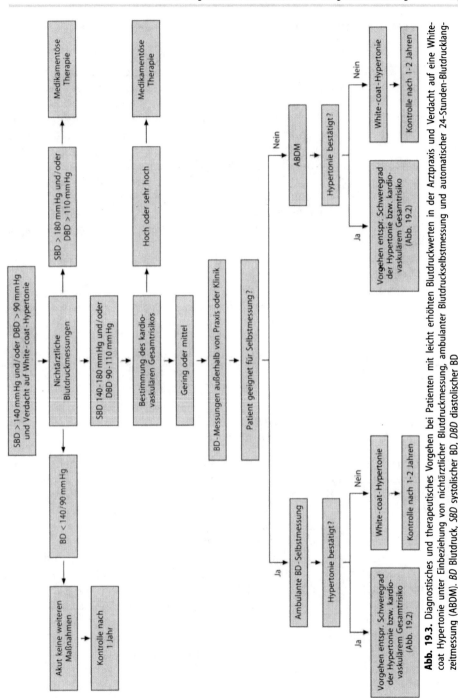

Abb. 19.3. Diagnostisches und therapeutisches Vorgehen bei Patienten mit leicht erhöhten Blutdruckwerten in der Arztpraxis und Verdacht auf eine White-coat Hypertonie unter Einbeziehung von nichtärztlicher Blutdruckmessung, ambulanter Blutdruckselbstmessung und automatischer 24-Stunden-Blutdrucklang-zeitmessung (ABDM). *BD* Blutdruck, *SBD* systolischer BD, *DBD* diastolischer BD

▨ 19.4 (Compliance-förderndes) therapeutisches Konzept vor Therapiebeginn

Ist die Diagnose einer Hypertonie gesichert und die Entscheidung für eine entsprechende Behandlung gefallen, so ist aus den zuvor genannten Gründen vor Therapiebeginn die Entwicklung eines langfristigen Konzeptes erforderlich, das neben den eigentlichen Therapiemaßnahmen sowohl die ausführliche Information und Aufklärung als auch die dauerhafte Betreuung des Patienten integrieren sollte. Nur so kann das Risiko der „vorprogrammierten" Non-Compliance vermindert werden.

Die Einleitung und Durchführung einer Langzeitbehandlung der arteriellen Hypertonie sollte daher nach folgenden Grundregeln erfolgen:
▨ Ärztliches Aufklärungsgespräch,
▨ individuelle, an Lebensgewohnheiten des Patienten orientierte Therapieeinleitung,
▨ rationelles Konzept einer nichtmedikamentösen und einer medikamentösen Behandlung,
▨ engmaschige Kontrollen in den ersten Monaten mit festen Terminen,
▨ nach befriedigender Blutdruckeinstellung: regelmäßige Kontrollen des Blutdruckes und anderer kardiovaskulärer Risikofaktoren in 1–6-monatigen Abständen,
▨ ggf. Integration des Patienten in die Therapieüberwachung (Blutdruckselbstmessung),
▨ kollektive Hypertonikersprechstunde.

19.4.1 Bedeutung und Inhalt des ärztlichen Aufklärungsgespräches

Da eine arterielle Hypertonie bei den meisten Patienten keinerlei subjektiv empfundene Beschwerden verursacht, wird sie nur schwerlich als behandlungsnotwendige Krankheit von den Betroffenen akzeptiert. Einsicht und Bereitschaft, sich einer lebenslangen diätetischen Restriktion oder einer Tabletteneinnahme zu unterziehen, hängen daher in hohem Maße von der ärztlichen Überzeugungskraft ab. Hierzu gehört nicht nur die Aufklärung über zu erwartende Spätschäden einer nicht behandelten Hypertonie, sondern auch das eingehende und abwägende Gespräch mit dem Patienten über mögliche medikamentenabhängige Nebenwirkungen. Was der Patient verstehen muss, bevor eine Therapie eingeleitet wird, lässt sich wie folgt zusammenfassen:
▨ was Blutdruck ist;
▨ wann ein normaler und wann ein erhöhter Blutdruck vorliegt;
▨ welche Schäden durch einen erhöhten Blutdruck verursacht werden können;
▨ wie erhöhter Blutdruck gesenkt werden kann;
▨ wie und in welchem Maße eine wirksame antihypertensive Therapie Spätschäden der Endorgane vorbeugen kann;

welche Einschränkungen bzw. Nebenwirkungen in Kauf genommen werden müssen;

dass eine antihypertensive, medikamentöse Therapie eine mehrjährige, meist sogar eine lebenslange Therapie ist und nicht eigenmächtig unterbrochen werden darf.

Dies dem Patienten zu vermitteln, setzt einerseits eine entsprechende Sachkenntnis des behandelnden Arztes voraus. Andererseits bedingt es aber auch ein hohes Maß an Einfühlungsvermögen des Arztes, um auf die – häufig nicht ausgesprochenen – individuellen Vorbehalte und Befürchtungen eingehen zu können. – Bluthochdruckbehandlung sollte als Chance begriffen werden, zukünftige Schäden verhindern oder bereits vorhandene mildern zu können. Die heute verfügbaren therapeutischen Maßnahmen rechtfertigen ein derartiges „Angebot" an den Patienten. – Ablehnung gegen Medikamente resultiert vielfach aus den Beipackzetteln, teilweise aber auch aus medizinischen Ratschlägen und „Aufklärungsartikeln" der Laienpresse; die gelegentliche „Lektüre" sowohl von Beipackzettel als auch der Laienpresse sind daher dem Arzt wärmstens zu empfehlen, da deren Kenntnis für manche Arzt-/Patientengespräche äußerst dienlich ist.

Wie für alle Bereiche der Medizin gilt selbstverständlich auch für das Gespräch mit dem Hypertoniepatienten, dass die Sprache des Arztes verständlich und eindeutig sein muss. Hypertoniebehandlung – ob diätetisch und/oder medikamentös – bedeutet für die meisten Patienten einen Einschnitt und häufig eine Umstellung von über Jahre gepflegten Lebensgewohnheiten: Verständlichkeit, Offenheit und Ausführlichkeit des ärztlichen Aufklärungsgespräches werden daher in beträchtlichem Maße über Compliance oder Non-Compliance des Patienten mitentscheiden.

19.4.2 Individualität der Therapieeinleitung

Erfolg und Nutzen aller therapeutischen Entscheidungsmaßnahmen korrelieren eng mit den individuellen Voraussetzungen des zu behandelnden Patienten. Hierbei müssen das kardiovaskuläre Gesamtrisiko und Zusatzerkrankungen (Tabelle 7.5) ebenso wie körperliche und geistige Fähigkeiten, soziales Umfeld sowie berufliche und freizeitbezogene Tätigkeiten berücksichtigt werden. – Die aktuellen Richtlinien der WHO/ISH-Empfehlungen (1999) enthalten diesen individualisierten Therapieansatz weitgehend (s. oben).

19.4.3 Kontrolluntersuchungen während der Therapieeinleitung

Nach Einleitung einer antihypertensiven Therapie sind regelmäßige Kontrollen der Blutdruckwerte und des Körpergewichtes in ein- bis zweiwöchigen, nach erfolgter Blutdruckeinstellung in ein- bis sechsmonatigen Abständen durchzuführen. Darüber hinaus müssen im Falle einer medikamentösen Therapie Laborkontrollen erfolgen (Blutlipide, Kalium, Kreatinin usw.). Die Ergebnisse sollten mit den Patienten besprochen werden. – Besonders in der Anfangsphase einer medikamentösen Langzeitbehandlung müssen Nebenwirkungen – so sie von den Patienten nicht ohnehin erwähnt werden – erfragt und hinsichtlich ihrer Wertigkeit eingeordnet werden.

Schließlich bieten engmaschige Kontrollen die Möglichkeit, die Patienten durch eingehende Gespräche nachhaltig zur Therapietreue zu motivieren. Dies erscheint bereits initial bedeutsam, da die antihypertensive Therapie in dieser Phase für den Patienten subjektiv eher erlebte Nachteile mit sich bringt.

19.4.4 Kontrolluntersuchungen nach Blutdrucknormalisierung

Auch nach therapiebedingter Blutdruckeinstellung sind regelmäßige Kontrollen von Blutdruck, Körpergewicht und verschiedenen Laborparametern notwendig. Die Patienten sollten hierzu feste Einbestellungstermine erhalten. Auch diese Kontrolluntersuchungen sollten zu einem ausführlichen Arzt-/Patientengespräch genutzt werden, da nach Blutdrucknormalisierung häufig eine abnehmende Motivation zur Fortführung der therapeutischen Maßnahmen zu beobachten ist.

19.4.5 Integration des Patienten in die Therapieüberwachung

Die Integration des Patienten in die Therapieüberwachung ist eine weitere Möglichkeit, die Compliance zu verbessern. Hierzu bietet sich die Blutdruckselbstmessung an, die es dem Patienten ermöglicht selbst, häufiger und unter häuslichen Bedingungen die Effektivität des eingeschlagenen Therapiekonzeptes zu kontrollieren. Eine Protokollierung der gemessenen Werte stellt darüber hinaus noch eine wichtige Zusatzinformation für den behandelnden Arzt dar. – Patienten mit Neigung zur Hypochondrie ist eine Blutdruckselbstmessung nicht anzuraten.

19.4.6 Hypertonikerschulung /
Einrichtung einer Hypertoniesprechstunde

Eine weitere Möglichkeit, langfristig eine Compliance-Verbesserung zu erzielen, ist die Einrichtung einer „kollektiven" Hypertoniesprechstunde, die bspw. einmal pro Monat angeboten werden könnte und allen Patienten des jeweiligen Einzugsbereiches die Möglichkeit zur kontinuierlichen Schulung und zu einem Erfahrungsaustausch mit anderen Hypertonikern eröffnet. Derartige Schulungen werden im Rahmen der Hypertoniebehandlung bisher leider nur vereinzelt angeboten, dürften aber wesentlich zu einer dauerhaften Therapieeinsicht und damit zu einer verbesserten Compliance der Patienten beitragen. Da viele Patienten weitere kardiovaskuläre Risikofaktoren haben, bietet sich die Erweiterung zu einer allgemeinen Präventivsprechstunde an, welche neben der Hypertonie auch Themen wie Übergewicht, Diabetes mellitus, Fettstoffwechselstörungen usw. umfassen könnte.

▪ Zusammenfassung (Kapitel 19)

▪ Die gesicherte arterielle Hypertonie erfordert eine Therapie deren Ziel es ist, den Blutdruck dauerhaft auf Werte < 140 mmHg (Langzeitblutdruckmessung: < 135 mmHg) systolisch und/oder < 90 mmHg (Langzeitblutdruckmessung: < 85mmHg) zu senken

▪ Dringlichkeit, Auswahl und Umfang der therapeutischen Maßnahmen richten sich nach der Schwere der Hypertonie und nach den individuellen Gegebenheiten des Patienten (kardiovaskuläres Gesamtrisiko, soziales Umfeld, berufliche Tätigkeit und freizeitbezogene Aktivitäten usw.)

▪ Nichtmedikamentöse Allgemeinmaßnahmen sind Grundlage jeder antihypertensiven Therapie, unabhängig vom Schweregrad der Hypertonie

▪ Bei dauerhaft erhöhten Blutdruckwerten < 150 mmHg bzw. < 95 mmHg und geringem kardiovaskulärem Gesamtrisiko ist nach Auffassung von WHO und ISH eine medikamentöse Therapie nicht zwingend, falls Allgemeinmaßnahmen vom Patienten akzeptiert werden

▪ Bestehen neben der Hypertonie noch weitere Risikofaktoren, so ist der Patient medikamentös zu behandeln, falls Allgemeinmaßnahmen über einen Zeitraum von 3–6 Monaten nicht zu einer Senkung des Blutdruckes auf Werte < 140 mmHg systolisch und/oder < 90 mmHg geführt haben

▪ Hypertoniker mit einem hohen oder sehr hohen kardiovaskulären Gesamtrisiko sind – unabhängig von der notwendigen Initiierung von Allgemeinmaßnahmen – in jedem Fall primär medikamentös zu behandeln

▪ Ein fehlender Leidensdruck, die Notwendigkeit einer häufig lebenslangen Dauer der therapeutischen Maßnahmen und – bei medikamentöser Therapie – das mögliche Auftreten von Nebenwirkungen sind Probleme, die grundsätzlich die Gefahr einer Non-Compliance in sich bergen

▪ Bereits vor Einleitung einer Therapie muss daher ein individuell angepasstes, Compliance-förderndes Konzept für eine mittel- bis langfristige Betreuung des Patienten erstellt werden.

▪ Literatur

Alderman MH (1993) Blood pressure management: individualized treatment based on absolute risk and the potential for benefit. Ann Intern Med 119:329–335

Alderman MH (1999) Can we stratify risk to guide therapy? Clin Exper Hypertension 21:563–570

Arzneimittelkommission der deutschen Ärzteschaft (1998) Empfehlungen zur Therapie der arteriellen Hypertonie. AVP Arzneiverordnung in der Praxis Sonderheft 9:1–16

Chalmers J (1999) Implementation of guidelines for management of hypertension. Clin Exper Hypertension 21:647–657

Colhoun HM, Dong W, Poulter NR (1998) Blood pressure screening, management and control in England: results from the health survey for England 1994. J Hypertension 16:747–752

Cramer JA (1995) Microelectronic systems for monitoring and enhancing patient compliance with medication regimens. Drugs 49:321–327

Dahlöf B, Lindholm LH, Hansson L, Schersten B, Ekbom T, Wester PO (1991) Morbidity and mortality in the Swedish Trial in Old Patients with Hypertension (STOP-Hypertension). Lancet 338:1281–1285

Deutsche Liga zur Bekämpfung des hohen Blutdruckes e.V. Deutsche Hypertonie Gesellschaft (2001) Empfehlungen zur Hochdruckbehandlung. Merkblatt, 16. Auflage, Heidelberg

Dickerson JEC, Brown MJ (1995) Influence of age on general practitioner's definition and treatment of hypertension. Br Med J 310:574

Fahey TP, Peters TJ (1996) What constitutes controlled hypertension ? Patient based comparision of hypertension guidelines. Br Med J 313:93–96

Ford GA, Asghar MN (1995) Management of hypertension in the elderly: attitudes of general practioners and hospital physicians. Br J Clin Pharmacol 39:465–469

Frohlich ED (1998) Reappearance of the J-shaped curve. Hypertension 1999; 34:1179–1180.

Grossman E (1998) Does the „J-curve" still hold in the post „HOT" era? J Hum Hypertension 12:729–730

Guidelines for management of hypertension (1999) report of the third working party of the British Hypertension Society. J Hum Hypertension 13:569–592

Guidelines Sub-Committee (1999) 1999 World Health Organisation-International Society of Hypertension Guidelines for the Management of Hypertension. J Hypertension 17:151–183

Geuyffier F, Buotitie F, Boissel JP, Pocock S, Coope J, Cutler J, Ekbom T, Fagard R, Friedman L, Perry M, Prineas R, Schron E (The INDANA Investigators) (1997) Effect of antihypertensive drug treatment on cardiovascular outcomes in women and men. A meta-analysis of individual patient data from randomized, controlled trials. Ann Intern Med 126:761–767

Hansson L, Zanchetti A, Carruthers SG, Dahlöf B, Elmfeldt D, Menard J, Julius S, Rahn KH, Wedel H, Westerling S for the HOT Study Group (1998) Effects of intensive blood pressure lowering and low-dose aspirin in patients with hypertension. Principal results of the Hypertension Optimal Treatment (HOT) randomised trial. Lancet 351:1755–1762

Hyman DJ, Pavlik VN (2000) Self-reported hypertension treatment practices among primary care physicians. Blood pressure thresholds, drug choices, and the role of guidelines and evidence-based medicine. Arch Intern Med 160:2281–2286

Joint National Committee on Detection, Evaluation, and Treatment of High Blood Pressure (1993) The Fifth Report of the Joint National Committee on Detection, Evaluation, and Treatment of High Blood Pressure (JNC V). Arch Intern Med 153:154–183

Joint National Committee on Detection, Evaluation, and Treatment of High Blood Pressure (1997) The Sixth Report of the Joint National Committee on Detection, Evaluation, and Treatment of High Blood Pressure (JNC VI). Arch Intern Med 157:2413–2446

Mancia G, Sega R, Milesi C, Cesana G, Zanchetti A (1997) Blood pressure control in the hypertensive population. Lancet 349:454–457

McVeigh GE, Flack J, Grimm R. Goals of antihypertensive therapy. Drugs 1995; 49:161–175.

Meissner I, Whisnant JP, Sheps SG, Schwartz GL, O'Fallon WM, Covalt JL, Sicks JD, Bailey KR, Wiebers DO (1999) Detection and control of high blood pressure in the community. Do we need a wake-up call? Hypertension 34:466–471

Mosterd A, D'Agostino RB, Silbershatz H, Sytkowski PA, Kannel WB, Grobbee DE, Levy D (1999) Trends in the prevalence of hypertension, antihypertensive therapy, and left ventricular hypertrophy from 1950–1989. N Engl J Med 340:1221–1227

Pickering TG (1999) Advances in the treatment of hypertension. JAMA 281:114–116

Ramsay LE, Wallis EJ, Yeo WW, Jackson PR (1998) The rationale for differing national re-commendations for the treatment of hypertension. Am J Hypertension 11:79S–88S

Rudd P (1993) Partial compliance: implications for clinical practice. J Cardiovasc Pharmacol 22 (suppl A): S1–S5

SHEP Cooperative Research Group (1991) Prevention of stroke by antihypertensive drug treatment in older persons with isolated hypertension. JAMA 265:3255–3264

Sheps SG (1999) Overview of JNC VI: new directions in the managment of hypertension and cardiovascular risk. Am J Hypertension 12:65S–72S

Stevenson J (1999) Noncompliance may cause half of antihypertensive drug „failures". JAMA 282:313–314

Thürmer HL, Lund-Larsen PG, Tverdal A (1994) Is blood pressure treatment as effective in a population setting as in controlled trials? Results from a prospective study. J Hyperten-sion 12:481–490

Trenkwalder P, Ruland D, Stender M, Gebhard J, Trenkwalder C, Lydtin H, Hense HW (1994) Prevalence, awareness, treatment and control of hypertension in a population over the age of 65 years: results from the Starnberg Study on Parkinsonism and Hyper-tension in the Elderly (STEPHY). J Hypertension 12:709–716

Waeber B, Burnier M, Brunner HR (1999) Compliance with antihypertensive therapy. Clin Exper Hypertension 21 (5 & 6):973–985

Weir MR, Maibach EW, Bakrios GL, Black HR, Chawla P, Messerli FH, Neutel JM, Weber MA (2000) Implications of a health, lifestyle and medication analysis for improving hy-pertension control. Arch Intern Med 160:481–490

Zoltan V, Bots ML, Hofman A, Koudstaal PJ, Witteman JCM, Breteler M (1999) J-shaped re-lation between blood pressure and stroke in treated hypertensives. Hypertension 34: 1181–1185

KAPITEL 20

Nichtmedikamentöse Therapie der arteriellen Hypertonie

◾ 20.1 Stellenwert und klinische Bedeutung nichtmedikamentöser Allgemeinmaßnahmen und veränderter Lebensgewohnheiten

Während der Nutzen einer Blutdrucksenkung im Sinne einer verminderten Morbidität und Mortalität bei allen Schweregraden der Hypertonie nachgewiesen ist, besteht für die Hypertonie vom Schweregrad 1 und niedrigem kardiovaskulärem Gesamtrisiko nach wie vor die Unsicherheit, inwieweit dieser prinzipielle Nutzen einer Blutdrucksenkung durch die Nebenwirkungen einer medikamentösen Therapie aufgehoben wird. Zumindest in zwei größeren, kontrollierten Studien (Hypertension Detection and Follow-up Cooperative Group = HDFP, 1984; Multiple Risk Factor Intervention Trial = MRFIT, 1985) fand sich im Vergleich zu unbehandelten Patienten mit diastolischer Grenzwerthypertonie (90–94 mmHg) eine Zunahme der koronaren Morbidität und Mortalität bei Patienten, die mit antihypertensiv wirksamen Medikamenten behandelt worden waren. Ebenfalls konnte in diesen Studien kein Nutzen einer medikamentösen Intervention nachgewiesen werden bei Patienten mit diastolischen Blutdruckwerten zwischen 95 und 99 mmHg.

Dem potenziellen Risiko einer medikamentösen antihypertensiven Behandlung wird von allen nationalen und internationalen Fachgesellschaften Rechnung getragen, indem für die Behandlung der Hypertonie Grad 1 und 2 mit niedrigem oder mittlerem kardiovaskulären Gesamtrisiko zunächst die Einleitung von nichtmedikamentösen Allgemeinmaßnahmen empfohlen wird. Allgemeinmaßnahmen gelten darüber hinaus in allen Fällen, bei denen eine medikamentöse Therapie als erforderlich erachtet wird, als begleitende und unterstützende Behandlung.

Die wichtigsten nichtpharmakologischen Maßnahmen zur Blutdrucksenkung sind Gewichtsreduktion bei Adipositas, Verminderung der Kochsalzzufuhr und andere diätetische Maßnahmen, Einschränkung des Alkoholkonsums und Verzicht auf Nikotin sowie Steigerung der körperlichen Aktivität (Tabelle 20.1).

Neuere Studien, die die Wirksamkeit nichtmedikamentöser therapeutischer Maßnahmen belegen, sind die DASH-Studie (Dietary Approaches to Stop Hypertension), die TONE-Studie (Trial of Nonpharmacologic Interventions in the Elderly) und die in Europa durchgeführte Lyon Heart Stu-

Tabelle 20.1. Relative Wirksamkeit nichtpharmakologischer Maßnahmen bei Patienten mit Hypertonie

	Blutdrucksenkender Effekt	Koronarprotektion
Gewichtskontrolle	+++	++
Alkoholreduktion *	+++	–
Kochsalzreduktion	++	?
Mäßige, sportliche Aktivitäten **	++	++
Vegetarisch ausgerichtete Diäten ***	+	++
Erhöhter, diätetischer Anteil an Fisch	+	+++
Verzicht auf Nikotinkonsum	–	+++

 * Reduktion von 4–5 auf 1–2 alkoholhaltige Getränke pro Tag
 ** Ausdauersportarten, mäßige Belastung (altersadaptierte Herzfrequenz, s. Kapitel 20.2.4)
 *** Fettarme Diät, Obst und Gemüse
Quelle: Beilin L J (1994) J Hypertension 12 (suppl. 10): S71–S81

die. Gemeinsames Ergebnis dieser Studien ist, dass Gewichts- und Kochsalzreduktion, Ersatz gesättigter Fette durch fettarme Produkte sowie diätetische Veränderungen im Sinne einer mediterranen Kost mit mehr Obst, Gemüse, Fisch und Olivenöl nicht nur den Blutdruck, sondern auch die Sterblichkeitsrate an kardiovaskulären und anderen Erkrankungen senken.

20.1.1 Gewichtsreduktion

Zwischen Übergewicht und Hypertoniehäufigkeit besteht eine positive, altersunabhängige Korrelation, d. h., je übergewichtiger ein Patient ist, desto höher ist die Wahrscheinlichkeit, an einer Hypertonie zu erkranken (s. auch Kapitel 9.3.5). Das Risiko, eine Hypertonie zu entwickeln, ist bereits bei Patienten mit einem Übergewicht von 20% gegenüber Normalgewichtigen auf das mehr als Dreifache erhöht. Diese direkte Beziehung zwischen Übergewicht und Hypertoniehäufigkeit konnte durch große epidemiologische Studien an Männern und Frauen in allen Erdteilen nachgewiesen werden (z. B. Chicago Heart Study, Abb. 20.1). Desweiteren konnte gezeigt werden, dass einerseits eine Gewichtsabnahme bei adipösen Hypertonikern mittleren und höheren Lebensalters zu einer signifikanten Senkung und in vielen Fällen zu einer Normalisierung des erhöhten Blutdruckes führt. Bei jüngeren, übergewichtigen Frauen und Männern (30–54 Jahre) kann eine Gewichtsabnahme das Auftreten einer Hypertonie verhindern (Trials of Hypertension Prevention, Phase 1).

Da der Versuch einer alleinigen medikamentösen Blutdrucksenkung bei ausgeprägter Adipositas häufig nur durch Gabe hochdosierter Mehrfachkombinationen oder gar völlig frustran verläuft, muss bei adipösen Hypertonikern eine Gewichtsreduktion als erste und wichtigste Therapiemaßnahme angesehen werden. Hierzu ist es notwendig, die tägliche Energieaufnahme deutlich unter dem üblichen Bedarf zu halten. Um beispielsweise ein Kilogramm überschüssiges Fettgewebe pro Woche abzubauen, ist eine Reduktion von etwa 7000 kcal des wöchentlichen Normalbedarfs notwendig.

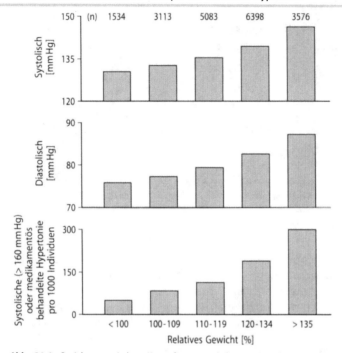

Abb. 20.1. Beziehung zwischen Körperfettmasse (relatives Gewicht) einerseits und systolischem, diastolischem Blutdruck sowie Prävalenz einer Hypertonie (isoliert systolische und medikamentös behandelte Hypertonie) bei 18–64-jährigen Männern andererseits. Quelle: Chicago Heart Study; Abbildung: Beilin L J (1994) J Hypertension 12 (suppl. 10): S71–S81

Da erhöhte Insulinspiegel als ein pathogenetischer Teilfaktor der Adipositas-assoziierten Hypertonie angesehen werden, kommt bei kalorienreduzierten Diäten einer Einschränkung der Kohlenhydratzufuhr besondere Bedeutung zu. Gewichtsreduktion bei Übergewicht und Hypertonie stellt somit eine kausale antihypertensive Therapie dar.

Für eine gezielte Gewichtsabnahme stehen eine Vielzahl von Tabellen mit detaillierten Angaben der Nahrungskalorien zu Verfügung. Nahezu jede Frauenzeitschrift und viele Lifestyle-Journale offerieren Diäten zur Gewichtsreduktion, sodass Orientierungsmöglichkeiten zahlreich vorhanden sind. Selbstverständlich kann auf die teilweise sehr unterschiedlichen Reduktionsdiäten im Rahmen dieses Buches nicht eingegangen werden; wichtig erscheint es jedoch darauf hinzuweisen, dass bei jeder Diät eine ausreichende Zufuhr von Wasser, Vitaminen und Mineralstoffen gewährleistet sein muss. Es empfiehlt sich daher, jedem Patienten vor einer therapeutischen Gewichtsabnahme einen Termin für eine professionelle Diätberatung zu vermitteln. Die mittlerweile verfügbaren Möglichkeiten, diätetische durch medikamentöse Maßnahmen zu unterstützen, sind mit dem Patienten eingehend unter Hinweis auf die gegebenenfalls zu erwartenden Nebenwirkungen (z. B. massive Fettstühle bei Diätverstössen unter Einnahme von Orlistat) zu besprechen.

Tabelle 20.2. Gewichtseinteilung nach Body Mass Index (BMI), Taillenumfang und vergesellschaftetes Erkrankungsrisiko

	BMI [kg/m^2]	Erkrankungsrisiko* im Verhältnis zu Normalgewicht und Taillenumfang	
		Männer ≤102 cm Frauen ≤88 cm	Männer >102 cm Frauen >88 cm
Untergewicht	<18,5	Nicht erhöht	Nicht erhöht
Normalgewicht	18,5–24,9	Nicht erhöht	Nicht erhöht
Übergewicht	25,0–29,9	Erhöht	Hoch
Adipositas			
Grad 1	30,0–34,9	Hoch	Sehr hoch
Grad 2	35,0–39,9	Sehr hoch	Sehr hoch
Grad 3 (Adipositas per magna)	≥40	Extrem hoch	Extrem hoch

* Relatives Erkrankungsrisiko für Diabetes mellitus Typ 2, Hypertonie und andere kardiovaskuläre Erkrankungen (bezogen auf das Risiko bei Normalgewicht)

20.1.1.2 Gewichtsdefinitionen

Das Normalgewicht bei Erwachsenen wird heute überwiegend durch Bestimmung des „Body Mass Index" (BMI) ermittelt:

Body Mass Index = Körpergewicht [kg]/Körpergröße^2 [m^2]
Als Übergewicht gilt ein Wert >25 (Tabelle 20.2).

Die früher überwiegend im deutschsprachigen Raum verwandte Berechnung des Normalgewichtes mit Hilfe der Broca-Formel ist weitgehend verlassen, sei jedoch der Vollständigkeit halber nachfolgend angegeben:

Normalgewicht: Körpergröße [cm]–100 [kg]
Abweichungen lassen sich nach dem Broca-Index angeben:
Körpergewicht [kg]/Normalgewicht [kg]×100–100
Übergewicht: Körpergewicht >10% des Normalgewichtes
Adipositas: Körpergewicht >20% des Normalgewichtes

Darüber hinaus ist die Körperfettverteilung von Bedeutung, da insbesondere die stammbetonte Adipositas (androgener Typus) als kardiovaskulärer Risikofaktor angesehen wird (Tabelle 20.2).

20.1.2 Kochsalzrestriktion

Kochsalzrestriktion zählt zu den ältesten, angewandten Maßnahmen der Blutdrucksenkung im arteriellen Gefäßsystem. Obwohl der tatsächliche tägliche Kochsalzbedarf des Menschen je nach körperlicher Aktivität etwa 2–4 g beträgt (höherer Bedarf möglich bei starker körperlicher Arbeit mit erhöhter Schweißsekretion), werden in den westlichen Industrieländern mit der Nahrung durchschnittlich 8 bis 15 g Kochsalz pro Tag zugeführt. In epidemiologischen Studien an verschiedenen Völkern konnte dementsprechend gezeigt werden, dass eine positive Korrelation zwischen Höhe des durchschnittlichen Kochsalzkonsums und Höhe des arteriellen Blutdruckes besteht. Aus diesen Studien ging eindeutig hervor, dass Populationen mit einer sehr niedrigen Natriumzufuhr (<75 mmol täglich, z.B. Indianerstämme in Brasilien) eine deutlich niedrigere Prävalenz von Hypertonikern aufweisen als beispielsweise die Bevölkerung von Japan mit einem sehr hohen, durchschnittlichen Kochsalzkonsum (>300 mmol/Tag). Verschiedene größere und kleinere plazebokontrollierte Studien konnten belegen, dass eine Einschränkung der Natriumchloridzufuhr bei Patienten mit primärer Hypertonie zu einer Senkung des diastolischen Blutdruckes von bis zu –5 mmHg führen kann. Der blutdrucksenkende Effekt einer Kochsalzrestriktion ist bei älteren Hypertonikern häufig noch stärker ausgeprägt, da die Fähigkeit der Nieren, Natrium auszuscheiden, mit zunehmendem Lebensalter abnimmt.

Bereits an anderer Stelle wurde jedoch darauf hingewiesen (Kapitel 9.3.3), dass eine verminderte Kochsalzzufuhr nur bei einem Teil der Hypertoniker (sog. „kochsalzsensitive" Hypertonie; etwa 30–40%) einen blutdrucksenkenden Effekt ausübt. Da bislang keine sicheren Marker für das Vorliegen einer Kochsalzsensitivität identifiziert worden sind, wird von einer extremen, ohnehin kaum praktikablen Senkung der Kochsalzzufuhr auf 1–2 g/Tag allgemein abgeraten, zudem hierunter in kleineren Studien ein Anstieg des Cholesterins beobachtet wurde und – zumindest bei „kochsalzresistenten" Patienten – ein paradoxer Effekt durch eine kompensatorische Aktivierung des Renin-Angiotensin-Systems denkbar ist.

Eine dem Körperbedarf angepasste Kochsalzzufuhr von 2–4 g wäre somit als ideal anzusehen; aufgrund der versteckten Salze in den meisten, heutzutage angebotenen Nahrungsmitteln (Brot, Käse, Wurst, Fleisch usw.) lässt sie sich im Alltagsleben jedoch kaum durchführen. Darüber hinaus ist das Geschmacksempfinden der industrialisierten Bevölkerung an den hohen Salzgehalt angepasst, sodass kaum mit einer ausreichenden Compliance zu rechnen ist. Die gegenwärtig gültige Empfehlung einer Reduktion der täglichen Kochsalzzufuhr auf 5–6 g orientiert sich daher an der praktischen Durchführbarkeit einer solchen Therapie. Im übrigen gilt diese Empfehlung für alle Patienten mit primärer Hypertonie, da eine Kochsalzrestriktion die Wirksamkeit der meisten Antihypertensiva unterstützt und somit auch für kochsalzunempfindliche Hypertoniker vorteilhaft ist. Übergewichtige Patienten dürften im besonderen Maße von einer verminderten Kochsalzaufnahme profitieren, da erhöhte Kochsalzzufuhr bei dieser Population ein unabhängiger Risikofaktor ist und – im Vergleich zu Normalgewichtigen – mit einer erhöhten kardiovaskulären Erkrankungshäufigkeit und einer gesteigerten Gesamtsterblichkeit einher geht.

Eine Zubereitung der Speisen ohne Zusatz von Kochsalz, ein Verzicht auf Nachsalzen von Mahlzeiten bei Tisch und die bewusste Auswahl von natriumchloridarmen Nahrungsmitteln sind die wichtigsten Maßnahmen, die Patienten mit primärer Hypertonie angeraten werden sollten. Ergänzend zu einer gezielten Diätberatung müssen daher vom Arzt oder der Diätassistenz detaillierte, länder- bzw. kulturadaptierte Tabellen zur Verfügung gestellt werden, die über den in Lebensmitteln enthaltenen Anteil von Kochsalz informieren (s. beispielsweise Information der Deutschen Liga zur Bekämpfung des hohen Blutdruckes e. V., Tabelle 20.3).

Tabelle 20.3. Nahrungsmittel mit niedrigem, mittlerem und hohem Natriumgehalt

Nahrungsmittel mit niedrigem Natriumgehalt *: **Geeignet** für Hypertoniker **	Nahrungsmittel mit mittlerem Natriumgehalt *: **Bedingt geeignet** für Hypertoniker ***	Nahrungsmittel mit hohem Natriumgehalt *: **In der Regel nicht geeignet** für Hypertoniker ****
Fleisch und Wurstwaren alle frischen Fleischsorten Hackfleisch, Tatar (ohne Zusalzen) frisches Geflügel Wild	Roast Beef-Aufschnitt	alle Wurstwaren Dauerwurstwaren Kasseler Pökelfleisch Schinken, roh u. geräuchert Fleisch- und Wurstsalat
Fisch und Fischwaren alle frischen Fische	Bücklinge, geräuchert Makrelen, geräuchert Krabben in Dosen Thunfisch in Öl	Bratheringe Bismarckheringe Salzheringe Matjesheringe Aal geräuchert Fischkonserven Fischsalate Lachsersatz Ölsardinen Schillerlocken Seelachs geräuchert
Fette, Öle Diätmargarine Fette ungesalzen	Kräuterbutter	Mayonnaise Speck
Milch und Milchprodukte (fettarme) Trinkmilch Buttermilch (Mager-) Joghurt (Mager-) Quark Hühnerei	Frischkäse Schweizer Käse	Hartkäse (Edamer, Gouda) Schmelzkäse, Weichkäse (Tilsiter, Romadur, Limburger, Camembert, Brie) Schnittkäse
Brot, Teigwaren/Gebäck Getreideflocken Gries Nudeln, Spaghetti Reis Apfelkuchen Biskuitboden Hefezopf Mürbeteig	Butterkeks Graubrot Leinsamenbrot Mischbrot Weißbrot Zwieback	Brötchen Pumpernickel Corn-Flakes Kartoffel-Chips Laugengebäck Salzgebäck (Salzstangen, Cracker)

Tabelle 20.3 (Fortsetzung)

Nahrungsmittel mit niedrigem Natriumgehalt *: **Geeignet** für Hypertoniker**	Nahrungsmittel mit mittlerem Natriumgehalt *: **Bedingt geeignet** für Hypertoniker***	Nahrungsmittel mit hohem Natriumgehalt *: **In der Regel nicht geeignet** für Hypertoniker****
Gemüse, Salate, Pilze, Kartoffeln alle Sorten frisch oder tiefgefroren (küchenfertig) Nüsse ungesalzen	Gemüse in Dosen Gemüsesäfte ohne Kochsalzzusatz Kartoffelknödel (roh oder halb und halb) Rote Beete	Essiggemüse Oliven, Kapern Pilzkonserven Salzgurken Sauerkraut Salatsaucen Nüsse und Mandel gesalzen
Obst alle Sorten Obstkonserven Obstsäfte		
Spezialprodukte, Fertiggerichte natriumarme oder natriumverminderte Lebensmittel		Fertigsuppen Fertigmenüs (tiefgekühlt oder in Dosen) Fertigsaucen Kartoffel-Fertigerzeugnisse
Würzzutaten alle frischen, getrockneten und tiefgefrorenen Küchenkräuter (Basilikum, Beifuß, Dill, Oregano, Estragon, Kerbel, Knoblauch, Kresse, Petersilie, Rosmarin, Schnittlauch, Sellerie, Thymian, Zitronenmelisse, Zwiebeln), alle reinen Gewürze (Kümmel, Lorbeer, Muskat, Majoran, Nelken, Paprika, Pfeffer, Wacholder, Zimt) salzfreie Sorten von Curry, Senf und Tomatenmark		Kochsalz, Kochsalzmischungen Gewürzsalze (Meersalz, Kräutersalz), Curry, Brühwürfel, Streuwürze, flüssige Würze, Suppen- und Fleischextrakte, alle fertigen Saucen und Marinaden, handelsüblicher Senf, Ketchup

* Niedriger Natriumgehalt: <120 mg Natrium/100 g Lebensmittel 0,3 g Kochsalz/100 g Lebensmittel
Mittlerer Natriumgehalt: 120–400 mg Natrium/100 g Lebensmittel 0,3–1 g Kochsalz/100 g Lebensmittel
Hoher Natriumgehalt: >400 mg Natrium/100 g Lebensmittel >1 g Kochsalz/100 g Lebensmittel
** Beachtet werden muss zusätzlich der Gehalt an Cholesterin und gesättigten Fettsäuren
*** Mengenbeschränkung erforderlich
**** Allenfalls in kleinen Portionen akzeptabel
Quelle: Dtsch. Liga zur Bekämpfung des hohen Blutdruckes e.V. (1998) Kochsalz und Hochdruck. Merkblatt, 3. Aufl. Heidelberg

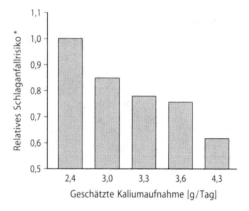

Abb. 20.2. Verhältnis zwischen täglicher Kaliumaufnahme und Schlaganfallrisiko bei männlichen US-Bürgern (n = 43 738; Alter = 40–75 Jahre; Follow-up = acht Jahre). * Adjustiert nach Alter, Gesamtenergieverbrauch, Nikotinkonsum, anamnestisch bekannter Hypertonie und/oder Hypercholesterinämie, anamnestisch bekanntem Myokardinfarkt eines oder beider Elternteile vor dem 65. Lebensjahr, Beruf, Body Mass Index und körperlicher Aktivität. Quelle: Ascherio A et al. (1998) Circulation 98:1198–1204; He FJ, MacGregor GA (1999) Am J Hypertension 12:849–851

Desweiteren wird eine kaliumreiche Kost empfohlen (z. B. Obst, Gemüse, Schalenkartoffeln), da gewöhnlich die Nahrung einerseits verarbeitungsbedingt kaliumarm ist und andererseits in mehreren Studien ein blutdrucksenkender Effekt durch Kaliumzusatz gezeigt werden konnte. Unabhängig von der Höhe des Blutdruckes und anderen Risikofaktoren scheint eine höhere diätetische Kaliumzufuhr mit einem geringerem Schlaganfallrisiko vergesellschaftet zu sein (Abb. 20.2).

Der Ersatz von Natrium- durch Kaliumchlorid ist prinzipiell möglich und aus therapeutischer Sicht auch durchaus wünschenswert, wird aber geschmacklich kaum akzeptiert.

20.1.3 Begrenzung des Alkoholkonsums

Zwischen Alkoholkonsum und Höhe des arteriellen Blutdruckes besteht bei Hypertonikern eine positive Korrelation: während dieser Zusammenhang bei einer täglichen Alkoholaufnahme von mehr als 40 g (ca. 1 l Bier bzw. 0,3 bis 0,4 l Wein) als gesichert gilt, wird die Bedeutung eines geringeren täglichen Konsums nicht einheitlich beurteilt.

Das kardiovaskuläre Risiko wird bei einem täglichen Alkoholkonsum von „1–3 Drinks" verringert (ca. 12–36 g Alkohol), wie Ergebnisse einer neueren, an etwa 500 000 Patienten durchgeführten, prospektiven Studie belegen. Die Ursachen für diesen kardioprotektiven Effekt eines geringen Alkoholkonsums sind nicht bekannt, jedoch werden diskutiert eine Erhöhung der High-density-Lipoproteinfraktion sowie eine Verbesserung der Fließeigenschaften des Blutes durch Senkung des Plasmafibrinogens, Zunahme der fibrinolytischen Aktivität und Abnahme der Thrombozytenaggregabilität.

Das verminderte kardiovaskuläre Risiko wird bei einem Alkoholkonsum von mehr als einem Drink (ca. 12 g Alkohol) allerdings erkauft sowohl mit einer kontinuierlichen Zunahme von anderen Erkrankungen wie Leberzirrhose, Alkoholabhängigkeit, alkoholassoziierten Krebsarten (Leber, Mund, Larynx, Pharynx, Ösophagus) – und bei Frauen – Brustkrebs als auch mit

Tabelle 20.4. Alkoholgehalt verschiedener Getränke

Getränk	Alkoholgehalt	
	[Volumen %]	[g/100 ml]
Alkohol-„freies" Bier	<0,5	<0,4
Helles Bier (Pils, Export, Kölsch), Altbier	3,5–5	3–4
Starkbier	5–8	4–6
Apfelwein	5	4
Rotwein	11–13,5	9–11
Weißwein	10–13,5	8–11
Sekt, Champagner	11–13	9–11
Dessertwein	16–18	13–14
Likör	30–40	22–31
Korn, „milder Grappa"	31–34	25–28
Anderer Schnaps	38–>50	30–>40
Cognac	40	31
Rum	45–55	36–47

Quelle: Deutsche Liga zur Bekämpfung des hohen Blutdruckes e.V. (1994) (modifiziert)

einem Anstieg alkoholbedingter Folgeerscheinungen wie Verletzungen und Unfällen.

Für die Behandlung der arteriellen Hypertonie ergibt sich die Folgerung, dass die Reduktion oder Aufgabe eines erhöhten Alkoholkonsums (>40 g täglich) bereits eine kausale Therapie darstellen kann. Darüber hinaus ist durch eine Verminderung des Alkoholkonsums eine deutlich verbesserte Wirksamkeit einer medikamentösen Behandlung mit Antihypertensiva zu erwarten.

Ein Alkoholkonsum von 10–20 g/Tag für Frauen bzw. max. 30 g/Tag für Männer ist – nicht zuletzt auch wegen des damit einhergehenden, verminderten kardiovaskulären Risikos – akzeptabel. Der kardioprotektive Effekt geringer Alkoholmengen sollte jedoch angesichts der Zunahme anderer potenzieller Risiken nicht dazu verleiten, bislang abstinente Hypertoniker zu „einem Glas Wein" zu animieren.

Zur Umrechnung des Alkoholgehaltes verschiedener Getränke von Vol.% in g/100 ml s. Tabelle 20.4.

20.1.4 Sportliche/körperliche Aktivität

Die regelmäßige Ausübung einer Ausdauersportart kann eine Senkung des Ruhe- und des Belastungsblutdruckes bewirken. Hierzu ist jedoch eine kontinuierliche Belastung von mehr als 20 Minuten an mindestens drei Tagen pro Woche erforderlich; Belastungen von weniger als 20 Minuten haben offensichtlich keinen blutdrucksenkenden Effekt.

Als Ursachen der blutdrucksenkenden Wirkung eines Ausdauertrainings werden folgende Mechanismen diskutiert:

■ niedrigere Herzfrequenzen und niedrigere Herzminutenvolumina,

▪ Senkung des peripheren Gesamtwiderstandes infolge gesteigerter Muskelstoffwechselaktivität,
▪ ein vermindertes Ansprechen der glatten Gefäßmuskulatur auf Noradrenalin und andere vasokonstriktorische Reize,
▪ Senkung der Sympathikusaktivität mit verminderter Katecholaminfreisetzung und möglicherweise eine
▪ erhöhte Vagusaktivität.

Prinzipiell eignen sich für Hypertoniker alle Sportarten, die mit einer isotonischen Belastung einhergehen (z.B. Laufen, Radfahren, Skilanglauf). Sportarten mit einer überwiegend isometrischen Komponente und kurzdauernden Blutdruckspitzen (Kampfsportarten, Gewichtheben, Kurzstreckenlauf usw.) sind insbesondere für Hypertoniker mit bereits nachweisbaren Endorganschäden nicht geeignet (Tabelle 20.5).

Als Richtlinie für die Dauerbelastung des Hypertonikers wird ein Anstieg der Herzfrequenz auf 180 minus Lebensalter/Minute empfohlen. Detailliertere, altersabhängige Orientierungswerte für Lauf-, Radfahr- und Schwimmtraining sind in Tabelle 20.6 aufgeführt.

Zur Kontrolle der Herzfrequenz beim Laufen oder Radfahren sind insbesondere elektronische Pulsmesser geeignet, welche von zahlreichen Herstellern angeboten werden und in jedem Sportgeschäft erhältlich sind. – Eine ausgesprochen einfache Alternative ist es, die Belastung während einer

Tabelle 20.5. Eignung verschiedener Sportarten für Patienten mit arterieller Hypertonie

Eignung	Sportart
Gut geeignet	– Ausdauersportarten mit isotonischer Belastung (Joggen/Laufen, Walking, Fahrradfahren, Skilanglauf, In-line Skating, Paddeln, Wanderrudern usw.) – Mannschaftsport mit relativ geringer körperlicher Belastung (z.B. Volleyball, Tennis-Doppel) – Golf, Federball
Geeignet *	– Schwimmen – Alpines Skifahren – Einzelspiele mit geringer bis mittelgradiger Belastung (Tischtennis, Tennis, Badminton usw.) – Mannschaftssport mit mittelgradiger Belastung (Feldhockey, Fußball)
Nicht geeignet	– Wettkampf-/Leistungssport – Einzelspiele mit hoher körperlicher Belastung (Squash) – Mannschaftssportarten mit hoher körperlicher Belastung (Eishockey, Basketball, Handball usw.) – Kampfsport (Boxen, Karate, Wrestling/Ringen, Judo usw.) – Kraftsport (Gewichtheben, Body Building, Akrobatik usw.) – Fitnessgymnastik (insb. Kniebeugen, Bauch- und Rückenmuskeltraining, Liegestütze, Klimmzüge) – Bergsteigen, Seilklettern, Bunji-Springen

* Abhängig vom Schweregrad der Hypertonie und früherer sportlicher Aktivität
Modifiziert nach Rost (1987)

Tabelle 20.6. Maximale Herzfrequenz unter körperlichen Trainingsbedingungen in Anpassung an Lebensalter und Ruheherzfrequenz; Empfehlungen für verschiedene Ausdauersportarten

Ruheherzfrequenz (Schläge/min)	Lebensalter					
	<30	30–39	40–49	50–59	60–70	>70
Laufen/Jogging						
Unter 50	140	140	135	130	125	120
50–59	140	140	135	130	125	120
60–69	145	145	140	135	130	125
70–79	145	145	140	135	130	125
80–89	150	145	140	135	130	125
90–100	150	150	145	140	135	130
Über 100	155	150	145	145	140	130
Schwimmen						
Unter 50	130	130	125	120	115	110
50–59	130	130	125	120	115	110
60–69	135	135	130	125	120	115
70–79	135	135	130	125	120	115
80–89	140	135	130	125	120	115
90–100	140	140	135	130	125	120
Über 100	145	140	135	130	125	120
Radfahren						
Unter 50	135	135	130	125	120	115
50–59	135	135	130	125	120	115
60–69	140	140	135	130	125	120
70–79	140	140	135	130	125	120
80–89	145	140	135	130	125	120
90–100	145	145	140	135	130	125
Über 100	150	145	140	140	135	125

Quelle: Druckpunkt 2/1995 (modifiziert)

Ausdauersportart anhand der Atmung zu überwachen, deren Frequenz es stets erlauben sollte, problemlos reden bzw. sich unterhalten zu können.

Wenngleich der antihypertensive Effekt einer regelmäßig ausgeübten sportlichen Betätigung nicht zu überschätzen ist, stellt sie dennoch eine sinnvolle Ergänzung dar zu den übrigen therapeutischen Bemühungen. So wird unter einer Ausdauersportart ein Anstieg des HDL-Cholesterols, eine Abnahme des Gesamtcholesterol, des LDLs und der Triglyzeride sowie eine Verbesserung einer diabetischen Stoffwechsellage beobachtet. Neben dieser günstigen Beeinflussung des kardiovaskulären Risikoprofils, entwickelt sich bei vielen Patienten unter einer regelmäßigen körperlichen Aktivität eine grundsätzliche Umstellung vieler Lebensgewohnheiten (Einstellung von Nikotin- und/oder Alkoholkonsum, Reduktion des Körpergewichtes usw.), sodass durch Addition dieser Veränderungen ein bedeutender Beitrag zur Therapie der Hypertonie geleistet wird.

Jedes Ausdauertraining sollte systematisch aufgebaut werden. Entscheidend für Mitarbeit bzw. Compliance des Patienten ist es, dass er von An-

Tabelle 20.7. Lauf-/Jogging-Programm für untrainierte Patienten mit Hypertonie

Woche	Trainingsintensität
1	10 min schnelles Gehen
2	3 × 1 min Jogging mit 3-minütigem Gehintervallen
3	3 × 2 min Jogging mit 3-minütigem Gehintervallen
4	3 × 3 min Jogging mit 3-minütigem Gehintervallen
5	3 × 4 min Jogging mit 3-minütigem Gehintervallen
6	3 × 5 min Jogging mit 3-minütigem Gehintervallen
7	3 × 6 min Jogging mit 3-minütigem Gehintervallen
8	3 × 7 min Jogging mit 3-minütigem Gehintervallen
9	3 × 8 min Jogging mit 3-minütigem Gehintervallen
10	1 × 12 min Jogging
nach 11	Steigerung der Jogging-Dauer um etwa 1 min/Woche bis eine Laufdauer von 25–40 min erreicht ist

Quelle: Druckpunkt 2/1995 (modifiziert)

fang an Spaß an der ungewohnten körperlichen Aktivität empfindet. Anfänglich zu hoch gesteckte Ziele und häufig damit einher gehende Überbelastungen frustrieren den Patienten nicht nur, sondern sind außerdem gesundheitsschädlich. – Am Beispiel eines Lauftrainings wird in Tabelle 20.7 dargestellt, wie bislang sportlich nicht aktive Bluthochdruckpatienten stufenweise ihre Belastung steigern und sich so eine Ausdauersportart langsam „erarbeiten" sollten.

20.1.5 Diätetische Maßnahmen

Eine blutdrucksenkende Wirkung wird einer vegetarischen, kaliumreichen Kost zugesprochen. Ob dieser Effekt auch für die im Fischöl enthaltenen Omega-3-Fettsäuren zutrifft, wird unterschiedlich beurteilt. Die Einbeziehung von Fischmahlzeiten in einen fettreduzierten Speiseplan führt jedoch zu einer Senkung verschiedener kardiovaskulärer Risikofaktoren. Eine vielfach vermutete blutdrucksenkende Wirkung von Knoblauch konnte bislang nicht überzeugend nachgewiesen werden. Der Konsum von natürlichem Knoblauch dürfte darüber hinaus – zumindest in unseren Kulturbreiten – insbesondere am Arbeitsplatz eine eingeschränkte Akzeptanz finden und auch im privaten Bereich möglicherweise zu einer „sozialen Erstarrung" führen.

20.1.6 Ausschaltung anderer kardiovaskulärer Risikofaktoren

Diabetes mellitus, Hyperinsulinämie, Hypercholesterinämie und Nikotinkonsum sind weitere Faktoren, die neben der arteriellen Hypertonie das kardiovaskuläre Risiko entscheidend beeinflussen.

Optimale Einstellung des Kohlenhydratstoffwechsels bei Diabetikern, Gewichtsreduktion bei Typ-IIb-Diabetikern zum Abbau einer Insulinresistenz und einer hieraus resultierenden Hyperinsulinämie, diätetische (notfalls medikamentöse) Normalisierung erhöhter Blutfette sowie völlige Einstellung des Rauchens sind daher integraler Bestandteil der Hypertoniebehandlung.

▪ 20.2 Akupunktur

In Lehrbüchern der Akupunktur wird dieses auch in westlichen Ländern zunehmend angewandte Verfahren auch für die Behandlung der arteriellen Hypertonie aufgeführt. Die empfohlenen Akupunkturpunkte sind Ma 8 (Magen 8), Gb 8 (Gallenblase 8), Gb 20, Du 20 (Du Mai 20), Du 4, Ex 1 (Extrapunkt 1, „Yintang"), Ex 2 („Taiyang") und als „symptomatische Punkte" Di 10 (Dickdarm 10) oder Le 3 (Leber 3). Da eine Hypertonie nach der Traditionellen Chinesischen Medizin (TCM) ein „Yang"-dominanter Zustand ist, wird zur Beseitigung des Energieüberschusses auch die Nadelung der sog. Xi-Cleft-Punkte Ma 34 und Gb 36 empfohlen.

Die physiologischen Ursachen für den postulierten, antihypertensiven Effekt der Akupunktur sind nicht bekannt. Aufgrund experimenteller Daten wird u. a. ein hemmender Einfluss auf die Reninsekretion bzw. die Sympathikusaktivität diskutiert.

Die mir bekannten klinischen Studien erlauben aufgrund des Studiendesigns und der Größe der untersuchten Population keine definitive, wissenschaftliche Beurteilung der Wirksamkeit der Akupunktur bei Patienten mit arterieller Hypertonie. Eigene Erfahrungen mit Akupunktur als therapeutische Begleitmaßnahme bei ausgewählten Patienten mit Hypertonie vom Schweregrad 1 und 2 sind recht positiv, wenngleich diese „Therapieerfolge" keineswegs eine Differenzierung zwischen Plazebo- bzw. „Tenderloving-care"-Effekt und tatsächlicher Wirksamkeit der Akupunktur erlauben.

Interessierte Leser seien auf entsprechende Lehrbücher der Akupunktur verwiesen. Anerkannte Fachgesellschaften in Deutschland sind bspw. die „Deutsche Ärztegesellschaft für Akupunktur e.V. (DÄGfA)", die „Forschungsgruppe Akupunktur" und die „Fachgesellschaft für Akupunktur, Naturheilverfahren und Schmerztherapie", die bei spezifischen Fragen Auskunft erteilen.

■ Zusammenfassung (Kapitel 20)

■ Gewichtsabnahme bei Übergewicht, Reduktion oder Einstellung des Alkoholkonsums, eingeschränkte Kochsalzzufuhr bei gleichzeitiger Erhöhung der Kaliumaufnahme, Nikotinabstinenz und körperliches Ausdauertraining sind nichtmedikamentöse therapeutische Maßnahmen, die zumindest bei einem Teil der Hypertoniker blutdrucksenkend wirken.

■ Diese nichtmedikamentösen Maßnahmen sollten bei Hypertonie Grad 1 und 2 am Anfang aller therapeutischen Bemühungen stehen und bei höheren Schweregraden die primär einzuleitende medikamentöse Behandlung unterstützend begleiten.

■ Literatur

Ajani UA, Gaziano M, Lotufo PA, Liu S, Hennekens CH, Buring JE, Manson JAE (2000) Alcohol consumption and risk of coronary heart disease by diabetes status. Circulation 102:506–510

Alderman MH, Cohen H, Madhaven S (1998) Dietary sodium intake and mortality: the National Health and Nutrition Examination Survey (NHANES 1). Lancet 351:781–785

Anonymous (1995) Sport-Anleitung für Selbst-Hilfegruppen. Druckpunkt 2:27–29

American College of Sports medicine (1993) Physical activity, physical fitness and hypertension. Med Sci Sports Exerc 25:I–X

Appel LJ, Moore TJ, Obarzanek E, Vollmer WM, Svetkey LP, Sacks FM, Bray GA, Vogt TM, Cutler JA, Windhauser MM, Lin PH, Karanja N for zje DASH Collaborative Research Group (1997) A clinical trial of the effects of dietary patterns on blood pressure. N Engl J Med 336:1117–1124

Arroll B, Hill D, White G, Sharpe N, Beaglehole R (1994) The effect of exercise episode duration on blood pressure. J Hypertension 12:1413–1415

Black HR (Hrsg) (1999) A chronotherapeutic approach to the management of high risk patients with hypertension/ischemic heart disease. Am J Hypertension 12 (part 2):33S–62S

Blumenthal JA, Sherwood A, Guilette ECD, Babyak M, Waugh R, Georgiades A, Craighead LW, Tweedy D, Feinglos M, Appelbaum M, Hayano J, Hinderliter A (2000) Exercise and weight loss reduce blood pressure in men and women with mild hypertension. Effects on cardiovascular, metabolic, and hemodynamic functioning. Arch Intern Med 160:1947–1958

Cappuccio FP, MacGregor GA (1991) Does potassium supplementation lower blood pressure? J Hypertension 9:465–473

Chiu YJ, Chi A, Reid IA (1997) Cardiovascular and endocrine effects of acupuncture in hypertensive patients. Clin Exper Hypertension 19:1047–1063

Cushman WC, Cutler JA, Hanna E, Bingham SF, Follmann D, Harford T, Dubbert P, Allender PS, Dufour M, Collins JF, Walsh SM, Kirk GF, Burg M, Felicetta JV, Hamilton BP, Katz LA, Perry HM Jr, Willenbring ML, Lakshman R, Hamburger RJ (1998) Prevention and Treatment of Hyertension Study (PATHS): effects of an alcohol treatment program on blood pressure. Arch Intern Med 158:1197–1207

Cutler JA, Follmann D, Elliott P, Suh IL (1991) An overview of randomized trials of sodium restriction and blood pressure. Hypertension 17 (suppl I):I-27–I-33

Cutler JA (1999) The effects of reducing sodium and increasing potassium intake for control of hypertension and improving health. Clin Exper Hypertension 21:769–783

De Lorgeril M, Salen P, Martin JL, Monjaud I, Boucher P, Mamelle N (1998) Mediterranean dietary pattern in a randomized trial prolonged survival and possibly reduced cancer rate. Arch Intern Med 158:1181–1187

Dengel DR, Galecki AT, Hagberg JM, Pratley RE (1998) The independent and combined effects of weight loss and aerobic exercise on blood pressure and oral glucose tolerance in older men. Am J Hypertension 11:1405–1412

Deutsche Liga zur Bekämpfung des hohen Blutdruckes e.V. Deutsche Hypertonie Gesellschaft (1996) Empfehlungen für die Ernährung bei hohem Blutdruck. Merkblatt, 3. Auflage, Heidelberg

Deutsche Liga zur Bekämpfung des hohen Blutdruckes e.V. Deutsche Hypertonie Gesellschaft (1998) Kochsalz und Hypertonie. Merkblatt, 3. Auflage, Heidelberg

Engström G, Hedblad B, Janzon L (1999) Hypertensive men who exercise regularly have lower rate of cardiovascular mortality. J Hypertension 17:737–742

Expert Panel on the Identification, Evaluation, and Treatment of Overweight and Obesity in Adults (1998) Executive summary of the clinical guidelines on the identification, evaluation, and treatment of overweight and obesity in adults. Arch Intern Med 158:1835–1868

Frost CD, Law MR, Wald NJ (1991) By how much does dietary salt reduction lower blood pressure? II. Analysis of observational data within populations. Br Med J 302:815–818

Graudal NA, Galloe AM, Garred P (1998) Effects of sodium restriction on blood pressure, renin, aldosterone, catecholamines, cholesterols, and triglycerides. JAMA 279:1383–1391

Hartley TR, Sung BH, Pincomb GA, Whitsett TL, Wilson MF, Lovallo WR (2000) Hypertension risk status and effect of caffeine on blood pressure. Hypertension 36:137–141

Hayashi T, Tsumuru K, Suematsu C, Okada K, Fujii S, Endo G (1999) Walking to work and the risk for hypertension in men: the Osaka Health Survey. Ann Intern Med 130:21–26

He J, Ogden LG, Vupputuri S, Bazzano LA, Loria C, Whelton PK (1999) Dietary sodium intake and subsequent risk of cardiovascular disease in overweight. JAMA 282:2027–2034

He J, Whelton PK, Appel LJ, Charleston J, Klag MJ (2000) Long-term effects of weight loss and dietary sodium reduction on incidence of hypertension. Hypertension 35:544–552

Hoffmann G (1993) Hypertonie und Sport. Dtsch Z Sportmed 44:153–166

Huang Z, Willett WC, Manson JAE, Rosner B, Stampfer MJ, Speizer FE, Colditz GA (1998) Body weight, weight change, and risk for hypertension. Ann Intern Med 128:81–88

Ishikawa K, Ohta T, Zhang J, Hashimoto S, Tanaka H (1999) Influence of age and gender on exercise training-induced blood pressure reduction in systemic hypertension. Am J Cardiol 84:192–196

Kotchen TA, Carron DA, for the Nutrition Committee (1998) Dietary electrolytes and blood pressure. A statement for healthcare professionals from the American Heart Association Nutrition Committee. Circulation 98:613–617

Law MR, Frost CD, Wald NJ (1991) By how much does dietary salt reduction lower blood pressure? I. Analysis of observational data among populations. Br Med J 302:811–815

Law MR, Frost CD, Wald NJ (1991) By how much does dietary salt reduction lower blood pressure? III. Analysis of data from trials of salt reduction. Br Med J 302:819–824

Liebson PR, Grandits GA, Dianzumba S, Prineas RJ, Grimm RH, Neaton JD, Stamler J for the Treatment of Hypertension Study Research Group (1995) Comparison of five antihypertensive monotherapies and placebo for change in left ventricular mass in patients receiving nutritional-hygienic therapy in the Treatment of Mild Hypertension Study (TOMHS). Circulation 91:698–706

Narkiewicz K, Maraglino G, Biasion T, Rossi G, Sanzuol F, Palatini P on behalf of the HARVEST Study Group (Italy) (1995) Interactive effect of cigarettes and coffee on daytime systolic blood pressure in patients with mild to moderate hypertension. J Hypertension 13:965–970

National High Blood Pressure Education Program Working Group (1993) National High Blood Pressure Education Program Working Group Report on Primary Prevention of Hypertension. Arch Intern Med 153:186–208

Mann SJ, James GD, Wang RS, Pickering TG (1991) Elevation of ambulatory systolic blood pressure in hypertensive smokers: a case-control study. JAMA 265:2226–2228

Paffenbarger RS, Hyde RT, Wing AL, Lee IM, Jung DL, Kampert JB (1993) The association of changes in physical-activity level and other lifestyle characteristics with mortality among men. N Engl J Med 328:538–545

Palmer AJ, Fletcher AE, Bulpitt CJ, Beevers DG, Coles EC, Ledingham JGG, Petrie JC, Webster J, Dollery CT (1995) Alcohol intake and cardiovascular mortality in hypertensive patients: report from the Department of Health Hypertension Care Computing Project. J Hypertension 13:957–964

Prichard BNC, Smith CCT, Ling KLE, Betteridge DJ (1995) Fish oils and cardiovascular disease. Br Med J 310:819–820

Silagy CA, Neil AW (1994) A meta-analysis of the effect of garlic on blood pressure. J Hypertension 12:463–468

Solomon CG, Hu FB, Stampfer MJ, Colditz GA, Speizer FE, Rimm EB, Willett WC, Manson JAE (2000) Moderate alcohol consumption and risk of coronary heart disease among women with type 2 diabetes mellitus. Circulation 102:494–499

Svetkey LP, Simons-Morton D, Vollmer WM, Appel LJ, Conlin PR, Ryan DH, Ard J, Kennedy BM, for the DASH Research Group (1999) Effects of dietary patterns on blood pressure. Subgroup analysis of the dietary approaches to Stop Hypertension (DASH) Randomized Clinical Trial. Arch Intern Med 159:285–293

Tanaka H, Bassett DR, Howley ET, Thompson DL, Ashraf M, Rawson (1997) Swimming training lowers the resting blood pressure in individuals with hypertension. J Hypertension 15:651–657

The Joint National Committee on Detection, Evaluation, and Treatment of High Blood Pressure (1997) The Sixth Report of the Joint National Committee on Detection, Evaluation, and Treatment of High Blood Pressure (JNC VI). Arch Intern Med 157:2413–2446

The PATHS Group (1998) Prevention and Treatment of Hypertension Study (PATHS): Effects of an alcohol treatment program on blood pressure. Arch Intern Med 158:1197–1207

Thun MJ, Peto R, Lopez AD, Monaco JH, Henley SJ, Heath CW, Doll R (1997) Alcohol consumption and mortality among middle-aged and elderly U.S. adults. N Engl J Med 337:1705–1714

Van Dusseldorp M, Smith P, Lenders JWM, Thien T, Katan MB (1991) Boiled coffee and blood pressure: a 14-week controlled trial. Hypertension 18:607–613

Victor RG, Hansen J (1995) Alcohol and blood pressure – a drink a day... N Engl J Med 332:1782–1783

Whelton PK, He J, Cutler JA, Brancati FL, Appel LJ, Follmann D, Klag MJ (1997) Effects of oral potassium on blood pressure. Meta-analysis of randomized controlled trials. JAMA 277:1624–1632

Whelton PK, Appel LJ, Espeland MA, Applegate WB, Ettinger WH, Kostis JB, Kumanyika S, Lacy CR, Johnson KC, Folmar S, Cutler JA (1998) Sodium reduction and weight loss in the treatment of hypertension in older persons. A randomized controlled trial of nonpharmacologic interventions in the elderly (TONE). JAMA 279:839–846

KAPITEL 21

**Medikamentöse Therapie
der arteriellen Hypertonie**

Die Einleitung einer medikamentösen Behandlung der arteriellen Hypertonie wird empfohlen, wenn (s. auch Abb. 19.2)

- Blutdruckwerte >180 mmHg systolisch und/oder >110 mmHg diastolisch vorliegen
- Blutdruckwerte bei wiederholten Messungen Werte von 140–180 mmHg systolisch und/oder 90–110 mmHg ergeben und gleichzeitig eine hohes oder sehr hohes kardiovaskuläres Gesamtrisiko besteht (Tabelle 7.6) oder
- durch Allgemeinmaßnahmen bei Patienten mit mittlerem kardiovaskulären Gesamtrisiko nach drei bis sechs Monaten keine befriedigende Blutdrucksenkung (<140 mmHg systolisch und/oder <90 mmHg diastolisch) zu erzielen ist oder
- durch Allgemeinmaßnahmen bei Patienten mit geringem kardiovaskulären Gesamtrisiko nach sechs bis zwölf Monaten keine befriedigende Blutdrucksenkung (<150 mmHg systolisch und/oder <95 mmHg diastolisch) zu erzielen ist.

Das therapeutische Ziel einer antihypertensiven Therapie ist die Senkung von Mortalität und Morbidität; als therapeutische „Richtgröße" ist – entsprechend der ISH/WHO-Richtlinien – anzustreben eine Senkung des Blutdruckes auf (s. auch Tabelle 4.1)

- <140/90 mmHg bei erwachsenen bzw. älteren Patienten mit diastolischer und systolischer Hypertonie,
- <120–130/80 mmHg bei jungen Patienten mit leichter Hypertonie,
- <140 mmHg bei Patienten mit isolierter systolischer Hypertonie.

21.1 Allgemeine Richtlinien
der medikamentösen antihypertensiven Therapie

Um eine möglichst hohe Therapietreue (Compliance) des Patienten zu erzielen, müssen folgende Anforderungen an eine medikamentöse antihypertensive Therapie gestellt werden:

- Wirksamkeit
- Nebenwirkungsarmut bzw. -freiheit (Idealfall)
- Möglichst einmalige (maximal zweimalige) Einnahme pro Tag

▪ Unkompliziertes Verordnungsschema bei Zweier- oder Mehrfachkombinationen (eventuell einmalige Gabe eines festen Kombinationspräparates)
▪ keine negative Beeinflussung bereits vorhandener Risikofaktoren
▪ keine negative Beeinflussung etwaiger Zusatzerkrankungen
▪ keine klinisch relevante Interaktion mit anderen einzunehmenden Medikamenten.

▪ 21.2 Medikamentöse Primärbehandlung der arteriellen Hypertonie

Von den meisten Fachgesellschaften wird bislang empfohlen, eine medikamentöse Langzeitbehandlung der primären Hypertonie mit einer Monotherapie eines der anerkannten Basismedikamente (sog. First-line-Antihypertensiva) einzuleiten. Die Gabe von festen Kombinationspräparaten mit extrem niedriger Dosierung beider Komponenten als Initialtherapie wird insbesondere in den USA alternativ diskutiert.

21.2.1 Anforderungsprofil für Basismedikamente

Folgende Anforderungen werden an ein Basismedikament zur Behandlung der arteriellen Hypertonie gestellt:
▪ antihypertensive Wirksamkeit als Monotherapie
▪ Senkung von Morbidität und Mortalität
▪ langzeitige und breite Anwendungserfahrung
▪ Stoffwechsel- und „Osteoneutralität"
▪ Fehlen kompensationsbedürftiger Nebenwirkungen
▪ Verträglichkeit mit anderen Medikamenten
▪ Einmalgabe

21.2.1.1 Antihypertensive Wirksamkeit als Monotherapie
Der Nachweis einer „ausreichenden" Blutdrucksenkung für ein als Monosubstanz verabreichtes Antihypertensivum erfolgt – zur Zeit meist noch in Plazebo-kontrollierten Studien – während der klinischen Entwicklung einer Substanz (Phase II, insbesondere jedoch Phase III); gegenwärtig wird überwiegend noch die Senkung des diastolischen Blutdruckes als Kriterium gewertet, die vor der nächsten Einnahme und 24 Stunden nach der letzten (sog. Trough-Wert, s. Kapitel 2.5) mindestens 4–5 mmHg stärker ausgeprägt sein sollte als nach Plazebo-Einnahme. – Die sog. „Responderrate", üblicherweise definiert als Normalisierung (< 90 mmHg) und/oder Senkung des diastolischen Blutdruckes um mehr als 10 mmHg, liegt bei allen als Basismedikamente anerkannten Substanzklassen zwischen 40 und 60%. Höhere Responderraten resultieren aus Studien, in denen mehr oder weniger vorselektierte Patienten (d.h. Patienten, von denen bekannt ist, dass sie auf eine bestimmte Substanzklasse therapeutisch besonders gut ansprechen) untersucht wurden.

Da in den vergangenen Jahren mehrere prospektive Studien belegt haben, dass das kardiovaskuläre Risiko stärker mit der Höhe des systolischen Blutdruckes als mit jener des diastolischen vergesellschaftet ist, ist die Wahl des primären Surrogatendpunktes im Rahmen der klinischen Entwicklung dem Stand der Wissenschaft anzupassen.

21.2.1.4 Senkung von Mortalität und Morbidität

Es ist den Verfassern des 1993 veröffentlichten Berichtes des fünften US-„Joint National Committee on Detection, Evaluation, and Treatment of High Blood Pressure" (JNC V) zu verdanken, dass heutzutage von allen Fachgesellschaften die Senkung von Mortalität und Morbidität als entscheidendes Effektivitätskriterium für ein Basismedikament gefordert wird. Die damaligen Empfehlungen des JNC V einer bevorzugten Gabe von Diuretika und β-Rezeptorenblockern zur Initialtherapie der artertiellen Hypertonie beruhen auf dem Bemühen um eine wissenschaftliche und am tatsächlichen Therapieziel ausgerichteten Begründung und bezogen sich auf die damals vorhandene Datenlage, die eine Senkung von Morbidität und Mortalität nur für die erwähnten Substanzklassen belegte.

Der seinerzeit sehr umstrittene JNC V brachte indirekt zum Ausdruck, dass ein günstiger Einfluss z. B. auf begleitende kardiovaskuläre Risikofaktoren für ein Antihypertensivum zwar wünschenswert ist, aus streng wissenschaftlicher Sicht jedoch nicht (s. oben) gleichgesetzt werden kann mit dem eigentlichen Therapieziel, nämlich der Senkung von Mortalität und Morbidität. Die in dem vorliegenden Buch mehrfach erwähnten Ergebnisse der Anfang 2000 durchgeführten Interimsanalyse der ALLHAT-Studie, in der für den „stoffwechselneutralen" α-Rezeptorenblocker Doxazosin ein im Vergleich zu dem nicht „stoffwechselneutralen" Diuretikum Chlorthalidon höheres kardiovaskuläres Risiko nachgewiesen wurde, bestätigen die damalige Argumentation des JNC V nachträglich. Das Verdienst des JNC V ist es somit, ein Zeichen gegen die „Verwässerung" therapeutischer Ziele gesetzt zu haben: Nicht die Blutdrucksenkung und nicht der günstige Einfluss auf begleitende kardiovaskuläre Risikofaktoren sind das eigentliche Behandlungsziel, sondern die Senkung der hypertoniebedingten Mortalität und Morbidität.

Die Einstufung eines Antihypertensivums als Basismedikament ist mittlerweile für die meisten Fachgesellschaften ebenfalls an den Nachweis gebunden, im Rahmen großer, prospektiver Langzeitstudien (Tabelle 21.1) die Häufigkeit von Hochdruckkomplikationen mit und ohne Todesfolge zu verringern sowie Schäden an Endorganen zurückzubilden. Entsprechende Studien liegen bislang (Mitte 2000) vor für Diuretika und β-Rezeptorenblocker sowie vereinzelt für Kalziumantagonisten (Syst-Eur-, Syst-China-, NORDIL- und INSIGHT-Studie) und ACE-Hemmer (CAPPP-Studie-, STOP-Hypertension 2) (s. auch Tabelle 21.1).

Von der Deutschen Hypertonie Gesellschaft werden daher diese vier Substanzklassen für die primäre Monotherapie der arteriellen Hypertonie weitgehend gleichberechtigt empfohlen, obwohl die Datenlage – wie bereits

Tabelle 21.1. Hypertoniestudien zur Ermittlung von Mortalität und Morbidität unter antihypertensiver Langzeitbehandlung

Studie/ Akronym	Titel	Untersuchte Substanzklasse(n)	Behandlungs- dauer [Jahre]	Patientenzahl [n]	Ergebnisse
I. Diuretika- und β-Rezeptorenblocker-Studien					
EWPHE	Working Party on High Blood Pressure in the Elderly (Lebensalter ≤60)	Diuretika (Hctz /Triamteren) vs. Plazebo	4,4–11	840	Unter aktiver Therapie – signifikante Senkung der kardiovaskulären Mortalität – signifikante Senkung der nichtletalen Schlaganfälle
HAPPHY	Heart Attack Primary Prevention in Hypertension Trial	β-Rezeptorenblocker vs. Diuretika	3,7	6600	Keine signifikanten Unterschiede hinsichtlich – Mortalität und Morbidität – Häufigkeit von Schlaganfällen
HDFP	Hypertension Detection and Follow-up Program	Stufentherapie (1. Stufe: Diuretikum) vs. nicht reglementierte, „normale" Therapie	5–12	11000	Unter Stufentherapie – signifikant niedrigere Gesamtsterblichkeit – geringere Inzidenz einer Linksherzhypertrophie – geringere Häufigkeit von Schlaganfällen
IPPPSH	International Prospective Primary Prevention Study in Hypertension	β-Rezeptorenblocker (Oxprenolol) als add-on Therapie vs. Plazebo	35 (follow up)	6400	Kein signifikanter Unterschied zu Plazebo hinsichtlich plötzlicher Todesfälle, Schlaganfällen und Myokardinfarkten

Tabelle 21.1 (Fortsetzung)

Studie/ Akronym	Titel	Untersuchte Substanzklasse(n)	Behandlungs- dauer [Jahre]	Patientenzahl [n]	Ergebnisse
MAPHY	Metoprolol Atherosclerosis Prevention in Hypertensives Study	β-Rezeptorenblocker (Metoprolol) vs. Diuretikum (Hctz, Bendroflumethiazid)	5,5	3 200	Unter β-Rezeptorenblocker signifikant geringer: – Gesamtmortalität – Risiko kardiovaskulärer Ereignisse – kardiovaskuläre Mortalität – tödliche Schlaganfälle
MRC	Medical Research Council Study	β-Rezeptorenblocker (Propanolol) vs. Diuretikum (Bendroflumethazid) vs. Plazebo	5,5	17 400	Kein signifikanter Unterschied zw. aktiver Therapie und Plazebo hinsichtlich – koronarer Ereignisse – Gesamtmortalität Häufigkeit der Schlaganfälle geringer unter Diuretika
MRC II	Medical Research Council trial of Treatment of Hypertension in Older Adults (Lebensalter 65–74 Jahre)	Diuretika (Amilorid/Hctz) vs. β-Rezeptorenblocker (Atenolol) vs. Plazebo	5,8	4 400	Unter Diuretika signifikant geringer: – Schlaganfälle – koronare Ereignisse – gesamtkardiovaskuläre Ereignisse Kein Unterschied zwischen β-Rezeptorenblocker und Plazebo
STOP-Hypertension 1	Swedish Trial in Old Patients with Hypertension (Lebensalter 70–84)	β-Rezeptorenblocker vs. Diuretika (Hctz/Amilorid) vs. Plazebo	2,1	1 600	Unter aktiver Therapie signifikant geringer: – Gesamtsterblichkeit – zerebrovaskuläre Ereignisse

Tabelle 21.1 (Fortsetzung)

Studie/Akronym	Titel	Untersuchte Substanzklasse(n)	Behandlungsdauer [Jahre]	Patientenzahl [n]	Ergebnisse
SHEP	Systolic Hypertension in the Elderly Program (Lebensalter ≥60 Jahre)	Diuretikum (Chlorthalidon) vs. Plazebo	4,5	4700	Unter aktiver Therapie signifikant geringer – Schlaganfälle – koronare Ereignisse
II. Studien mit neueren Substanzklassen					
ALLHAT	The Antihypertensive and Lipid Lowering Treatment to Prevent Heart Attack Trial (Lebensalter >60 Jahre, 55% Afroamerikaner)	Kalziumantagonist (Amlodipin) vs. Diuretikum (Chlorthalidon) vs. α_1-Rezeptorenblocker (Doxazosin) vs. ACE-Hemmer (Lisinopril)	6	40000	Interimsanalyse 2000: Unter Doxazosin gegenüber Chlorthalidon signifikant erhöhtes Risiko – gesamtkardiovaskulärer Ereignisse (einschl. 2fach erhöhtes Risiko einer Herzinsuffizienz) Endgültige Ergebnisse voraussichtlich 2002
CAPPP	Captopril Prevention Project	ACE-Hemmer (Captopril) vs. β-Rezeptorenblocker oder Diuretika	5	11000	Kein Unterschied hinsichtlich – kardiovaskulärer Mortalität und Morbidität Unter Captopril geringer: – kardiovaskuläre Todesfälle Unter β-Rezeptorenblocker bzw. Diuretika geringer: – Schlaganfälle

Tabelle 21.1 (Fortsetzung)

Studie/ Akronym	Titel	Untersuchte Substanzklasse(n)	Behandlungs- dauer [Jahre]	Patientenzahl [n]	Ergebnisse
HOT	Hypertension Optimal Treatment study	Kalziumantagonist (Felodipin) plus ACE-Hemmer, β-Rezeptorenblocker oder Diuretikum	3,8	18 790	– Reduktion der kardiovaskulären Mortalität und Morbidität bis 140/85 mmHg, weitere Blutdrucksenkung bringt keinen zusätzlichen Nutzen – Von einer Blutdrucksenkung ≤80 mmHg diastolisch profitieren Diabetiker durch eine weitere Abnahme der kardiovaskulären Morbidität und der Gesamtmortalität
INSIGHT	International Nifedipine GITS Study Intervention as a Goal in Hypertension Treatment	Kalziumantagonist (Nifedipin, GITS) vs. Diuretikum (Amilorid plus Hctz)	3	6300	Kein Unterschied zwischen den Substanzklassen hinsichtlich Prävention kardio- und zerebrovaskulärer Komplikationen
NORDIL	The Nordic Diltiazem study	Kalziumantagonist (Diltiazem) vs. Diuretika vs. β-Rezeptorenblocker oder beide	5	10 900	Kein Unterschied zwischen den Substanz klassen hinsichtlich Prävention kardiovaskulärer Morbidität und Mortalität

Tabelle 21.1 (Fortsetzung)

Studie/ Akronym	Titel	Untersuchte Substanzklasse(n)	Behandlungs- dauer [Jahre]	Patientenzahl [n]	Ergebnisse
STOP- Hypertension 2	Swedish Trial in Old Patients with Hypertension 2	β-Rezeptorenblocker oder Diuretika (Hctz/Amilorid) vs. Kalziumantagonist (Felodipin oder Isradipin) vs. ACE-Hemmer (Enalapril oder Lisinopril)	4	6600	Kein Unterschied zwischen den Substanzklassen hinsichtlich Prävention, kardiovaskulärer Morbidität und Mortalität
Syst-China	Systolic Hypertension in China Trial (Lebensalter ≥60 Jahre)	Kalziumantagonist (Nitrendipin) vs. Plazebo	3	2400	Unter aktiver Therapie signifikant geringer: – Schlaganfälle – kardiovaskuläre Ereignisse – Gesamtmortalität
Syst-Eur	Systolic Hypertension in Europe Trial (Lebensalter ≥60 Jahre)	Kalziumantagonist (Nitrendipin) vs. Plazebo	6	4700	Unter aktiver Therapie signifikant geringer: – Schlaganfälle – kardiovaskuläre Ereignisse Kein Unterschied zu Plazebo hinsichtlich – Gesamtmortalität
TOMHS	Treatment of Mild Hypertension Study	β-Rezeptorenblocker (Acebutolol) vs. Kalziumantagonist (Amlodipin) vs. Diuretikum (Chlorthalidon) vs. α$_1$-Rezeptorenblocker (Doxazosin) vs. Plazebo	4,4	900	Kein Unterschied zwischen den Substanzklassen hinsichtlich – Häufigkeit kardiovaskulärer Ereignisse – Regression einer Linksherz- hypertrophie Aktive Therapie besser als Plazebo hinsichtlich Blutdrucksenkung

erwähnt – für Kalziumantagonisten und ACE-Hemmer im Vergleich zu Diuretika und β-Rezeptorenblockern gegenwärtig noch eingeschränkt ist.

21.2.1.3 Langzeitige und breite Anwendungserfahrung

Die während der klinischen Entwicklung erhobenen Sicherheitsdaten sind nur dann ausreichend, eine neue Substanz als Basismedikament anzuerkennen, wenn es sich hierbei um ein Nachfolgepräparat einer bereits als „First-line"-Therapie anerkannten, hinsichtlich des pharmakologischen Wirkmechanismus einheitlichen Substanzklasse ohne abweichendes Sicherheitsprofil handelt.

Da seltene Nebenwirkungen während der klinischen Entwicklungsphase eines Medikaments aufgrund der begrenzten Anzahl der zu untersuchenden Patienten (für die Neuzulassung eines Antihypertensivums müssen Sicherheitsdaten zu ca. 3000–5000 Patienten mit einer maximalen Behandlungsdauer von zwei Jahren vorliegen) nicht erfasst werden können, sollte zu jeder Substanz mit einem neuartigen Wirkmechanismus ein Erfahrungszeitraum von mindestens fünf Jahren nach erteilter Zulassung vorliegen, bevor sie als Basismedikament zur Einleitung der Bluthochdrucktherapie empfohlen werden kann.

21.2.1.4 Stoffwechsel- und „Osteoneutralität"

Für ein Basismedikament ist zu fordern, dass der positive Langzeiteffekt auf das kardiovaskuläre Gesamtrisiko durch eine effektive Blutdrucksenkung nicht durch eine gleichzeitige Verschlechterung anderer Risikofaktoren „neutralisiert" werden darf. Der häufig strapazierte Begriff der „Stoffwechselneutralität" gegenüber Kohlenhydrat-, Fett- und Purinstoffwechsel fasst diesen Anspruch zusammen und stellt eine Eigenschaft dar, die zwar bei allen neueren, nicht aber bei den älteren (Diuretika, β-Rezeptorenblocker) Substanzen gegeben ist.

Dem erhöhten Osteoporoserisiko insbesondere der postmenopausalen Frau (etwa 50% aller Hypertoniker) sollte ein Medikament zur Primärbehandlung der arteriellen Hypertonie durch einen neutralen Einfluss auf den Knochenumbau Rechnung tragen („Osteoneutralität"). Die osteoprotektive Wirkung einer Hormonersatztherapie oder anderer Medikamente (z.B. Bisphosphonate) darf durch ein antihypertensiv wirksames Basismedikament bei einer gleichzeitigen Langzeittherapie nicht abgeschwächt oder gar aufgehoben werden. – Große, prospektive Studien, die den Einfluss von Antihypertensiva auf den Knochenstoffwechsel untersuchen, liegen bislang nur für Diuretika (Chlorthalidon) vor (Kapitel 23).

21.2.1.5 Fehlen kompensationsbedürftiger Nebenwirkungen

Die Behandlung der Hypertonie mit einer Monosubstanz ist nur dann gerechtfertigt, wenn sie keine reflektorischen Nebenwirkungen von klinischer Relevanz auslöst und keine zusätzliche Gabe eines zweiten Medikamentes zur Kompensation der Nebenwirkung erfordert (z.B. zusätzliche Gabe eines β-Rezeptorenblockers zur Kompensation einer Reflextachykardie).

21.2.1.6 Verträglichkeit mit anderen Medikamenten

Aufgrund der vielfach vorhandenen Komorbidität bei Hypertonikern ist von einem „First-line"-Antihypertensivum eine pharmakologische Verträglichkeit mit anderen, insbesondere dauerhaft einzunehmenden Medikamenten zu fordern. Entsprechende pharmakologische Interaktionsstudien sind in den klinischen Entwicklungsplänen für Antihypertensiva obligat. Versäumnisse in dieser Phase der klinischen Entwicklung können mitunter eine bereits erfolgte Zulassung gefährden bzw. die breite Anwendung des Medikamentes verhindern, wie in der Vergangenheit einige Unternehmen schmerzlich erfahren mussten (bspw. Mibefradil).

21.2.1.7 Einmalgabe

Die Anforderung an ein Basis-Antihypertensivum, durch eine einmal tägliche Gabe eine anhaltende Senkung des Blutdruckes über 24 Stunden zu bewirken, wird begründet durch die Erkenntnis, dass die Therapietreue (Compliance) der Patienten mit abnehmender Häufigkeit der täglichen Tabletteneinnahme zunimmt (s. auch Kapitel 19.3 und 19.4).

21.2.2 Anerkannte Basismedikamente

Wie bereits in Kapitel 21.2.1.2 erwähnt, werden von den meisten nationalen und internationalen Fachgesellschaften gegenwärtig vier verschiedene Substanzklassen als Basismedikamente zur Behandlung der primären, arteriellen Hypertonie empfohlen (s. auch Kapitel 21.3):

- ▪ Diuretika,
- ▪ β-Rezeptorenblocker,
- ▪ Kalziumantagonisten und
- ▪ Angiotensin-Konversions-Enzym(ACE)-Hemmer.

Die bislang ebenfalls empfohlenen selektiven a_1-Rezeptorenblocker sollten als Monosubstanz zur primären Behandlung der Hypertonie nicht mehr verschrieben werden (s. oben und insbesondere Kapitel 24).

Obwohl für die Substanzklasse der Angiotensin-II(AT$_1$)-Rezeptorantagonisten Daten zu Mortalität und Morbidität gegenwärtig (III/2000) noch ausstehen, werden Sie als Monotherapie empfohlen bei Patienten, die unter einer wirksamen ACE-Hemmertherapie einen trockenen Reizhusten entwickeln.

21.2.3 Auswahl des Basismedikamentes

21.2.3.1 Individuelle therapeutische Ansprechbarkeit

Bislang konnten keine genetischen Dispositionen identifiziert werden, aufgrund derer die therapeutische Ansprechbarkeit eines Patienten auf eine oder mehrere Substanzklassen vor Einleitung einer medikamentösen Behandlung zuverlässig abzuschätzen ist. Humorale Parameter (Plasmarenin-

spiegel), ethnische Abstammung und/oder Lebensalter mögen richtungsweisende Kriterien für die Auswahl des Basismedikamentes sein, doch ist
deren Zuverlässigkeit ebenfalls eingeschränkt. Die Wirksamkeit eines Antihypertensivums wird sich daher erst nach Therapiebeginn erweisen und ist
folglich auch heute noch rein „empirisch" zu ermitteln. Da für jede Substanzklasse nur von einer „Responderrate" von 40–60% (s. oben) auszugehen ist, ergibt sich eine recht hohe Wahrscheinlichkeit für einen oder mehrere Wechsel, bevor für den individuellen Patienten das adäquate Antihypertensivum gefunden sein wird. Es sollte nicht unerwähnt bleiben, dass der-
artig begründete Präparatewechsel mit hohen Kosten verbunden sind (unef-
fektives Medikament, wiederholte Arztbesuche usw.). Die Suche nach einfach
zu ermittelnden Parametern für die individuelle, therapeutische Ansprechbarkeit ist daher nicht nur durch den Wunsch nach einer Therapieerleichte-
rung für Arzt und Patient begründet, sondern wird darüber hinaus getragen
durch ein beträchtliches Einsparpotenzial an Kosten (s. auch unten).

21.2.3.2 Individuelle Auswahlkriterien
Trotz fehlender Prädiktoren für die individuelle therapeutische Ansprechbarkeit dienen Begleiterkrankungen, kardiovaskuläres Gesamtrisiko,
körperliche Aktivitäten, Alter, ethnische Abstammung und andere individuelle Kriterien des Patienten als Richtlinie für die Auswahl des Basismedikamentes. Eine grobe Orientierung zur Therapieeinleitung ist in Tabelle 31.9
wiedergegeben. – Der Patient muss über die Gründe der ärztlichen Prä-
paratewahl in einer ihm verständlichen Sprache informiert werden.

21.2.3.3 Pharmakoökonomische Auswahlkriterien
Angesichts ständig steigender Kosten im Gesundheitswesen, sind bei der
Wahl der (Basis-)Medikamente möglichst niedrige Tagestherapiepreise anzustreben. Die bislang am besten untersuchten Medikamentenklassen (Diuretika und β-Rezeptorenblocker) mit gesichertem Nachweis einer langfristigen Senkung von Mortalität und Morbidität sind gleichzeitig auch die
preislich am günstigsten angebotenen Antihypertensiva. Medikamenten-
preise sind jedoch nur ein Teil der tatsächlichen Behandlungskosten, die
bei einer pharmakoökonomischen Betrachtungsweise berücksichtigt werden müssen: wird ein Medikament vom Patienten nicht toleriert, so reicht
die Spanne kostentreibender Verhaltensweisen von mehrfachen Arztbesu-
chen zum Zweck medikamentöser Neueinstellung bis zur verschwiegenen
Einnahmeverweigerung mit frühzeitigerer Schädigung der Endorgane. Ein
gut verträgliches Medikament kann trotz höherer Preise daher langfristig
wirtschaftlicher sein als ein deutlich billigeres. – Begleiterkrankungen
können durch einige antihypertensiv wirksame Substanzklassen günstiger
beeinflusst werden als durch andere. Kann eine Verschlechterung von Begleiterkrankungen (Herzinsuffizienz, Niereninsuffizienz usw.) nur durch
Hochpreispräparate verzögert oder gar verhindert werden, so sind deren
Mehrkosten im Vergleich zu den eingesparten Behandlungskosten der Spätschäden sicherlich zu vernachlässigen.

Tabelle 21.2. Die am häufigsten verschriebenen Basismedikamente zur Monotherapie der Hypertonie bei 40–60-jährigen US-Amerikanern *

Platzierung	Ethnische Zugehörigkeit					
	kaukasisch (weiß)		hispanisch		afroamerikanisch	
	Substanzklasse	Verschrei-bungs-häufigkeit [%]	Substanzklasse	Verschrei-bungs-häufigkeit [%]	Substanzklasse	Verschrei-bungs-häufigkeit [%]
1	ACE-Hemmer	44	ACE-Hemmer	31	Diuretika	43
2	β-Rezeptoren-blocker	19	Diuretika	30	Kalzium-anatgonisten	27
3	Diuretika	15	Kalzium-antagonisten	21	ACE-Hemmer	17
4	Kalzium-antagonisten	14	β-Rezeptoren-blocker	16	β-Rezeptoren-blocker	12
5	Andere	8	Andere	2	Andere	1

* Daten basieren auf der Selbstauskunft praktischer Ärzte (*primary care physicians*) in den USA
Quelle: Hyman DJ, Pavlik VN (2000) Arch Intern Med 160:2281–2286

Während es somit gute Gründe gibt, die Medikamentenkosten bei der Auswahl des Antihypertensivums zu vernachlässigen, ist bei unkomplizierter Hypertonie und guter Verträglichkeit eines preislich günstigen Präparates mit nachgewiesenem Langzeitnutzen (z. B. Diuretika, β-Rezeptorenblocker) der Wechsel zu einer hochpreisigen Substanz nicht einzusehen. Trotz Fehlen prognostisch relevanter Langzeitdaten der neueren Substanzklassen ist weltweit ein deutlicher Trend zum Verschreiben dieser meist kostenintensiveren Medikamente zu beobachten (Tabelle 21.2).

▪ 21.3 Einleitung der medikamentösen Therapie

Die medikamentöse Behandlung der arteriellen Hypertonie kann prinzipiell erfolgen
▪ mit einer Einzelsubstanz (Monotherapie),
▪ mit einer freien Kombination zweier oder mehrerer Antihypertensiva oder
▪ mit einer sog. „festen" Kombination zweier oder mehrerer Antihypertensiva.

21.3.1 Hypertonie Grad 1 und 2

Zur Einleitung der medikamentösen Behandlung einer unkomplizierten Hypertonie vom Schweregrad 1 oder 2 wird die Gabe einer als Basismedikament anerkannten Einzelsubstanz (Kap. 21.2.2) empfohlen. Stets sollte mit der niedrigsten, empfohlenen Dosis begonnen werden; bei unzureichender Blutdrucksenkung und guter Verträglichkeit kann die Dosis gesteigert werden. – Alternativ bietet sich der Wechsel zu einer anderen Substanzklasse an, da die Nebenwirkungen der meisten Antihypertensiva eine Dosisabhängigkeit aufweisen. Substanztypische, dosisunabhängige Nebenwirkungen (z. B. „trockener" Husten bei ACE-Hemmer, Flush oder Beinödeme bei Kalziumantagonisten usw.) sollten in jedem Fall Anlass zu einem Substanz(klassen)- wechsel geben.

Wird mit einer Monotherapie keine Normalisierung des Blutdruckes erreicht (< 140/90 mmHg), ist die antihypertensive Therapie durch ein zweites Präparat einer anderen pharmakologischen Substanzklasse zu ergänzen. Empfehlenswerterweise sollte bei dieser Therapieerweiterung ebenfalls eines der Basismedikamente bevorzugt werden. – Bereits bei Blutdruckwerten von 160/100 mmHg ist zu erwarten, dass bei den meisten Patienten eine Normalisierung nur mit einer Zweierkombination zu erzielen ist, da die blutdrucksenkende Wirkung aller Monosubstanzen bei leicht (Grad 1) und mäßig (Grad 2) erhöhten Blutdruckwerten im Mittel systolisch 7–13 mmHg und diastolisch 4–8 mmHg (Plazebo-korrigiert) beträgt. Diese Erfahrungen wurden im übrigen durch die Ergebnisse der HOT-Studie bestätigt, in der etwa 70% der untersuchten Patienten für eine Normalisierung des diastolischen Blutdruckes (< 90 mmHg) eine Kombinationstherapie benötigten.

Beispiele für wirksame Zweierkombinationen sind (s. auch Tabelle 21.3)
▪ Diuretika und β-Rezeptorenblocker,
▪ Diuretika und ACE-Hemmer,
▪ Kalziumantagonisten (vom Nifedipin-Typ) und β-Rezeptorenblocker sowie
▪ Kalziumantagonisten und ACE-Hemmer.

Ist unter einer Zweierkombination eine stabile Blutdrucklage im Normbereich erzielt, so kann zur Vereinfachung der Tabletteneinnahme auf ein festes Kombinationspräparat gewechselt werden, dessen Zusammensetzung den Dosierungen der Einzelsubstanzen entsprechen sollte.

21.3.2 Hypertonie Grad 3

Bei einer Hypertonie vom Schweregrad 3 ist eine schnellere Blutdrucksenkung anzustreben. Da die blutdrucksenkende Wirkung der Antihypertensiva mit zunehmender Blutdruckhöhe steigt, sollte auch bei diesen Patienten die Therapie zunächst mit einer Einzelsubstanz begonnen werden. Eine befriedigende Senkung bzw. Normalisierung des Blutdruckes wird in der Regel jedoch nur durch eine kombinierte Gabe zweier oder mehrerer Antihypertensiva erzielt werden, deren unterschiedliche Wirkmechanismen sich möglichst synergetisch zueinander verhalten sollten (Kapitel 30).

Die Ergänzung einer unzureichend wirksamen Zweierkombination kann bei allen Schweregraden der Hypertonie durch zusätzliche Gabe eines zen-

Tabelle 21.3. Medikamentöse Mono- und Mehrfachtherapie der primären Hypertonie

Monotherapie			
Diuretika	**β_1-Rezeptorenblocker**	**Kalziumantagonisten**	**ACE-Hemmer**
Zweifachkombination			
Diuretikum			
plus			
β_1-Rezeptorenblocker	Kalziumantagonisten	ACE-Hemmer	
oder			
Kalziumantagonist			
plus			
β_1-Rezeptorenblocker	ACE-Hemmer		
Dreifachkombination			
Diuretikum			
plus	β_1-Rezeptorenblocker	plus	vasodilatierende Substanz **
oder			
plus	ACE-Hemmer	plus	Kalziumantagonist
oder			
plus	(zentral wirksames) Sympatholytikum	plus	vasodilatierende Substanz *

* Bei Kombination mit β-Rezeptorenblocker Kalziumantagonist vom Dihydropyridin-(Nifedipin) Typ bevorzugen

** Hier: Kalziumantagonist / ACE-Hemmer / α_1-Rezeptorenblocker / Angiotensin-II-(AT$_1$)-Antagonist / Dihydralazin
Quelle: Deutsche Liga zur Bekämpfung des hohen Blutdruckes e.V., Empfehlungen zur Hochdruckbehandlung, Stand Nov. 2000

tralwirksamen Sympatholytikums oder einer anderen, antihypertensiv wirksamen Substanz erfolgen (Tabelle 21.3).

21.3.3 Therapieresistente Hypertonie

Eine arterielle Hypertonie wird als therapieresistent bezeichnet, wenn die gesicherte Einnahme einer medikamentösen Dreiertherapie, die u.a. ein Diuretikum enthalten sollte, trotz nahezu maximaler Dosierung der Einzelkomponenten nicht zu einer Normalisierung (< 140/90 mmHg bzw. < 140 mmHg systolisch bei Patienten mit isolierter systolischer Hypertonie) führt. Wenngleich Patienten auch von einer suboptimalen Blutdrucksenkung profitieren, sollten dennoch alle erklärbaren und meist korrigierbaren Ursachen ausgeschlossen werden (Tabelle 21.4), bevor man sich mit einem unbefriedigenden Therapieziel zufrieden gibt. Da eine Klärung therapieresistenter Blutdruckerhöhungen bzw. deren suffiziente Behandlung in der Allgemeinpraxis kaum möglich sein werden, empfiehlt sich bei diesen Patienten dringend die Überweisung an eine Spezialambulanz. Ist eine engmaschige Überwachung der Patienten möglich, so kann es gelegentlich sinnvoll sein, die medikamentöse Therapie in der bestehenden Kombination vollständig abzusetzen und sie nachfolgend, erneut beginnend mit einem Basismedikament, in veränderter Form wieder aufzunehmen.

Tabelle 21.4. Ursachen für eine inadäquate therapeutische Ansprechbarkeit

Pseudoresistenz	„White-coat"-Hypertonie
	Pseudohypertonie bei älteren Patienten
	Normale Blutdruckmanschette bei sehr adipösen Armen
Fehlende Compliance	
Flüssigkeitsüberladung	Exzessive Kochsalzaufnahme
	Fortgeschrittene Nierenschädigung (Nephrosklerose)
	Flüssigkeitsretention aufgrund von Blutdrucksenkungen
	Inadäquate Diuretikatherapie
Medikamentenbedingte Ursachen	Zu niedrige Dosierung
	Falsche Diuretikaklasse
	Pharmakologisch nicht sinnvolle Kombinationen
	Schnelle Inaktivierung (z. B. Dihydralazin)
	Medikamentenwirkungen oder -interaktionen (s. Kapitel 17 und 29)
Begleiterkrankungen, Lebensgewohnheiten	Nikotinkonsum
	Gewichtszunahme
	Insulinresistenz/Hyperinsulinämie
	Alkoholkonsum > 30 g/d
	Angstinduzierte Hyperventilation oder Panikattacken
	Chronische Schmerzen
	Ausgeprägte, krankheitsbedingte Vasokonstriktion (Arteriitis)
Sekundäre Hypertonieformen	S. Kapitel 13–18

Quelle: The Sixth Report of the Joint National Committee on Prevention, Detection, Evaluation, and Treatment of High Blood Pressure (JNC VI) 1997

◾ 21.4 Patientenbetreuung und *follow-up*

Jede Veränderung der Therapie (Dosiserhöhung, Substanzwechsel, Erweiterung der Therapie) muss dem Patienten in verständlicher Weise erläutert werden. Da viele der verfügbaren Substanzen ihr Wirkoptimum erst nach zwei bis fünf Wochen entfalten, sind ein schneller Wechsel oder eine zu rasche Dosissteigerung der Präparate pharmakologisch und somit therapeutisch nicht sinnvoll; sie nehmen der Substanz die Chance, ihr Wirkoptimum zu entfalten (s. oben) und bewirken eine Verunsicherung des Patienten, die wiederum eine Abnahme der Therapietreue (Compliance) nach sich ziehen kann.

Während der medikamentösen Einleitungsphase sollte der Patient in zweiwöchigen Abständen zur Untersuchung einbestellt werden. Ist eine stabile Normalisierung des Blutdrucks erreicht, können die Arztbesuche in größeren Abständen erfolgen. Patienten mit hohem kardiovaskulären Gesamtrisiko und therapiebedürftigen Begleiterkrankungen erfordern auch im weiteren Verlauf engmaschigere Kontrollen. Therapieresistente Patienten sind – wie bereits empfohlen – zur weiteren Abklärung an eine Spezialambulanz zu überweisen (zusammenfassende Darstellung s. Abb. 21.1).

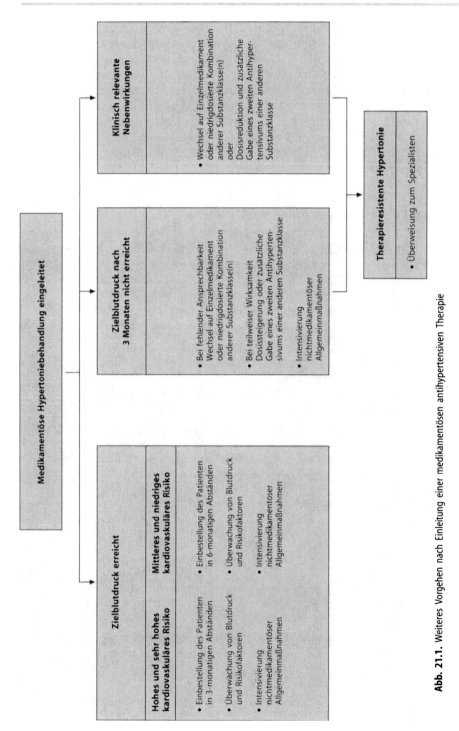

Abb. 21.1. Weiteres Vorgehen nach Einleitung einer medikamentösen antihypertensiven Therapie

Insbesondere bei Patienten mit Hypertonie Grad 1–2, die konsequent eine Umstellung ihrer Lebensgewohnheiten mit erfolgreicher Gewichtsabnahme, Aufnahme körperlicher Aktivitäten und anderen, den Blutdruck nichtpharmakologisch senkenden Maßnahmen verfolgt haben, ist der Versuch gerechtfertigt, nach einer Therapiedauer von mindestens einem Jahr schrittweise und behutsam Dosierung und Anzahl der verordneten Antihypertensiva zu reduzieren. Da bei vielen Patienten nach einer individuell sehr unterschiedlichen Zeitspanne ein Wiederanstieg des Blutdruckes auf hypertensive Werte zu erwarten ist, müssen Kontrolluntersuchungen entsprechend langfristig vereinbart werden.

■ Zusammenfassung (Kapitel 21)

- ■ Eine medikamentöse antihypertensive Therapie ist indiziert bei
  1. Blutdruckwerten >110 mmHg diastolisch
     und/oder >180 mmHg systolisch
  2. Blutdruckwerten von 90–110 mmHg diastolisch
     und/oder 140–180 mmHg systolisch und
     hohem oder sehr hohem kardiovaskulären Gesamtrisiko
  3. Blutdruckwerten ≥90 mmHg diastolisch
     und/oder ≥140 mmHg systolisch, mittlerem
     kardiovaskulären Gesamtrisiko und vorherigem,
     3–6-monatigen Versuch einer nichtmedikamentösen Behandlung
  4. Blutdruckwerten ≥95 mmHg diastolisch
     und/oder ≥150 mmHg systolisch, geringem kardiovaskulären
     Gesamtrisiko und vorherigem, 6–12-monatigen Versuch
     einer nichtmedikamentösen Behandlung
- ■ Therapeutisches Ziel einer antihypertensiven Therapie ist langfristig
  die Senkung von Mortalität und Morbidität
- ■ Als therapeutische „Richtgröße" ist anzustreben eine Senkung
  des Blutdruckes
  - bei Erwachsenen auf <90 mmHg diastolisch
    und/oder <140 mmHg systolisch
  - bei Hypertonikern mit Diabetes mellitus <80 mmHg diastolisch
    und/oder <130 mmHg systolisch
  - bei jüngeren Erwachsenen mit Hypertonie Grad 1
    auf 120–130 systolisch und oder <80 mmHg diastolisch
- ■ Als Basismedikamente stehen zur Verfügung:
  - Diuretika
  - β-Rezeptorenblocker
  - ACE-Hemmer
  - (langwirksame) Kalziumantagonisten

- Eine Reduktion von Mortalität und Morbidität ist bislang (III/2000) belegt durch
  - mehrere Studien für Diuretika und β-Rezeptorenblocker sowie
  - einzelne Studien für Kalziumantagonisten und ACE-Hemmer
- Vor Einleitung einer medikamentösen Therapie ist ein ausführliches Gespräch zwischen Arzt und Patient erforderlich
- Bei Hypertonie vom Schweregrad 1 oder 2 sollte die Behandlung mit einem Basismedikament eingeleitet werden
- Die Auswahl des Basismedikaments hat sich primär an individuellen Kriterien des Patienten zu orientieren (Begleiterkrankungen, weitere Risikofaktoren, sportliche Aktivität, Alter, Geschlecht, ethnische Zugehörigkeit usw.)
- Die Behandlung bei Hypertonie Grad 1–2 wird begonnen mit der niedrigsten, empfohlenen Dosis (maximal zweimal tägliche Einnahme).
- Wird keine Blutdrucksenkung beobachtet, sollte der Wechsel auf ein anderes Basismedikament erfolgen; bei geringer bzw. unzureichender Blutdrucksenkung kann eine Dosissteigerung erfolgen, sofern keine Nebenwirkungen berichtet werden; treten nach Erhöhung der Dosis Nebenwirkungen auf, sollte die Dosis wieder reduziert und die Therapie durch die zusätzliche Gabe eines zweiten Basismedikamentes in niedriger Dosierung ergänzt werden.
- Jede Kombinationstherapie sollte aus Einzelkomponenten unterschiedlicher Substanzklassen bestehen. Bei Hypertonie Grad 1–2 wird die Kombination von Basismedikamenten empfohlen; bei Hypertonie Grad 3 bzw. bei erforderlicher Dreifachkombination sind weitere Substanzklassen (zentral wirksame Sympatholytika, direkte Vasodilatatoren, usw.) in das therapeutische Konzept mit einzubeziehen.
- Dosissteigerungen, Wechsel des Basismedikamentes oder Ergänzung der Therapie sollten langsam erfolgen, da viele Medikamente ihr Wirkoptimum erst nach zwei bis fünf Wochen entfalten.
- Substanzklassen-spezifische, dosisunabhängig auftretende Nebenwirkungen erfordern einen sofortigen Wechsel der Substanzklasse; ein Präparatewechsel innerhalb der Substanzklasse ist nicht sinnvoll.
- Nebenwirkungen und Veränderungen der Therapie müssen mit dem Patienten besprochen werden.
- Therapiekontrollen sind in regelmäßigen Abständen durchzuführen und in Häufigkeit und Umfang an Blutdruckhöhe, kardiovaskuläres Gesamtrisiko und anderen Komorbiditäten anzupassen.

▪ Literatur

Alderman MH (1993) Blood pressure management: individualized treatment based on absolute risk and the potential for benefit. Ann Intern Med 119:329–335

Brown MJ, Castaigne A, de Leeuw PW, Mancia G, Palmer CR, Rosenthal T, Ruilope LM (2000) Influence of diabetes and type of hypertension on response to antihypertensive treatment. Hypertension 35:1038–1042

Brunner HR, Menard J, Waeber B, Burnier M, Biollaz J, Nussberger J, Bellet M (1990) Treating the individual hypertensive patient: considerations on dose, sequential monotherapy and drug combinations. J Hypertension 8:3–11

Dahlöf B, Lindholm LH, Hansson L, Schersten B, Ekbom T, Wester PO (1991) Morbidity and mortality in the Swedish trial in Old Patients with Hypertension (STOP-Hypertension). Lancet 338:1281–1285

Deutsche Liga zur Bekämpfung des hohen Blutdruckes e.V. Deutsche Hypertonie Gesellschaft (2000) Empfehlungen zur Hochdruckbehandlung. Merkblatt, 16. Auflage, Heidelberg

Dickerson JEC, Hingorani AD, Ashby MJ, Palmer CR, Brown MJ (1999) Optimisation of antihypertensive treatment by crossover rotation of four major classes. Lancet 353:2008–2013

Fenichel RR, Lipicky RJ (1994) Combination products as first-line pharmacotherapy. Arch Intern Med 154:1429–1430

Graves JW (2000) Management of difficult-to-control hypertension. Mayo Clin Proc 75:278–284

Guidelines for management of hypertension (1999) Report of the third working party of the British Hypertension Society. J Hum Hypertension 13:569–592

Guidelines Sub-Committee (1999) 1999 World Health Organisation-International Society of Hypertension Guidelines for the Management of Hypertension. J Hypertension 17:151–183

Hansson L, Zanchetti A, Carruthers SG, Dahlöf B, Elmfeldt D, Menard J, Julius S, Rahn KH, Wedel H, Westerling S for the HOT Study Group (1998) Effects of intensive blood pressure lowering and low-dose aspirin in patients with hypertension. Principal results of the Hypertension Optimal Treatment (HOT) randomised trial. Lancet 351:1755–1762

Hjemdahl P, Wiklund IK (1992) Quality of life on antihypertensive drug therapy: scientific end-point or marketing exercise? J Hypertension 10:1437–1446

Jones JK, Gorkin L, Lian JF, Staffa JA, Fletcher AP (1995) Discontinuation of and changes in treatment after start of new courses of antihypertensive drugs: s study of a United Kingdom population. Br Med J 311:293–295

Kostis JB, Espeland MA, Appel L, Johnson KC, Pierce J, Wofford JL for the Trial of Nonpharmacologic Interventions in the Elderly (TONE) Cooperative research Group (1998) Does withdrawal of antihypertensive medication increase the risk of cardiovascular events? Am J Cardiol 82:1501–1508

Lacombe PS, Vicente JAG, Pages JC Morselli PL (1996) Causes and problems of nonresponse or poor response to drugs. Drugs 51:552–570

Lakshman MR, Reda DJ, Materson BJ, Cushman WC, Freis ED for the Department of Veterans Affairs Cooperative Study Group on Antihypertensive Agents (1999) Arch Intern Med 159:551–558

Lasagna L (2000) Diuretics vs. alpha-blockers for treatment of hypertension. JAMA 283:2013–2015

Materson BJ, Reda DJ, Cushman WC, Massie BM, Freis ED, Kochar MS, Hamburger RJ, Fye C, Lakshman R, Gottdiener J, Ramirez EA, Henderson WG (1993) Single-drug therapy for hypertension in men. A comparison of six antihypertensive agents with placebo. N Engl J Med 328:914–921

Moser M (1999) National recommendations for the pharmacological treatment of hypertension. Should they be revised? Arch Intern Med 159:1403–1406

MRC Working Party (1985) Medical Research Council trial of treatment of hypertension in older adults: principal results. Br Med J 304:405–412

Prevention of stroke by antihypertensive drug treatment in older persons with isolated systolic hapertension (1991) Final results of the Systolic Hypertension in the Elderly Program (SHEP). JAMA 265:3255–3264

Oparil S (1993) Antihypertensive therapy – efficacy and quality of life. N Engl J Med 328: 959–961

Peeters PHM, van Noord PAH, Hoes AW, Fracheboud J, Gimbrere CHF, Grobbee DE (2000) Hypertension and breast cancer risk in a 19-year follow-up study (the DOM cohort). J Hypertension 18:249–254

Preston RA, Materson BJ, Reda DJ, Williams DW, Hamburger RJ, Cushman WC, Anderson RJ for the Department of Veterans Affairs Cooperative Study Group on Antihypertensive Agents (1998). JAMA 280:1168–1172

Preston RA, Materson BJ, Reda DJ, Williams DW (2000) Placebo-associated blood pressure response and adverse effects in the treatment of hypertension. Arch Intern Med 160: 1449–1454

Saito T, Sugiyama Y, Inagaki Y (1992) Hemodynamic effects of antihypertensive agents: a comparison of diuretics, beta-blockers, calcium antagonists, and angiotensin converting enzyme inhibitors. Curr Therap Res 52:863–877

Schmieder RE, Rockstroh JK, Gatzka CD, Rüddel H, Schächinger H (1997) Discontinuation of antihypertensive therapy: prevalence of relapses and predictors of successful withdrawal in a hypertensive community. Cardiology 88:277–284

The ALLHAT Officers and Coordinators for the ALLHAT Collaborative Research Group (2000) Major cardiovascular events in hypertensive patients randomized to doxazosin vs. chlorthalidone. The Antihypertensive and Lipid-Lowering Treatment to Prevent Heart Attack Trial (ALLHAT). JAMA 283:1967–1975

The Joint National Committee on Detection, Evaluation, and Treatment of High Blood Pressure (1993) The Fifth Report of the Joint National Committee on Detection, Evaluation, and Treatment of High Blood Pressure (JNC V). Arch Intern Med 153:154–182

The Joint National Committee on Detection, Evaluation, and Treatment of High Blood Pressure (1997) The Sixth Report of the Joint National Committee on Detection, Evaluation, and Treatment of High Blood Pressure (JNC VI). Arch Intern Med 157:2413–2446

Tuomilehto J, Rastenyte D, Birkenhäger WH, Thiijs L, Antikainen R, Bulpitt CJ, Fletcher AE, Forette F, Goldhaber A, Palatini P, Sarti C, Fagard R for the Systolic Hypertension In Europe Trial Investigators (1999) Effects of calcium-channel blockade in older patients with diabetes and systolic hypertension. N Engl J Med 340:677–684

Wang LL, Staessen JA, Gong L, Liu L, for the Systolic Hypertension in China (Syst-China) Collaborative Group (2000) Chinese trial on isolated systolic hypertension in the elderly. Arch Intern Med 160:211–220

KAPITEL 22 Spezifische antihypertensiv wirksame Medikamente

Weltweit sind eine Vielzahl von pharmakologisch unterschiedlichen Medikamenten zur Behandlung der arteriellen Hypertonie zugelassen; durch zahlreiche Mehrfachangebote vieler Monosubstanzen sowie mannigfaltige fixe Kombinationspräparate wird das Angebot blutdrucksenkender Medikamente immer variantenreicher. Zwangsläufig resultiert aus diesem Angebot eine zunehmende Unübersichtlichkeit, die insbesondere dem nicht spezialisierten Arzt die auf den Einzelfall abzustimmende Auswahl immer stärker erschwert.

Aufgrund ihrer Wirkungsweise lassen sich die meisten verfügbaren Antihypertensiva jedoch in wenige Substanzklassen einteilen (s. auch Tabelle 22.1):

- Diuretika
- Sympatholytika
- Direkte Vasodilatatoren
- Kalziumantagonisten
- Hemmer des Renin-Angiotensin-Systems und
- sonstige antihypertensiv wirksame Substanzklassen

Tabelle 22.1. Einteilung der Antihypertensiva nach Wirkungsweise

Substanzklasse	Subklassifizierung nach spezifischem Wirkmechanismus	Kapitel
Diuretika		23
	▪ Thiazide und verwandte Sulfonamide	
	▪ Schleifendiuretika	
	▪ Kaliumsparende Diuretika	
	– Aldosteronantagonisten	
	– andere kaliumsparende Diuretika	
Sympatholytika		24
	▪ Sympatholytika mit überwiegend zentralem Angriffspunkt	
	– Zentrale α_2-Rezeptoragonisten	
	– Imidazolin-I_1-Rezeptoragonisten	
	▪ Sympatholytika mit zentralen und peripheren Angriffspunkten	
	– Reserpin	
	– Urapidil	
	– Indoramin	
	▪ Sympatholytika mit überwiegend peripherem Angriffspunkt	
	– α_1-Rezeptorenblocker	
	– β-Rezeptorenblocker	
	– β-Rezeptorenblocker mit vasodilatierender Komponente	
Direkte Vasodilatatoren		25
	▪ Hydralazin/Dihydralazin	
	▪ Minoxidil	
	▪ Nitroprussidnatrium	
	▪ Diazoxid	
Kalziumantagonisten		26
	▪ Phenylalkylamine (Verapamil-Typ)	
	▪ 1,4-Dihydropyridine (Nifedipin-Typ)	
	▪ Benzodiazepine (Diltiazem-Typ)	
	▪ Andere	
Inhibitoren des Renin-Angiotensin Systems		27
	▪ Renin-Inhibitoren	
	▪ Angiotensin-Konversionsenzym-Hemmer (ACE-Hemmer)	
	▪ Angiotensin-II-(AT_1)-Rezeptorantagonisten	
	▪ Vasopeptidase-Inhibitoren	
Sonstige Substanzklassen		28

KAPITEL 23 Diuretika

Diuretika zählen zu den ältesten in der Hypertoniebehandlung verwandten Medikamenten und werden in den meisten Ländern als sog. First-line-Antihypertensiva eingestuft; eine Reduktion von Morbidität und Mortalität unter Langzeiteinnahme von Diuretika konnte in mehreren prospektiven Studien (Tab. 21.1) nachgewiesen werden.

Ebenfalls als positiv zu interpretierende Ergebnisse ergaben sich für die Diuretika aus einer geplanten Zwischenanalyse der bis zum Jahre 2002 laufenden ALLHAT-Studie (siehe auch Kap. 24 und 26): Nach einer ca. vierjährigen Behandlungszeit war das Risiko kombinierter kardiovaskulärer Ereignisse (Tod als Folge einer koronaren Herzerkrankung, nichttödlicher Myokardinfarkt, Häufigkeit erforderlicher Revaskularisationsmaßnahmen und Krankhausaufenthalte wegen pektanginöser Beschwerden) um 25% und das Risiko, eine chronische Herzinsuffizienz zu entwickeln, um die Hälfte geringer unter Chlorthalidon ausgeprägt als unter dem a-Rezeptorenblocker Doxazosin.

Dieser prognostisch günstigen Bewertung der Diuretika stehen andere Ergebnisse einer Metaanalyse der medizinischen Literatur seit 1966 bis 1998 gegenüber, die für Patienten unter Langzeiteinnahme dieser Substanzklasse ein erhöhtes Risiko für die Entwicklung eines Nierenzellkarzinoms belegen konnte. Entsprechend dieser Analyse ist die Wahrscheinlichkeit eines Nierenzellkarzinoms mit zunehmender Therapiedauer gegenüber Patienten ohne Diuretikatherapie um den Faktor 2,1 (postmenopausale Frauen) bzw. 1,67 (Männer) gesteigert. Es muss jedoch betont werden, dass (1) Metaanalysen keine Kausalitäten belegen können, (2) diese Daten auf heute in der Hypertoniebehandlung unüblich hohen Dosierungen (meist 50–100 mg Hydrochlorothiazid) basieren und (3) der nachgewiesene Nutzen einer antihypertensiven Therapie mit Diuretika das potenziell kanzerogene Risiko bei weitem überwiegt. Wenngleich in einer anderen Studie (case-controlled; HMO-Mitglieder des Staates Washington) ebenfalls ein leicht erhöhtes Risiko eines Nierenzellkarzinoms bei hypertensiven Frauen nachgewiesen werden konnte, so war dieses jedoch nicht assoziiert mit der Einnahme eines Diuretikums oder einer anderen antihypertensiv wirksamen Substanzklasse, sondern vielmehr mit der Diagnose einer arteriellen Hypertonie.

Als einschränkende Konsequenzen wird dem behandelnden Arzt von den Fachgesellschaften dennoch empfohlen, nur niedrige Dosierungen (z. B.

Hydrochlorothiazid bis max. 25 mg/d) zu verschreiben und bei Neueinstellung von Hypertonikern jüngeren und mittleren Alters die Gabe einer anderen Substanzklasse mit vergleichbarer Wirksamkeit zu „erwägen". Für Patienten, die Diuretika über einen langen Zeitraum erhalten haben, wird eine Ultraschalluntersuchung der Nieren angeraten.

Die Gabe von Diuretika wird nach wie vor als eindeutig vorteilhaft gesehen in der Kombinationstherapie (übliche Dosierungen 12,5–25 mg) und in der Behandlung der ohne Diuretikagabe nicht beherrschbaren Hypertonie Grad 2 und 3. Bei Patienten mit Herz- und Niereninsuffizienz, die dringend auf die Gabe von Diuretika angewiesen sind, sollten diese „keinesfalls leichtfertig abgesetzt werden" (Pressemitteilung der Deutschen Hypertonie Gesellschaft, 5/1999).

▪ 23.1 Wirkungsmechanismus und Einteilung der Diuretika

Gemeinsames Grundprinzip aller Diuretika ist die Hemmung der Salz- und Wasserresorption im Nephron, die in den einzelnen anatomischen Abschnitten unterschiedlich erfolgt. Etwa 60 bis 70% des glomerulär filtrierten Kochsalzes und freien Wassers werden bereits im proximalen Tubulus rückresorbiert. Die Resorption erfolgt hier annähernd isoosmotisch. Während sich die Kochsalzresorption im aufsteigenden Schenkel der Henleschen Schleife fortsetzt, ist eine Wasserresorption hier nicht nachzuweisen. Die Tubulusflüssigkeit wird daher zunehmend hypoton und das Nierenmark hyperton, weshalb – bei weiterhin bestehender Kochsalzresorption – die Wasserrückresorption in den distalen Teilen des Tubulus wieder erfolgen kann. Im Sammelrohr wird schließlich überwiegend freies Wasser resorbiert. Die Rückresorption von Kochsalz ist im terminalen Abschnitt des Nephrons nur noch geringfügig ausgeprägt.

Aufgrund ihrer chemischen Struktur und der daraus resultierenden unterschiedlichen Angriffspunkte im Nephron (Abb. 23.1; Tabelle 23.1) lassen sich die Diuretika in verschiedene Substanzklassen unterteilen:
▪ Thiaziddiuretika und verwandte Sulfonamide (Kapitel 23.2)
▪ Schleifendiuretika (Kapitel 23.3)
▪ Kalium-sparende Diuretika (Aldosteronantagonisten und andere Kalium-sparende Diuretika; Kapitel 23.4).

Osmotisch wirksame Diuretika und Carboanhydrasehemmer werden in der Hypertoniebehandlung nicht eingesetzt.

Die Gabe von Diuretika steigert die Ausscheidung von Natrium, freiem Wasser und – mit Ausnahme der Kalium-sparenden Diuretika – von Kalium. Zu Therapiebeginn bewirken die Diuretika daher eine Verminderung des Extrazellulär- und Plasmavolumens, wodurch der venöse Rückfluss und damit das Herzminutenvolumen verringert werden. Der in dieser Phase zu beobachtende leichte Blutdruckabfall wird durch eine reflektorische Erhöhung des peripheren Widerstandes beantwortet, der jedoch unter einer di-

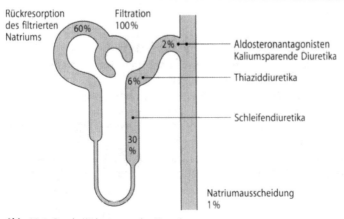

Abb. 23.1. Renale Wirkungsorte der Diuretika

Tabelle 23.1. Wirkungsprofil der Diuretika

Substanz	Wirkungs-mechanismus	Wirkungsort	Wirkungs-intensität*	Wirkungsdauer [h]
Thiaziddiuretika	Hemmung der Na$^+$-Reabsorption	Distaler Tubulus	++	18–72
Schleifendiuretika	Hemmung der Na$^+$-Reabsorption	Aufsteigender Schenkel der Henleschen Schleife	+++	ca. 6
Aldosteron-antagonisten	Kompetitive Hemmung des Aldosterons	Spätdistaler Tubulus und Sammelrohr	+	bis zu 96
Andere Kalium-sparende Diuretika	Blockade der Na$^+$-Kanäle	Spätdistaler Tubulus und Sammelrohr	+	8–24

* + gering; ++ mäßig; +++ stark

uretischen Langzeitbehandlung wieder abnimmt. Obwohl das Herzminutenvolumen in dieser Phase bereits wieder normalisiert ist, persistiert unter einer chronischen Therapie mit Diuretika eine geringfügige negative Natrium- und Wasserbilanz. Hieraus erklärt sich die Diuretika-induzierte Aktivierung des Renin-Angiotensin-Systems mit der resultierenden Konstellation eines sekundären Aldosteronismus.

Der antihypertensive Pathomechanismus der diuretischen Langzeittherapie ist bisher nicht völlig geklärt. Es scheint jedoch gesichert, dass eine Abnahme des peripheren Gefäßwiderstandes zumindest teilweise für die Blutdrucksenkung unter chronischer Diuretikatherapie als kausal zu betrachten ist. Eine direkte relaxierende Wirkung der Diuretika auf die glatte Gefäßmuskulatur wird jedoch ausgeschlossen; vielmehr kann angenommen werden, dass die renale Wirkung mit Steigerung der Natriurese sekundär zu einer veränderten Verteilung von Natrium- und Kalziumionen und dadurch zu einem verminderten, muskulären Gefäßtonus der arteriellen Widerstandsgefäße führt. Als weitere Ursache für den antihypertensiven Langzeiteffekt der Diuretika bei Patienten mit primärer Hypertonie wird eine verminderte kardiovaskuläre Ansprechbarkeit auf Katecholamine diskutiert. – Eine Volumendepletion als potenzieller Pathomechanismus der chronischen Blutdrucksenkung ist wenig wahrscheinlich, da die Verminderung des Extrazellulärvolumens unter diuretischer Langzeitbehandlung in den für die Hochdruckbehandlung üblichen Dosierungen allenfalls diskret ist.

▥ 23.2 Thiaziddiuretika und verwandte Sulfonamide

Chlorthalidon, Indapamid, Metolazon und Xipamid sind trotz struktureller Unterschiede mit den Thiaziden verwandt und werden daher zusammen besprochen.

23.2.1 Wirkungsmechanismus, therapeutische Anwendung

Thiaziddiuretika (Benzothiazid, Chlorothiazid, Hydrochlorothiazid u.a.) und verwandte Substanzen hemmen die Reabsorption von Natrium- und Chlorionen im frühdistalen Tubulus. Hierdurch kommt es gleichzeitig zu einer verminderten Kaliumaufnahme, weshalb Monotherapien mit Vertretern dieser Substanzklasse häufig von Hypokaliämien begleitet werden.

Siebzig Prozent der maximalen antihypertensiven Wirkung werden bereits bei Dosierungen von 25 mg Hydrochlorothiazid, 500 mg Chlorothiazid und 25 mg Chlorthalidon erreicht. Um das gesamte antihypertensive Potenzial dieser Substanzen zu erzielen, ist eine vierfache Steigerung der erwähnten Dosierungen notwendig. Dieser insgesamt geringe therapeutische Zugewinn wird jedoch durch eine wesentlich höhere und stärker ausgeprägte Nebenwirkungsrate (Hypokaliämie, Hyperurikämie, Verminderung der Glukosetoleranz) erkauft. Es ist insbesondere nicht auszuschließen, dass auch die den Diuretika angelasteten Veränderungen des Fettstoffwechsels (Erhöhung der Triglyceride und des Cholesterols) ein dosisabhängiges Phänomen sind, welches sich bei entsprechend niedrigeren, aber dennoch therapeutisch sinnvollen Dosierungen weitgehend vermeiden ließe. Entsprechende Langzeitergebnisse liegen jedoch noch nicht vor.

Wegen der negativen Korrelation zwischen der antihypertensiven Wirksamkeit der Thiaziddiuretika und der Kochsalzaufnahme ist eine begleitende diätetische Kochsalzreduktion erforderlich: Nur so kann eine (nebenwirkungsreiche, s.o.) Steigerung der Dosis vermieden werden.

Eine antihypertensive Therapie mit Diuretika sollte niedrig dosiert begonnen werden. Da die blutdrucksenkende Wirkung der Diuretika erst nach drei bis vier Wochen beurteilt werden kann, ist von einem zu schnellen Wechsel der Substanz zu einem früheren Zeitpunkt abzuraten. Bei fehlendem oder unbefriedigendem Ansprechen empfiehlt es sich jedoch, wegen des geringen therapeutischen Zugewinns und der Gefahr vermehrt auftretender Nebenwirkungen auf eine wesentliche Dosissteigerung zu verzichten (empfohlene Dosierungen in der Hochdruckbehandlung bspw. 12,5–25 mg Hydrochlorothiazid, 15–25 mg Chlorthalidon oder 2,5 mg Indapamid).

Vielmehr sollte frühzeitig die Gabe eines geeigneten zweiten Antihypertensivums erwogen werden, da hierdurch – bei erhaltenem, niedrigem Nebenwirkungsniveau – ein additiver antihypertensiver Effekt zu erwarten ist (ACE-Hemmer, Angiotensin-II-Rezeptorantagonisten, β-Rezeptorenblocker). Eine gute antihypertensive Wirkung wurde auch für extrem niedrige Dosierungen von Hydrochlorothiazid in Kombination mit ebenfalls niedrigen Dosierungen anderer Antihypertensiva berichtet (6,25 mg Hctz/2,5 mg Bisoprolol oder 6,25 mg Hctz/3,75 mg Moexipril).

Da die pharmakologische Wirkung der Thiazide an eine funktionierende tubuläre Sekretion gebunden ist, nimmt ihre therapeutische Effektivität mit zunehmender Niereninsuffizienz ab. Die alleinige Gabe von Thiaziddiuretika ist oberhalb einer Serumkreatininkonzentration von 2,0 mg/dl meist unwirksam und durch Akkumulation der Substanz mit einer proportional zunehmenden Nebenwirkungsrate behaftet. Bei chronischer Niereninsuffizienz und therapeutischer Resistenz gegen ein Schleifendiuretikum ist die zusätzliche Gabe eines Thiazides jedoch durchaus gerechtfertigt und führt nicht selten zu einem therapeutischen Erfolg.

Osteoprotektive Effekte der Thiaziddiuretika konnten in randomisierten, plazebokontrollierten Studien sowohl bei postmenopausalen Frauen mit systolischer Hypertonie (Abb. 23.2) als auch bei gesunden, normotonen Probanden beiderlei Geschlechts (Lebensalter 60–79 Jahre) nachgewiesen werden.

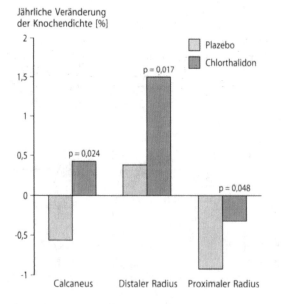

Abb. 23.2. Beeinflussung der Knochendichte durch Chlorthalidon im Vergleich zu Plazebo bei postmenopausalen Studienteilnehmerinnen der SHEP-Studie mit isolierter, systolischer Hypertonie. Quelle: Wasnich RD et al (1995) Osteoporosis Intern 5:247–251

23.2.2 Nebenwirkungen

Wichtigste Nebenwirkung der diuretischen Langzeitbehandlung mit Thiaziddiuretika und verwandten Substanzen ist die bereits schon erwähnte Hypokaliämie, die insbesondere bei kardial vorgeschädigten Patienten zur Auslösung von Rhythmusstörungen führen kann. Zu beachten ist weiterhin der verstärkende Effekt einer Diuretika-induzierten Hypokaliämie auf eine Glykosidtherapie. Eine verstärkte Kalziumreabsorption unter Therapie mit Thiaziden führt allenfalls unter gleichzeitiger Immobilisation zu klinisch relevanten Hyperkalzämien. Eine Kontrolle der Blutzuckerspiegel nach Therapiebeginn ist nicht erforderlich, da eine zunehmende Glukoseintoleranz bzw. Insulinresistenz mit reaktiver Hyperinsulinämie unter den heute in der Bluthochdruckbehandlung üblichen Dosierungen (12,5–25 mg Hctz) nicht beobachtet wurde [Systolic Hypertension in the Elderly Program (SHEP-Studie); Oslo-Studie u.a.]. Keinesfalls ist nach neueren Ergebnissen der ARIC-Studie (The Atherosclerosis Risk in Communities) die Entwicklung eines manifesten Typ-II-Diabetes mellitus zu befürchten.

Bei Patienten mit manifestem Typ-II-Diabetes mellitus ist der Nutzen eines Thiaziddiuretikums individuell gegen das – zweifelsohne geringe – Risiko einer Verschlechterung der Stoffwechsellage abzuwägen.

Die wahrscheinlich dosisabhängige Erhöhung des LDL-Cholesterols und der Triglyzeride wurde ebenso bereits erwähnt wie der meist asymptomatisch verlaufende Harnsäureanstieg; letzterer kann jedoch bei einigen prädisponierten Personen – insbesondere bei Adipösen und Alkoholikern – einen akuten Gichtanfall auslösen.

Im Vergleich zu anderen Antihypertensiva werden Potenzstörungen unter einer Langzeittherapie mit Thiaziddiuretika unter den heute üblichen Dosierungen nicht häufiger beobachtet.

Auf das fraglich erhöhte Risiko, unter Langzeiteinnahme von Diuretika ein Nierenzellkarzinom zu entwickeln, wurde bereits eingangs des Kapitels 23 hingewiesen.

▪ 23.3 Schleifendiuretika

23.3.1 Wirkungsmechanismus, therapeutische Anwendung

Schleifendiuretika sind eine chemisch heterogene Gruppe von Substanzen, deren Wirkungsmechanismus auf einer Hemmung der Natriumchloridresorption (Na^+-/Cl^--/K^+-Cotransport-System) im aufsteigenden Schenkel der Henleschen Schleife beruht. Diese Hemmung erfolgt primär vom Lumen des Tubulus aus, sodass der in diesen Anteilen hypertone Zustand des Nierenmarkes aufgehoben und die passive Wasserresorption aus dem Sammelrohr verhindert wird. Während die antihypertensive Wirksamkeit der Schleifendiuretika einen den Thiaziden vergleichbaren flachen Verlauf ihrer Dosis-Wirkungs-Kurve aufweist, ist die diuretische Wirkung der Schleifendiuretika dosisabhängig und durch eine steil verlaufende Dosis-Wirkungs-Kurve gekennzeichnet. – Wegen dieser im Vergleich zu den Thiaziden deutlich stärker ausgeprägten Diurese und Salurese sowie der auch bei eingeschränkter Nierenfunktion noch vorhandenen therapeutischen Wirksamkeit, finden die Schleifendiuretika in der Langzeitbehandlung des hohen Blutdruckes insbesondere bei gleichzeitiger Nierenfunktionseinschränkung mit Hypervolämie und -natriämie Verwendung. – Als Notfallmedikament bei der Behandlung der hypertensiven Krise hat sich insbesondere die intravenöse Gabe von Furosemid in Kombination mit anderen schnell wirkenden Antihypertensiva bewährt (Kapitel 32.1). Zu beachten ist in derartigen Notfallsituationen jedoch, dass eine hochdosierte Diuretikagabe bei Patienten mit normalem oder vermindertem Plasmavolumen erfolglos bleiben oder gar zu einer Verstärkung der hypertonen Blutdrucklage führen kann, da aufgrund des zusätzlichen Flüssigkeitsverlustes die Aktivierung des Renin-Angiotensin-Systems weiter verstärkt wird und das nachfolgend vermehrt gebildete Angiotensin II die bereits vorhandene Vasokonstriktion „fixiert".

Der Einsatz von Furosemid als Monotherapie in der Langzeitbehandlung der unkomplizierten Hypertonie ist weniger verbreitet, da im Vergleich zu Thiaziddiuretika eine schwächere antihypertensive Wirksamkeit ohne metabolische Vorteile beobachtet wird.

Torasemid, Piretanid, Bumetanid, Etacrynsäure, Etozolin und Muzolimin sind weitere Schleifendiuretika, die zur Langzeitbehandlung der Hypertonie prinzipiell geeignet, international jedoch unterschiedlich verbreitet bzw. zugelassen sind.

23.3.2 Nebenwirkungen

Das Spektrum der metabolischen Nebenwirkungen entspricht prinzipiell dem der Thiazide (Hypokaliämie, Hyperurikämie, Hyperglykämie, Hyperlipidämie). Diese Nebenwirkungen wurden – bei erhaltener antihypertensiver Wirksamkeit – nicht beobachtet unter einer niedrigdosierten Therapie mit Torasemid (2,5–5,0 mg/Tag). Die klinischen Erfahrungen mit diesem neueren Schleifendiuretikum sind jedoch noch begrenzt. – Bei Langzeittherapie mit Schleifendiuretika ist zusätzlich eine mögliche Beeinträchtigung des Hörvermögens zu beachten, die am ehesten auf eine veränderte Zusammensetzung der Endolymphe zurückzuführen ist.

Unterschiedlich im Vergleich zu den Thiaziddiuretika ist weiterhin die Wirkung auf die Kalziumausscheidung, die durch Schleifendiuretika eher gefördert wird und daher therapeutisch bei Hyperkalzämie-Syndromen genutzt werden kann.

▪ 23.4 Kalium-sparende Diuretika

Zu den Kalium-sparenden Diuretika zählen
▪ Aldosteronantagonisten (Spironolacton)
▪ und andere Substanzen wie Amilorid und Triamteren.

23.4.1 Aldosteronantagonisten

23.4.1.1 Wirkungsmechanismus, therapeutische Anwendung

Das von der Nebennierenrinde sezernierte Aldosteron bewirkt im distalen Tubulus einen Austausch von Natrium- gegen Kaliumionen und -protonen. Als Folge kommt es einerseits zu einer vermehrten Natrium-, Chlorid- und Wasserretention, andererseits zu einem Anstieg der Kalium- und Wasserstoffausscheidung. Spironolacton und verwandte Substanzen hemmen Aldosteron kompetetiv an den spezifischen Rezeptoren im distalen Tubulus, sodass die physiologische Wirkung des Aldosterons aufgehoben wird. Die resultierende Natriurese und Diurese erfolgt ohne begleitende Steigerung der Kaliumausscheidung. Die Höhe der Natrium- und Wasserausscheidung sowie die antihypertensive Wirksamkeit von Spironolacton ist abhängig von der Höhe der endogenen Aldosteronsekretion. Die therapeutische Gabe von Spironolacton empfiehlt sich daher insbesondere bei den meisten Formen des Hyperaldosteronismus (primärer Aldosteronismus, sekundärer Hyperaldosteronismus bei Herzinsuffizienz, Leberzirrhose usw.). Als Kombinationspartner verstärkt Spironolacton die antihypertensive Wirkung von Benzothiaziden und Schleifendiuretika und kompensiert den unter diesen Medikamenten häufig auftretenden Kaliumverlust.

Als Ergänzung zur Standardtherapie bei schwerer Herzinsuffizienz (ACE-Hemmer, Schleifendiuretikum, Digoxin) senkt Spironolacton sowohl die Gesamtsterblichkeit als auch die Anzahl krankheitsbedingt notwendiger Hospitalisationen [Randomised Aldactone Evaluation Study (RALES)].

23.4.1.2 Nebenwirkungen

Die Anwendung von Aldosteronantagonisten bei Patienten mit eingeschränkter Nierenfunktion sollte – wenn überhaupt – nur unter größter Vorsicht erfolgen, da durch die verminderte Fähigkeit der geschädigten Niere, Kalium auszuscheiden, gefährliche Hyperkaliämien auftreten können.

Nebenwirkungen wie Gynäkomastie und Impotenz bei männlichen bzw. Amenorrhoe, Libidoverlust und Hirsutismus bei weiblichen Patienten, die vorwiegend unter höheren Dosierungen (>100 mg/d) beobachtet werden, zwingen gelegentlich zum Therapieabbruch.

23.4.2 Andere Kalium-sparende Diuretika

23.4.2.1 Wirkungsmechanismus, therapeutische Anwendung

Im Unterschied zu Spironolacton interferieren Triamteren und Amilorid nicht mit der Aldosteronbindung. Diese Diuretika hemmen nicht den Na^+-Cotransport, sondern blockieren die im distalen Tubulus und im Sammelrohr lokalisierten Natriumkanäle. Durch Abnahme des depolarisierenden Natriumeinstroms wird die transepitheliale Potenzialdifferenz der Tubuluszellen abgebaut, woraus eine verminderte Kaliumsekretion in das tubuläre Lumen resultiert. Da die Hemmung der Natriumresorption insgesamt nicht sehr ausgeprägt ist, ist auch die diuretische Wirkung der Kaliumsparer nur relativ schwach. Ähnliches gilt für die Blutdrucksenkung, die unter Monotherapie allenfalls in minimalem Maße zu beobachten ist. Triamteren und Amilorid eignen sich daher in der Bluthochdruckbehandlung als Kombinationspartner der Benzothiazide, deren induzierte Kaliumverluste sie auszugleichen vermögen.

23.4.2.2 Nebenwirkungen

Beobachtet wurden Störungen der Magen-Darm-Motorik. Wichtigste potenzielle Nebenwirkung der Kalium-sparenden Diuretika ist jedoch eine gelegentlich unter Langzeittherapie auftretende Hyperkaliämie. Triamteren und Amilorid sollten daher nicht bei Patienten mit eingeschränkter Nierenfunktion und in Kombination mit einem Aldosteronantagonisten oder einem ACE-Hemmer gegeben werden.

■ Zusammenfassung (Kapitel 23)

■ Diuretika sind kostengünstige Medikamente, die sich in der Langzeitbehandlung der Hypertonie bewährt haben.

■ Die Dosierungen der Diuretika sind beim Einsatz als Antihypertensiva niedrig zu wählen, da sich die antihypertensive Wirksamkeit – im Unterschied zur Diurese – durch höhere Dosierungen nur unwesentlich steigern lässt (flacher Dosis-Wirkungs-Verlauf).

■ Diuretika gelten als sog. First-line-Antihypertensiva.

■ Diuretika senken bei Hypertonikern die kardiovaskuläre Morbidität und Mortalität.

■ Wichtigste Nebenwirkung der Thiazid- und Schleifendiuretika ist die Hypokaliämie. – Obwohl für die unter Thiaziddiuretika auftretende Harnsäureerhöhung eine Dosisabhängigkeit bekannt ist, wurden akute Gichtanfälle auch unter niedrigdosierter Gabe von Thiaziddiuretika – insbesondere bei Adipösen und Alkoholikern – beobachtet.

■ Lipid- und Kohlenhydratstoffwechsel werden nach neueren Untersuchungen unter den in der Hypertoniebehandlung heute üblichen Dosierungen der Diuretika nur unwesentlich beeinflusst.

■ Wichtigste Nebenwirkung der Aldosteronantagonisten und der übrigen Kalium-sparenden Diuretika ist die Hyperkaliämie. Ihre Anwendung ist daher bei eingeschränkter Nierenfunktion kontraindiziert.

■ Die zusätzliche Gabe von Spironolacton zur Standardtherapie bei schwerer Herzinsuffizienz senkt das Gesamtsterblichkeits- und das kardiovaskuläre Morbiditätsrisiko.

■ Literatur

Carlsen JE, Kober L, Torp-Pederson L, Johansen P (1990) Relation between dose of bendrofluazide, antihypertensive effect, and adverse biochemical effects. Br Med J 300:975–978

Cauley JA, Cummings SR, Seeley DG, Black D, Browner W, Kuller LH, Nevitt MC (1993) Effects of thiazide diuretic therapy on bone mass, fractures, and falls. Ann Intern Med 118:666–673

Collins R, Peto R, MacMahon et al (1990) Blood pressure, stroke, and coronary heart disease. Part 2, short term reductions in blood pressure: overview of randomised drug trials in their epidemiological context. Lancet 335:827–838

Dahlöf B, Lindholm LH, Hansson L, Schersten B, Ekbom T, Wester PO (1991) Morbidity and mortality in the Swedish trial in Old Patients with Hypertension (STOP-Hypertension). Lancet 338:1281–1285

Dirks JH, Sutton RAL (eds) (1986) Diuretics: physiology, pharmacology and clinical use. WB Saunders, Philadelphia

Franse LV, Pahor M, Di Bari M, Somes GW, Cushman WC, Applegate WB (2000) Hypokalemia associated with diuretic use and cardiovascular events in the Systolic Hypertension in the Elderly Program. Hypertension 35:1025–1030

Gress TW, Nieto FJ, Shahar E, Wofford MR, Brancati FL (2000) For the Atherosclerosis Risk in Communities Study. Hypertension and antihypertensive therapy as risk factors for type 2 diabetes mellitus. N Engl J Med 342:905–912

Grossmann E, Messerli FH, Goldbourt U (1999) Does diuretic therapy increase the risk of renal cell carcinoma in women? Am J Cardiol 83:1090–1093

Hampton JR (1992) Comparative efficacy of diuretics: benefit versus risk: results of clinical trials. Europ Heart J 13 (Suppl G):85–91

Harper R, Ennis CN, Sheridan B, Atkinson AB, Johnston GD, Bell PM (1994) Effects of low dose versus conventional dose thiazide diuretic on insulin action in essential hypertension. Br Med J 309:226–230

Knauf H, Mutschler E (1995) Diuretic effectiveness of hydrochlorothiazide and furosemide alone and in combination in chronic renal failure. J Cardiovasc Pharmacol 26:394–400

LaCroix AZ, Ott SM, Ichilawa L, Scholes D, Balow WE (2000) Low-dose hydrochlorothiazide and preservation of bone mineral density in older adults. A randomized, double-blind, placebo-controlled trial. Ann Intern Med 133:516–526

Lip GYH, Ferner RE (1999) Diuretic therapy for hypertension: a cancer risk? J Hum Hypertension 13:421–423

Moser M (1998) Why are physicians not prescribing diuretics more frequently in the management of hypertension. JAMA 279:1813–1816

MRC Working Party (1985) Medical Research Council trial of treatment of hypertension in older adults: principal results. Br Med J 304:405–412

Neaton JD, Grimm RH Jr, Prineas RJ, Stamler J, Grandits GA, Elmer PJ, Cutler JA, Flack JM, Schoenberger JA, McDonald R, Lewis CE, Liebson PR (1993) Treatment of mild hypertension study (TOMHS): final results. JAMA 270:713–724

Pitt B, Zannad F, Remme WJ, Cody R, Castaigne A, Perez A, Palensky J, Wittes J (1999) For the Randomized Aldactone Evaluation Study Investigators. The effect of spironolactone on morbidity and mortality in patients with severe heart failure. N Engl J Med 341:709–717

Shapiro JA, Williams MA, Weiss NS, Stergachis A, LaCroix AZ, Barlow WE (1999) Hypertension, antihypertensive medication use, and risk of renal cell carcinoma. Am J Epidemiol 149:521–530

SHEP Cooperative Research Group (1991) Prevention of stroke by antihypertensive drug treatment in older persons with isolated systolic hapertension. Final results of the Systolic Hypertension in the Eiederly Program (SHEP). JAMA 265:3255–3264

Siscovick DS, Raghunathan TE, Psaty BM, Koepsell TD, Wicklund KG, Lin X, Cobb L, Rautaharju PM, Copass MK, Wagner EH (1994) Diuretic therapy for hypertension and the risk of primary cardiac arrest. N Engl J Med 330:1852–1857

Storstein L (1992) Diuretics, arrhythmias and silent myocardial ischaemia in hypertensive patients. Europ Heart J 13 (Suppl G):81–84

Struthers AD (1999) Why does spironolactone improve mortality over and above an ACE inhibitor in chronic heart failure? Br J Clin Pharmacol 47:479–482

The ALLHAT Officers and Coordinators for the ALLHAT Collaborative Research Group (2000) Major cardiovascular events in hypertensive patients randomized to doxazosin vs. chlorthalidone. The Antihypertensive and Lipi-Lowering Treatment to Prevent Heart Attack Trial (ALLHAT). JAMA 283:1967–1975

Wasnich RD, Davis JW, He YF, Petrovich H, Ross PD (1995) A randomized, double-masked, placebo-controlled trial of chlorthalidone and bone loss in elderly women. Osteoporosis Int 5:247–251

Der kausalen Verflechtung des sympathischen Nervensystems in die bislang nicht geklärte Pathogenese der primären Hypertonie trägt die Entwicklung von pharmakologischen Substanzen Rechnung, deren antihypertensive Wirkung durch eine Verminderung des Sympthikotonus erzielt wird. Aufgrund ihrer direkten Interferenz mit dem sympathischen Nervensystem werden diese Substanzen nachfolgend als Sympatholytika zusammengefasst; unterschieden werden hierbei Medikamente mit überwiegend zentralen (zentrale a_2-Rezeptoragonisten, Imidazolin-I_1-Rezeptoragonisten), vornehmlich peripheren (a- und β-Rezeptorenblocker) und solche mit sowohl peripheren als auch zentralen (Reserpin, Urapidil) Angriffspunkten.

Von einigen Autoren wird zwischen Sympatholytika und Antisympathotonika differenziert; zu letzteren werden alle Substanzen gezählt, die eine Abnahme von Noradrenalin im postsynaptischen Spalt verursachen (a_2-Rezeptoragonisten, Imidazolin-I_1-Rezeptoragonisten, Reserpin), zu den ersteren zählen solche Medikamente, die adrenerge Effekte an den entsprechenden Rezeptoren der Zielorgane aufheben (β- und a_1-Rezeptorenblocker).

24.1 Überwiegend zentral wirkende Sympatholytika („Antisympathotonika")

Die pharmakologischen Angriffspunkte der in diesem Kapitel zusammengefassten Substanzen sind die zentralen a_2-Rezeptoren (a-Methyldopa, Guanfacin, Clonidin) und die Imidazolin-I_1-Rezeptoren (Moxonidin, Rilmenidin, Clonidin) (Abb. 24.1).

24.1.1 Zentrale a_2-Rezeptoragonisten

24.1.1.1 a-Methyldopa
Wirkmechanismus, therapeutische Anwendung. Die Blutdrucksenkung durch a-Methyldopa wird durch Angriffspunkte im Hirnstamm vermittelt, wo es zunächst in noradrenergen Neuronen aufgenommen wird und nachfolgend den „falschen Neurotransmitter" Methylnoradrenalin bildet. Freigesetztes Methylnoradrenalin stimuliert zentrale a-Rezeptoren und führt so zu einer peripheren Verringerung des Sympathikotonus. Als Folge kommt

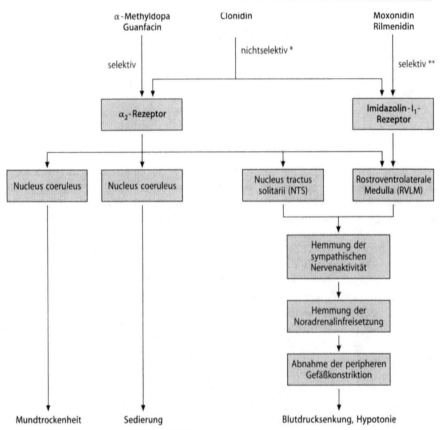

Abb. 24.1. Wirkmechanismus und (Neben-)Wirkungen verschiedener zentral wirksamer Sympatholytika
* Clonidin hat nur eine 30%-ige Affinität zum Imidazolinrezeptor
** Relativ selektiv, d.h. Moxonidin und Rilmenidin binden überwiegend an den Imidazolinrezeptor, haben jedoch ebenfalls eine geringe Affinität zum α_2-Rezeptor
Quelle: Van Zwieten (1999) Clin Exp Hypertension 21:859–873 (modifiziert)

es zu einer Senkung des peripheren Gefäßwiderstandes. Herzfrequenz und Herzminutenvolumen bleiben weitgehend unverändert. Eine Abnahme des renalen Blutflusses und der glomerulären Filtrationsrate wird nach Gabe von α-Methyldopa nicht beobachtet, weswegen diese Substanz lange Zeit als Mittel der ersten Wahl bei Hypertonikern mit Nierenfunktionseinschränkung eingesetzt wurde. – Wegen einer Zunahme des Plasmavolumens ist eine Kombinationstherapie mit einem Diuretikum zu empfehlen.

α-Methyldopa wird initial mit 250 mg ein- bis zweimal täglich dosiert; unter der empfohlenen Maximaldosis von 1,5 g täglich nehmen die Nebenwirkungen deutlich zu. Die Wirkungsdauer beträgt bis zu 24 Stunden, doch wird normalerweise eine Verteilung der Tagesdosis auf zwei Gaben notwendig sein, um eine ausreichende und über den Tag anhaltende Blutdrucksenkung zu erzielen.

Obwohl α-Methyldopa eine gute antihypertensive Wirksamkeit besitzt, wird es wegen der häufig auftretenden Nebenwirkungen nicht mehr als Basismedikament in der Behandlung der primären Hypertonie eingesetzt. Bei chronischer Hypertonie in der Schwangerschaft ist α-Methyldopa jedoch nach wie vor das Mittel der ersten Wahl, da es bislang die einzige antihypertensiv wirksame Substanz ist, die in dieser Indikation ausreichend untersucht ist (Kapitel 33.3.3.2).

Nebenwirkungen. Wesentlichste Nebenwirkung ist die bei 60% der behandelten Patienten initial und bei 20–30% persistierend auftretende Sedation. Abgeschlagenheit, Konzentrationsschwäche und Vergesslichkeit sowie Mundtrockenheit und Verstopfung der Nase wurden unter einer Langzeitbehandlung mit α-Methyldopa häufig beobachtet (10–75%). Das übrige Nebenwirkungsspektrum beinhaltet depressive Verstimmungszustände, Schwindelgefühl, Schlaflosigkeit, orthostatische Dysregulation und vermehrte Durchfallneigung.

24.1.1.2 Guanfacin

Wirkmechanismus, therapeutische Anwendung. Guanfacin ist eine dem Clonidin ähnliche Substanz mit einer deutlich höheren Affinität zu zentralen α_2-Rezeptoren. Inwieweit der blutdrucksenkende Effekt über die Stimulation dieser Rezeptoren vermittelt wird ist unklar; eine Aktivierung von Imidazolin-I_1-Rezeptoren im ventrolateralen Teil der Medulla oblongata (RVLM) als blutdrucksenkender Wirkmechanismus (s. oben) wäre ebenfalls denkbar, obwohl die Bindung von Guanfacin an diese Strukturen nur sehr schwach ausgeprägt ist.

Nebenwirkungen. Die zu erwartenden Nebenwirkungen umfassen ungefähr das Spektrum der unter Clonidin (Kapitel 24.1.1.3) zu beobachtenden, unerwünschten Wirkungen: Mundtrockenheit und Sedation scheinen etwas seltener aufzutreten und ließen sich in den bislang vorliegenden Studien durch eine Dosisreduktion auf 2 mg/d oder niedriger völlig vermeiden. Die Gefahr eines „Rebound-Phänomens" nach Absetzen einer Langzeitbehandlung mit Guanfacin dürfte auch unter dieser Substanz bestehen, wenngleich bislang nur wenige Erfahrungsberichte zu diesem Problem vorliegen.

24.1.1.3 Clonidin

Wirkmechanismus, therapeutische Anwendung. Clonidin ist ein Imidazolinderivat. Bis vor kurzem wurde vermutet, dass die antihypertensive Wirkung von Clonidin auf einer Stimulation zentraler, in der Medulla oblongata lokalisierter α_2-Rezeptoren basiert. Nachfolgend konnte jedoch gezeigt werden, dass die blutdrucksenkende Wirkung von Clonidin auch – und möglicherweise sogar überwiegend – über Imidazolin-I_1-Rezeptoren vermittelt wird, die im ventrolateralen Teil der Medulla oblongata (rostrale ventrolaterale Medulla = RVLM) lokalisiert sind. Die resultierende Abnahme des Symathikotonus führt zu einer Relaxation der peripheren Gefäßmusku-

latur, einer Abnahme der Herzfrequenz und zu einer Senkung des Herzminutenvolumens. Es resultiert eine Blutdrucksenkung, die ca. 30 Minuten
nach oraler Clonidinaufnahme einsetzt, ihr Maximum nach etwa 3 Stunden
erreicht und bis zu 24 Stunden anhalten kann.

Clonidin hat eine geringere Affinität zu den Imidazolinrezeptoren (30%)
und eine höhere Affinität zu den a_2-Rezeptoren (70%) (Abb. 24.1). Hieraus
erklären sich möglicherweise die unter einer Therapie mit Clonidin beobachteten Nebenwirkungen wie Sedation und Mundtrockenheit, die wahrscheinlich Folge einer Aktivierung der a_2-Rezeptoren sind. Da für diese Nebenwirkungen Dosisabhängigkeit besteht, sollte Clonidin initial nicht höher als 0,075
mg zweimal täglich dosiert werden. – Intramuskuläre und intravenöse Gaben
von Clonidin bewirken einen deutlich rascheren bzw. sofortigen Abfall, eine
zu schnelle intravenöse Injektion jedoch einen unerwünschten, kurzfristigen
Anstieg des arteriellen Blutdruckes; diese Applikationsformen sollten jedoch
dem hypertensiven Notfall (s. Kapitel 32.1) vorbehalten bleiben.

Nebenwirkungen. Insbesondere die bereits erwähnte Mundtrockenheit wird
von vielen Patienten als sehr störend empfunden. Durch eine Reduktion
der Dosis lässt sich diese Begleiterscheinung Clonidins häufig vermeiden,
wobei eine eventuell resultierende Abnahme der antihypertensiven Wirksamkeit die Gabe eines zusätzlichen Antihypertensivums erfordern kann. Zur
Kombinationstherapie eignen sich in diesen Fällen Diuretika, Kalziumantagonisten, ACE-Hemmer und Dihydralazin.

Das abrupte Absetzen einer chronischen Clonidinbehandlung kann eine
hypertensive Krise (sog. „Rebound-Phänomen") auslösen, der sich am besten
durch intravenöse Gabe von Clonidin oder Carvedilol bzw. Labetalol (kombinierte a- und β-Rezeptorenblockade) therapeutisch entgegensteuern lässt.

Clonidin kann ein klinisch nicht manifestes Sick-Sinus-Syndrom „demaskieren" und dadurch lebensgefährliche Bradykardien induzieren; bei bekanntem Sick-Sinus-Syndrom ist Clonidin selbstverständlich kontraindiziert.

24.1.2 Imidazolin-I_1-Rezeptoragonisten

Die Entdeckung der Imidazolinrezeptoren (I_1 und I_2) und insbesondere deren Bedeutung für die zentralgesteuerte Blutdruckregulation hat zu einem
neuen Verständnis der antihypertensiven Wirkmechanismen einiger zen-
tralwirksamer Substanzen geführt. Entsprechend konnte gezeigt werden,
dass die blutdrucksenkende Wirkung von Clonidin nicht nur Folge einer
Stimulation zentraler a_2-Rezeptoren ist, sondern vielmehr durch eine Aktivierung von Imidazolin-I_1-Rezeptoren vermittelt wird (Abb. 24.1).

Imidazolinrezeptoren binden jedoch nicht nur Imidazolinderivate, sondern strukturell ähnliche Moleküle wie Oxazoline (z. B. Rilmenidin) oder
Guanidinderivate (z. B. Guanethidin, Guanfacin).

Alle Vertreter dieser Substanzklasse führen zu einer Reduktion einer hypertoniebedingten, linksventrikulären Herzhypertrophie; eine Beeinflussung
des Lipidstoffwechsels wird unter einer Langzeitbehandlung nicht beobach-

tet. Der Kohlenhydratstoffwechsel scheint eher günstig beeinflusst zu werden (s. unten).

24.1.2.1 Clonidin

Clonidin wird in Kapitel 24.1.1 (zentrale a_2-Rezeptorenblocker) aufgeführt, da die Affinität zu den a_2-Rezeptoren (70%) deutlich höher ausgeprägt ist als zu den Imidazolinrezeptoren (30%). Dennoch könnte Clonidin auch als unselektiver Imidazolin-I_1-Rezeptoragonist bezeichnet werden.

24.1.2.2 Moxonidin

Wirkmechanismus, therapeutische Anwendung. Mit der Entwicklung von Moxonidin (und Rilmenidin, s. unten) wurde gezielt versucht, ein zentrales Antihypertensivum mit möglichst hoher Affinität zum Imidazolin-I_1-Rezeptor zu entwickeln.

Entsprechend zeichnet sich Moxonidin im Vergleich zu Clonidin durch eine deutlich höhere Selektivität für die im RVLM (rostrale ventrolaterale Medulla) lokalisierten Imidazolin-I_1-Rezeptoren auf; die Bindung an a_2-Rezeptoren ist demgegenüber deutlich schwächer (Abb. 24.1). – Da auch in Nebennierenmark und Niere Imidazolin-I_1-Rezeptoren identifiziert werden konnten, ist es durchaus denkbar, dass der blutdrucksenkende Effekt der Imidazolinrezeptoragonisten zusätzlich durch periphere Mechanismen vermittelt wird. So bewirkt eine Stimulation dieser Bindungsstellen in der Niere eine Hemmung der Reninfreisetzung und der Natriumreabsorption sowie im Nebennierenmark möglicherweise die Freisetzung von Katecholaminen.

In Plazebo-kontrollierten Studien sowie in aktivkontrollierten Vergleichsstudien konnte für Moxonidin eine anderen Antihypertensiva vergleichbare blutdrucksenkende Wirksamkeit nachgewiesen werden. Die empfohlene Initialdosis bei Patienten mit Hypertonie vom Schweregrad 1 und 2 ist 0,2 mg, die empfohlene Maximaldosis 0,6 mg täglich. Dosissteigerungen sollten nach drei Wochen erfolgen, falls der Blutdruck nicht ausreichend gesenkt ist.

Für die Indikation „Langzeitbehandlung der chronischen Herzinsuffizienz" befand sich Moxonidin Mitte des Jahres 2000 in Phase III der klinischen Entwicklung.

In tierexperimentellen Untersuchungen sowie in einer Studie an insulinresistenten, übergewichtigen Hypertonikern konnte unter Gabe von Moxonidin eine verbesserte Glukoseverwertung durch Abnahme der Insulinresistenz beobachtet werden.

Nebenwirkungen. Die durch eine Stimulation von zentralen a_2-Rezeptoren vermittelten Nebenwirkungen wie Mundtrockenheit und Sedation, wurden unter Einnahme von Moxonidin bislang seltener als unter Clonidin beobachtet. Sollten sich diese Ergebnisse auch an großen Patientenzahlen im klinischen Alltag bestätigen lassen, so spräche diese Beobachtung für eine klinische Relevanz der hohen Affinität zum Imidazolin-I_1-Rezeptor und der deutlich geringeren Affinität zum a_2-Rezeptor. – Rebound-Hypertonien nach abrupten Absetzen von Moxonidin wurden bisher nicht berichtet.

24.1.2.3 Rilmenidin

Wirkmechanismus, therapeutische Anwendung und Nebenwirkungsprofil von Rilmenidin unterscheiden sich nicht wesentlich von Moxonidin. – Die Selektivität zum Imidazolin-I_1-Rezeptor ist jedoch etwas geringer. Eine klinische Relevanz konnte hieraus bisher jedoch nicht abgeleitet werden. Die empfohlene Initialdosis von 1 mg/d kann bei unzureichendem antihypertensiven Effekt verdoppelt werden (1 mg b.i.d.).

Rilmenidin wird in Deutschland bislang nicht vermarktet.

▪ 24.2 Sympatholytika („Antisympathikotonika") mit zentralen und peripheren Angriffspunkten

24.2.1 Reserpin

Wirkmechanismus, therapeutische Anwendung

Bei der Übermittlung sympathischer Impulse wird das in den neuronalen Vesikeln gespeicherte Noradrenalin durch Exozytose in den synaptischen Spalt freigesetzt, wobei ein gewisser Anteil dieser Überträgersubstanz nachfolgend wieder in das Neuron aufgenommen und in spezifischen Vesikeln gespeichert wird.

Reserpin senkt den Noradrenalingehalt von zentralen und peripheren Neuronen, indem es den aktiven Transport von Noradrenalin in die Speichervesikel hemmt. Weiterhin verhindert Reserpin den Transport von Dopamin, einer Vorstufe des Noradrenalins, in die Vesikel. Folge der resultierenden Transmitterdepletion ist eine Abnahme des peripheren Gefäßwiderstandes. Da die Wirkung des Reserpins aufgrund der engen Bindung an die Vesikel erst durch die Neusynthese adrenerger Vesikel aufgehoben wird, bleibt die blutdrucksenkende Wirkung des Reserpins auch nach Absetzen der Substanz noch mehrere Wochen erhalten. – Der verminderte Sympathikotonus führt zu einem Überwiegen des vagalen Tonus, der am Herzen – durch Abnahme der Herzfrequenz – eine Senkung des Herzminutenvolumens bewirken kann.

Reserpin wurde bereits 1953 als erstes für die Langzeitbehandlung des hohen Blutdruckes geeignetes Mittel freigegeben. Wegen der schlechten Steuerbarkeit, der unspezifischen Wirkung auf das sympathische Nervensystem und der hieraus resultierenden – insbesondere unter höheren Dosierungen beobachteten – Nebenwirkungen, wird Reserpin heute nicht mehr als Basismedikament empfohlen.

▪ Nebenwirkungen

Bekannte Nebenwirkungen des Reserpins sind Müdigkeit, Sedation, depressive Verstimmungen und vermehrte Traumaktivität. Das Überwiegen des parasympathischen Einflusses bewirkt eine vermehrte Magensaftproduktion, die mitunter die Entstehung eines Magenulkus auslösen kann.

Diese Nebenwirkungen weisen Dosisabhängigkeit auf und werden unter den heute empfohlenen Dosierungen (max. 0,5 mg/d) wesentlich seltener beobachtet.

Reserpin wird überwiegend in Kombinationspräparaten angeboten, wobei sich Benzothiaziddiuretika und Vasodilatatoren als sinnvolle Partner erwiesen haben.

24.2.2 Urapidil

■ Wirkmechanismus, therapeutische Anwendung

Urapidil ist eine Substanz mit zentralen und peripheren Angriffspunkten: so konnte einerseits eine Stimulation von zentralen Serotoninrezeptoren [5-Hydroxy-Tryptophan$_{1A}$-(5-HT$_{1A}$-)Rezeptoren; s. auch Kapitel 28.1.2] mit konsekutiver Abnahme des Sympathikotonus, andererseits eine Hemmung peripherer a_1-Rezeptoren nachgewiesen werden. Die antihypertensive Wirkung von Urapidil beruht folglich auf der resultierenden Abnahme des peripheren Gefäßwiderstandes. Ein reflektorischer Anstieg der Herzfrequenz wurde nicht berichtet.

Die Langzeitbehandlung mit Urapidil wird mit 2×30 mg täglich eingeleitet; eine tägliche Maximaldosis von 180 mg sollte nicht überschritten werden. Zur Behandlung der hypertensiven Krise steht Urapidil als intravenös zu applizierende Substanz zur Verfügung.

■ Nebenwirkungen

Bisher beschriebene Nebenwirkungen sind Schwindelgefühl, Übelkeit und Kopfschmerz, in sehr seltenen Fällen Müdigkeit, orthostatische Dysregulation, Mundtrockenheit und allergische Hautreaktionen.

24.2.3 Indoramin

■ Wirkmechanismus, therapeutische Anwendung

Indoramin ist eine weitere Hybridsubstanz, deren Wirkmechanismus einerseits (überwiegend) auf einer Blockade peripherer a_1-Rezeptoren beruht und zusätzlich möglicherweise durch eine Stimulation medullärer 5-HT$_{1A}$-Rezeptoren vermittelt wird. Die übliche Dosierung beträgt 25–200 mg/d. Geeignete Kombinationspartner sind Diuretika und β-Rezeptorenblocker.

■ Nebenwirkungen

Nebenwirkungen sind Sedation, Müdigkeit, Mundtrockenheit und Ejakulationsstörungen.

■ Zusammenfassung (Kapitel 24.1 und 24.2)

■ Sympatholytika mit überwiegend oder teilweise zentralen Angiffspunkten weisen eine gute blutdrucksenkende Wirksamkeit auf.

■ Die wichtigsten Nebenwirkungen dieser Substanzen sind Sedation, Müdigkeit und Mundtrockenheit. Wegen der Dosisabhängigkeit dieser Erscheinungen sollte eine etwaige Langzeitbehandlung nur in niedrigen Dosierungen erfolgen.

■ Lipid- und Kohlenhydratstoffwechsel werden nicht beeinflusst.

■ Eine hypertoniebedingte Herzhypertrophie wird unter Langzeittherapie verringert.

■ Bei ungenügender Blutdrucksenkung ist die frühzeitige Kombination mit einem zweiten Antihypertensivum (z. B. Diuretikum) zu empfehlen.

■ Die abrupte Unterbrechung einer Langzeittherapie mit Clonidin oder Guanfacin kann eine hypertensive Krise (Rebound-Hypertonie) auslösen.

■ Langzeiterfahrungen unter breiter Anwendung im klinischen Alltag werden zeigen, inwieweit sich das bislang günstig erscheinende Nebenwirkungsprofil der neueren, selektiven Imidazolin-Rezeptoragonisten tatsächlich von den anderen zentral wirksamen Sympatholytika positiv abhebt.

■ 24.3 Überwiegend peripher wirkende Sympatholytika

24.3.1 α-Rezeptorenblocker

Die gegenwärtig verfügbaren α-Rezeptorenblocker lassen sich unterteilen in nichtselektive und (α_1-)selektive Substanzen.

24.3.1.1 Nichtselektive α-Rezeptorenblocker

Phentolamin, Phenoxybenzamin

Wirkmechanismus, therapeutische Anwendung und Nebenwirkungen. Nichtselektive α-Rezeptorenblocker wie Phentolamin und Phenoxybenzamin werden bei der Behandlung des Phäochromozytoms eingesetzt (s. Kapitel 34.4). Beide Substanzen blockieren sowohl postsynaptische α_1-Rezeptoren an der glatten Gefäßmuskulatur als auch präsynaptische (zentrale) α_2-Rezeptoren. Während jedoch die blockierende Wirkung von Phentolamin reversibel und nur von kurzer Dauer ist, geht Phenoxybenzamin eine kovalente, irreversible Bindung mit dem Rezeptor ein. Im Gegensatz zum Phentolamin, das eine kurze Wirkdauer hat und nahezu ausschließlich zur Akuttherapie der hypertensiven Krise beim Phäochromozytom eingesetzt wird, weist Phenoxybenzamin daher eine lange Wirkungsdauer auf. Phenoxybenzamin dient zur präoperativen Therapie und zur Langzeitbehandlung des nichtoperablen Phäochromozytoms (s. Kapitel 34.4). In der Behandlung der primären Hypertonie konnten sich Phenoxybenzamin und Phentolamin wegen ausgeprägter orthostatischer Dysregulation, Müdigkeits- und Schwächegefühl und einer starken (Reflex-)Tachykardie nicht etablieren.

Urapidil, Indoramin. Urapidil und Indoramin sind Hybridsubstanzen, deren blutdrucksenkende Wirkung einerseits durch eine Blockade peripherer a_1-Rezeptoren und andererseits durch eine Stimulation zentraler Serotonin-Rezeptoren vermittelt wird (s. Kapitel 24.2.2 und 24.2.3).

24.3.1.2 Selektive a_1-Rezeptorenblocker

Die selektiven a_1-Rezeptorenblocker wurden bislang von den meisten Fachgesellschaften als Basismedikamente für die Langzeitbehandlung der arteriellen Hypertonie empfohlen, da sie – neben der erwiesenen antihypertensiven Wirksamkeit und Sicherheit – andere kardiovaskuläre Risikofaktoren günstig beeinflussen. So werden unter Gabe von a_1-Rezeptorenblockern ein Anstieg des HDL-Cholesterols und ein Abfall des LDL- und des Gesamtcholesterols sowie der Triglyzeride beobachtet. Die Stoffwechsellage bei Patienten mit Diabetes mellitus wird nicht beeinträchtigt; bei übergewichtigen, normoglykämischen Hypertonikern wurde eher eine Verbesserung der Insulinempfindlichkeit nach Gabe von Prazosin und Doxazosin gefunden. – Anderen Antihypertensiva vergleichbar, führt eine Langzeittherapie mit selektiven a_1-Rezeptoren zu einer Regression einer linksventrikulären Hypertrophie. – Obwohl die günstige Beeinflussung der erwähnten Surrogatparameter unter a_1-Rezeptorenblockergabe in zahlreichen früheren Studien nachgewiesen werden konnte, erforderte die Anfang 2000 durchgeführte Interimsanalyse der ALLHAT-Studie (Antihypertensive Lipid-Lowering Treatment to Prevent Heart Attack Trial; s. auch Kapitel 26) den vorzeitigen Abbruch des entsprechenden Behandlungsarmes: Im Vergleich zu dem Diuretikum Chlorthalidon war unter dem a_1-Rezeptorenblocker Doxazosin nach einer ca. 4-jährigen Behandlungsdauer das Risiko kombinierter kardiovaskulärer Ereignisse (Tod als Folge einer koronaren Herzerkrankung, nichttödlicher Myokardinfarkt, Häufigkeit erforderlicher Revaskularisationsmaßnahmen und Krankhausaufenthalte wegen pektanginöser Beschwerden) um 25% und das Risiko, eine chronische Herzinsuffizienz zu entwickeln, um das zweifache angestiegen. Des weiteren war die Senkung des systolischen Blutdruckes der mit Doxazosin behandelten Patienten um 2–3 mmHg geringer ausgeprägt als unter Chlorthalidon. – Obwohl in der ALLHAT-Studie eine kurzwirksame Formulierung von Doxazosin eingesetzt wurde und eine Übertragbarkeit der Zwischenergebnisse dieser prospektiven, aktivkontrollierten (Chlorthalidon vs. Doxazosin vs. Amlodipin vs. Lisinopril) Langzeitstudie auf andere Vertreter dieser Substanzklasse nicht zwingend gegeben sein muss, ist es im Sinne einer *evidence-based medicine* zum gegenwärtigen Zeitpunkt naheliegend, a_1-Rezeptorenblocker vor

Verfügbarkeit anderer prospektiver Daten zunächst nicht mehr als Basismedikamente für die Behandlung der arteriellen Hypertonie zu empfehlen. – Eine Ausnahme scheint m.E. gerechtfertigt bei Hypertonikern mit gleichzeitig bestehender obstruktiver, gutartiger Prostatahypertrophie, für deren symptomatische Behandlung die Gabe eines selektiven a_1-Rezeptorenblockers die pharmakologische Therapie der ersten Wahl ist. Bei diesen Patienten sollte jedoch ebenfalls eine Alternative sowohl in der Basistherapie der Hypertonie als auch in der Behandlung der Prostatahypertrophie gewählt werden, wenn zusätzlich eine kardiale Vorschädigung vorliegt.

Aufgrund der Zwischenergebnisse der ALLHAT-Studie sind bislang keine Aussagen über Mortalität und Morbidität unter einer kombinierten Langzeitgabe eines a_1-Rezeptorenblockers mit einem anderen Antihypertensivums möglich, sodass angesichts der langjährigen Erfahrungen der Einsatz der a_1-Rezeptorenblocker als Mittel der zweiten Wahl – insbesondere als Partner im Rahmen einer Mehrfachkombination – nach wie vor akzeptabel erscheint. Eine zusätzlich vorliegende Herzinsuffizienz ist jedoch als Kontraindikation zu werten.

Prazosin

Wirkmechanismus, therapeutische Anwendung. Prazosin wurde bereits Mitte der 70er Jahre als unspezifischer Vasodilatator zur Behandlung der arteriellen Hypertonie eingeführt. Erst später entdeckte man, dass der antihypertensive Effekt Folge einer selektiven Blockade postsynaptischer a_1-Rezeptoren ist. Die dadurch bedingte kompetetive Hemmung von Noradrenalin an der glatten Gefäßmuskulatur bewirkt eine Dilatation der peripheren Widerstandsgefäße, sodass es zu einer Senkung des arteriellen Blutdruckes kommt. Trotz dieser Vasodilatation wird eine Reflextachykardie allenfalls in sehr geringem Ausmaß beobachtet; ein Phänomen, das auf die fehlende Beeinflussung der präsynaptischen a_2-Rezeptoren zurückgeführt wird.

Das Herzminutenvolumen, die Nierendurchblutung sowie die glomeruläre Filtrationsrate zeigen unter Langzeittherapie mit Prazosin keine signifikante Veränderung.

Da initial schwere orthostatische Reaktionen auftreten können, muss Prazosin einschleichend therapiert werden. Insbesondere bei älteren Patienten ist größte Vorsicht geboten. Es empfiehlt sich daher eine Anfangsdosis von 0,5 mg, die je nach Behandlungserfolg in den folgenden Tagen bis zu einer maximalen Tagesdosis von 12 mg gesteigert werden kann. Eine Verteilung auf zwei bis drei Einnahmen täglich wird in den meisten Fällen notwendig sein, da die Plasmahalbwertzeit von Prazosin nur 2–3 Stunden beträgt.

Diuretika verstärken den antihypertensiven Effekt von Prazosin und eignen sich bei ungenügendem Ansprechen der Monotherapie ebenso wie β-Rezeptorenblocker als Kombinationspartner.

Nebenwirkungen. Wichtigste und relativ häufig auftretende Nebenwirkung ist die initiale orthostatische Beschwerdesymptomatik, die zusätzlich mit Kopfschmerzen, Übelkeit, Erbrechen und Herzklopfen einhergehen kann.

Diese Beschwerden sind jedoch meistens nur von vorübergehender Natur und erfordern in der Regel keine Dosisreduktion. Seltene berichtete Nebenwirkungen sind Hautausschläge, Polyarthritis, Inkontinenz, Priapismus, Kopfschmerzen, Mundtrockenheit, verstopfte Nase und depressive Verstimmungen.

Bunazosin, Doxazosin, Terazosin. Wirkmechanismus, therapeutische Anwendung und Nebenwirkungsprofil dieser neueren a_1-Rezeptorenblocker entsprechen weitgehend den Eigenschaften von Prazosin. Unterschiedlich ist lediglich die längere Wirkdauer dieser Substanzen, die eine Beschränkung auf eine Einmalgabe gestattet. Überschießende hypotensive Reaktionen zu Beginn der Therapie werden scheinbar seltener als unter Prazosin beobachtet; dennoch kann die Gefahr einer ausgeprägten Hypotonie auch unter Bunazosin, Doxazosin und Terazosin nicht ausgeschlossen werden.

Die Implikationen der Zwischenergebnisse der ALLHAT-Studien für den therapeutischen Einsatz der Substanzklasse der a_1-Rezeptorenblocker wurde bereits zu Beginn dieses Kapitels diskutiert.

▪ Zusammenfassung (Kapitel 24.3.1)

- Die nichtselektiven a-Rezeptorenblocker Phentolamin und Phenoxybenzamin sind der Hypertoniebehandlung bei zugrundeliegendem Phäochromozytom vorbehalten.
- Selektive a_1-Rezeptorenblocker wie Bunazosin, Doxazosin, Prazosin oder Terazosin sind antihypertensiv gut wirksame Substanzen.
- Selektive a_1-Rezeptorenblocker haben einen günstigen oder neutralen Einfluss auf den Lipid- und Kohlenhydratstoffwechsel; eine linksventrikuläre Herzhypertrophie wird unter Langzeitbehandlung reduziert.
- Im Vergleich zu dem Diuretikum Chlorthalidon ist unter einer Langzeittherapie mit Doxazosin das Risiko sowohl kardiovaskulärer Ereignisse als auch der Entwicklung einer Herzinsuffizienz erhöht, so dass die Substanzklasse der a_1-Rezeptorenblocker gegenwärtig nicht mehr als Mittel der ersten Wahl zur Behandlung der arteriellen Hypertonie empfohlen werden kann.
- Wichtigste Nebenwirkung der a_1-Rezeptorenblocker ist die orthostatische Hypotonie insbesondere zu Beginn der Therapie.
- a_1-Rezeptorenblocker sind geeignete Kombinationspartner für Diuretika und β-Rezeptorenblocker.
- a_1-Rezeptorenblocker eignen sich bei männlichen Hypertonikern zur gleichzeitigen Behandlung einer benignen Prostatahypertrophie (BPH).
- Eine (gleichzeitig bestehende) Herzinsuffizienz ist als Kontraindikation für den Einsatz eines a_1-Rezeptorenblockers zu werten.

24.3.2 β-Rezeptorenblocker

β-Rezeptorenblocker sind als Basismedikamente zur Behandlung der primären, arteriellen Hypertonie weltweit anerkannt. Gemeinsam mit den Diuretika waren sie bis 1995 die einzigen Substanzklassen, für die durch entsprechende Langzeitstudien belegt worden war, dass sie bei Patienten mit primärer Hypertonie zu einer Senkung der erhöhten Inzidenz von Mortalität und Morbidität führen (s. auch Kapitel 21 und 23). Vorbehalte bestehen lediglich in der Monotherapie mit β-Rezeptorenblockern bei älteren bzw. sehr alten Hypertonikern (>65 Jahre bzw. >80 Jahre) ohne Begleiterkrankungen (Empfehlungen des Joint National Committee VI).

β-Rezeptorenblocker wurden zunächst nur zur Behandlung der koronaren Herzkrankheit eingesetzt. Erst Mitte der 60-er Jahre entdeckte man ihre blutdrucksenkende Wirkung und deren Nutzen für die Behandlung der arteriellen Hypertonie. Während der günstige Effekt der β-Rezeptorenblocker auf Morbidität und Mortalität bei Patienten mit erlittenem Myokardinfarkt schon längere Zeit als bewiesen gilt, konnte ihr Nutzen in der Behandlung

Tabelle 24.1. Organspezifische Wirkungen einer β-Rezeptorenblockade

Zielorgan	Rezeptorklasse	Wirkung der Rezeptorenblockade
Herz	β_1	Abnahme der Kontraktilität
		Abnahme der Herzfrequenz
		Verlangsamung des Sinusknotenrhythmus und der Überleitungsgeschwindigkeit im AV-Knoten
		Verminderte Erregbarkeit des Myokards
Niere	β_1	Verminderte Freisetzung von Renin
Bronchialsystem	β_2	Konstriktion
Glatte Muskulatur		
Uterus	β_2	Konstriktion
Intestinum	β_1	Konstriktion
Blutgefäße	β_1	Konstriktion der Koronararterien
	β_2	Konstriktion
Skelettmuskulatur	β_2	Hemmung der Glykogenolyse
Fettgewebe (FG)		
Subkutanes FG, „weiße" Fettzellen	$\beta_{1/2/3}$*	Hemmung der Lipolyse, Retention von Fett in Fettzellen
Viszerales FG, „braune" Fettzellen (Thermogenese)	β_3*	Hemmung der Thermogense, Induktion von Adipositas(?)
Pankreas	β_2	Hemmung der Insulinsekretion
Auge		
Augeninnendruck	β_1	Abnahme
Tränensekretion	β_2	Abnahme
Endokrines		
Renin	$\beta_1 > \beta_2$	Hemmung
Insulin	β_2	Hemmung
Glukagon	β_2	Hemmung

* Theoretische Überlegungen, basierend auf Kenntnissen der β_3-Rezeptorenstimulation

der chronischen Herzinsuffizienz (insbesondere NYHA II–III) erst in den vergangenen Jahren durch zahlreiche Langzeitstudien belegt werden. In der Behandlung kardiovaskulärer Erkrankungen und – wegen der häufig existierenden Komorbidität – speziell der arteriellen Hypertonie haben die β-Rezeptorenblocker aufgrund der neuen Indikationen zweifellos eine „Renaissance" erlebt.

■ Wirkmechanismus, therapeutische Anwendung

Die pharmakologische Wirkung der β-Rezeptorenblocker beruht auf einer kompetetiven Hemmung (Blockierung) der sympathomimetisch wirkenden Neurotransmitter Noradrenalin und Adrenalin an den zellulären β-Rezeptoren des jeweiligen Erfolgsorganes (Tabelle 24.1). Zwischen der Sympathikusaktivität und der Wirkungsintensität der β-Rezeptorenblocker besteht eine positive Korrelation. Trotz der langjährigen klinischen Erfahrung in der Behandlung der arteriellen Hypertonie ist der genaue Wirkmechanismus der Blutdrucksenkung bislang nicht aufgeklärt. Unter akuter Gabe eines β-Rezeptorenblockers wird zunächst eine Abnahme der Herzauswurfleistung und eine Zunahme des peripheren Gefäßwiderstandes beobachtet; unter Langzeittherapie nähert sich die Herzauswurfleistung wieder den Ausgangswerten ohne sie jedoch vollständig zu erreichen. Auch der erhöhte Gefäßwiderstand normalisiert sich wieder weitgehend unter einer chronischen Gabe von β-Rezeptorenblockern. Ob und in welcher Weise die humoralen Veränderungen (erhöhte Plasmaspiegel von Adrenalin und Noradrenalin, supprimierte Plasmareninaktivität) an den kausalen Mechanismen der Blutdrucksenkung unter β-Rezeptorengabe eine Bedeutung zukommt, ist ebenfalls unklar.

Die maximale antihypertensive Wirksamkeit wird im allgemeinen erst nach einer Therapiedauer von zwei bis vier Wochen erreicht.

Die auf unterschiedlichen funktionellen Wirkungen von Noradrenalin und Adrenalin basierende Differenzierung zwischen β_1- und β_2-Rezeptoren hat zu der Entwicklung von (relativ) β_1-selektiven (sog. „kardioselektiven" β-Rezeptorenblockern) und nichtselektiven β-Rezeptorenblockern geführt (s. Tabellen 24.2 und 24.3).

Ein weiteres Unterscheidungsmerkmal der β-Rezeptorenblocker ist eine sympathomimetische „Restaktivität" (sog. intrinsische sympathomimetische Aktivität = ISA) einiger Vertreter dieser Substanzklasse, die durch eine Ähnlichkeit ihrer Molekülstruktur mit der von Sympathomimetika begründet ist und einen geringeren Abfall der Ruheherzfrequenz und des Ruheherzminutenvolumens bedingt (Tabellen 24.2 und 24.3). Zur Behandlung kardiovaskulärer Erkrankungen sollten diese Substanzen zurückhaltend verordnet werden, da jede Sympathikusaktivierung das kardiovaskuläre Risiko erhöht.

β-Rezeptorenblocker mit vasodilatierenden Eigenschaften werden in Kapitel 24.3.3 gesondert aufgeführt.

β-Rezeptorenblocker senken als Monotherapie – wie andere „First-line"-Antihypertensiva – bei etwa 40–60% der Patienten mit milder bis mit-

Tabelle 24.2. Klassifizierung der β-Rezeptorenblocker nach Kardioselektivität, intrinsisch-sympathomimetischer Aktivität (ISA) und zusätzlichen, vasodilatierenden Eigenschaften

Selektivität	ISA		Vasodilatierende Eigenschaften
	Nein	Ja	
Nichtselektiv	Bupranolol	Alprenolol	Amusolol
	Carazolol	Bopindolol	Bucindolol
	Nadolol	Bunitrolol	Carvedilol
	Metipranolol	Carteolol	Labetalol
	Propanolol	Mepindolol	Nipradilol
	Sotalol	Oxprenolol	
	Timolol	Pentbutolol	
	Pindolol		
Selektiv	Atenolol	Acebutolol	Arotinolol
	Betaxolol		Bevantolol
	Bisoprolol		Celiprolol
	Metoprolol		Nebivolol
	Nebivolol		

Tabelle 24.3. Pharmakologische Eigenschaften und Dosierungen von verschiedenen β-Rezeptorenblockern

Internationaler Freiname	Handelsname (Beispiele)	β_1-Selektivität*	Lipophilie	ISA	Bioverfügbarkeit [%]	Übliche Tagesdosierung [mg]
Acebutalol	Prent	+	+	+	40–60	2×200–400
Atenolol	Tenormin	+	–	–	50	1×25–100
Alprenolol	Aptin-Duriles	–	+	+	1–15	200–400
Betaxolol	Kerlone	+	–	+	80–90	10–20
Bisoprolol	Concor	+	+	–	>90	2,5–10
Bupranolol	Betadrenol	–		–	>10	100–400
Carazolol	Conducton	–	–	–	>10	3×5–10
Carteolol	Endak	–	–	+	90	2,5–20
Carvedilol	Dilatrend	–	+	–	85	12,5–25
Celiprolol	Selectol	+	–	+	50–70	200–400
Mepindolol	Corindolan	–		+	>95	2×2,5–5
Metipranolol	Disorat	–		–	50	2–3×20
Metoprolol	Beloc-Zok,	+	+	–	>95	1×47,5–190
	Lopresor				50	2×50–200
Nadolol	Solgol	–	–	–	20–34	30–120
Nebivolol	Nebilet	+	+	(+)**	12–>95	2,5–5
Oxprenolol	Trasicor	–	+	+	24–60	1–2×40–160
Penbutalol	Betapressin	–	+	+	>95	1–2×20–40
Pindolol	Visken	–	+	+	85	15–20
Propanolol	Dociton	–	+	–	30	1–2×40–160
Sotalol	Sotalex	–	–	–	70	80–160
Talinolol	Cordanum	+			50–70	1×100

*Relative Selektivität, **Abbauprodukte von Nebivolol.

ISA Intrinsische sympathomimetische Aktivität

telschwerer Hypertonie (Schweregrad 1–2) ausreichend den Blutdruck. Bei ungenügendem Therapieerfolg sind prinzipiell alle Basismedikamente als Kombinationspartner geeignet; aus pharmakodynamischen Gründen erscheint die zusätzliche Gabe eines Diuretikums, eines Kalziumantagonisten vom Dihydropyridin-(Nifedipin-)Typ oder eines selektiven a_1-Rezeptorantagonisten als besonders günstig (s. auch Kapitel 30).

▪ Nebenwirkungen

Die unter Therapie mit anderen Antihypertensiva üblichen unspezifischen Nebenwirkungen werden – insbesondere initial – auch unter Einnahme von β-Rezeptorenblockern beobachtet: Kopfschmerzen, Schwindel, Müdigkeit, gastrointestinale Beschwerden, Impotenz, symptomatische Hypotonien usw.

Spezifische Nebenwirkungen sind vorwiegend Folge der (partiellen) β_2-Rezeptorenblockade.

Arterielles Gefäßsystem. Die im Bereich der glatten Gefäßmuskulatur induzierte Vasokonstriktion insbesondere von peripheren Arterien begründet das Gefühl von „kalten Extremitäten"; bei Patienten mit einem Raynaud-Syndrom oder mit einer peripheren arteriellen Verschlusskrankheit führt die verminderte periphere Blutversorgung vielfach zu einer Verschlechterung der Symptomatik und des objektiven Krankheitsbildes.

Bronchialsystem. Bei Patienten mit Asthma bronchiale kann durch eine Blockade der β-Rezeptoren ein akuter Bronchospasmus (Tabelle 24.1) ausgelöst werden. Obwohl diese Gefahr unter Gabe von β_1-selektiven Substanzen geringer ist, empfiehlt sich dennoch bei dieser Patientenpopulation, auf eine Gabe von β-Rezeptorenblockern zu verzichten und eine erforderliche Therapie mit einem Antihypertensivum einer anderen Substanzklasse durchzuführen. Auch bei Patienten mit chronisch obstruktiven Atemwegserkrankungen ist eine Therapie mit β-Rezeptorenblockern abzuraten, da zunehmend Atemnot auftreten kann.

Belastungstoleranz. Die Abnahme der körperlichen Belastungstoleranz tritt unabhängig von Selektivität und ISA auf, sodass eine Therapie mit β-Rezeptorenblockern bei sporttreibenden Patienten weniger ideal ist.

Kardiales Reizbildungs- und Reizleitungssystem. β-Rezeptorenblocker sollten nicht gegeben werden bei ausgeprägten Bradykardien, bei AV-Blockierungen und bei einem Sick-Sinus-Syndrom (Syndrom des kranken Sinusknotens = SSS).

Generell abzuraten ist von einer kombinierten Therapie mit einem zentral wirksamen Sympatholytikum (z. B. Clonidin), da durch den additiven Effekt klinisch relevante Bradykardien oder – im Extremfall – Asystolien ausgelöst werden können („Demaskierung" eines SSS). Des weiteren bestehen Vorbehalte gegenüber der kombinierten Gabe von β-Rezeptorenblockern und Kalziumantagonisten, die die AV-Überleitung verzögern (Verapamil-Typ, Diltiazem-Typ; s. Kapitel 26). Bei bekannten AV-Blockierungen ist diese Kombination ohnehin kontraindiziert.

Herzinsuffizienz. Bei akuter, dekompensierter Herzinsuffizienz sowie bei Patienten mit chronischer Herzinsuffizienz, bei denen kurz zuvor eine Therapie mit positiv-inotropen Substanzen (z. B. Digitalispräparate) abgesetzt wurde, kann die Gabe von β-Rezeptorenblockern zu einer weiteren Verschlechterung der Grunderkrankung führen und ist daher kontraindiziert. – Im Unterschied dazu profitieren Patienten mit chronischer Herzinsuffizienz von einer Therapie mit β-Rezeptorenblockern: während deren Nutzen in der Sekundärprophylaxe bei Patienten mit erlittenem Myokardinfarkt (gleichbedeutend einem Verlust der ventrikulären Muskelmasse mit in der Regel reduzierter kardialer Belastbarkeit, in der Regel mindestens entsprechend einer Herzinsuffizienz der NYHA Klassifizierung I bis II) längst belegt worden ist, konnte in den vergangenen Jahren in mehreren prospektiven, kontrollierten Langzeitstudien gezeigt werden, dass auch bei Patienten mit mittelschwerer Herzinsuffizienz (NYHA Stadium II, III und leichte Formen Stadium IV) und vorhandener Standardtherapie (ACE-Hemmer, Diuretikum) die Add-on-Gabe eines β_1-selektiven oder nichtselektiven β-Rezeptorenblockers zu einer Senkung der Mortalität führt (Abb. 24.2).

Studie	n	Mortalität [%] BB	Kontrollgruppe	OR & 95% CI
Kleine Studien				
- Carvedilol	149	4,5	3,3	
- Nicht-Carvedilol	222	7,1	9,1	
MDC	383	11,9	11,1	
CIBIS	641	16,6	20,9	
ANZ	415	9,7	12,5	
US Multicentre	1094	2,4	7,1	
CIBIS II	2639	11,8	17,2	
RESOLVD	769	3,7	8,1	
MERIT-HF	3991	7,2	11,0	
Gesamt	6312	8,5	12,8	

OR = 0,66
95% CI 0,61-0,71
2p = 0,0005

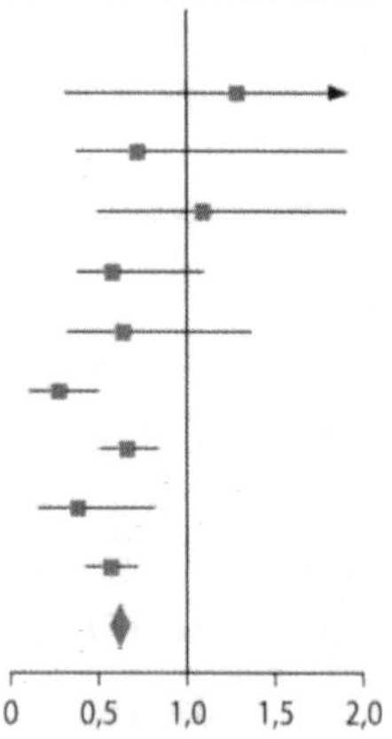

0   0,5   1,0   1,5   2,0

Abb. 24.2. Gesamtsterblichkeit unter Therapie mit β-Rezeptorenblockern bei chronischer Herzinsuffizienz: die Metaanalyse der Ergebnisse Plazebo-kontrollierter β-Rezeptorenblockerstudien beinhaltete alle Studien, in denen Patienten entweder zu einer β-Rezeptorenblocker- oder zu einer Plazebogabe randomisiert worden waren. Aus Platzgründen wurden kleinere, monozentrische Studien zusammengefasst zu solchen, in denen entweder Carvedilol oder aber andere β-Rezeptorenblocker („Nicht-Carvedilol-Gruppe") Prüfsubstanz waren.

ANZ Australia/New Zealand Heart Failure Research Collaborative Group Studie (mit Carvedilol); *BB* β-Rezeptorenblocker-Arm; *CI* Konfidenz-Intervall; *CIBIS* Cardiac Bisoprolol Study; *MDC* Metoprolol Dilated Cardiomyopathy Studie; *OR* odds ratio; *RESOLVD* Randomised Evaluation of Strategies for Left Ventricular Dysfunction Studie; *MERIT-HF* Metoprolol CR/XL Randomised Intervention Trial in Heart Failure-Studie; *US-Multicentre* US Carvedilol Heart Failure Study Group-Studie

Quelle: Krum H (1999) Drugs 58:203–210

Stoffwechsel. Die Beeinflussung des Kohlenhydratstoffwechsels ist seit langem bekannt und betrifft sowohl Patienten mit Diabetes mellitus als auch Nichtdiabetiker. Während sich bei letzteren unter einer Langzeittherapie mit β-Rezeptorenblockern eine Insulinresistenz und – im Vergleich zu unbehandelten Patienten deutlich häufiger – ein manifester Diabetes entwickeln können, besteht für Diabetiker eine zusätzliche Gefährdung bei auftretenden Hypoglykämien. Da insbesondere bei insulinabhängigen (und häufig glukagonarmen) Diabetikern die Gegenregulation bei hypoglykämischen Zuständen hauptsächlich durch Adrenalin vermittelt wird, bewirkt eine Blockade der β-adrenergen Rezeptoren eine Verzögerung der Stoffwechselnormalisierung bzw. des Wiederanstieges der Glukose. – In der Langzeitbehandlung erhöht die Therapie mit β-Rezeptorenblockern das Diabetesrisiko, wie die Ergebnisse einer prospektiven Langzeitstudie an 12 500 Nichtdiabetikern zeigen (The Atherosclerosis Risk in Communities, ARIC-Studie) (Tabelle 24.4).

Die Wirkung der β-Rezeptorenblocker auf die Verteilung der Blutfette ist abhängig von der Substanzklasse: So werden unter nichtselektiven β-Rezeptorenblocker ohne ISA ein Anstieg der Triglyzeride und ein Abfall des HDL-Cholesterols beobachtet. Das LDL-Cholesterol verändert sich kaum. Der Lipidstoffwechsel wird nicht oder kaum beeinflusst durch selektive Substanzen mit ISA oder solche mit zusätzlich vasodilatierenden/a_1-Rezeptoren-blockierenden Eigenschaften (Tabelle 24.2). – Bei der Bewertung dieser unter Gabe von nichtselektiven β-Rezeptorenblockern ohne ISA auftretenden Beeinflussung des Stoffwechsels ist ohnehin zu bedenken, dass eine Reduktion des kardiovaskulären Risikos durch Langzeittherapie gerade mit diesen Substanzen belegt ist, während andererseits der Nachweis einer klinischen Relevanz minimaler Lipidveränderungen noch aussteht.

Tabelle 24.4. Risiko eines Diabetes mellitus unter Langzeitgabe verschiedener antihypertensiv wirksamer Substanzklassen[*]

Antihypertensive Medikation	Risikoverhältnis [95% Konfidenzintervall]		
	Modell 1	Modell 2	Modell 3
Keine	1,0	1,0	1,0
ACE-Hemmer	0,99 (0,73–1,35)	0,96 (0,71–1,31)	0,98 (0,72–1,34)
β-Rezeptorenblocker	1,26 (1,03–1,52)[a]	1,25 (1,03–1,52)[a]	1,28 (1,04–1,57)[a]
Kalziumantagonisten	1,17 (0,85–1,62)	1,16 (0,84–1,60)	1,17 (0,83–1,66)
Thiaziddiuretika	0,95 (0,77–1,17)	0,93 (0,76–1,15)	0,91 (0,73–1,13)

[*] Ermittelt an Patienten mit arterieller Hypertonie (n = 3804)
Modell 1 Adjustiert nach Alter, Geschlecht, ethnischer Abstammung und Einnahme anderer Antihypertensiva
Modell 2 Adjustiert nach den Variablen von Modell 1 zuzüglich BMI (Body Mass Index), Taillen-/Hüftumfang-Quotient, Schulbildung, Nikotin- und Alkoholkonsum und körperliche Aktivität
Modell 3 Adjustiert nach den Variablen von Modell 1 und 2 zuzüglich systolischer Blutdruck, diastolischer Blutdruck, Nüchtern-Insulinkonzentration im Serum sowie Nachweis oder Fehlen von Hypercholesterolämie, kardiovaskulärer Erkrankung, Lungenerkrankung, Niereninsuffizienz und familiärer Vorbelastung eines Diabetes mellitus
[a] p<0,05 für den Vergleich mit Personen, die keine antihypertensive Medikation einnehmen
Quelle: Gress TW et al. (2000) N Engl J Med 342:905–912

Zentralnervensystem. Die häufigsten zentralnervösen Nebenwirkungen, die unter Einnahme von β-Rezeptorenblockern berichtet werden, sind Schlaflosigkeit, depressive Verstimmungen und Alpträume.

Rebound-Hypertonie. Eine über längere Zeit bestehende Therapie mit β-Rezeptorenblockern sollte langsam ausgeschlichen werden; ein plötzliches Freiwerden der β-adrenergen Rezeptoren ist zu vermeiden, da eine gesteigerte Sensitivität der Rezeptoren vorliegt und die in erhöhten Konzentrationen zirkulierenden Katecholamine eine sympathotone Überreaktion auslösen können (Hypertonie, Tachykardie). Insbesondere bei Patienten mit begleitender koronarer Herzkrankheit kann der erhöhte kardiale Sauerstoffbedarf zu einer akuten Ischämie führen.

■ Zusammenfassung (Kapitel 24.3.2)

- β-Rezeptorenblocker sind als Basismedikamente in der Behandlung der arteriellen Hypertonie weltweit anerkannt; unter einer Langzeitbehandlung wird die bei Hypertonie erhöhte Mortalität und Morbidität gesenkt.
- β-Rezeptorenblocker sind eine heterogene Substanzklasse; Unterscheidungskriterien sind die kardiale (β_1-)Selektivität, eine intrinsische sympathomimetische Aktivität (ISA) und eine vasodilatierende Begleitwirkung, die entweder durch eine gleichzeitige Blockade von α_1-Rezeptoren oder aber über andere pharmakologische Wirkmechanismen vermittelt wird.
- Die therapeutische Ansprechrate bei milder bis mittelschwerer Hypertonie beträgt 40–60%; die maximale antihypertensive Wirkung ist nach zwei bis vier Wochen zu erwarten.
- Günstige Kombinationspartner bei unzureichender Blutdrucksenkung unter Monotherapie sind Diuretika, Kalziumantagonisten vom Dihydropyridin-(Nifedipin-)Typ und selektive α_1-Rezeptorenblocker.
- Wie bei allen Antihypertensiva ist mit unspezifischen Nebenwirkungen insbesondere zu Beginn einer Behandlung zu rechnen (Kopfschmerzen, Übelkeit, Müdigkeit, Abgeschlagenheit usw.).
- Therapeutische Zurückhaltung für β-Rezeptorenblocker ist geboten bei manifestem, insbesondere insulinabhängigem Diabetes mellitus, peripherer arterieller Verschlusskrankheit, obstruktiven Atemwegserkrankungen, bei sporttreibenden Patienten und – als Monotherapie – bei älteren Hypertonikern ohne Begleiterkrankungen.
- β-Rezeptorenblocker sind kontraindiziert bei akuter Herzinsuffizienz und bei chronischer Herzinsuffizienz nach Absetzen einer positiv-inotropen Substanz (z.B. Digitalispräparate), ausgeprägten Bradykardien und AV-Blockierungen, bei Vorliegen eines Sick-Sinus-Syndroms und bei schwerer, chronisch obstruktiver Atemwegserkrankung.

24.3.3 β-Rezeptorenblocker mit zusätzlichen vasodilatierenden Eigenschaften

Die nachfolgende Tabelle stellt eine Zusammenfassung von β-Rezeptoren-blockern dar, die zusätzlich über einen oder mehrere vasodilatierende, pharmakologische Wirkmechanismen verfügen (sog. Hybrid oder Pseudo-hybride) (Tabelle 24.5).

24.3.3.1 Kombinierte β- und α-Rezeptorenblocker

Carvedilol

Wirkmechanismus, therapeutische Anwendung. Carvedilol ist ein nichtselektiver β-Rezeptorenblocker, dessen vasodilatierende Eigenschaften überwiegend über zusätzliche, a_1-antagonistische Eigenschaften und – in höheren Konzentrationen – auch über die Blockade von Kalziumkanälen vermittelt wird. Das Verhältnis β- zu a_1-Rezeptorblockade beträgt 10:1, sodass die durch Blockade von a_1-Rezeptoren bedingten Nebenwirkungen – zumindest theoretisch – geringer sein dürften als unter Labetalol (s. unten).

Die antihypertensive Wirksamkeit von Carvedilol ist jener von Kalziumantagonisten, ACE-Hemmern, Diuretika sowie anderen β-Rezeptorenblockern vergleichbar.

Die empfohlene Tagesdosis zur Behandlung der arteriellen Hypertonie ist 6,25–25 mg. – Die Behandlung der chronischen Herzinsuffizienz (NYHA II–III), für welche Carvedilol als Zusatztherapie bei vorbestehender Medikation mit ACE-Hemmern und Diuretika zugelassen ist, sollte mit einer zweimal täglichen Gabe von 3,125 mg eingeschlichen und – in Abhängigkeit des klinischen Zustandes – in zweiwöchigen Abständen auf maximal 2×25 mg (<85 kg Körpergewicht) bzw. 2×50 mg (>85 kg) langsam gesteigert werden.

Tabelle 24.5. β-Rezeptorenblocker mit zusätzlichen vasodilatorischen Eigenschaften

Substanz (internationaler Freiname)	Pharmakodynamisches Profil	
	β-Rezeptorselektivität	Vasodilatorische Komponente
Amosulalol	β_1 und β_2	a_1-Rezeptorblockade
Arotinolol	$\beta_1 > \beta_2$	a_1- und a_2-Rezeptorblockade
Carvedilol	β_1 und β_2	a_1-Rezeptorblockade
Labetalol	β_1 und β_2	a_1-Rezeptorblockade
Bevantolol	$\beta_1 > \beta_2$	„Direkte" Vasodilatation?
Celiprolol	$\beta_1 \gg \beta_2$	β_2-Rezeptoragonismus und „direkte" Vasodilatation
Nebivolol	$\beta_1 \gg \beta_2$*	β_2-Rezeptoragonismus der Metabolite: Erhöhte NO-Produktion und (?) „direkte" Vasodilation
Nipradilol	β_1 und β_2	„Direkte" Vasodilatation via cGMP

NO Stickstoffmonoxid; *cGMP* zyklisches Guaninmonophosphat

* Bindung an β_2-Rezeptoren nur nachgewiesen für Metabolite des Nebivolols

Nebenwirkungen. Häufigste Nebenwirkungen, die unter Einnahme von Carvedilol berichtet wurden, sind Bradykardie, Hypotonie, Sehstörungen, Erbrechen, Übelkeit und Diarrhoe. In seltenen Fällen, und in der Regel nur bei herzinsuffizienten Patienten mit niedrigem Blutdruck und bei Patienten mit vorbestehender Niereninsuffizienz, verschlechterte sich die Nierenfunktion nach Carvedilolgabe. Entsprechende Risikopatienten sollten daher engmaschig überwacht werden. Leberzellschädigungen traten vereinzelt und kaum häufiger als unter Plazeboeinnahame auf; dennoch wird empfohlen, Carvedilol nicht an Patienten mit bekannter Lebererkrankung zu verschreiben bzw. das Medikament abzusetzen, falls unter Therapie Erhöhungen der Leberenzyme auftreten.

Labetalol

Wirkmechanismus, therapeutische Anwendung, Nebenwirkungen. Labetalol ist eine weitere Substanz, deren pharmakologisches Profil sowohl durch β- als auch durch a_1-rezeptorenblockierende Eigenschaften charakterisiert ist. Im Vergleich zu Carvedilol ist die Bindung an a_1-Rezeptoren stärker ausgeprägt (a- versus β-Blockade = 1:4). Labetalol wird in Deutschland nicht vermarktet, ist in den USA und anderen Ländern jedoch für die Behandlung der chronischen arteriellen Hypertonie und für die Behandlung der hypertensiven Krise zugelassen.

Die für andere β-rezeptorenblockierende Substanzen bestehenden Kontraindikationen sind auch für Labetalol als verbindlich anzusehen. Das Nebenwirkungsprofil entspricht weitgehend jenem von Carvedilol.

24.3.3.2 Andere β-Rezeptorenblocker mit vasodilatierenden Eigenschaften

Nebivolol, Celiprolol

Wirkmechanismus, therapeutische Anwendung, Nebenwirkungen. Nebivolol wird bislang als selektiver β_1-Rezeptorenblocker vermarktet, dessen Wirkprofil u.a. ebenfalls durch eine periphere Vasodilation gekennzeichnet ist. Ursächlich für diese Vasodilatation sind nach neueren In-vivo-Untersuchungen scheinbar Metabolite des Nebivolols, welche an endotheliale β_2-Rezeptoren binden und – über eine Erhöhung des freien, intrazellulären Kalziums – die Stickstoffmonoxid-(NO-)Produktion der endothelialen Stickstoffmonoxid-Synthase (eNOS) steigern.

Da seit langem bekannt ist, dass die Stimulation von β_2-Rezeptoren der glatten Gefäßmuskulatur ebenfalls eine (direkte) Vasodilatation bewirkt, kann gegenwärtig nicht beantwortet werden, erstens, ob und zu welchem Anteil beide Wirkmechanismen zu der unter Nebivolol (bzw. seiner Metabolite) beobachteten Gefäßdilation beitragen und zweitens, ob die endotheliale NO-Produktion spezifisch für (verstoffwechseltes) Nebivolol oder – weitaus wahrscheinlicher – ein unspezifischer Effekt ist, der auch unter Gabe anderer Substanzen mit β_2-agonistischen Eigenschaften – wie beispielsweise Celiprolol – nachweisbar ist.

Die antihypertensive Wirksamkeit von Nebivolol und Celiprolol ist durch zahlreiche Studien nachgewiesen und entspricht im wesentlichen jener der anderen für die Behandlung der Hypertonie zugelassenen Basismedikamente. Die empfohlene Tagesdosis beträgt 1×5 mg (Nebivolol) und 1×200–400 mg (Celiprolol).

Die für andere β-Rezeptorenblocker angegebenen Nebenwirkungen, Anwendungseinschränkungen und Kontraindikationen sind auch für Nebivolol und Celiprolol verbindlich.

▥ Zusammenfassung (Kapitel 24.3.3)

▮ β-Rezeptorenblocker mit vasodilatierenden Eigenschaften eignen sich zur Initialbehandlung der Hypertonie.

▮ Die vasodilatierenden Eigenschaften beruhen entweder auf einer zusätzlichen Blockade peripherer α_1-Rezeptoren (Carvedilol, Labetalol) oder aber auf anderen pharmakologischen Wirkmechanismen (Nebivolol, Celiprolol).

▮ Die antihypertensive Wirksamkeit und das Nebenwirkungsprofil entsprechen weitgehend denen anderer β-Rezeptorenblocker.

▥ Literatur

Abraham WT (2000) β-Blockers. The new standard of therapy for mild heart failure. Arch Intern Med 160:1237–1247

Benedict CR (1999) Centrally acting antihypertensive drugs: re-emergence of sympathetic inhibition in the treatment of hypertension. Curr Hypertens Rep 4:305–312

Bousquet P, Dontenwill M, Greney H, Feldman J (1998) I_1-Imidazoline receptors: an update. J Hypertension 16 (suppl 3):S1–S5

Broeders MAW, Doevendans PA, Bekkers BCAM, Bronsaer R, van Gorsel E, Heemskerk JWM, oude Egbrink MGA, van Breda E, Reneman RS, van der Zee R (2000) Nebivolol: a third generation β-blocker that augments vascular nitric oxide release. Endothelial β_2-adrenergic receptor-mediated nitric oxide production. Circulation 102:677–684

Brown MJ (1995) To beta block or better block? β_1-selectivity rarely matters in clinical practice despite the hype. Br Med J 311:701–702

Califf RM, O'Connor CM (2000) β-Blocker therapy for heart failure. The evidence is in, now the work begins. JAMA 283:1335–1337

Chrisp P, Faulds D (1992) Moxonidine. A review of its pharmacology, and therapeutic use in essential hypertension. Drugs 44:993–1012

Dahlöf B, Lindholm LH, Hansson L, Schersten B, Ekbom T, Wester PO (1991) Morbidity and mortality in the Swedish trial in Old Patients with Hypertension (STOP-Hypertension). Lancet 338:1281–1285

Eichhorn EJ, Bristow MR (1997) Practical guidelines for initiation of β-adrenergic blockade in patients with chronic heart failure. Am J Cardiol 79:794–798

Giacobino JP (1995) β_3-adrenoreceptor: an update. Eur J Endocrinol 132:377–385

Greenwood JP, Scott EM, Stoker JB, Mary DA (2000) Chronic I_1-imidazoline agonism. Sympathetic mechanism in hypertension. Hypertension 35:1264–1269

Gress TW, Nieto FJ, Shahar E, Wofford MR, Brancati FL (2000) For the Atherosclerosis Risk in Communities Study. Hypertension and antihypertensive therapy as risk factors for type 2 diabetes mellitus. N Engl J Med 342:905–912

Hjalmarson A, Goldstein S, Fagerberg B, Wedel H, Waagstein F, Kjekshus J, Wikstrand J, Allaf DE, Vitovec J, Aldershvile J, Halinen M, Dietz R, Neuhaus KL, Jánosi A, Thorgeirsson G, Dunselman PHJM, Gullestad L, Kuch J, Herlitz J, Rickenbacher P, Ball S, Gottlieb S, Deedwania P (2000) For the MERIT-HF Study Group. Effects of controlled-release metoprolol on total mortality, hospitalization, and well-being in patients with heart failure. The Metoprolol CR/XL Randomized Intervention Trial in Congestive Heart Failure (MERIT-HF). JAMA 283:1295–1302

Fulton B, Wagstaff AJ, Sorkin EM (1995) Doxazosin. An update of its pharmacology and therapeutic applications in hypertension and benign prostatic hyperplasia. Drugs 49:295–320

Krentz AJ, Evans AJ (1998) Selective imidazoline receptor agonists for metabolic syndrome. Lancet 351:152–154

Krum H (1999) β-blockers in heart failure. Drugs 58:203–210

Lasagna L (2000) Diuretics vs. alpha-blockers for treatment of hypertension. JAMA 283:2013–2015

Laurent S, Safar M (1992) Rilmenidine: a novel approach to first-line treatment of hypertension. Am J Hypertension 5:99S–105S

Maggioni AP, Tavazzi L (1999) Introducing new treatments in clinical practice: the Italian approach to β-blockers in heart failure. Heart 81:453–454

McNeely W, Goa KL (1999) Nebivolol in the management of essential hypertension: a review. Drugs 57:633–651

Messerli FH, Grossman E, Goldbourt U (1998) Are β-blockers efficacious as first-line therapy for hypertension in the elderly? JAMA 279:1903–1907

Molderings GJ, Göthert M, Christen O, Schäfer SG (1993) Imidazolrezeptoren und Blutdruckregulation. Hohe Rezeptorselektivität von Moxonidin. Dtsch med Wschr 118:953–958

MRC Working Party (1985) Medical Research Council trial of treatment of hypertension in older adults: principal results. Br Med J 304:405–412

Prevention of stroke by antihypertensive drug treatment in older persons with isolated systolic hypertension (1991) Final results of the Systolic Hypertension in the Elderly Program (SHEP). JAMA 265:3255–3264

Siepmann M, Kirch W (1998) Reserpin-Diuretika-Kombinationen in der Therapie der arteriellen Hypertonie. Med Klin 93:733–777

Sowers JR, Bakris GL (2000) Antihypertensive therapy and the risk of type 2 diabetes mellitus. N Engl J Med 342:969–970

Stimpel M, Wambach G (1987) Therapie des Phäochromozytoms. Dtsch med Wschr 112:1426–1427

The ALLHAT Officers and Coordinators for the ALLHAT Collaborative Research Group (2000). Major cardiovascular events in hypertensive patients randomized to doxazosin vs. chlorthalidone. The Antihypertensive and Lipid-Lowering Treatment to Prevent Heart Attack Trial (ALLHAT). JAMA 283:1967–1975

The BEST Steering Committee (1995) Design of the Beta-Blocker Evaluation Survival Trial (BEST). Am J Cardiol 75:1220–1223

United Kingdom Prospective Diabetes Study Group (1998) Efficacy of atenolol and captopril in reducing risk of macrovascular and microvascular complications in type 2 diabetes: UKPDS 39. Br Med J 317:713–720

Van Zwieten PA (1993) An overview of the pharmacodynamic properties and therapeutic potential of combined alpha- and beta-adrenoceptor antagonists. Drugs 45:509–517

Van Zwieten (1999) Centrally acting antihypertensive drugs. Present and future. Clin Exper Hypertension 21:859–873

Wood AJJ (1998) Carvedilol. N Engl J Med 339:1759–1765

KAPITEL 25

Direkte Vasodilatatoren

Als direkte Vasodilatatoren werden nachfolgend Substanzen zusammengefasst, die durch eine direkte Beeinflussung der peripheren Gefäßmuskulatur
ihre blutdrucksenkende Wirkung entwickeln. Diese chemisch und hinsichtlich ihres Wirkmechanismus heterogenen Antihypertensiva werden bewusst
von Substanzklassen abgegrenzt, die indirekt über andere, definierte Wirkmechanismen vasokonstriktorische Einflüsse hemmen (α-Rezeptorenblo-
cker, Kapitel 24; Kalziumantagonisten, Kapitel 26; ACE-Hemmer und Angiotensin-II-Antagonisten, Kapitel 27) und so ebenfalls eine blutdrucksenkende Vasodilatation bewirken. Seit kurzem ist für einige Vasodilatatoren
bekannt, dass sie ihre Wirkung an der glatten Gefäßmuskulatur durch eine
Öffnung sog. ATP-(Adenosin-Triphosphat-)sensitiver Kaliumkanäle induzieren (z. B. Minoxidil, Diazoxid). Andere Kaliumkanalöffner (Pinacidil, Nico-
randil, Chromakalim usw.) sind gegenwärtig in der klinischen Entwicklung,
doch werden reflektorisch – wie auch durch alle bislang etablierten, direkt
vasodilatierenden Substanzen – sowohl das Renin-Angiotensin-Aldosteron-
System als auch das sympathische Nervensystem aktiviert. Reflextachykardien und Palpitationen sowie eine durch das aktivierte Renin-Angiotensin-
Aldosteron-System bedingte Natrium- und Wasserretention müssen daher
durch ein weiteres Medikament (β-Rezeptorenblocker, Diuretikum) kompensiert werden.

Die Vasodilatatoren lassen sich in Medikamente zur Langzeitbehandlung
(Dihydralazin und Minoxidil) und zur Akutbehandlung (Nitroprussidnatrium) der Hypertonie unterteilen.

▪ 25.1 Vasodilatatoren zur Langzeitbehandlung der Hypertonie

25.1.1 Dihydralazin

▪ Wirkmechanismus, therapeutische Anwendung
Dihydralazin wurde Anfang der 50er Jahre zur Behandlung der arteriellen
Hypertonie eingeführt und ist somit eines der am längsten verfügbaren
Antihypertensiva. Dihydralazin bewirkt durch einen bislang nicht geklärten
Wirkmechanismus eine direkte Dilatation der glatten Gefäßmuskulatur. Die
damit einhergehende Abnahme des peripheren Widerstandes bedingt die
Senkung des arteriellen Blutdruckes.

Eine orale Dauertherapie mit Dihydralazin wird mit einer Tagesdosis von 25 bis 50 mg begonnen, die auf mindestens zwei Gaben zu verteilen ist. Die empfohlene Maximaldosis von 150 mg täglich sollte nicht über einen längeren Zeitraum gegeben werden, da bereits bei einer Tagesdosis von 100 mg mit dem Auftreten eines Lupus erythematodes gerechnet werden muss. Üblicherweise wird Dihydralazin heute nur noch bei schwerer bzw. schwer einstellbarer Hypertonie als Kombinationspartner einer vorbestehenden antihypertensiven Mehrfachtherapie eingesetzt.

In seltenen Fällen, in denen Dihydralazin als primäres Antihypertensivum fungieren soll, ist eine Zusatztherapie mit einem β-Rezeptorenblocker und einem Diuretikum parallel einzuleiten, um die reflektorisch auftretenden Gegenregulationen zu kompensieren (s. oben).

Die intravenöse Anwendung von Dihydralazin beschränkt sich auf Notsituationen. Bewährt hat sich die intravenöse Gabe von Dihydralazin zur Blutdrucksenkung bei drohender Eklampsie (s. Kapitel 33.3.3.3).

▪ Nebenwirkungen

Unter Dihydralazin häufig auftretende Nebenwirkungen sind Kopfschmerzen, Tachykardien, Palpitationen und Schweißausbrüche. – Auf die Gefahr eines Dihydralazin-induzierten Lupus erythematodes wurde bereits hingewiesen.

Bei Patienten mit koronarer Herzkrankheit oder eingeschränkter Koronarreserve bei hypertensiver Herzkrankheit können aufgrund der reflektorisch bedingten Tachykardien unter Dihydralazin Angina pectoris-Anfälle oder ein Myokardinfarkt ausgelöst werden. Auf eine Therapie mit Dihydralazin sollte daher bei diesen Patienten verzichtet werden.

Im Unterschied zu den meisten anderen Antihypertensiva wird unter Dihydralazineinnahme keine Regression einer linksventrikulären Hypertrophie beobachtet.

25.1.2 Minoxidil

▪ Wirkmechanismus, therapeutische Anwendung

Minoxidil bewirkt eine bis zu 24 Stunden anhaltende Blutdrucksenkung, die auf einer sehr ausgeprägten Dilatation der arteriellen, glatten Gefäßmuskulatur beruht und durch eine Aktivierung ATP-sensitiver Kaliumkanäle vermittelt wird. Zusätzlich konnten für Minoxidil a_2-agonistische Aktivitäten nachgewiesen werden.

Da die antihypertensive Eigenschaft von Minoxidil sehr stark ist, sollte die anfängliche Tagesdosis niedrig sein (5 mg). Bei Bedarf kann Minoxidil bis auf eine tägliche Dosis von 50 mg gesteigert werden. Bereits die niedrigste Dosierung erfordert obligatorisch die zusätzliche Gabe eines β-Rezeptorenblockers sowie eines Diuretikums, da es unter Minoxidil zu bedrohlichen Reflextachykardien und einer erheblichen Salz- und Wasserretention kommen kann.

Die Anwendung von Minoxidil wird nur für die Behandlung der schweren, mit anderen Antihypertensiva allein nicht einstellbaren Hypertonie empfohlen.

▪ Nebenwirkungen

Häufigste Nebenwirkungen sind Tachykardien und Flüssigkeitsretention mit und ohne Ödembildung. Im Unterschied zu anderen Antihypertensiva wird unter einer Langzeittherapie mit Minoxidil bei begleitender Linksherzhypertrophie eine weitere Zunahme der linksventrikulären Masse beobachtet, die durch gleichzeitige Gabe eines ACE-Hemmers verhindert werden kann. – Aufgrund des vermehrten, generalisierten Haarwuchses, der im Rahmen der Hypertoniebehandlung insbesondere für Frauen problematisch ist, wurde Minoxidil in unterschiedlichen Formulierungen zur Behandlung der Alopezie zugelassen.

Minoxidil ist bei gleichzeitigem Vorliegen einer koronaren Herzkrankheit kontraindiziert.

▪ 25.2 Vasodilatatoren zur Akutbehandlung der Hypertonie

25.2.1 Nitroprussidnatrium

▪ Wirkmechanismus, therapeutische Anwendung

Nitroprussidnatrium wird intravenös appliziert und bewirkt innerhalb weniger Sekunden eine Senkung des Blutdruckes über Mechanismen, die anscheinend denen des von Endothelzellen gebildeten, endogenen Vasodilators Stickstoffmonoxid (NO) entsprechen. Nitroprussidnatrium erweitert sowohl die arteriellen als auch die venösen Gefäße, sodass einerseits der venöse Rückfluss zum Herzen vermindert (Abnahme der Herzauswurfleistung und des Schlagvolumens, Anstieg der Herzfrequenz) und andererseits einer reflektorischen Engstellung des arteriellen Gefäßbettes vorgebeugt wird.

Nitroprussidnatrium ist gut steuerbar, sodass ein zu starker Blutdruckabfall durch Unterbrechung der Infusion innerhalb weniger Sekunden wieder aufgehoben werden kann.

Die Therapie mit Nitroprussidnatrium bleibt dem hypertensiven Notfall vorbehalten (s. Kapitel 32.1) und darf, um etwaigen Hypotonien sofort entgegensteuern zu können, nur unter intensivmedizinischen Überwachungsmöglichkeiten durchgeführt werden.

▪ Nebenwirkungen

Bei sehr hohen Infusionsdosen von Nitroprussidnatrium können lebensbedrohliche Zustände durch Freisetzung von Zyanid entstehen (s. auch Kapitel 32.1.2).

25.2.2 Diazoxid

■ Wirkmechanismus, therapeutische Anwendung

Diazoxid ist – wie Minoxidil – ein Kaliumkanalöffner, dessen intravenöse Gabe zu einer massiven Dilatation der Arteriolen führt. – Der therapeutische Einsatz von Diazoxid bei arterieller Hypertonie ist heute allenfalls noch der hypertensiven Notfallsituation vorbehalten.

Diazoxid ist kontraindiziert bei koronarer Herzkrankheit, Lungenödem und Verdacht auf Aortenaneurysma.

■ Nebenwirkungen

Durch eine direkte Hemmung der Insulinsekretion wirkt Diazoxid diabetogen; in Kombination mit einem Thiaziddiuretikum wird diese Eigenschaft als konservative Maßnahme zur Überbrückung der präoperativen Vorbereitung bei organisch bedingtem Hyperinsulinismus (benignes oder malignes Insulinom) oder zu dessen Dauerbehandlung bei Inoperabilität therapeutisch genutzt.

■ Zusammenfassung (Kapitel 25)

- Direkte Vasodilatatoren sind chemisch und pharmakologisch heterogene Substanzen, deren Wirkung entweder durch eine Aktivierung von membranösen Kaliumkanälen der glatten Gefäßmuskulatur vermittelt wird (z. B. Minoxidil, Diazoxid) oder durch Mechanismen bedingt ist, die bislang nicht genau bekannt sind (z. B. Dihydralazin).
- Direkte Vasodilatatoren lösen reflektorisch eine Natriumretention und Tachykardien aus, die – insbesondere unter Langzeitbehandlung – die zusätzliche Gabe eines Diuretikums und eines β-Rezeptorenblockers erfordern.
- Trotz guter antihypertensiver Wirksamkeit sind direkte Vasodilatatoren daher nicht zur Initialbehandlung der primären Hypertonie zu empfehlen.
- Direkte Vasodilatatoren sollten heutzutage nur noch als ergänzende Therapie bei bereits vorbehandelter, schwerer bzw. schwer einstellbarer Hypertonie (Dihydralazin, Minoxidil) oder zur Akutbehandlung des hypertensiven Notfalls unter intensivmedizinischen Bedingungen (Nitroprussid-Natrium) eingesetzt werden.

■ Literatur

Cook NS (1988) The pharmacology of potassium channels and their therapeutic potential. Trends Pharmacol Sci 9:21–28

Richer C, Pratz J, Mulder P, Mondot S, Giudicelli JF, Cavero I (1990) Cardiovascular and biological effects of K^+-channel openers: a class of drugs with vasorelaxant and cardioprotective properties. Life Sci 47:1693–1705

Koch-Weser J (1976) Drug therapy – hydralazine. N Engl J Med 295:320–323

Pettinger WA (1980) Minoxidil in the treatment of severe hypertension. N Engl J Med 303:922–926

Pogatsa-Murray G, Varga L, Varga A, Abraham G, Nagy I, Forster T, Csanady M, Sonkodi S (1997) Changes in left ventricular mass during treatment with minoxidil and cilazapril in hypertensive patients with left ventricular hypertrophy. J Hum Hypertension 11:149–156

Sharma N, Mehta AA, Santani DD, Goyal RK (1997) Evidence for alpha$_2$-adrenoceptor agonist activity of minoxidil. J Pharm Pharmacol 49:935–937

Vidrio H (1990) Interaction with pyridoxal as a possible mechanism of hydralazine hypotension. J Cardiovasc Pharmacol 15:150–156

26.1 Einteilung und Definition

Kalziumantagonisten sind eine chemisch heterogene Substanzklasse, deren gemeinsames Merkmal es ist, den Einstrom von Kalziumionen durch spezifische membranöse Kanäle (sog. Kalziumkanäle vom L-Typ) erregbarer Zellen zu hemmen. Zur Behandlung der arteriellen Hypertonie wurden bislang nur selektive Kalziumantagonisten mit hoher Affinität zum Kalziumkanal vom L-Typ entwickelt, die sich aufgrund unterschiedlicher chemischer Strukturen, differenter Bindungsstellen am Kalziumkanal und einem – zumindest teilweise – differierenden Wirkungsspektrum in folgende drei Typen unterteilen lassen (Einzelsubstanzen s. Tabelle 26.1):
- Phenylalkylaminderivate (Verapamil-Typ),
- 1,4-Dihydropyridinderivate (Nifedipin-Typ) und
- Benzothiazepinderivate (Diltiazem-Typ).

Von diesen selektiven, an definierten Stellen des L-Typ Kalziumkanals bindenden Kalziumantagonisten sind andere Substanzen zu unterscheiden, die entweder nichtselektiv bzw. durch Bindung an differierende Kalziumkanäle ebenfalls den Einstrom von Kalziumionen in die Zellen hemmen oder aber Einfluss auf die Regulation intrazellulärer Kalziumspeicher ausüben. Die International Union of Pharmacology (IUPHAR; 1994) unterscheidet in Ergänzung zu den oben genannten, selektiven Kalziumantagonisten zusätzlich folgende Typen:
- Substanzen, die mit bislang nichtdefinierten Stellen des L-Typ-Kanals interferieren,
- Substanzen, die selektiv mit anderen potenzialabhängigen, Kalzium-selektiven Kanälen (vom T-, N- und P-Typ) interagieren (Beispiel: Mibefradil, welches überwiegend an den T-Kanal bindet; diese Substanz war kurzfristig in zahlreichen Ländern zugelassen, wurde aber wegen multipler Interaktionen mit anderen Basistherapeutika wieder vom Markt genommen),
- nichtselektive Kalziumkanalmodulatoren,
- Substanzen, die an anderen Kalzium-selektiven Kanälen binden (Kalzium-freisetzende Kanäle am sarkoplasmatischen Retikulum, rezeptorregulierte Kalziumkanäle).

Tabelle 26.1. Einteilung und Übersicht spezifischer Kalziumantagonisten

Substanzklasse	Gewebespezifität	Einzelsubstanz	Tagesdosis [mg]	Nebenwirkungen/ Kontraindikationen
L-Kanal-Kalziumantagonisten				
Phenylalkylaminderivate				
Verapamil-Typ	Peripheres arterielles	Amipamil*		Obstipation; Verzögerung
	Gefäßbett ≤ Herz	Gallopamil	1–2×25	der AV-Überleitung; Bra-
		Gallopamil retard	1–2×100	dykardie, Kopfschmerzen;
		Tiapamil**		Gingivahyperplasie
		Verapamil****	3×40–120	
		Verapamil retard****	1–2×120–240	
1,4-Dihydropyridinderivate				
Nifedipin-Typ	Peripheres arterielles	Amlodipin	1×2,5–10	Ödeme; „Flush"; (Re-
	Gefäßbett > Herz	Felodipin	1×5–20	flex-)Tachykardie, Kopf-
		Isradipin	2×1,25–10	schmerzen; Gingivahyper-
		Lacidipin**		plasie; Hypotonie; Angina
		Nicardipin	3×20–40	pectoris
		Nifedipin***	3×10–20	*Kontraindikationen:*
		Nifedipin retard	2–3×20	Instabile Angina pectoris
		Nifedipin GITS	1×30–60	Akuter Myokardinfarkt
		Nilvadipin	1×8–16	innerhalb der ersten
		Nimodipin**	6×60	4 Wochen
		Nisoldipin	2×5–10	
		Nisoldipin retard	1×30	
		Nitrendipin	1–2×10–20	
Benzothiazepinderivate				
Diltiazem-Typ	Peripheres arterielles	Diltiazem****	3×30–120	AV-Überleitungsstörungen;
	Gefäßbett = Herz	Diltiazem retard****	2×90–180	Kopfschmerzen; Ödeme;
		Diltiazem SR****	1×240	Exantheme
T- (und L-)Kanal-Kalziumantagonisten				
	Peripheres arterielles	Mibefradil		Wegen multipler Arznei-
	Gefäßbett > Herz			mittelinteraktionen nicht
				mehr vermarktet

* (Noch) keine Zulassung
** als Antihypertensivum nicht zugelassen
*** schnell freisetzende Darreichungsform von Nifedipin nur Antihypertensivum 2. Wahl
**** Gefahr von AV-Blockierungen bei Kombination mit β-Rezeptorenblockern

Der von der IUPHAR vorgeschlagene Terminus „Kalziumkanalmodulatoren" hat sich gegenüber dem von Fleckenstein geprägten und weltweit verwandten Begriff „Kalziumantagonisten" in der praktischen Medizin nicht durchgesetzt.

▪ 26.2 Wirkmechanismus, therapeutische Anwendung

Kalziumionen sind als sog. *second messenger* u. a. an der Regulation der glatten Gefäßmuskulatur entscheidend beteiligt, indem sie das für die Kontraktion der Muskelzellen (bzw. die Aktinmyosininteraktion) wichtige Enzym, die Myosinleichtkettenkinase (MLCK), aktivieren. – Unter physiologischen Bedingungen wird die zelluläre Kalziumhomöostase im wesentlichen durch die Aktivität folgender Funktionsstrukturen gewährleistet:

▪ potenzialabhängige, spezifische Kalziumkanäle,
▪ Rezeptor-regulierte, spezifische Kalziumkanäle,
▪ Na^+/Ca^{2+}-Austauscher (Aktivität wird durch die membranständige Na^+/K^+-ATPase gesteuert).

In die Zelle einströmendes Kalzium wird in intrazellulären Speichern (sarkoplasmatisches Retikulum, Mitochondrien usw.) aufgenommen und bei Bedarf wieder freigesetzt. Intrazellulär überschüssiges Kalzium kann durch den Na^+/Ca^{2+}-Austauscher, der grundsätzlich bidirektional zu arbeiten vermag, aus der Zelle in den Extrazellulärraum transportiert werden.

Im Bereich der arteriellen Gefäße geht eine Erhöhung der intrazellulären, freien Kalziumionen mit einer Vasokonstriktion einher.

Entsprechend konnte bei Patienten mit primärer Hypertonie in zahlreichen Untersuchungen eine erhöhte intrazelluläre Kalziumkonzentration nachgewiesen werden, die auf ein Ungleichgewicht der an der zellulären Kalziumregulation beteiligten Mechanismen hindeutet. Als Ursache wurde vermutet, dass zumindest bei einem Teil der primären Hypertoniker ein natriuretisches Hormon (Ouabain-ähnlicher Faktor) freigesetzt wird und die membranständige Na^+/K^+-ATPase hemmt (s. auch Kapitel 9.3.6.4). Die resultierende Zunahme der intrazellulären Natriumionen bei gleichzeitiger Abnahme der Kaliumionen führt zu einer Absenkung des Membranruhepotenzials und nachfolgend zu einem vermehrten Einstrom von Kalziumionen durch potenzialregulierte Kalziumkanäle. Des weiteren dürfte die Aktivität des Na^+/Ca^{2+}-Austauschsystems zunehmen, das im Bestreben die erhöhte intrazelluläre Natriumkonzentration abzubauen, im Austausch ebenfalls vermehrt Kalzium in die Zelle schleust.

Die für die Behandlung der arteriellen Hypertonie eingeführten Kalziumantagonisten hemmen den transmembranösen Einstrom von Kalzium durch die potenzialabhängigen Kanäle, indem sie deren Öffnungswahrscheinlichkeit vermindern. Durch die von der Höhe des Membranpotenzials abhängige Beeinflussung der Kalziumkanäle und der damit korrelierenden, verminderten Verfügbarkeit freier intrazellulärer Kalziumionen kommt es zu einer Abnahme des Muskeltonus im Bereich der arteriellen Widerstandsgefäße und nachfolgend zu einer Senkung des Blutdruckes. Die antihypertensive Wirksamkeit der Kalziumantagonisten nimmt mit zunehmender Höhe des Ausgangsblutdruckes zu.

Kalziumantagonisten senken den Blutdruck gleich wirksam ohne Alters-, Geschlechts- oder ethnische Unterschiede. Ihre Effektivität ist belegt für alle Schweregrade der primären Hypertonie.

Bei älteren Patienten (>60 Jahre) mit isolierter systolischer Hypertonie wurde unter einer Basistherapie über einen mittleren Zeitraum von zwei Jahren mit dem Kalziumantagonisten Nitrendipin eine Senkung sowohl der kardiovaskulären Morbidität und Mortalität als auch der Gesamtmortalität beobachtet. Patienten mit gleichzeitig bestehendem Diabetes mellitus profitierten von dieser Prognoseverbesserung am stärksten [Systolic Hypertension in Europe (Syst-Eur) Trial; Systolic Hypertension in China (Syst-China) Trial]. – Tendenziell ähnliche Ergebnisse an Hypertonikern im Alter von 50–80 Jahren erbrachten die NORDIL- und die INSIGHT- Studien, in denen unter Gabe von Diltiazem bzw. einer langwirksamen Formulierung von Nifedipin (Nifedipin GITS) eine Diuretika und β-Rezeptorenblockern vergleichbare Effektivität hinsichtlich der Prävention kardio- und zerebrovaskulärer Komplikationen erzielt werden konnte. Die Ergebnisse der ALLHAT (Antihypertensive and Lipid Lowering Treatment to Prevent Heart Attack Trial)-Studie werden nicht vor 2002 verfügbar sein, doch zeigte die erste Interimsanalyse keinerlei erhöhtes Risiko für Patienten, die mit dem Kalziumantagonisten Amlodipin behandelt werden (Studienübersicht s. Tab. 26.2).

In der Behandlung von hypertensiven Notfallsituationen bei Patienten ohne klinisch relevante koronare Herzkrankheit hat sich die sublinguale Gabe von Nifedipin bewährt (s. Kapitel 32.1). Des weiteren wurden Kalziumantagonisten bei einigen sekundären Hypertonieformen erfolgreich eingesetzt (Phäochromozytom, primärer Aldosteronismus usw., s. Kapitel 14). – Langwirksame Kalziumantagonisten werden daher von der Internationalen Hypertonie Gesellschaft bzw. der WHO als First-line-Antihypertensiva empfohlen. In einigen Ländern gilt diese Empfehlung nur für die isolierte systolische Hypertonie bei älteren Patienten (USA, UK).

Folgende Zusatzeffekte der Kalziumantagonisten werden postuliert bzw. sind durch entsprechende Studien belegt:

▪ Antiatherosklerotische Wirkung (nur tierexperimentell überzeugend belegt),
▪ Renoprotektion (bislang keine einheitlichen Ergebnisse als Monotherapie, jedoch „additiver" Effekt in Kombination mit ACE-Hemmer),
▪ Diurese und Natriurese (insbesondere unter Dihydropyridinen)
▪ Reduktion einer linksventrikulären Hypertrophie,
▪ antianginöse Effekte,
▪ „Stoffwechselneutralität" (d. h. kein Einfluss auf Fett- und Kohlenhydratstoffwechsel).

▪ 26.3 Nebenwirkungen

Während die bisher verfügbaren Dihydropyridinderivate in therapeutischen Dosierungen fast ausschließlich auf die periphere Gefäßmuskulatur wirken, ist unter Gabe von Kalziumantagonisten vom Verapamil- und Diltiazem-Typ zusätzlich mit einer verzögernden Wirkung auf die Erregungsüberleitung im AV-Knoten zu rechnen. Die Kombination mit einem β-Rezeptorenblocker oder einem zentralwirksamen Antihypertensivum verstärkt diesen Effekt und kann höhergradige AV-Blockierungen bzw. Asystolien bei Patienten mit kardialen Vorschädigungen auslösen.

Tabelle 26.2. Große, aktuelle Hypertoniestudien mit Kalziumantagonisten

Studie	Untersuchte Stubstanzen	Population	Patientenzahl [n]	Primärer Endpunkt	Ergebnis
ALLHAT	Amlodipin vs. D vs. Lisinopril vs. Doxazosin	Hypertoniker, (>60 Jahre) mit hohem kardiovaskulärem Gesamtrisiko (55% Afroamerikaner)	40000	Kardiovaskuläre Mortalität und Morbidität	Erwartet in 2002. Interimsanalyse 2000: Kardiovaskuläres Gesamtrisiko Doxazosin > Chlorthalidon
ELSA	Lacidipin vs. Atenolol	Hypertoniker, Alter 45–75 Jahre; DB 95–115 mmHg diastolisch und ≤10 mmHg systolisch	3600	Entwicklung und Progression arteriosklerotischer Veränderungen in den Karotiden	Noch nicht verfügbar
HOT	Felodipin plus ACE-I, BB oder D	Hypertoniker, Alter 50–80 Jahre; diast. BD 100–115 mmHg	18790	Kardiovaskuläre Mortalität und Mobidität in Abhängigkeit dreier unterschiedlicher Zielblutdruckwerte (≤90, ≤85; ≤80 mmHg)	– Reduktion der kardiovaskulären Mortalität und Morbidität bis 140/85 mmHg, weitere Blutdrucksenkung bringt keinen zusätzlichen Nutzen – Von einer Blutdrucksenkung ≤80 mmHg diastolisch profitieren Diabetiker durch eine weitere Abnahme der kardiovaskulären Mobidität und der Gesamtmortalität
INSIGHT	Nifedipin GITS vs. Amilorid plus Hctz	Hypertoniker, Alter 55–80 Jahre; BD >150/95 mmHg oder >160 mmHg systolisch unabhängig vom diast. BD	6300	Kardiovaskuläre Mortalität und Morbidität	Prävention kardio- u. zerebrovaskulärer Komplikationen gleich effektiv unter Nifedipin und Amilorid/Hctz
NORDIL	Diltiazem vs. D vs. β-Rezeptorenblocker oder beide	Hypertoniker, Alter 50–74 Jahre; DBD ≥100 mmHg	10900	Kardio- und zerebrovaskuläre Mortalität und Morbidität	Prävention kardio- und zerebrovaskulärer Mortalität und Morbidität gleich effektiv unter Diltiazem, D, β-Rezeptorenblocker oder beiden
STOP-Hypertension 2	Isradipin od. Felodipin vs. D/BB vs. Enalapril/Lisinopril	Hypertoniker, Alter 70–84 Jahre; BD ≥180/105 mmHg	6600	Kardiovaskuläre Mortalität und Morbidität	Kein Unterschied hinsichtlich Prävention kardiovaskulärer zwischen den Substanzklassen Mortalität und Morbidität
Syst-Eur	Nitrendipin plus Enalapril und/oder D	Isolierte systolische Hypertonie; Alter: >60 Jahre; BD 160–219 mmHg systolisch und <95 mmHg diastolisch	4695	Kardio- und zerebrovaskuläre Mortalität und Morbidität	Reduktion der kardio- und zerebrovaskulären Mortalität und Morbidität, keine Reduktion der Gesamtmortalität
Syst-China	Nitrendipin plus Captopril und/oder D	Isolierte systolische Hypertonie; Alter: >60 Jahre; BD 160–219 mmHg systolisch und <95 mmHg diastolisch	2394	Kardio- und zerebrovaskuläre Mortalität und Morbidität	Reduktion des kardiovaskulären Gesamtrisikos, insbesondere bei Patienten mit Diabetes

ALLHAT Antihypertensive und Lipid Lowering Heart Prevention Trial; *ELSA* European Lacidipine Study on Atherosclerosis; *HOT* Hypertension Optimal Treatment; *INSIGHT* International Nifedipine Study, Intervention as a Goal in Hypertension Treatment; *NORDIL* Nordic Diltiazem study; *STOP Hypertension 2* Swedish Trial in Old Patients with Hypertension 2; *Syst-Eur* Systolic Hypertension in Europe Trial; *Syst-China* Systolic Hypertension in China Trial; *D* Diuretikum; *Hctz* Hydrochlorothiazid; *BB* β-Rezeptorenblocker; *ACE-I* ACE-Hemmer; *BD* Blutdruck

Insbesondere zu Beginn einer Behandlung wird bei allen Kalziumantagonistenklassen vielfach über Kopfschmerzen berichtet.

Periphere Ödeme und eine Flush-Symptomatik werden nach Einnahme von Dihydropyridinen relativ häufig und bei Frauen öfter als bei Männern beobachtet.

Die Entwicklung von Hyperplasien der Gingiva ist eine eher seltene Nebenwirkung sein, die unter Einnahme von Kalziumantagonisten auftritt.

Obstipationen treten unter Gabe von Verapamil und verwandten Substanzen relativ häufig auf.

Kardiovaskuläres Risiko?

Erste Hinweise auf ein erhöhtes kardiovaskuläres Risiko bei Hypertonikern, die mit Kalziumantagonisten behandelt wurden (Steigerung des absoluten Risikos gegenüber Diuretika um 0,6%), basierten auf retrospektiven, methodologischen Studien (*case-controlled study*; Psaty et al. 1995; Pahor et al. 1995) und bezogen sich vorrangig auf kurzwirksame Substanzen. Eine erhöhte Inzidenz an Angina pectoris wurde auch für den langwirksamen 1,4-Dihydropyridin-Antagonisten Isradipin berichtet. Auch diese Ergebnisse sind jedoch wenig schlüssig, da in der zugrundeliegenden Studie als primäre Endpunkte die Progression arteriosklerotischer Wandveränderungen in den Karotiden, nicht aber kardiovaskuläre Ereignisse unter Isradipin- bzw. Hydrochlorothiazidtherapie gewählt wurden. Auch unter Einbeziehung der ebenfalls nur bedingt zu berücksichtigenden Daten zweier prospektiver Studien bei Patienten mit Typ-2-Diabetes, die eine höhere Inzidenz von Myokardinfarkten unter Nisoldipin und ein (im Vergleich zu dem ACE-Hemmer Fosinopril) vermehrtes Auftreten kardiovaskulärer Ereignisse unter Amlodipin zeigten, war die Datenlage für die Hypothese eines erhöhten kardiovaskulären Risikos unter Langzeiteinnahme von Kalziumantagonisten äußerst schwach.

Wenngleich die genannten, methodologisch hinterfragbaren Studienergebnisse somit auch für langwirksame Kalziumantagonisten (Amlodipin, Isradipin, Nisoldipin) den kurzwirksamen Substanzen vergleichbare Schlussfolgerungen suggerieren, so ist die von allen Fachgesellschaften ausgesprochene Empfehlung, kurzwirksame Kalziumantagonisten in der Langzeitbehandlung der arteriellen Hypertonie zu vermeiden, aufgrund zahlreicher experimentell erhobener Daten zur neurohumoralen Gegenregulation und zur Hämodynamik wesentlich besser nachzuvollziehen: Reflektorische Anstiege der Herzfrequenz, Tremor, Palpitationen, Zittern, Schweißausbrüche und eine Flush-Symptomatik unter Gabe von kurzwirksamen Dihydropyridinen spiegeln eine reaktive Stimulation des Sympathikus wider, die insbesondere bei Patienten mit kritischen Koronarstenosen und/oder vorgeschädigtem Myokard zu einer akuten Ischämie des Herzens führen kann.

Während aus vorgenannten Gründen kurzwirksame Kalziumantagonisten in der Langzeitbehandlung der arteriellen Hypertonie nicht mehr einzusetzen sind, konnten die mittlerweile verfügbaren Ergebnisse prospektiver, biometrisch valider Langzeitstudien (Syst-Eur, Syst-China, NORDIL,

INSIGHT) belegen, dass langwirksame Kalziumantagonisten die kardio- und zerebrovaskuläre Mortalitäts- und Morbiditätsrate von jüngeren und älteren Hypertonikern ähnlich günstig beeinflussen wie konventionelle Antihypertensiva (β-Rezeptorenblocker, Diuretika).

Für eine endgültige Beurteilung der prognostischen Bedeutung langwirksamer Kalziumantagonisten insbesondere bei Hypertonie mit Begleiterkrankungen (koronare Herzerkrankung, Nierenerkrankungen, zerebrovaskuläre Erkrankungen) ist die prospektiv erhobene Datenlage gegenwärtig noch zu gering; Metaanalysen – teilweise mit widersprüchlichen Ergebnissen – sind wenig hilfreich und tragen eher zur Verunsicherung von Patienten und behandelnden Ärzten bei.

Krebsrisiko?

Ein im Vergleich zu β-Rezeptorblockern und ACE-Hemmern angenommenes, erhöhtes Krebsrisiko unter Einnahme von Kalziumantagonisten bei älteren Patienten basiert auf den Daten einer retrospektiven Studie. Weitere Studien, in denen die Häufigkeit einer Krebserkrankung unter Therapie mit Kalziumantagonisten untersucht wurden, lassen ebenfalls keine endgültige Einschätzung des Risikos zu: während in der Cardiovascular Health Study das Brustkrebsrisiko bei Frauen, die Kalziumantagonisten einnahmen, erhöht war, ergaben die Ergebnisse anderer Studien aus Dänemark, Schottland und den USA kein erhöhtes Krebsrisiko für Patienten, die wegen einer Hypertonie mit Kalziumantagonisten behandelt wurden.

Sonstige Beobachtungen

Die Beobachtung, dass Kalziumantagonisten bei Männern eine nach Absetzen der Therapie reversible Unfruchtbarkeit auslösen, bedarf der Bestätigung durch prospektive, kontrollierte Studien.

▪ 26.4 Medikamenteninteraktionen

Interaktionen mit anderen Medikamenten resultieren überwiegend auf einer Nutzung identischer hepatischer Abbauwege. Wie viele andere Medikamente (z. B. Carbamazepin, Ciclosporin, Lovastatin, Simvastatin, Triazolam, Terfenadin u. a.) unterliegen alle Kalziumantagonisten der oxidativen Biotransformation durch die CYP3A-Gruppe des Cytochrom P-450-Isoenzyms. Darüber hinaus hemmen Verapamil und Diltiazem – nicht aber die 1,4-Dihydropyridine – den durch das P-Glycoprotein vermittelten Medikamententransport, sodass die intestinale Resorption einiger Medikamentenklassen (z. B. Ciclosporin) und ihre Verteilung in das periphere Gewebe (z. B. Digoxin) und das Zentralnervensystem verändert werden können. – Umgekehrt beeinflussen andere Medikamente ihrerseits über die gleichen Mechanismen selbstverständlich auch den Abbau und Transport der Kalziumantagonisten.

Für die Praxis wichtige Interaktionen der Kalziumantagonisten sind in Kapitel 30 tabellarisch zusammengefasst.

■ Zusammenfassung (Kapitel 26)

■ Kalziumantagonisten hemmen spezifisch den transmembranösen Kalziumeinstrom durch die langsamen Kalziumkanäle.

■ Alle spezifischen Kalziumantagonisten bewirken eine Abnahme des Tonus der peripheren arteriellen Gefäßmuskulatur.

■ Kalziumantagonisten vom Verapamil- und Diltiazem-Typ verzögern zusätzlich die Erregungsleitung im AV-Knoten. – Ihre Gabe ist daher bei gleichzeitig bestehenden AV-Blockierungen, Sick-Sinus-Syndrom und ausgeprägten Bradykardien kontraindiziert.

■ Langwirksame Kalziumantagonisten sind als First-line-Antihypertensiva in den meisten Ländern anerkannt und können als Monotherapie in der Langzeitbehandlung der primären Hypertonie eingesetzt werden.

■ Langwirksame Kalziumantagonisten sind gleich effektiv wie Diuretika und β-Rezeptorenblocker in der Prävention kardio- und zerebrovaskulärer Komplikationen bei Patienten mit arterieller Hypertonie.

■ Auch bei älteren Patienten (> 60 Jahre) mit isolierter systolischer Hypertonie senken Kalziumantagonisten Morbidität und Mortalität.

■ Bei unzureichender Blutdrucksenkung können Kalziumantagonisten vom Dihydropyridin-Typ mit β-Rezeptorenblockern, ACE-Hemmern, Diuretika und Imidazolinagonisten (z. B. Clonidin, Moxonidin) kombiniert werden. – Die zusätzliche Gabe von β-Rezeptorenblockern oder Imidazolinagonisten sollte bei Kalziumantagonisten vom Verapamil- oder Diltiazem-Typ – insbesondere bei älteren Patienten – vermieden werden.

■ Kalziumantagonisten sind stoffwechselneutral und bewirken die Regression einer linksventrikulären Herzhypertrophie.

■ Kurzwirksame Substanzen sind in der Langzeittherapie der arteriellen Hypertonie nicht zu verordnen.

■ Häufigste Nebenwirkungen sind das Auftreten von Knöchelödemen und eine Flush-Symptomatik unter Dihydropyridinen sowie eine Obstipation unter Einnahme von Kalziumantagonisten vom Verapamil-Typ; initiale Kopfschmerzen treten bei allen Kalziumantagonisten relativ häufig auf.

■ Literatur

Abernethy DR, Schwartz JB (1999) Calcium-antagonist drugs. N Engl J Med 341:1447–1457

Alderman MH, Cohen H, Roque R, Madhaven S (1997) Effect of long-acting and short-acting calcium antagonists on cardiovascular outcomes in hypertensive patients. Lancet 349:594–598

Anonymus (1995) Are calcium blockers safe for first-line therapy? The Genesis Report, June, pp 14–21

Borchard U (1993) Kalziumantagonisten. Perspektiven für die 90er Jahre. Walter de Gruyter, Berlin New York S 1–122

Brown MJ, Palmer CR, Castaigne A, de Leeuw PW, Mancia G, Rosenthal T, Ruilope LM (2000) Morbidity and mortality in patients randomised to double-blind treatment with a long-acting calcium-channel blocker or diuretic in the International Nifedipine GITS study: Intervention as a Goal in Hypertension Treatment (INSIGHT). Lancet 356:366–372

Chobanian AV (1994) Can antihypertensive drugs reduce atherosclerosis and its clinical complications? Am J Hypertension 7:119S–125S

Clinical implications of the World Health Organization International Society of Hypertension statement on calcium antagonists (1997) Psaty BM, Furberg CD. J Hypertension 15:1197–1200

Dahlöf B, Lindholm LH, Hansson L, Schersten B, Ekbom T, Wester PO (1991) Morbidity and mortality in the Swedish trial in Old Patients with Hypertension (STOP-Hypertension). Lancet 338:1281–1285

Epstein M (1998) Calcium antagonists and renal protection: emerging perspectives. J Hypertension 16(suppl 4):S17–S25

Estacio RO, Jeffers BW, Hiatt WR, Biggerstaff SL, Gifford N, Schrier RW (1998) The effects of nisoldipine as compared with enalapril on cardiovascular outcomes in patients with non-insulin-dependent diabetes and hypertension. N Engl J Med 338:645–652

Hansson L, Zanchetti A, Carruthers SG, Dahlöf B, Elmfeld D, Julius S, Menard J, Rahn KH, Wedel H, Westerling S for the HOT Study Group (1998) Effects of intensive blood lowering and low-dose aspirin in patients with hypertension: principal results of the Hypertension Optimal Treatment (HOT) randomised trial. Lancet 351:1755–1762

Hansson L, Hedner T, Lund-Johansen P, Kjeldsen SE, Lindholm LH, Syvertsen O, Lanke J, de Faire U, Dahlöf B, Karlberg BE, for the NORDIL Study Group (2000) Randomised trial of effects of calcium antagonists compared with diuretics and β-blockers on cardiovascular morbidity and mortality in hypertension: the Nordic Diltiazem (NORDIL) study. Lancet 356:359–365

Hole DJ, Gillis CR, McCallum IR et al. (1998) Cancer risk of hypertensive patients taking calcium antagonists. J Hypertension 16:119–124

Lijnen P (1995) Once-daily antihypertensive treatment with calcium antagonists. Drugs Today 31:283–292

Lüscher TF, Cosentino F (1998) The classification of calcium antagonists and their selection in the treatment of hypertension. A reappraisal. Drugs 55:509–517

Meier CR, Derby LE, Jick SS, Jick H (2000) Angiotensin-converting enzyme inhibitors, calcium channel blockers, and breast cancer. Arch Intern Med 160:349–353

Mimran A, Ribstein J (1994) Angiotensin-converting enzyme inhibitors versus calcium antagonists in the progression of renal diseases. Am J Hypertension 7:73S–81S

Opie LH (1990) Clinical use of calcium channel antagonist drugs. 2nd ed. Kluwer Academic Publishers, Boston Dordrecht London pp 1–326

Opie LH, Messerli FH (1995) Nifedipine and mortality. Grave defects in the dossier. Circulation 92:1068–1073

Pahor M, Guralnik JM, Ferrucci L, Corti MC, Salive ME, Cerhan JR, Wallace RB, Havlik RJ (1996) Calcium-channel blockade and incidence of cancer in aged populations. Lancet 348:493–497

Psaty BM, Heckbert SR, Koepsell TD, Siscovick DS, Raghunathan TE, Weiss NS, Rosendaal FR, Lemaitre RN, Smith NL, Wahl PW, Wagner EH, Furberg CD (1995) The risk of myocardial infarction associated with antihypertensive drug therapies. JAMA 274:620–625

Steele RM, Schuna AA, Schreiber RT (1994) Calcium antagonist-induced gingival hyperplasia. Ann Intern Med 120:663–664

Tatti P, Pahor M, Byington RP, Di Auro P, Guarisco R, Strollo G, Strollo F (1998) Outcome results of the fosinopril versus amlodipine cardiovascular events randomized trial (FACET) in patients with hypertension and NIDDM. Diabetes Care 21:597–603

Toyo-Oka T, Nayler WG (1996) Third generation calcium entry blockers. Blood Press 5:206–208

Tuomilehto J, Rastenyte D, Birkenhäger WH, Thijs L, Antikainen R, Bulpitt CJ, Fletcher AE, Forette F, Goldhaber A, Palatini P, Sarti C, Fagard R for the Systolic Hypertension In Europe Trial Investigators (1999) Effects of calcium-channel blockade in older patients with diabetes and systolic hypertension. N Engl J Med 340:677–684

Wang LL, Staessen JA, Gong L, Liu L, for the Systolic Hypertension in China (Syst-China) Collaborative Group (2000) Chinese trial on isolated systolic hypertension in the elderly. Arch Intern Med 160:211–220

Yusuf S (1995) Calcium antagonists in coronary artery disease and hypertension. Time for reevaluation? Circulation 92:1079–1082

Zu den Hemmern des Renin-Angiotensin-Systems (RAS) zählen alle Substanzklassen, deren antihypertensiver Wirkmechanismus ausschließlich oder zum großen Teil auf einer spezifischen Hemmung dieses vasokonstriktorisch und damit blutdrucksteigernden Hormonsystems beruht. ACE-Hemmer und Vasopeptidase-Inhibitoren verhindern darüber hinaus den enzymatischen Abbau vasodilatierender Peptide (Bradykinin bzw. ANP, BNP und CNP), die im Sinne physiologischer RAS-Antagonisten blutdrucksenkend wirken.

■ 27.1 Renin-Angiotensin-System

Das RAS spielt eine wichtige Rolle in der Regulation des arteriellen Blutdruckes. Das Enzym Renin wird aus den inaktiven Vorstufen Prä-Pro-Renin und Pro-Renin überwiegend in den Zellen des juxtaglomerulären Apparates der Niere gebildet und durch eine Vielzahl von Stimuli (Hypotonie, Hyponatriämie, Hypovolämie, Sympathikusaktivität usw.) freigesetzt. Durch Abspaltung von zehn Aminosäuren bildet Renin aus seinem Substrat, dem Glykoprotein Angiotensinogen, das Dekapeptid Angiotensin I. Das systemisch zirkulierende Angiotensin I wird – insbesondere während der Passage durch die Lungen – ganz überwiegend durch das auf Endothelzellen lokalisierte, nichtspezifische Angiotensin-Konversionsenzym (ACE) zu dem biologisch aktiven Oktapeptid Angiotensin II umgewandelt. Obwohl ACE auch systemisch zirkuliert, ist es offenbar nur zu einem geringen Anteil an der Konversion von Angiotensin I zu Angiotensin II beteiligt. – Angiotensin II hemmt die Renin-Bildung und -freisetzung, sodass ein negativer Feed-back-Mechanismus existiert, der die Bildung von Angiotensin II kontrolliert.

Des weiteren wurden alternative Wege der Angiotensin-II-Biosynthese beschrieben, deren aktivierte Enzyme (Chymase, CAGE, t-PA, Cathepsin) die Bildung von Angiotensin II unter Umgehung von ACE ermöglichen.

Die Entdeckung von Komponenten des RAS in verschiedenen Organsystemen legt die Hypothese nahe, dass Angiotensin II nicht nur ein zirkulierendes, systemisch wirkendes Hormon ist, sondern zusätzlich als lokal gebildetes Hormon autokrine oder parakrine Funktionen ausüben könnte. Ob und inwieweit funktionelle Zusammenhänge zwischen lokal gebildetem Angiotensin II und der systemischen Regulation des RAS bestehen, ist bislang nicht geklärt.

27.1.1 Angiotensin II

Angiotensin II, die nach heutigem Wissensstand wichtigste Wirksubstanz des RAS, erhöht den arteriellen Gefäßwiderstand durch eine direkte Vasokonstriktion und bewirkt dadurch einen Anstieg des Blutdruckes. Diese Wirkung wird verstärkt durch eine zusätzliche Stimulation der Katecholaminfreisetzung aus dem Nebennierenmark sowie eine Steigerung der Gefäßsensitivität gegenüber Katecholaminen. Angiotensin II stimuliert weiterhin die Natriumreabsorption zum einen direkt durch eine AT_1-rezeptorvermittelte Beeinflussung renaler Funktionen und zum anderen indirekt durch eine vermehrte Freisetzung des ebenfalls natriumretinierenden Hormons Aldosteron aus der Nebennierenrinde. – Trotz aller Unterschiedlichkeit der beschriebenen Angiotensin-II-Wirkungen dienen sie in ihrer Gesamtheit der Aufrechterhaltung des arteriellen Blutdruckes bei extrazellulärem Volumenmangel.

Zusätzlich wurden für Angiotensin II trophische Effekte nachgewiesen: unter anderem konnte belegt werden, dass Angiotensin II an der Entstehung druckbedingter, hypertropher Anpassungsvorgänge im Myokard und in den arteriellen Gefäßwänden entscheidend beteiligt ist. Möglicherweise handelt es sich hierbei um Angiotensin II, welches durch gewebeständiges ACE bzw. – im Myokard – durch die Chymase aus dem Vorläuferpeptid Angiotensin I enzymatisch abgespalten wird.

In bestimmten Phasen der Arterioskleroseentstehung fördert Angiotensin II den degenerativen Prozess und ist somit als potentiell pathogenetischer Teilfaktor der Arteriosklerose einzustufen.

In den Prozess der Wundheilung scheint Angiotensin II ebenfalls involviert zu sein; es wird postuliert, dass diese Effekte über AT_2-Rezeptoren vermittelt werden.

Der pathogenetische Beitrag von Angiotensin II an der progredient verlaufenden Nierenschädigung bei unbehandelter arterieller Hypertonie beruht wahrscheinlich auf zwei unterschiedlichen Wirkmechanismen: zum einen führt die dauerhafte Konstriktion der efferenten Arteriolen zu einer druckbedingten Schädigung der vorgeschalteten Glomeruli, zum anderen „fixieren" die trophischen Effekte von Angiotensin II diesen glomerulären Funktionsverlust, indem sie die reaktiven Umbauprozesse fördern und so zu einer terminalen Degeneration der renalen Feinstrukturen beitragen.

Experimentelle Daten deuten darauf hin, dass Angiotensin II auch an der Regulation des Knochen-Turnovers beteiligt sein könnte, indem es die Knochenresorption bzw. die Aktivität der Osteoklasten fördert.

27.1.2 Angiotensin-II-Rezeptoren

Die Wirkungen von Angiotensin II an den Zielorganen werden über spezifische Rezeptoren vermittelt, die strukturell und funktionell in sog. AT_1- und AT_2-Rezeptoren unterschieden werden. Während Vasokonstriktion, renale Effekte, Stimulation von Aldosteron- und Katecholaminfreisetzung so-

Tabelle 27.1. Durch Angiotensin-II-Rezeptorsubtypen AT_1- und AT_2-vermittelte Effekte am Herzen

Wirkung auf	AT_1-Rezeptor	AT_2-Rezeptor
Herzfrequenz	↑	↓
Myokardiale Kontraktilität	↑	0
Kardiomyozytäre Hypertrophie	↑	↓
Kardiomyozytäre Apoptose	↑↓	↑
Kardiale Fibrose	↑	↓

↑ = erhöht; ↓ = vermindert, blockiert; 0 = keine Veränderung. Nach Grossman (2000)

wie mitogene Effekte offensichtlich Folge einer Angiotensin-II-bedingten Aktivierung der AT_1-Rezeptoren ist (die Existenz von AT_{1A}- und AT_{1B}-Isoformen bzw. AT_3- und AT_4-Rezeptoren wurde bislang nur bei Ratte, Maus und anderen Tierspezies, nicht jedoch in humanen Geweben belegt), erscheint die Bedeutung der AT_2-Rezeptoren weit weniger klar. Sie wurden in hoher Konzentration nur in embryonalen Geweben nachgewiesen und dürften in diesem Entwicklungsstadium des Menschen Prozesse vermitteln, die zumindest modulierend sowohl an der Differenzierung neuronalen Gewebes als auch an der Ausbildung kardialer Strukturen beteiligt sind. Im erwachsenen Organismus werden AT_2-Rezeptoren nur in geringem Maße exprimiert. Befunde aus tierexperimentellen Modellen der Kardiomyopathie sowie aus menschlichem Gewebe von Patienten mit terminaler Herzinsuffizienz belegen jedoch eine Umkehr des AT_1-/AT_2-Rezeptorverhältnisses zugunsten der AT_2-Rezeptoren. Über die pathophysiologische Rolle der vermehrten Expression dieses Rezeptortyps in erkranktem Myokardgewebe wurde viel spekuliert. Die wohl weitverbreitetste Hypothese beruht auf In-vitro-Untersuchungen an Kardiomyozyten und Fibroblasten, in denen gezeigt werden konnte, dass AT_2-Rezeptoren antiproliferative und wachstumshemmende Effekte vermitteln (s. auch Tabelle 27.1). Demnach wurde die verstärkte Expression des AT_2-Rezeptors bei zunehmender Herzinsuffizienz im Sinne eines Kompensationsmechanismus interpretiert, der den proliferierenden, über den AT_1-Rezeptor vermittelten, Effekten von Angiotensin II entgegenwirkt und so einen Schutz gegen einen überschießenden Ersatz funktionellen Myokards durch Bindegewebe (*remodeling*) darstellt. Obwohl die Übertragbarkeit der In-vitro-Befunde auf den menschlichen Organismus bislang nicht bewiesen wurde, dient die Hypothese dazu, für Angiotensin-II-Rezeptorantagonisten aufgrund der selektiven Blockade des „bösen", Remodeling-Prozesse fördernden (AT_1-)Rezeptors bei gleichzeitiger Stimulation des „guten" (AT_2-)Rezeptors Vorteile gegenüber den ACE-Hemmern einzufordern. Die Ergebnisse der ELITE 2-Studie (s. unten), in denen Patienten mit Herzinsuffizienz vergleichsweise mit einem Angiotensin-II-Rezeptorantagonisten und einem ACE-Hemmer behandelt wurden, konnten die vermuteten, prognostischen Vorteile jedoch nicht bestätigen, sodass der Beweis einer klinischen Relevanz der experimentell begründeten Hypothese noch zu erbringen ist.

27.1.3 Angiotensin (1–7), Angiotensin III und Angiotensin (3–8) (Angiotensin IV)

Angiotensin I wird nicht nur in Angiotensin II konvertiert, sondern ist auch ein Substrat für die enzymatische Umwandlung in das vasodilatierende Heptapeptid Angiotensin (1–7). Die Abspaltung der Aminosäurereste erfolgt durch verschiedene gewebeständige Endopeptidasen, die in größeren Konzentrationen bislang nur in Gehirn, Nieren und Gefäßendothel nachgewiesen werden konnten. Experimentelle Daten an humanen Gefäßpräparationen, Vorhofgewebe und Plasma deuten darauf hin, dass die vasodilatierende Wirkung von Angiotensin (1–7) zum einen Folge einer ACE-Hemmung mit konsekutiv verminderter Bildung von Angiotensin II ist; zum anderen antagonisiert Angiotensin (1–7) direkt die Ansprechbarkeit arterieller Gefäße auf Angiotensin II. – Die tatsächliche Bedeutung von Angiotensin (1–7) sowie weiterer, teilweise erst kürzlich identifizierter Spaltprodukte (Angiotensin III und IV) für die humorale Kreislaufregulation unter physiologischen und pathologischen Bedingungen ist allerdings noch weitgehend unklar.

▪ 27.2 Kallikrein-Kinin-System

Das ACE ist nicht spezifisch für die enzymatische Umwandlung von Angiotensin I in Angiotensin II, sondern interferiert außerdem mit dem ebenfalls vasoaktiven Kallikrein-Kinin-System, indem es – hier als Kininase II bezeichnet – den Abbau des stark vasodilatierenden Bradykinins zu inaktiven Fragmenten bewirkt (s. Kapitel 1.4.2.3, Abb. 1.1).

▪ 27.3 Natriuretische Peptide

Die natriuretischen Peptide ANP (atriales natriuretisches Peptid), BNP (*brain natriuretic peptide*) und CNP (C-Typ natriuretisches Peptid) werden u. a. durch neutrale Endopeptidasen (NEP) zu inaktiven Fragmenten abgebaut (s. Kapitel 1.4.2.4). Eine pharmakologische Hemmung der NEP durch Vasopeptidase-Inhibitoren verhindert bzw. verzögert den Abbau der natriuretischen Peptide, sodass Natriurese, Vasodilatation und – daraus resultierend – der blutdrucksenkende Effekt dieser Hormonfamilie verstärkt werden.

▪ Zusammenfassung (Kapitel 27.1–27.3)

> ▪ Das Renin-Angiotensin-System (RAS) spielt eine wesentliche Rolle in der Blutdruckregulation; als lokales System ist es weiterhin an trophischen Adaptationsprozessen unterschiedlicher Gewebe beteiligt.
>
> ▪ Die natriuretischen Peptide ANP, BNP und CNP sowie das Kallikrein-Kinin-System sind möglicherweise physiologische Gegenspieler des RAS, indem sie durch Natriurese und Vasodilatation blutdrucksenkend wirken.

▪ 27.4 Hemmung des Renin-Angiotensin-Systems

Das RAS ist als wichtiges humorales Regulationssystem an der Entstehung und Aufrechterhaltung des hohen Blutdruckes bei einem großen Teil der primären Hypertoniker beteiligt. Bei verschiedenen renalen Hypertonieformen ist das RAS zweifelsohne „treibende Kraft" und pathogenetisch für die Erhöhung des arteriellen Blutdruckes verantwortlich. Es ist daher nicht verwunderlich, dass sich die pharmakologische Hemmung des RAS als ein äußerst wirksames Therapieprinzip in der Behandlung der Hypertonie erwiesen hat.

Die gegenwärtig verfügbaren bzw. in der Entwicklung befindlichen Hemmer des RAS lassen sich aufgrund ihrer spezifischen Wirkmechanismen in folgende Substanzklassen unterteilen:
▪ Renin-Inhibitoren,
▪ Angiotensin-I-Konversionsenzym-Inhibitoren (ACE-Hemmer),
▪ Angiotensin-II-Rezeptorantagonisten und
▪ Vasopeptidase-Inhibitoren.

Vasopeptidase-Inhibitoren sind Hybrid-Substanzen, die nicht nur das ACE, sondern gleichzeitig auch die neutrale Endopeptidase (NEP) hemmen. Da die ACE-Hemmung in bedeutendem Maße zur antihypertensiven Wirkung dieser Substanzen beiträgt, werden sie trotz des erwähnten, dualen Wirkmechanismus der Klasse der spezifischen Hemmer des RAS zugeordnet.

Im Unterschied hierzu ist der hemmende Einfluss der β-Rezeptorenblocker auf die Reninfreisetzung (Abb. 27.1) nur eine von mehreren pharmakologischen Eigenschaften, die den blutdrucksenkenden Wirkmechanismus dieser Substanzen erklären können. β-Rezeptorenblocker zählen daher nicht zu den spezifischen Hemmern des RAS, sondern werden wegen der im Vordergrund stehenden Beeinflussung des sympathischen Nervensystems den Sympatholytika zugeschrieben (s. Kapitel 24).

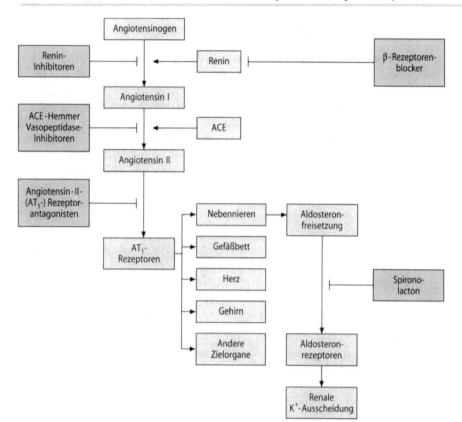

Abb. 27.1. Das Renin-Angiotensin-Aldosteron-System (RAAS) und pharmakologische Möglichkeiten, dieses zu blockieren; *ACE* = Angiotensin-Konversionsenzym, AT_1-Rezeptor = Angiotensin-II-Typ-1-Rezeptor

▪ Zusammenfassung (Kapitel 27.4)

▪ Die Hemmung des RAS ist ein sinnvolles Wirkprinzip zur Behandlung der arteriellen Hypertonie und möglicherweise der mit ihr einher gehenden Endorganschädigungen.

▪ Zur spezifischen, medikamentösen Hemmung des RAS wurden Substanzklassen entwickelt, die an unterschiedlichen Stellen des RAS angreifen: Renin-Inhibitoren, Angiotensin-I-Konversionsenzym(ACE)-Hemmer, Angiotensin-II-Rezeptorantagonisten und Vasopeptidase-Inhibitoren.

▪ ACE-Hemmer verhindern außerdem den Abbau von Bradykinin.

▪ Vasopeptidase-Inhibitoren hemmen zusätzlich den Abbau sowohl des Bradykinins als auch der vasodilatierenden, natriuretischen Peptide ANP, BNP und CNP.

27.4.1 Renin-Inhibitoren

27.4.1.1 Wirkmechanismus, therapeutische Anwendung

Durch direkte Hemmung von Renin wird die Umwandlung von Angiotensinogen zu Angiotensin I verhindert, das seinerseits als Substrat für die Bildung von Angiotensin II erforderlich ist. Die resultierende Abnahme der Angiotensin-II-Bildung führt einerseits zu einer Vasodilatation und einem Blutdruckabfall, andererseits jedoch zu einem ausgeprägten kompensatorischen Anstieg der Reninsekretion (negativer Feed-back-Mechanismus, s. Kapitel 27.1). Um eine langanhaltende Hemmung des RAS zu gewährleisten, müssen entsprechende Substanzen daher eine sehr hohe Affinität zum Enzym aufweisen und in ausreichenden Konzentrationen in die Blutbahn gelangen.

Die bislang synthetisierten und oral applizierbaren Renin-Inhibitoren haben insbesondere die Anforderung an ausreichende Plasmakonzentrationen bislang nicht erfüllt, da sie durchweg eine niedrige bis sehr niedrige Bioverfügbarkeit aufweisen. In klinischen Studien an gesunden Probanden und primären Hypertonikern wurde daher stets ein Wiederanstieg von Angiotensin I und Angiotensin II auf Konzentrationen oberhalb der Ausgangswerte beobachtet, nachdem initial ein deutlicher Abfall der Plasmaspiegel erzielt werden konnte. Plazebokontrollierte Studien an Patienten mit Hypertonie, die eine lang anhaltende Blutdrucksenkung unter Gabe eines oralen Renin-Inhibitors belegen, stehen noch aus. Beispiele für Renin-Inhibitoren, deren klinische Entwicklung nach Abschluss der Phase II terminiert wurde, sind Remikiren (Ro 42-5892), Zankiren (A-72517) und Enalkiren (A-64662, i.v.). – Es bleibt abzuwarten, ob und inwieweit das Wirkprinzip der spezifischen Reninhemmung für die Behandlung der arteriellen Hypertonie wegen der erwähnten pharmakologischen Schwierigkeiten weiterverfolgt wird.

■ Zusammenfassung (Kapitel 27.4.1)

> ■ Die Wirksamkeit der Renin-Inhibitoren wird limitiert durch einen kompensativen Anstieg der Reninsekretion bei bislang schlechter Bioverfügbarkeit der bislang synthetisierten Substanzen; es bleibt abzuwarten, ob dieses Wirkprinzip für die Indikation „Hypertonie" von den pharmazeutischen Herstellern weiterverfolgt wird.

27.4.2 ACE-Hemmer

27.4.2.1 Einteilung und Unterschiede der ACE-Hemmer

Die gegenwärtig verfügbaren ACE-Hemmer (*angiotensin converting enzyme inhibitors*; syn.: Angiotensin-I-Konversionsenzym-Hemmer) lassen sich nach folgenden Kriterien unterscheiden (Tabelle 27.2):

▪ chemische Struktur des Zinkliganden bzw. der ACE-Bindungsstelle (unterschieden werden ACE-Hemmer mit Sulfhydryl-, Carboxyl- und Phosphoryl-Liganden),
▪ Non-Prodrug- und Prodrug-Form (einige ACE-Hemmer werden erst in der Leber zu den eigentlich aktiven Metaboliten umgewandelt),
▪ Elimination (renal, renal-hepatisch),
▪ Wirkdauer (klinisch: Einmal- oder Mehrfachgabe),
▪ Lipophilie (wird mit einer hohen Affinität zu den gewebeständigen, lokalen Renin-Angiotensin-Systemen bspw. in Herz, Gehirn, Gefäßwänden usw. gleichgesetzt),
▪ Affinität zum Kallikrein-Kinin-System.

Anhand dieser Differenzierungsmöglichkeiten wird immer wieder versucht, Wirksamkeits- und/oder Sicherheitsvorteile für einzelne ACE-Hemmer abzuleiten; bislang konnte jedoch nicht überzeugend nachgewiesen werden, dass diese Unterschiede von wesentlicher klinischer Relevanz sind.

27.4.2.2 Wirkmechanismus, therapeutische Anwendung

ACE-Hemmer wirken systemisch und lokal in unterschiedlichen Geweben (Herz, Niere, Nebenniere, Gefäßwand, Gehirn usw.) auf das ACE und damit die Umwandlung von Angiotensin I zu Angiotensin II. Die verminderte Bil-

Tabelle 27.2. Pharmakologische Eigenschaften verschiedener ACE-Hemmer

Substanz	Zink-Ligand	Prodrug	Elimination	Tagesdosis [mg]	Dosierungshäufigkeit [x/Tag]
Benazepril	C	ja	renal	2,5–20	1
Captopril	S	nein	renal	25–150	2–3
Cilazapril	C	ja	renal	0,5–5	1
Enalapril	C	ja	renal	5–40	1–2
Fosinopril	P	ja	renal + hepatisch	10–40	1
Lisinopril	C	nein	renal	2,5–40	1
Moexipril	C	ja	renal + hepatisch	7,5–15	1
Perindopril	C	ja	renal + hepatisch	2–8	1
Quinapril	C	ja	renal + hepatisch	2,5–40	1–2
Ramipril	C	ja	renal	1,25–10	1
Spirapril	C	ja	renal + hepatisch	6	1
Trandolapril	C	ja	renal + hepatisch	0,5–4	1

C = Carboxyl; *P* = Phosphoryl; *S* = Sulfhydril

Tabelle 27.3. Beeinflussung des RAAS und anderer humoraler Parameter durch ACE-Hemmer und Angiotensin-II-Rezeptorantagonisten

Wirkung auf	ACE-Hemmer	Angiotensin-II-Rezeptorantagonisten
Plasmareninaktivität	↑	↑
Angiotensin I	↑	↑
Angiotensin II (Bildung über ACE)	↓	↑
Angiotensin II (Bildung über alternative Pfade)*	0	↓
Aktivierung von Angiotensin-II-Rezeptoren		
AT_1	↓	↓
AT_2	↓	↑
AT_3	↓	↑
AT_4	↓	↑
Aldosteron	↓	↓
Bradykinin	↑	0
Prostaglandin	↑	0
Stickstoffmonoxid (NO)	↑	(↑)
t-PA	↓	0

* Alternative Angiotensin-II-Bildungspfade: Chymase, CAGE (chymostatinempfindliches Angiotensin-II-bildendes Enzym), t-PA (*tissue plasminogen activator*), Cathepsin G
RAAS = Renin-Angiotensin-Aldosteron-System: ↑ = erhöht; ↓ = vermindert, blockiert; 0 = keine Veränderung

dung von Angiotensin II bewirkt eine Abnahme der Angiotensin-II-vermittelten Vasokonstriktion und eine Hemmung der renalen Natrium- und Wasserreabsorption. – Da das ACE identisch ist mit der für den Abbau von Bradykinin verantwortlichen Kininase II, wird weiterhin die Inaktivierung des vasodilatierend wirkenden Bradykinins gehemmt (Tabelle 27.3).

Die blutdrucksenkende Wirkung der ACE-Hemmer wird in erster Linie der Abnahme von Angiotensin II zugesprochen, wobei das Ausmaß der Blutdrucksenkung in hohem Maße vom Aktivitätszustand des RAS abhängt. Kochsalzrestriktion und/oder zusätzliche Gabe eines Diuretikums verstärken daher den blutdrucksenkenden Effekt der ACE-Hemmer. – Da eine Blutdrucksenkung auch bei Patienten mit gering aktiviertem RAS beobachtet wird, ist anzunehmen, dass die antihypertensive Wirkung der ACE-Hemmer nicht nur durch eine Hemmung des systemischen RAS vermittelt wird, sondern möglicherweise auch Folge einer Hemmung lokaler RAS ist. Ebenfalls denkbar ist, dass auch der verminderte Abbau von Bradykinin und die nachfolgende Synthese von Prostaglandinen und Stickstoffmonoxid zur Dilatation der Widerstandsgefäße und damit zur antihypertensiven Wirksamkeit der ACE-Hemmer beitragen. – Anderen Antihypertensiva vergleichbar, wird unter einer Monotherapie mit ACE-Hemmern bei etwa 40–60% der Patienten mit Hypertonie Grad 1–2 eine ausreichende Blutdrucksenkung erzielt. Bei ungenügender Blutdrucksenkung sollte eine Dosissteigerung oder die zusätzliche Gabe eines zweiten, wirkungsverstärkenden Antihypertensivums erst nach 3–6 Wochen erfolgen, da die maximale Effektivität von ACE-Hemmern vorher nicht zu erwarten ist. Besonders geeignete Kombinationspartner sind Diuretika und Kalziumantagonisten, da sie durch Aktivierung des RAS die antihypertensive Wirkung der ACE-Hemmer pharmakologisch verstärken.

Herzfrequenz, Herzzeitvolumen und Schlagvolumen bleiben unter einer Behandlung mit ACE-Hemmern bei Patienten mit primärer Hypertonie trotz Blutdrucksenkung unverändert.

ACE-Hemmer werden als Basismedikamente zur Behandlung der primären Hypertonie nahezu weltweit anerkannt. Ihre antihypertensive Wirksamkeit zeigt keine Altersabhängigkeit, scheint jedoch bei einem Teil der Hypertoniker afroamerikanischer Abstammung aufgrund der in dieser Bevölkerungsgruppe häufig anzutreffenden *low-renin hypertension* schwächer ausgeprägt zu sein. In Kombination mit einem Diuretikum sind ACE-Hemmer jedoch auch bei dieser Population wirksam; gleiches gilt für Hypertonieformen mit supprimiertem RAS (z. B. primärer Aldosteronismus).

Bei folgenden Erkrankungen konnte durch große, prospektive Studien eine Prognoseverbesserung unter Langzeiteinnahme von ACE-Hemmern nachgewiesen werden:

▪ **Hypertonie**
Vorhandene Datenlage belegt nur eine im Vergleich zu konventioneller antihypertensiver Therapie (Diuretika, β-Rezeptorenblocker) vergleichbare Effektivität für ACE-Hemmer [Captopril Prevention Project (CAPPP-Studie); Swedish Trial in Old Patients with Hypertension (STOP

▪ Hypertension-2 Studie)]
Myokardinfarkt
Bei Beginn einer ACE-Hemmertherapie 1–9 Tage nach dem Ereignis verzögerte Entwicklung einer linksventrikulären Dysfunktion und, damit einhergehend, verlängerte Überlebenszeit und Reduktion der kardialen Mortalität und Morbidität [u.a. Survival and Ventricular Enlargement(SAVE)-Studie; Acute Infarction Ramipril Efficacy(AIRE)-Studie;

▪ Survival of Myocardial Infarction, Long-term Evaluation (SMILE)]
Chronische Herzinsuffizienz infolge systolischer Dysfunktion
Nachweis einer langsameren Progression und Reduktion von Mortalität und Morbidität unter ACE-Hemmergabe [u.a. Vasodilator-Heart Failure Trial(V-HeFT)-II-Studie, SAVE; Studies of Left Ventricular Dysfunction (SOLVD), AIRE & AIRE Extension (AIREX)-Studie; Assessment of Treatment with Lisinopril and Survival (ATLAS)]

▪ **Niereninsuffizienz**
Verzögerung der Progression und Verminderung der Proteinurie bei diabetischer und nichtdiabetischer Nephropathie, unabhängig von Veränderungen des Blutdruckes (u.a. sog. „Lewis"-Studie, Ramipril Efficacy in Nephropathy(REIN)-Studie, EUCLID-Studie, GISEN)

▪ **Kardiovaskuläres Risikoprofil**
Eindrückliche Senkung von Morbidität und Mortalität bei einer heterogenen Patientenpopulation mit unterschiedlichen kardiovaskulären Risikofaktoren bzw. Vorerkrankungen [Heart Outcomes Prevention Evaluation (HOPE)-Studie] (Abb. 27.2).

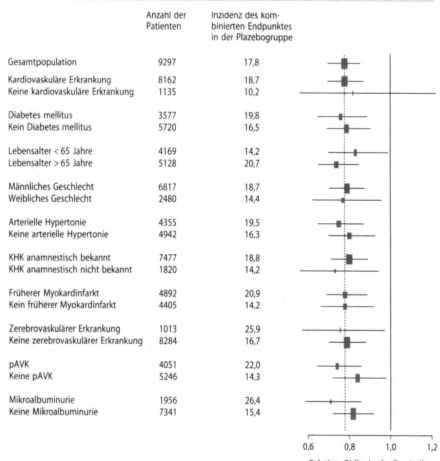

	Anzahl der Patienten	Inzidenz des kombinierten Endpunktes in der Plazebogruppe
Gesamtpopulation	9297	17,8
Kardiovaskuläre Erkrankung	8162	18,7
Keine kardiovaskuläre Erkrankung	1135	10,2
Diabetes mellitus	3577	19,8
Kein Diabetes mellitus	5720	16,5
Lebensalter < 65 Jahre	4169	14,2
Lebensalter > 65 Jahre	5128	20,7
Männliches Geschlecht	6817	18,7
Weibliches Geschlecht	2480	14,4
Arterielle Hypertonie	4355	19,5
Keine arterielle Hypertonie	4942	16,3
KHK anamnestisch bekannt	7477	18,8
KHK anamnestisch nicht bekannt	1820	14,2
Früherer Myokardinfarkt	4892	20,9
Kein früherer Myokardinfarkt	4405	14,2
Zerebrovaskulärer Erkrankung	1013	25,9
Keine zerebrovaskulärer Erkrankung	8284	16,7
pAVK	4051	22,0
Keine pAVK	5246	14,3
Mikroalbuminurie	1956	26,4
Keine Mikroalbuminurie	7341	15,4

0,6   0,8   1,0   1,2

Relatives Risiko in der Ramipril-gruppe (95 % Konfidenzintervall)

Abb. 27.2. Beeinflussung der kardiovaskulären Morbidität und Mortalität (kombinierter Endpunkt) bei Patienten mit unterschiedlichen kardiovaskulären Risikofaktoren durch den ACE-Hemmer Ramipril im Vergleich zu Plazebo. Zerebrovaskuläre Erkrankung war definiert als Schlaganfall oder transiente ischämische Attacke (TIA). Die Größe jedes (Balken-)Symbols verhält sich proportional zur Patientenzahl in jeder Gruppe. Die gestrichelte, vertikale Linie gibt das relative Risiko für die Gesamtpopulation wieder. *KHK* = koronare Herzkrankheit; *pAVK* = periphere arterielle Verschlusskrankheit. Nach: The Heart Outcomes Prevention Evaluation Study Investigators (2000) N Engl J Med 342:145–153

Weitere zusätzliche Effekte wurden für ACE-Hemmer nachgewiesen bzw. werden aufgrund von vorläufigen und teilweise experimentellen Daten angenommen:

▪ Regression einer linksventrikulären Herzhypertrophie (überlegene Effektivität der ACE-Hemmer gegenüber anderen blutdrucksenkenden Substanzklassen wurde durch zahlreiche prospektive Studien belegt),

▪ keine negative Beeinflussung des Lipidstoffwechsels,

▪ Erhöhung der Insulinsensitivität/Reduktion der Hyperinsulinämie (Studien an geringen Patientenzahlen),

▪ Verbesserung einer diabetischen Neuropathie bei normotensiven Patienten (vorläufige Ergebnisse, geringe Patientenzahl),
▪ verzögerte Progression einer Retinopathie bei normotonen Typ-1-Diabetikern (vorläufige Ergebnisse),
▪ Verbesserung der Dehnbarkeit (Compliance) arterieller Gefäße bei Hypertonie/Verhinderung sog. Remodeling-Prozesse (experimentelle Studien an begrenzten Patientenzahlen),
▪ Verbesserung einer endothelialen Dysfunktion [Trial on Reversing Endothelial Dysfunction (TREND)],
▪ Verbesserung kognitiver Funktionen (vorläufige tierexperimentelle Untersuchungen),
▪ Hemmung der osteoklastenbedingten Knochenresorption (In-vitro-Experimente).

27.4.2.3 Nebenwirkungen

ACE-Hemmer gelten als wirksame Antihypertensiva mit günstigem Sicherheitsprofil. Die in den ersten Jahren nach Einführung von Captopril beobachteten gravierenden Nebenwirkungen waren vorwiegend eine Folge sehr hoher Dosierungen; die heute empfohlenen Dosierungen sind wesentlich niedriger.

Eine typische und nichtdosisabhängige Nebenwirkung aller ACE-Hemmer ist der trockene Reizhusten, der bei etwa 4–20% der behandelten Patienten auftritt und häufig zum Wechsel der Substanzklasse zwingt. Als Ursache wird der verminderte Abbau von Bradykinin vermutet.

Ein unter ACE-Hemmereinnahme auftretendes Angioödem ist selten und tritt nahezu immer innerhalb der ersten Stunden oder Behandlungstage auf (Ausnahmen wurden jedoch beschrieben); meist geht es einher mit Schwellungen von Lippen, Zunge und anderen Teilen des Gesichtes. Lebensbedrohlich kann es werden, wenn Teile der oberen Atemwege durch die Schwellung verlegt werden und eine akute Atemnot ausgelöst wird. Die Entwicklung eines angioneurotischen Ödems zwingt zum sofortigen Abbruch einer ACE-Hemmerbehandlung und zum Wechsel auf eine andere antihypertensive Substanzklasse. Hierbei sollte der Ersatz durch Angiotensin-II-Antagonisten allerdings vermieden werden, da unter deren Einnahme ebenfalls Angioödeme beobachtet wurden.

Hypotone Blutdruckreaktionen werden insbesondere zu Beginn einer Behandlung mit ACE-Hemmern beobachtet; besondere Vorsicht ist geboten bei Patienten mit aktiviertem RAS (Salzdepletion, vorbestehende Diuretikatherapie), die nach der Ersteinnahme des ACE-Hemmers einige Stunden im Krankenhaus oder in der Praxis überwacht werden sollten. Ist dies nicht möglich, empfiehlt es sich, eine vorbestehende Behandlung mit Diuretika vor der Erstgabe eines ACE-Hemmers abzusetzen.

ACE-Hemmer dürfen nur in Ausnahmefällen und unter engmaschiger Kontrolle bei Vorliegen beidseitiger Nierenarterienstenosen und bei Nierenarterienstenose bei Einzelniere eingesetzt werden. – Weitere typische, jedoch seltene Nebenwirkungen sind nichtallergisch bedingte, maculapapulöse Hautausschläge (*rash*) und eine Verschlechterung der Nierenfunktion.

Kontraindikationen bestehen bei Schwangerschaft und in der Stillzeit sowie bei bekannter Überempfindlichkeit gegen den jeweiligen ACE-Hemmer.

Die Therapie mit einem ACE-Hemmer sollte stets mit der niedrigsten empfohlenen Dosierung begonnen werden. Bei Patienten mit Nierenfunktionseinschränkung ist gegebenenfalls eine zusätzliche Dosisreduktion erforderlich. Auch bei ACE-Hemmern mit renal-hepatischer Elimination sind diese Vorsichtsmaßnahmen grundsätzlich zu beachten.

■ Zusammenfassung (Kapitel 27.4.2)

- Die Wirksamkeit und Sicherheit der ACE-Hemmer ist durch weltweite Anwendung an großen Patientenzahlen mit Hypertonie und anderen Erkrankungen belegt; in den meisten Ländern ist diese Substanzklasse als Basismedikament zur Behandlung der primären Hypertonie anerkannt.
- Die antihypertensive Wirksamkeit der ACE-Hemmer ist bei einem Teil der schwarzen Hypertoniker (*low-renin*) schwächer ausgeprägt.
- Bei unzureichender Blutdrucksenkung unter einer Monotherapie ist die Kombination mit einem Diuretikum oder einem Kalziumantagonisten besonders günstig.
- Eine Verbesserung der Prognose unter Langzeiteinnahme von ACE-Hemmern konnte bislang belegt werden für die arterielle Hypertonie, nach Myokardinfarkt, für die chronische Herzinsuffizienz und für Nephropathien unterschiedlicher Genese, unabhängig von der Höhe des Blutdruckes.
- Weitere günstige Zusatzeffekte der ACE-Hemmer sind die Reduktion einer linksventrikulären Hypertrophie und eine fehlende bzw. positive Beeinflussung metabolischer Parameter.
- Wichtigste Nebenwirkungen, die unter ACE-Hemmereinnahme auftreten können, sind trockener Reizhusten, angioneurotisches Ödem, nichtallergische Hautausschläge, First-dose-Hypotonie und Kopfschmerzen.
- Da ACE-Hemmer entweder renal oder renal-hepatisch ausgeschieden werden, sollte bei eingeschränkter Nierenfunktion stets geprüft werden, ob eine Dosisreduktion erforderlich ist.

27.4.3 Angiotensin-II(AT$_1$)-Rezeptorantagonisten

27.4.3.1 Einteilung und Unterschiede

Bereits in den 70er Jahren wurde versucht, das RAS durch pharmakologische Blockade des Angiotensin-II-Rezeptors zu hemmen. Von den seinerzeit synthetisierten Substanzen erlangte Saralasin den größten Bekanntheitsgrad; die klinische Entwicklung dieser Substanz wurde jedoch eingestellt, da sie partiell Angiotensin-II-agonistische Eigenschaften aufweist

Tabelle 27.4. Pharmakologische Eigenschaften von Angiotensin-II(AT$_1$)-Rezeptorantagonisten

Substanz (Aktiver Metabolit)	Relative AT$_1$-Rezeptoraffinität	Bioverfügbarkeit [%]	Plasma-halbwertszeit [h]	Eiweißbindung [%]	Empfohlene Tagesdosis [mg]
Candesartan	280	42	4	99,5	1×4–16
(CV11974)	1		3–11		
Eprosartan	100	ca. 13	5–9	97	1×600–800
Irbesartan	5	60–80	11–15	90	1×150–300
Losartan	50	14	1,5–2,5	98,7	1–2×50
(EXP 3174)	10		6–9	99,8	
Telmisartan	10	50	24	99,5	1×40–80
Valsartan	10	23	6–9	95	1×80–160

und aufgrund ihrer peptidähnlichen Struktur nur für eine parenterale Gabe geeignet ist.

Das erneute Interesse, Angiotensin-II-Rezeptorantagonisten zu entwickeln, war verknüpft mit der Entdeckung Anfang der 80er Jahre, dass einige nicht peptidähnliche Moleküle von unkomplizierter chemischer Struktur (benzyl-substituierte Imidazole) Angiotensin-II-antagonistische Eigenschaften aufwiesen (Furokawa 1982).

Nachdem Losartan bereits Anfang 1995 für die Behandlung der primären Hypertonie zugelassen wurde, sind mittlerweile mehrere Angiotensin-II-Antagonisten (im angelsächsischen Sprachraum meist als *angiotensin II receptor blockers* = ARB bezeichnet) weltweit verfügbar (Tabelle 27.4); weitere befinden sich in der klinischen Entwicklung. Da es sich hierbei ausschließlich um oral applizierbare Substanzen handelt, die selektiv an den AT$_1$-Rezeptor binden, wird synonym auch der Begriff „AT$_1$-Rezeptorantagonisten" verwandt.

Eine flach verlaufende bzw. fehlende Dosis-/Wirkungskurve (50–150 mg), ein blutdrucksenkender Effekt < 24 Stunden, eine vergleichsweise geringere, antihypertensive Wirksamkeit sowie ein urikosurischer Effekt unterscheiden Losartan von den anderen, bislang zugelassenen Angiotensin-II-Antagonisten. Einige der verfügbaren Vertreter dieser Substanzklasse (Candesartan, Losartan) sind Prodrugs, die nach ihrer Absorption metabolisiert werden. Die aktiven Metaboliten (CV11974 bzw. EXP 3174) der genannten Substanzen haben eine deutlich höhere Affinität zum Rezeptor als die Muttersubstanzen und sind daher auch überwiegend für die erzielten Effekte verantwortlich. Weitere Unterschiede zwischen den Einzelsubstanzen sind in Tabelle 27.4 dargestellt und haben nach bisherigen Erfahrungen keinerlei klinische Relevanz.

Die pharmakologische Blockade der AT$_2$-Rezeptoren (z. B. PD 123319 und CGP42112A) ist bislang nur experimentellen Untersuchungen vorbehalten.

27.4.3.1 Wirkmechanismus, therapeutische Anwendung

Der entfallende Rückkopplungsprozess nach Gabe eines Angiotensin-II-Rezeptorantagonisten bedingt eine vermehrte Freisetzung von Renin und nachfolgend einen Anstieg der Angiotensin-II-Konzentration. Aufgrund des vermehrt gebildeten und vom Rezeptor verdrängten Angiotensin II ist eine verstärkte Stimulation des AT_2-Rezeptors anzunehmen (Tabelle 27.3), dessen funktionelle Rolle im menschlichen Organismus bislang noch nicht eindeutig geklärt ist (s. Kapitel 27.1.2).

Die hämodynamischen Effekte nach Gabe von Angiotensin-II-Rezeptorantagonisten entsprechen weitgehend den durch ACE-Hemmer induzierten Veränderungen und lassen sich durch die Verdrängung von Angiotensin II vom AT_1-Rezeptor erklären (s. oben).

Bei Patienten mit primärer Hypertonie Grad 1–2 wird nach einmal täglicher Gabe der meisten Angiotensin-II-Rezeptorantagonisten eine anderen Substanzklasse (Diuretika, β-Rezeptorenblocker, Kalziumantagonisten, ACE-Hemmer) vergleichbare Blutdrucksenkung erzielt (Ausnahme: Losartan, s. oben). Bei unzureichender Blutdrucksenkung unter einer Monotherapie können Angiotensin-II-Rezeptorantagonisten mit einem Diuretikum oder einem Kalziumantagonisten kombiniert werden. Die Kombination mit einem ACE-Hemmer ist aufgrund der unterschiedlichen Wirkungsorte im RAS theoretisch sinnvoll, doch liegen bislang kaum Studien vor, die tatsächlich einen zusätzlichen therapeutischen Nutzen belegen.

Die maximale antihypertensive Wirksamkeit der Angiotensin-II-Rezeptorantagonisten ist nach etwa 3–6 Wochen zu erwarten.

Zum Zeitpunkt der Fertigstellung dieses Manuskriptes (November 2000) lagen für Angiotensin-II-Rezeptorantagonisten in keiner Indikation prospektive Daten vor, die für diese Substanzklasse einen im Vergleich zu ACE-Hemmern prognostisch günstigeren Krankheitsverlauf belegen. In der bislang einzigen abgeschlossenen Prognosestudie, die an Patienten mit Herzinsuffizienz durchgeführt wurde [Evaluation of Losartan in the Elderly 2-Studie (ELITE 2)], war die Morbiditäts- und Mortalitätsrate in der Vergleichsgruppe (Captopril) eher geringer als in der mit Losartan behandelten. – Für weitere Indikationen, insbesondere auch für die arterielle Hypertonie, wurden zahlreiche Vergleichsstudien zwischen unterschiedlichen Angiotensin-II-Rezeptorantagonisten und anderen, antihypertensiv wirksamen Substanzklassen begonnen (Tabelle 27.5), deren Ergebnisse jedoch noch ausstehen.

Aus kleineren prospektiven Studien mit einer Behandlungsdauer bis maximal 2 Jahre lassen sich folgende Eigenschaften der Angiotensin-II-Rezeptorantagonisten ableiten:

■ keine ungünstige Beeinflussung von Stoffwechselparametern (Lipide, Glukose),

■ Regression einer Linksherzhypertrophie [kleinere Studien mit Valsartan bzw. Irbesartan; jedoch kein Effekt unter Losartan: die Ergebnisse der großen prospektiven LIFE (Losartan Intervention For Endpoint reduction in hypertension)-Studie stehen noch aus],

Tabelle 27.5. Große, aktuelle Hypertoniestudien mit Angiotensin-II-Antagonisten

Studie	Untersuchte Substanzen	Population	Behandlungs-dauer [Jahre]	Patienten-zahl [n]	Primärer Endpunkt	Ergebnis/ erwartetes Studienende
LIFE	Losartan vs. Atenolol	Hypertoniker (55–88 Jahre) mit links-ventrikulärer Hypertrophie	5	9200	Kardiovaskuläre Mortalität und Morbidität	Liegen noch nicht vor/ 2001
SCOPE	Candesartan vs. Plazebo (Hctz)	Hypertoniker, Alter 70–89 Jahre; DBD 90–99 mmHg und/oder SBD 160–179 mmHg und MMSE (Minimal Mental State Examination) -Score ≥24	2,5	4000	Schwerwiegende kardiovaskuläre Ereignisse; kognitive Fähigkeiten	Liegen noch nicht vor/ 2003
TROPHY	Candesartan vs. Plazebo	Patienten mit hochnormalem oder grenzwertig erhöhtem BD, Alter 30–65 Jahre, SBD <130–139 mmHg, DBD 85–89 mmHg	4	1000	Manifeste Hypertonie	Liegen noch nicht vor/ 2004
VALUE	Valsartan vs. Amlodipin	Hypertoniker, Alter 45–75 Jahre, SBD 160–210, DBD <115 mmHg	4	14400	Kardiovaskuläre Mortalität und Morbidität	Liegen noch nicht vor/ 2003

LIFE = Losartan Intervention for Endpoint Reduction in Hypertension study; *SCOPE* = Study of Cognition and Prognosis in Elderly Patients with Hypertension; *TROPHY* = Trial of Preventing Hypertension; *VALUE* = Valsartan Antihypertensive Long-term Use Evaluation

Hctz = Hydrochlorothiazid; *BD* = Blutdruck; *DBD* = diastolischer BD; *SBD* = systolischer BD

■ Reduktion einer Proteinurie bei Hypertonikern, bei Patienten mit IgA-Nephritis und bei anderen Nephropathien diabetischer und nichtdiabetischer Genese (tierexperimentelle und kleinere klinische Studien),

■ akute Verbesserung der hämodynamischen und hormonellen Parameter bei Patienten mit linksventrikulärer Dysfunktion (Phase I–II-Studien).

27.4.3.2 Nebenwirkungen

Das Sicherheitsprofil der mittlerweile seit etwa 5 Jahren zugelassenen Angiotensin-II-Rezeptorantagonisten entspricht nach heutigem Kenntnisstand weitgehend jenem der ACE-Hemmer.

Die fehlende Beeinflussung des Kallikrein-Kinin-Systems durch Angiotensin-II-Rezeptorantagonisten erklärt möglicherweise die im Vergleich zu ACE-Hemmern deutlich niedrigere Inzidenz des trockenen Reizhustens. Ein therapeutischer Versuch wird daher bei Patienten empfohlen, die bei guter Blutdruckeinstellung unter einem ACE-Hemmer diese Nebenwirkung ent-wickeln.

Wie unter ACE-Hemmereinnahme wurden Angioödeme auch unter Einnahme von Angiotensin-II-Rezeptorantagonisten beobachtet; von einer Umstellung von der einen auf die andere Substanzklasse bei Auftreten dieser potentiell lebensgefährlichen Nebenwirkung wird daher abgeraten.

Die für ACE-Hemmer verbindlichen Vorsichtsmaßnahmen und Kontraindikationen gelten auch für Angiotensin-II-Rezeptorantagonisten.

■ Zusammenfassung (Kapitel 27.4.3)

■ Das Wirksamkeits- und Sicherheitsprofil sowie Anwendungseinschränkungen der Angiotensin-II-Rezeptorantagonisten entsprechen nach bisherigen Erfahrungen weitgehend jenen der ACE-Hemmer; die fehlende Hemmung des Bradykininabbaus könnte die im Vergleich zu ACE-Hemmern niedrigere Inzidenz des trockenen Reizhustens erklären.

■ Angioödeme wurden auch unter Angiotensin-II-Rezeptorantagonisten beobachtet, sodass bei Auftreten dieser potentiell lebensgefährlichen Nebenwirkung keine Austauschbarkeit zwischen dieser Substanzklasse und ACE-Hemmern besteht.

■ Bis Ende 2000 lagen für Angiotensin-II-Rezeptorantagonisten keine Langzeitdaten vor, die für diese Substanzklasse einen günstigen Effekt auf Mortalität und Morbidität belegen. – Bei Patienten mit Herzinsuffizienz konnte in der bislang einzigen prospektiven Studie (ELITE 2) kein prognostischer Vorteil gegenüber ACE-Hemmern nachgewiesen werden.

■ Angiotensin-II-Rezeptorantagonisten werden daher von den Fachgesellschaften (noch) nicht als Basismedikamente zur Behandlung der arteriellen Hypertonie eingesetzt; als Ausnahme gilt der Therapieversuch bei Patienten, die nach erfolgreicher Blutdrucksenkung unter einer Monotherapie mit einem ACE-Hemmer einen trockenen Reizhusten entwickeln.

27.4.4 Vasopeptidase-Inhibitoren

27.4.4.1 Wirkmechanismus, therapeutische Anwendung

Vasopeptidase-Inhibitoren senken den Blutdruck durch zwei prinzipiell unterschiedliche Wirkmechanismen: zum einen hemmen sie das ACE und damit die Bildung des vasokonstriktorisch wirkenden Angiotensin II; da das ACE identisch ist mit der Kininase II (s.o.) wird gleichzeitig der Abbau des vasodilatierend wirkenden Bradykinins verhindert. Zum zweiten werden neutrale Endopeptidasen (NEP) gehemmt, die für die enzymatische Aufspaltung der natriuretischen Peptide ANP, BNP und CNP in ihre inaktiven Fragmente verantwortlich sind (Abb. 27.3).

Omapatrilat ist der in der klinischen Entwicklung am weitesten fortgeschrittene Vertreter dieser Substanzklasse. NEP und ACE werden jeweils selektiv und kompetitiv in etwa gleich starker Ausprägung gehemmt. Nach den Ergebnissen der klinischen Phase-III-Entwicklungsstudien scheint die antihypertensive Wirksamkeit von Omapatrilat im Vergleich zu Vertretern anderer Substanzklassen insbesondere hinsichtlich der Senkung des systolischen Blutdruckes stärker ausgeprägt zu sein. Der Zulassungsantrag für die Indikation „arterielle Hypertonie" wurde bei der FDA wegen vereinzelter, jedoch schwerwiegender Angioödeme Mitte 2000 vom Hersteller zurückgezogen. Nach Aufarbeitung der bisherigen Datenlage und Verfügbarkeit neuer Ergebnisse ist eine erneute Vorlage bei der FDA geplant, so-

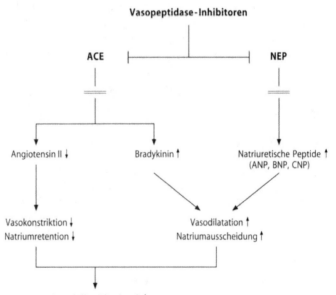

Abb. 27.3. Wirkungsmechanismus der Vasopeptidase-Inhibitoren. *ACE* = Angiotensin-Konversionsenzym; *NEP* = neutrale Endopeptidase; *ANP* = atriales natriuretisches Peptid; *BNP* = brain natriuretic peptide; *CNP* = C-Typ-natriuretisches Peptid

dass mit der Einführung dieser Substanz nicht vor Ende 2001 bzw. Anfang 2002 zu rechnen ist.

Prognostische Daten liegen bislang nicht vor, jedoch wurden Studien begonnen, in denen der Einfluss von Omapatrilat auf Mortalität und Morbidität sowohl bei Patienten mit isolierter systolischer Hypertonie vom Schweregrad 1 (OPERA; n = ca. 12 000) als auch bei Patienten mit chronischer Herzinsuffizienz (OVERTURE: Omapatrilat vs. Enalapril; n = 4420) untersucht wird.

Ein weiterer, in Entwicklung befindlicher Vasopeptidase-Inhibitor ist Sampatrilat, dessen blutdrucksenkende Wirksamkeit sich im Vergleich zu dem ACE-Hemmer Lisinopril in ersten Studien mit Patienten kaukasischer Abstammung als schwächer, in einer weiteren mit ausschließlich afroamerikanischen Patienten jedoch als mindestens gleich stark erwiesen hat.

27.4.4.2 Nebenwirkungen

Das Auftreten schwerwiegender Angioödeme nach Gabe von Omapatrilat wurde bereits erwähnt. Darüber hinaus dürften aufgrund des partiell gleichen Wirkmechanismus auch alle anderen, für ACE-Hemmer bekannten Nebenwirkungen auch unter Omapatrilat bzw. anderen Vasopeptidase-Inhibitoren zu erwarten sein.

■ Zusammenfassung (Kapitel 27.4.4)

■ Die antihypertensive Wirksamkeit der Vasopeptidase-Inhibitoren scheint nach den Ergebnissen der bislang durchgeführten Entwicklungsstudien etwas stärker ausgeprägt zu sein als die der anderen blutdrucksenkenden Substanzklassen; ursächlich hierfür könnte die gleichzeitige Hemmung zweier blutdruckregulierender Enzyme (ACE, NEP) sein, aus der u.a. eine gegenüber der isolierten ACE-Hemmung stärkere Vasodilatation resultiert.

■ Das Sicherheitsprofil der Vasopeptidase-Inhibitoren entspricht nach bisherigem Kenntnisstand jenem der ACE-Hemmer; das Auftreten schwerwiegender Angioödeme in den Entwicklungsstudien der klinischen Phase III hat den Hersteller von Omapatrilat Mitte 2000 dazu bewogen, den Zulassungsantrag für diese Substanz bei der FDA zurückzuziehen.

■ Literatur

Albaladejo P, Bouaziz H, Duriez M, Gohlke P, Levy BI, Safar M (1994) Angiotensin converting enzyme inhibition prevents the increase in aortic collagen in rats. Hypertension 23:74–82

Ambrosioni E, Borghi C, Magnani B for the Survival of Myocardial Infarction Long-Term Evaluation (SMILE) Study Investigators (1995) The effect of the angiotensin-converting-enzyme inhibitor zofenopril on mortality and morbidity after anterior myocardial infarction. N Engl J Med 332:80–85

Azizi M, Massien C, Michaud A, Corvol P (2000) In vitro and in vivo inhibition of the 2 active sites of ACE by omapatrilat, a vasopeptidase inhibitor. Hypertension 35:1226–1231

Birkenhäger WH, de Leeuw PW (1999) Non peptide angiotensin type 1 receptor antagonists in the treatment of hypertension. J Hypertension 17:873–881

Burnett JC Jr (1999) Vasopeptidase inhibition: a new concept in blood pressure management. J Hypertension 17 (suppl 1):S37–S43

Chaturvedi N, Sjolie AK, Stephenson JM, Abrahamian H, Keipes M, Castellarin A, Rogulja-Pepeonik Z, Fuller JH (1998) Effect of lisinopril on progression of retinopathy in normotensive people with type 1 diabetes. The EUCLID Study Group. EURODIAB Controlled Trial of Lisinopril in Insulin-Dependent Diabetes Mellitus. Lancet 351:28–31

Chung O, Csikós T, Unger T (1999) Angiotensin II receptor pharmacology and AT_1-receptor blockers. J Hypertension 13 (Suppl 1):S11–S20

Cody RJ (1994) The clinical potential of renin inhibitors and angiotensin antagonists. Drugs 47:586–598

Cohn JN, Johnson G, Ziesche S, Cobb F, Francis G, Tristani F, Smith R, Dunkman B, Loeb H, Wong M, Bhat G, Goldman S, Fletcher RD, Doherty J, Hughes CV, Carson P, Cintron G, Shabetai R, Haakenson C (1991) A comparison of enalapril with hydralazine-isosorbide dinitrate in the treatment of chronic congestive heart failure. N Engl J Med 325:303–310

Crepaldi G, Carta Q, Deferrari G, Mangili R, Navalesi R, Santeusanio F, Spalluto A, Vanasia A, Villa GM, Nosadini R (1998) Effects of lisinopril and nifedipine on the progression to overt albuminuria in IDDM patients with incipient nephropathy and normal blood pressure. The Italian Microalbuminuria Study Group in IDDM. Diab Care 21:104–110

De Mello WC, Danser AHJ (2000) Angiotensin II and the heart. Hypertension 35:1183–1188

Flamenbaum W (1990) A comparison of the efficacy and safety of a β-blocker, a calcium channel blocker, and a converting enzyme inhibitor in hypertensive blacks. Arch Intern Med 150:1707–1713

Gastone GGN, Boddi M, Coppo M, Chechi T, Zarone N, Moira M, Poggesi L, Margheri M, Simonetti I (1996) Evidence for the existence of a functional cardiac renin-angiotensin system in humans. Circulation 94:1886–1893

Grobecker H (1999) Angiotensin-II-Rezeptorantagonisten. Wissenschaftliche Verlagsgesellschaft, Stuttgart

Grossman E, Messerli FH, Neutel JM (2000) Angiotensin II receptor blockers. Equal or preferred substitutes for ACE inhibitors? Arch Intern Med 160:1905–1911

Hansson L, Lindholm LH, Ekbom T, Dahlöf B, Lanke J, Scherstén B, Wester P-O, Hedner T, de Faire U for the STOP-Hypertension-2 study group (1999) Randomised trial of old and new antihypertensive drugs in elderly patients: cardiovascular mortality and morbidity in the Swedish Trial in Old Patients with Hypertension-2 study. Lancet 354:1751–1756

Hatton R, Stimpel M, Chambers TJ (1997) Angiotensin II is generated from angiotensin I by bone cells and stimulates osteoclastic bone resorption in vitro. J Endocrinol 152:5–10

Horiuchi M, Akishita M, Dzau VJ (1999) Recent progress in angiotensin II type 2 receptor research in the cardiovascular system. Hypertension 33:613–621

Israili ZH, Hall WD (1992) Cough and angioneurotic edema associated with angiotensin-converting enzyme inhibitor therapy. A review of the literature and pathophysiology. Ann Intern Med 117:234–242

Kleinert HD (1995) Renin inhibition. Cardiovasc Drugs Ther 9:645–655

Lewis EJ, Hunsicker LC, Bain RP, Rohde RD (1993) The effect of angiotensin-converting-enzyme inhibition on diabetic nephropathy. N Engl J Med 329:1456–1462

Lorell BH (1999) Role of angiotensin AT_1 and AT_2 receptors in cardiac hypertrophy and disease. Am J Cardiol 83:48H–52H

Malik RA, Williamson S, Abbott C, Carrington AL, Iqbal J, Schady W, Boulton AJM (1998) Effect of angiotensin-converting-enzyme (ACE) inhibitor trandolapril on human diabetic neuropathy: randomized double-blind controlled trial. Lancet 352:1978–1981

Matsubara H (1998) Pathophysiological role of angiotensin II type 2 receptor in cardiovascular and renal disease. Circ Res 83:1182–1191

Meier CR, Derby LE, Jick SS, Jick H (2000) Angiotensin-converting inhibitors, calcium channel blockers, and breast cancer. Arch Intern Med 160:349–353

Messerli FH, Nussberger J (2000) Vasopeptidase inhibition and angio-oedema. Lancet 356:608–609

Nielsen S, Dollerup J, Nielsen B, Jensen HA, Mogensen CE (1997) Losartan reduces albuminuria in patients with hypertension: an enalapril controlled 3 months study. Nephrol Dial Transplant 12 (suppl 2):19–23

Opie LH (1992) Angiotensin converting enzyme inhibitors. Scientific basis for clinical use. Wiley-Liss, Author's Publishing House, New York

Quaschning T, Corti R, Ruschitzka FT, Lüscher TF (2000) Vasopeptidase-Inhibitoren. Klinische Implikationen einer neuen Medikamentenklasse. Deutsch med Wschr 125:499–503

Roks AJM, van Geel PP, Pinto YM, Buikema H, Henning RH, de Zeeuw D, van Gilst WH (1999) Angiotensin-(1–7) is a modulator of the human renin-angiotensin system. Hypertension 34:296–301

Rouleau JL, Pfeffer MA, Stewart DJ, Isaac D, Sestier F, Kerut EK, Porter CB, Proulx G, Block AJ, for the IMPRESS investigators (2000) Comparision of vasopeptidase inhibitor, omapatrilat, and lisinopril on exercise tolerance and morbidity in patients with heart failure: IMPRESS randomised trial. Lancet 356:615–620

Ruggenenti P, Perna A, Gherardi G, Garini G, Zoccali C, Salvadori M, Scolari F, Schena FP, Remuzzi G (1999) Renoprotective properties of ACE-inhibition in non-diabetic nephropathies with non-nephrotic proteinuria. Lancet 354:359–364

Parish RC, Miller LJ (1992) Adverse effects of angiotensin converting enzyme (ACE) inhibitors. An update. Drug Safety 7:14–31

Saunders E, Weir MR, Kong BW, Hollifield J, Gray J, Vertes V, Sowers JR, Zemel MB, Curry C, Schoenberger J, Wright JT, Kirkendall W, Conradi EC, Jenkins P, McLean B, Massie B, Berenson G, Flamenbaum W (1990) A comparison of the efficacy and safety of a beta-blocker, a calcium channel blocker, and a converting enzyme inhibitor in hypertensive blacks. Arch Intern Med 150:1707–1713

Saunders E, Weir MR, Kong BW, Hollifield J, Gray J, Vertes V, Sowers JR, Zemel MB, Curry C, Schoenberger J, Wright JT, Kirkendall W, Conradi EC, Jenkins P, McLean B, Massie B, Berenson G, Shotan A, Widerhorn J, Hurst A, Elkayam U (1994) Risks of angiotensin-converting enzyme inhibition during pregnancy: experimental and clinical evidence, potential mechanisms, and recommendations for use. Am J Med 96:451–456

Schmermund A, Lerman LO, Ritman EL, Rumberger JA (1999) Cardiac production of angiotensin II and its pharmacologic inhibition: effects on the coronary circulation. Mayo Clin Proc 74:503–513

Schmieder RE, Schlaich MP, Klingbeil AU, Martus P (1998) Update on reversal of left ventricular hypertrophy in essential hypertension (a meta-analysis of all randomized double-blind studies until December 1996). Nephrol Dial Transplant 13:564–569

Stimpel M, Bonn R, Koch B, Dickstein K (1995) Pharamacology and clinical use of the new ACE-inhibitor moexipril. Cardiovasc Drugs Rev 13:211–229

The EUCLID group (1997) Randomised placebo controlled trial of lisinopril in normotensive patients with insulin dependent diabetes and normoalbumuria or microalbuminuria. Lancet 349:1787–1792

The GISEN Group (1997) Randomised placebo controlled trial of ramipril on decline in glomerular filtration rate and risk of terminal renal failure in proteinuric, non-diabetic nephropathy. Lancet 349:1857–1863

The Heart Outcomes Prevention Evaluation Study Investigators (2000) Effects of an angiotensin-converting-enzyme inhibitor, ramipril, on death from cardiovascular causes, myocardial infarction, and stroke in high-risk patients. N Engl J Med

Timmermans PBMWM, Wong PC, Chiu AT, Herblin WF, Benfield P, Carini DJ, Lee RJ, Wexler RR, Saye JAM, Smith RD (1993) Angiotensin II receptors and angiotensin II receptor antagonists. Pharmacol Rev 45:205–251

The Acute Infarction Ramipril Efficacy (AIRE) Study Investigators (1993) Effect of ramipril on mortality and morbidity of survivors of acute myocardial infarction with clinical evidence of heart failure. Lancet 342:821–828

The SOLVD Investigators (1987) Effect of enalapril on survival in patients with reduced left ventricular ejection fractions and congestive heart failure. N Engl J Med 325:293-302

The SOLVD Investigators (1992) Effect of enalapril on mortality in the development of heart failure in asymptomatic patients with reduced left ventricular ejection fractions. N Engl J Med 327:685-691

United Kingdom Prospective Diabetes Study Group (1998) Efficacy of atenolol and captopril in reducing risk of macrovascular and microvascular complications in type 2 diabetes: UKPDS 39. Br Med J 317:713-720

Van den Meiracker AH, Man in 't Veld AJ, Admiraal PJJ, van Eck HJR, Boomsma F, Derkx FHM, Schalekamp MADH (1992) Partial escape of angiotensin converting enzyme (ACE) inhibition during prolonged ACE inhibitor treatment: does it exist and does it affect the antihypertensive response? J Hypertension 10:803-812

Van Rijnsoever EW, Kwee-Zuiderwijk WJM, Feenstra J (1998) Angioneurotic edema attributed to the use of losartan. Arch Intern Med 158:2063-2065

Weber MA, Neutel JM, Essinger I, Glassman HN, Boger RS, Luther R (1990) Assessment of renin dependency of hypertension with a dipeptide renin inhibitor. Circulation 81:1768-1774

Weber MA, Byyny RL, Pratt H, Faison EP, Snavely DB, Goldberg AI, Nelson EB (1995) Blood pressure effects of the angiotensin II receptor blocker, losartan. Arch Intern Med 155:405-411

Weber MA (1999) Emerging treatments for hypertension: potential role for vasopeptidase inhibition. Am J Hypertension 12:139S-147S

Wolny A, Clozel JP, Rein J, Mory P, Vogt P, Turina M, Kiowski W, Fischli W (1997) Functional and biochemical analysis of angiotensin II-forming pathways in human heart. Circ Res 80:219-227

Wood JM, Close P (1996) Renin inhibitors: cardiovascular drugs of the future? Cardiovasc Drugs Ther 10:309-312

Yusuf S, Lonn E, Bosch J, Gerstein H (1999) Summary of randomized trials of angiotensin converting enzyme inhibitors. Clin Exp Hypertension 21:835-845

KAPITEL 28 Sonstige antihypertensiv wirksame Substanzen

In diesem Kapitel werden Substanzen aufgeführt, deren antihypertensiver Wirkmechanismus keine Zuordnung zu den Substanzklassen der Kapitel 23–27 zulässt. Während Kapitel 28.1 blutdrucksenkende Medikamente abhandelt, die auf dem Arzneimittelmarkt bereits verfügbar sind, werden in Kapitel 28.2 Moleküle und Wirkprinzipien erörtert, die gegenwärtig hinsichtlich ihrer Wirksamkeit bei der Behandlung der arteriellen Hypertonie entwickelt oder aber evaluiert werden.

■ 28.1 Zugelassene Substanzen zur Behandlung der arteriellen Hypertonie

28.1.1 Stimulatoren der Prostacyclinsynthese: Cicletanin

Die (intravenöse) Gabe von Prostacyclin führt zu einer Senkung des Blutdruckes bei Patienten mit arterieller Hypertonie. Diese Wirkung beruht auf einer direkten Relaxation der glatten Gefäßmuskulatur. Da eine Applikation von Prostacyclin nur intravenös möglich und in höheren Dosierungen mit erheblichen Nebenwirkungen behaftet ist, kann die Gabe von Prostacyclin nicht als tragfähiges Konzept in der Behandlung der arteriellen Hypertonie angesehen werden.

Eine Stimulation der Prostacyclinsynthese als anteilige Ursache der blutdrucksenkenden Wirkung wird jedoch für das oral applizierbare Cicletanin, ein Furopyridinderivat, postuliert. Ob und in welchem Maße dieser Wirkmechanismus tatsächlich relevant ist, wird widersprüchlich diskutiert, zudem in höheren Dosierungen (>100 mg) diuretische und natriuretische Eigenschaften im Vordergrund stehen. Des weiteren wurde beschrieben, dass Cicletanin eine Abnahme der intrazellulären Kalziumionen in der glatten Gefäßmuskulatur bewirkt.

Die empfohlene Tagesdosis beträgt initial 100 mg (maximal 200 mg). Lässt sich unter dieser Dosierung eine Senkung des diastolischen Blutdruckes auf <95 mmHg erzielen, so kann versuchsweise eine Reduktion auf 50 mg/Tag erfolgen. – Als Kombinationspartner für Cicletanin eignen sich β-Rezeptorenblocker, ACE-Hemmer und Kalziumantagonisten.

Wichtigste Nebenwirkung ist die Entwicklung einer Hypokaliämie.

Eine Einschränkung der Nierenfunktion (Kreatinin-Clearance <40 ml/min bzw. Serum-Kreatinin >1,8 mg/100 ml) und schwere Leberfunktionsstörungen sowie Schwangerschaft und Stillzeit stellen Kontraindikationen für eine Behandlung mit Cicletanin dar, das bislang nur in Frankreich und Deutschland zugelassen ist.

28.1.2 Serotoninagonisten: Urapidil, Indoramin

Die Stimulation zentraler, medullärer Serotonin(Auto-)(5-HT$_{1A}$)-Rezeptoren führt zu einer verminderten Sympathikusaktivierung und nachfolgend zu einer peripheren Vasodilatation. Dieser Wirkmechanismus trägt ursächlich zu den blutdrucksenkenden Eigenschaften der „Hybrid"-Substanzen Urapidil und Indoramin bei, die zusätzlich durch eine Blockade peripherer a_1-Rezeptoren vermittelt werden (s. auch Kapitel 24).

28.1.3 Serotoninantagonisten: Ketanserin

Die vasokonstriktorischen Eigenschaften von Serotonin (5-Hydroxy-Tryptophan), einem physiologischerweise u.a. in Darm, Gehirn und Thrombozyten vorkommenden Gewebshormon, werden überwiegend über 5HT$_{2A}$-Rezeptoren (große Arterien, präkapillare Widerstandsgefäße) vermittelt. Trotz normaler oder eher verminderter Serotoninplasmaspiegel bei primärer Hypertonie wurde vermutet, dass eine Blockade der 5-HT$_{2A}$-Rezeptoren eine Vasodilatation der präkapillaren Widerstandsgefäße bewirkt und sich als pharmakologischer Wirkmechanismus zur Blutdrucksenkung bei arterieller Hypertonie eignet. Entsprechende Untersuchungen mit dem hochselektiven 5HT$_{2A}$-Rezeptorantagonisten Ritanserin ergaben jedoch keine blutdrucksenkende Wirkung, sodass dieser Wirkmechanismus bei der Entwicklung antihypertensiver Substanzen nicht mehr weiterverfolgt wird.

Die hypotensive Wirkung von Ketanserin, einer Hybridsubstanz mit geringerer Affinität zum 5-HT$_{2A}$-Rezeptor, dürfte daher am ehesten durch eine gleichzeitig vorhandene periphere a_1-Rezeptorenblockade oder durch bislang nicht bekannte zentrale Mechanismen vermittelt werden. In höheren Dosierungen wurden unter Gabe von Ketanserin QT-Zeit-Verlängerungen (*Cave:* erhöhtes Risiko von Torsade-de-pointes-Tachykardien) beobachtet.

Ketanserin ist in mehreren europäischen Ländern, nicht jedoch in Deutschland für die Behandlung der arteriellen Hypertonie zugelassen.

■ 28.2 In Entwicklung oder Evaluation befindliche Substanzen bzw. Wirkprinzipien zur Behandlung der arteriellen Hypertonie

28.2.1 Endopeptidase-Inhibitoren

Die neutrale Endopeptidase 24.11 (EC 3.4.24.11; NEP) inaktiviert unspezifisch vasodilatierend wirkende Peptidhormone wie ANP (atriales natriuretisches Peptid), BNP (*brain natriuretic peptide*), CNP (C-Typ-natriuretisches Peptid) und Bradykinin (s. auch Kapitel 27.4.4). Eine Hemmung der NEP verhindert bzw. verzögert den Abbau dieser Hormone und verstärkt somit ihre biologische Wirkung. In den vergangenen Jahren wurden verschiedene NEP-Inhibitoren synthetisiert, von denen sich einige in klinischer Entwicklung für die Indikation Herzinsuffizienz befinden (u. a. Candoxatril, Ecadotril). Für die Behandlung der arteriellen Hypertonie wird die Entwicklung nicht weiterverfolgt, da sich die kombinierte Hemmung von NEP und ACE durch Substanzen, die beide Enzyme zu hemmen vermögen, als wirksamer erwiesen hat. Diese werden als Vasopeptidase-Inhibitoren bezeichnet und sind in der klinischen Entwicklung weit fortgeschritten bzw. stehen kurz vor der Zulassung (s. Kapitel 27.4.4).

28.2.2 Endothelin-Rezeptorantagonisten

Die Bedeutung des von Endothelzellen gebildeten Endothelins-1 (ET-1) in der Pathogenese der arteriellen Hypertonie wird widersprüchlich diskutiert. Eine systemische, vasoaktive Wirkung scheint eher unwahrscheinlich zu sein, da periphere Plasmaspiegel von ET-1 bei unkomplizierter Hypertonie ohne massive Endorganschädigung nicht erhöht sind. Denkbar ist jedoch eine Beteiligung von ET-1 an der lokalen Regulation des Blutflusses.

Die Bindung von ET-1 an ET_{1A}-Rezeptoren bewirkt eine langanhaltende Vasokonstriktion, während die Aktivierung der ET_{1B}-Rezeptoren zu einer Freisetzung von vasodilatierend wirkenden Mediatoren wie NO und Prostacyclin führt. Zahlreiche ET-Rezeptorantagonisten wurden mittlerweile synthetisiert, die entweder den ET_{1A}-, den ET_{1B}- oder aber beide Rezeptortypen blockieren. Klinische Untersuchungen an Patienten mit Hypertonie Grad 1–2 wurden bislang nur für Bosentan, einem oral applizierbaren, nichtselektiven $ET_{1A/B}$-Rezeptorantagonisten, publiziert. In dieser Studie wurde nach 1000–2000 mg Bosentan eine Senkung des Blutdruckes beobachtet, die jener nach 20 mg Enalapril entsprach. Ausgehend von der Hypothese, dass eine Blockade der ET_{1A}-Rezeptoren die über die aktivierten ET_{1B}-Rezeptoren vermittelte Vasokonstriktion verstärkt, sind die gegenwärtig noch in Entwicklung für die Indikation „arterielle Hypertonie" befindlichen Substanzen ausschließlich selektive ET_{1A}-Rezeptorantagonisten (Merck: EMD-122946 und EMD-94246; Merck/Banyu: J-104132; Knoll: LU135252 und LU208075).

Die **Hemmung des Endothelin-Konversionsenzyms** (engl.: *endothelin converting enzyme* = ECE) ist eine Möglichkeit, die Bildung von Endothelin zu blockieren. Dieses Enzym spaltet das vasoaktive Endothelin aus seiner Vorstufe, dem sog. „big-endothelin", ab. Zusätzlich wurden jedoch ECE-unabhängige Bildungspfade (Chymase, Nicht-ECE-Metalloproteasen) identifiziert, die zur Bildung von ET-1 beitragen, sodass von den bislang synthetisierten, spezifischen ECE-Inhibitoren keine ausreichende Effektivität zu erwarten ist.

Ob die pharmakologische Hemmung von Endothelin überhaupt ein Wirkprinzip ist, das für die (Langzeit-)Behandlung der arteriellen Hypertonie geeignet ist, müssen weitere Untersuchungen klären.

28.2.3 Antisense-Oligonukleotide

Ein Antisense-Oligonukleotid ist eine Ribo- oder Desoxyribonukleotidsequenz von optimal 15–20 Basen, die zu einer spezifischen Basenfolge einer mRNA komplementär ist und sich daher mittels basenspezifischer Hybridisierung an sie bindet. Da der „Produktionsauftrag" der mRNA von den Ribosomen nun nicht mehr verstanden werden kann, werden keine oder falsche Proteine (z.B. Enzyme, Rezeptoren) gebildet.

In Tiermodellen der arteriellen Hypertonie konnte die prinzipielle Gültigkeit dieses therapeutischen Konzeptes bereits belegt werden: so konnte eine langanhaltende Blutdrucksenkung u.a. durch Applikation verschiedener Antisense-Oligonukleotide gezeigt werden, die – nach Bindung an ihre jeweiligen Ziel-mRNAs (*targets*) – die ribosomale Synthese des β_1-Adrenorezeptors, des Angiotensin-II (AT_1)-Rezeptors oder des ACE unterbanden.

Die Einbringung der Oligonukleotide in den Zellkern kann prinzipiell durch virale und nichtvirale Vektoren erfolgen.

▪ Zusammenfassung (Kapitel 28)

▪ Cicletanin ist eine in Frankreich und Deutschland zugelassene antihypertensiv wirksame Substanz mit bislang nicht völlig geklärtem Wirkmechanismus. Diskutiert wurden u.a. eine Stimulation der Prostacyclinsynthese sowie natriuretische und diuretische Eigenschaften.

▪ Urapidil und Indorsamin sind sog. „Hybrid"-Substanzen, deren antihypertensive Wirkung sowohl durch Blockade peripherer a_1-Rezeptoren als auch durch eine Stimulation zentraler Serotonin-($5-HT_{1A}$)-Rezeptoren bedingt ist.

▪ Die Applikation von Antisense-Oligonukleotiden führt in Tiermodellen der arteriellen Hypertonie zu einer langanhaltenden und vererbbaren Blutdrucksenkung; inwieweit es sich hierbei um ein Therapiekonzept handelt, das für die Behandlung der humanen Hypertonie geeignet ist, kann gegenwärtig noch nicht beantwortet werden.

■ Literatur

Kitamura K, Kangawa K, Matsuo H, Eto T (1995) Adrenomedullin. Implications for hypertension research. Drugs 49:485–495

Krum H, Viskoper RJ, Lacourciere Y, Budde M, Charlon V for the Bosentan Hypertension Investigators (1998) The effect of an endothelin receptor antagonist, bosentan, on blood pressure in patients with essential hypertension. N Engl J Med 338:784–790

Lüscher TF, Barton M (2000) Endothelin and endothelin receptor antagonists. Therapeutic considerations for a novel class of cardiovascular drugs. Circulation 102:2434–2440

Mulder P, Boujedaini H, Richard V, Derumeaux G, Henry JP, Renet S, Wessale J, Opgenorth T, Thuillez C (2000) Selective endothelin-A versus combined endothelin-A/endothelin-B receptor blockade in rat chronic heart failure. Circulation 102:491–493

O'Connor CM, Gattis WA, Gheorghiade M, Granger CB, Gilbert J, McKenney JM, Messineo FC, Burnett JC, Katz SD, Elkayam U, Kasper EK, Goldstein S, Cody RJ, Massie BM (1999) A randomized trial of ecadotril versus placebo in patients with mild to moderate heart failure: The US Ecadotril Pilot Safety Study. Am Heart J 138:1140–1148

Phillips MI (1998) Gene therapy for hypertension: antisense inhibition with adeno-associated viral vector delivery targeting angiotensin II type 1-receptor messenger ribonucleic acid. Am J Cardiol 82:60S–62S

Schiffrin EL (1998) Endothelin and endothelin antagonists in hypertension. J Hypertension 16:1891–1895

Thibonnier M, Kilani A, Rahman M, DiBlasi TP, Warner K, Smith MC, Leenhardt AF, Brouard R (1999) Effects of the nonpeptide V1 Vasopressin receptor antagonist SR49059 in hypertensive patients. Hypertension 34:1293–1300

Wang H, Reaves PY, Gardo ML, Keene K, Goldberg DS, Gelband CH, Katovich MJ, Raizada MK (2000) Angiotensin I-converting enzyme antisense gene therapy causes permanent antihypertensive effects in the SHR. Hypertension 35:202–209

Zhang YC, Kimura B, Shen L, Phillips MI (2000) New β-blocker. Prolonged reduction in high blood pressure with β_1 antisense oligonucleotides. Hypertension 35:219–226

Kontraindikationen, Anwendungseinschränkungen und Arzneimittelinteraktionen spezifischer Antihypertensiva

■ 29.1 Kontraindikationen und Anwendungseinschränkungen

Die Kontraindikationen und wichtigsten Anwendungseinschränkungen der in den Kapiteln 23 bis 28 erwähnten, antihypertensiv wirksamen Substanzklassen sind nachfolgend tabellarisch zusammengefasst (Tabelle 29.1).

Tabelle 29.1. Kontraindikationen und Anwendungseinschränkungen spezifischer Antihypertensiva(-klassen)

Substanz(-klasse)	Kontraindikationen	Therapeutische Einschränkungen
Diuretika (Kapitel 23)		
Thiazide und verwandte Sulfonamide	(Prä-)Koma hepaticum, schwere Hypokaliämie, Hyponatriämie, Hypovolämie, Hyperkalziämie, akuter Gichtanfall, Überempfindlichkeit gegen Sulfonamide (Kreuzreaktion!), Schwangerschaft, Stillzeit	Gicht, Hypotonie, Hypokaliämie (erhöhte Digitalisempfindlichkeit), Niereninsuffizienz (Kreatinin >1,8–2,0 mg/100 ml bzw. Kreatinin-Clearance <30 ml/min)
Schleifendiuretika	(Prä-)Koma hepaticum, schwere Hypokaliämie, Hyponatriämie, Hypovolämie, Überempfindlichkeit gegen Sulfonamide (Kreuzreaktion!), Niereninsuffizienz mit Anurie, Stillzeit	Hypotonie, akutes Nierenversagen, Gicht
Aldosteronantagonisten	Hyperkaliämie, Hyponatriämie, Niereninsuffizienz (Kreatinin >1,8 mg/100 ml bzw. Kreatinin-Clearance <30 ml/min bzw. akutes Nierenversagen, Anurie), Schwangerschaft, Stillzeit	Impotenz; Kombination mit ACE-Hemmern, Primärbehandlung der arteriellen Hypertonie
Sympatholytika (Kapitel 24)		
Sympatholytika mit überwiegend zentralem Angriffspunkt		
Zentrale α_2-Rezeptoragonisten		
α-Methyldopa	Akute Lebererkrankungen, schwere Nierenfunktionsstörungen	Lebererkrankungen, Potenzstörungen
Guanfacin	AV-Block II°–III°	Bradykardie
Clonidin	AV-Block II°–III°, SSS, endogene Depression, Schwangerschaft, Stillzeit	Herzinsuffizienz NYHA IV, Obstipation, pAVK III–IV, Bradykardie, akuter MI, Niereninsuffizienz, Raynaud-Syndrom
Imidazolin-I_1-Rezeptoragonisten		
Moxonidin	Wie Clonidin	Wie Clonidin

Tabelle 29.1 (Fortsetzung)

Substanz(-klasse)	Kontraindikationen	Therapeutische Einschränkungen
Sympatholytika mit zentralen und peripheren (α_2-Rezeptor-blockierenden) Angriffspunkten		
Indoramin	Gleichzeitige Gabe von MAO-Hemmer, Schwangerschaft, Stillzeit	Schwere Nieren- und Leberfunktionseinschränkungen, M. Parkinson, maligne Erkrankungen
Urapidil	Schwangerschaft, Stillzeit	Herzinsuffizienz, bedingt durch mechanische Funktionsbehinderung (Aorten- oder Mitralklappenstenose, Perikarderkrankungen, Lungenembolie)
Sympatholytika mit überwiegend peripherem Angriffspunkt		
α_1-Rezeptorenblocker	Herzinsuffizienz, bedingt durch mechanische Funktionsbehinderung (Aorten- oder Mitralklappenstenose, Perikarderkrankungen, Lungenembolie), Schwangerschaft, Stillzeit, Kinder <12 Jahre	Primärbehandlung der arteriellen Hypertonie, orthostatische Hypotonie, Leberfunktionseinschränkung
β-Rezeptorenblocker (selektive und nicht-selektive, einschl. solche mit vasodilatierender Komponente)	AV-Block II°–III°, obstruktive Atemwegserkrankung, Asthma bronchiale, SA-Block, SSS, akute Herzinsuffizienz, kardiogener Schock, i.v.-Behandlung mit Kalziumantagonisten vom Verapamil- oder Diltiazem-Typ, Monotherapie des Phäochromozytoms	Bradykardie, pAVK III–IV, Diabetes mellitus, Kombination mit Kalziumantagonisten vom Verapamil- oder Diltiazem-Typ sowie mit zentralwirksamen Sympatholytika
Direkte Vasodilatatoren (Kapitel 25)		
Dihydralazin	Lupus erythematosus, Herzklappenstenosen, Aortenaneurysma, HOCM, schwere KHK, isolierte Rechtsherzinsuffizienz, 1. Trimenon der Schwangerschaft, Stillzeit	Schwere Nieren- und Leberfunktionseinschränkung, zerebrale Durchblutungsstörungen
Minoxidil	Pulmonale Hypertonie infolge Mitralstenose, Zustand nach akutem MI, schwere KHK, Phäochromozytom, Stillzeit	Symptomatische KHK, Hypertonie Grad 1–2
Kalziumantagonisten (Kapitel 26)		
Phenylalkylamine (Verapamil-Typ)	AV-Block II°–III°, SSS, SA-Block, Vorhofflimmern/-flattern bei Präexzitationssyndrom (z.B. WPW-Syndrom), kardiogener Schock, i.v.-Therapie mit β-Rezeptorenblockern, Herzinsuffizienz NYHA III–IV, 1.–2. Schwangerschaftstrimenon, Stillzeit	AV-Block I°, Bradykardie, chronische Obstipation, gleichzeitige orale Therapie mit β-Rezeptorenblockern, i.v.-Anwendung bei – VT mit breitem QRS-Komplex – progressiver Muskeldystrophie – akuter Koronarinsuffizienz
1,4-Dihydropyridine (Nifedipin-Typ)	Kardiogener Schock, höhergradige Aortenstenose, Schwangerschaft, Stillzeit, instabile Angina, akuter Herzinfarkt innerhalb der ersten 4 Wochen	Herzinsuffizienz, Primärbehandlung der arteriellen Hypertonie mit kurzwirksamen Substanzen, Dialysepatienten mit maligner Hypertonie und Hypovolämie

Tabelle 29.1 (Fortsetzung)

Substanz(-klasse)	Kontraindikationen	Therapeutische Einschränkungen
Benzodiazepine (Diltiazem-Typ)	AV-Block II°–III°, SSS, SA-Block, Vorhofflimmern/-flattern bei Präexzitationssyndrom (z. B. WPW-Syndrom), kardiogener Schock, i. v.-Therapie mit β-Rezeptorenblockern, Herzinsuffizienz NYHA III–IV, Schwangerschaft, Stillzeit	AV-Block I°, Bradykardie, gleichzeitige orale Therapie mit β-Rezeptorenblockern, i. v.-Anwendung bei – VT mit breitem QRS-Komplex – progressiver Muskeldystrophie – akuter Koronarinsuffizienz
Inhibitoren des Renin-Angiotensin-Systems (Kapitel 27)		
ACE-Hemmer	Angioödem, Nierenarterienstenose bds. oder einseitig bei einer Einzelniere, hämodynamisch relevante Aorten- oder Mitralklappenstenose, HOCM, Schwangerschaft, Stillzeit Akute Gefahr anaphylaktischer Reaktionen bei: – Dialyse mit Polyacrylnitrilmethallyl-sulfonat-high-flux-Membranen – LDL-Apharese mit Dextransulfat – Desensibilisierung mit Insektengiften	Kollagenosen, Hyperkaliämie, Kombination mit Kalium-sparenden Diuretika, schwere Nierenfunktionseinschränkungen, primäre Lebererkrankung oder Leberinsuffizienz, Dialyse, immunsuppressive Begleittherapie, Volumendepletion
Angiotensin-II(AT₁)-Rezeptorantagonisten	Nierenarterienstenose bds. oder einseitig bei einer Einzelniere, hämodynamisch relevante Aorten- oder Mitralklappenstenose, HOCM, Angioödem, schwere Leberschädigung, Schwangerschaft, Stillzeit	Hyperkaliämie, Kombination mit Kalium-sparenden Diuretika, schwere Nierenfunktionseinschränkungen, primäre Lebererkrankung oder Leberinsuffizienz, Dialyse
Sonstige Substanzklassen (Kapitel 28)		
Stimulatoren der Prostacyclinsynthese		
Cicletanin	Schwere Nierenerkrankungen (Kreatinin >1,8 mg/100 ml oder Kreatinin-Clearance <30 ml/min, schwere Leberfunktionsstörungen, therapieresistenter Kalium- und Natriummangel, Kombination mit hypokaliämisch wirksamen Medikamenten	Bradykardie, Z. n. akutem MI (<3 Mo.), lebensbedrohliche Herzrhythmusstörungen

AV-Block = atrioventrikulärer Block; *HOCM* = hypertrophe, obstruktive Kardiomyopathie; *MI* = Myokardinfarkt; *pAVK* = periphere arterielle Verschlusskrankheit; *SA-Block* = sinuatrialer Block; *SSS* = sick sinus syndrome (Sinusknotensyndrom); *WPW* = Wolff-Parkinson-White-Syndrom
Quellen: Rote Liste (2000) Editio Cantor Verlag, Aulendorf; Fachinformationen der pharmazeutischen Hersteller

■ 29.2 Arzneimittelinteraktionen

Viele Patienten mit arterieller Hypertonie haben Begleiterkrankungen, die ebenfalls eine medikamentöse Therapie erfordern. Tabelle 29.2 enthält die wichtigsten Arzneimittelinteraktionen mit antihypertensiv wirksamen Substanzen. Weitere Interaktionen der Einzelsubstanzen sind den Fachinformationen zu entnehmen.

Tabelle 29.2. Ausgewählte Arzneimittelinteraktionen mit spezifischen Antihypertensiva(-klassen)

Substanz(-klasse)	Antihypertensive Wirksamkeit		Wirkung auf andere Arzneimittel
	Erhöht durch	Vermindert durch	
Diuretika (Kapitel 23)			
	Diuretikakombinationen mit unterschiedlichen Wirkmechanismen (z. B. Thiazid plus Schleifendiuretikum) Alkohol	Cholestyramin Colestipol NSAIDs	Lithium: Serumspiegel und Nierentoxizität erhöht Glukokortikoide: Serumkalium vermindert Digitalis: Serumspiegel erhöht, insbesondere bei Hypokaliämie
Sympatholytika (Kapitel 24)			
Sympatholytika mit zentralen und peripheren (α_2-Rezeptor-blockierenden) Angriffspunkten			
Alle		Trizyklische Antidepressiva MAO-Hemmer	
α-Methyldopa		Eisensalze (verminderte Absorption)	Lithium: Anstieg der Serumspiegel
Sympatholytika mit überwiegend peripherem Angriffspunkt			
α_1-Rezeptorenblocker			
Alle	Orthostatische Hypotonie verstärkt in Kombination mit anderen Antihypertensiva (insbesondere Diuretika)		
Prazosin			Verapamil: Abnahme der Clearance, dadurch verstärkte Wirkung
β-Rezeptorenblocker			
Alle	Alkohol	NSAIDs	Kalziumantagonisten (Diltiazem- und Verapamil-Typ): Verstärkung depressorischer Effekte auf SA- und AV-Knoten Reserpin, Clonidin, Moxonidin: Verstärkung von Bradykardie- und Synkopierisiko Theophyllin, Lidocain, Chlorpromazin: Anstieg der Serumspiegel Benzodiazepine: Verstärkte sedierende Wirkung Sympathomimetika: Steigerung nichtantagonisierter α_1-Rezeptorvermittelter Vasokonstriktion
Nichtselektive			Insulin: Maskierung und Verlängerung der hypoglykämischen Wirkung
Hepatisch metabolisierte	Cimetidin Chinidin Nahrung	Substanzen, die die Induktion von Leberenzymen fördern (u. a. Rifampicin, Phenobarbital)	

Tabelle 29.2 (Fortsetzung)

Substanz(-klasse)	Antihypertensive Wirksamkeit		Wirkung auf andere Arzneimittel
	Erhöht durch	Vermindert durch	
Kalziumantagonisten (Kapitel 26)			
Phenylalkylamine (Verapamil-Typ)	Cimetidin Ranitidin	Rifampicin Carbamazepin Phenobarbital Phenytoin	Herzglykoside, Chinidin, Sulfonylharn- stoff, Theophyllin: Anstieg der Serum- spiegel Lithium: Plasmaspiegel vermindert Ciclosporin: Anstieg der Serumspiegel
1,4-Dihydropyridine (Nifedipin-Typ)	Grapefruitsaft, Cimetidin (Nifedipin)		Ciclosporin: Anstieg der Serumspiegel nach Nicardipin Herzglykoside: Anstieg der Serumspie- gel
Benzodiazepine (Diltiazem-Typ)	Cimetidin Ranitidin	Rifampicin Carbamazepin Phenobarbital Phenytoin	Herzglykoside, Chinidin, Sulfonylharn- stoff, Theophyllin: Anstieg der Serumspie- gel Ciclosporin: Anstieg der Serumspiegel
Inhibitoren des Renin-Angiotensin-Systems (Kapitel 27)			
ACE-Hemmer	Chlorpromazin, Clozapin Diuretika Kochsalzmangel	NSAIDs Antacida	Lithium: Anstieg der Serumspiegel Kaliumsparende Diuretika, NSAIDs, Kaliumpräparate: Hyperkaliämie
Angiotensin-II(AT$_1$)- Rezeptorantagonisten	Diuretika Kochsalzmangel	NSAIDs Antacida	Kaliumsparende Diuretika, NSAIDs, Kaliumpräparate: Hyperkaliämie

AV-Block = atrioventrikulärer Block; MAO = Monoaminoxidase; NSAIDs = Nichtsteroidale Antirheumatika (non-steroidal anti-inflammatory drugs); SA-Block = sinuatrialer Block
Quellen: Rote Liste (2000) Editio Cantor Verlag, Aulendorf; Fachinformationen der pharmazeutischen Herstel- ler; The Sixth Report of Joint National Committee on Detection, Evaluation, and Treatment of High Blood Pres- sure (JNC VI) (1997) Arch Intern Med 158:2413–2446

■ Literatur

Bailey DG, Malcolm J, Arnold O, Spence JD (1998) Grapefruit juice-drug interactions. Br J Clin Pharmacol 46:101–110
Fiegel G (1999) Forum antihypertensivum. Antihypertensiva: Die wichtigsten Interaktionen. Perfusion 12:202–203
Glorioso N, Troffa C, Filigheddu F, Dettori F, Soro A, Parpaglia PP, Collatina S, Pahor M (1999) Effect of the HMG-CoA reductase inhibitors on blood pressure in patients with essential hypertension and primary hypercholesterolemia. Hypertension 34:1281–1286
Joint National Committee on Detection, Evaluation, and Treatment of High Blood Pressure (1997) The Sixth Report of the Joint National Committee on Detection, Evaluation, and Treatment of High Blood Pressure (JNC VI). Arch Intern Med 157:2413–2446
Polónia J (1997) Interaction of antihypertensive drugs with anti-inflammatory drugs. Car- diology 88(suppl 3):47–51

KAPITEL 30

Antihypertensive Kombinationstherapie

Die Ergebnisse der Hypertension Optimal Treatment (HOT)-Studie (Tabelle 26.2) haben belegt, dass die Häufigkeit kardiovaskulärer Ereignisse proportional zur Senkung des arteriellen Blutdruckes abnimmt. Der Nutzen einer möglichst effektiven Blutdrucksenkung ist für Hypertoniker mit gleichzeitig bestehendem Diabetes mellitus noch größer als für nichtdiabetische Patienten. Während bei Hypertonikern ohne zusätzliche Risikofaktoren der Blutdruck mindestens auf Werte <140/90 mmHg zu senken ist, sollten Hochrisikopatienten mit diabetischer Nephropathie oder Hypertoniker mit begleitender koronarer Herzkrankheit Blutdruckwerte von <130/80 mmHg anstreben.

Von jenen Patienten, die in der HOT-Studie am Studienende noch einen Kalziumantagonisten als Basismedikament einnahmen, benötigten 45% zusätzlich einen ACE-Hemmer und 32% zusätzlich einen β-Rezeptorenblocker, um den Zielblutdruck zu erreichen. Da aufgrund dieser Erfahrungen nur in einem geringen Prozentsatz der Patienten die erforderliche Blutdrucksenkung durch eine antihypertensive, medikamentöse Monotherapie zu erzielen ist, wird die Basistherapie in den meisten Fällen durch ein zweites und möglicherweise durch ein drittes Antihypertensivum ergänzt werden müssen. Grundsätzlich können alle als Basismedikamente empfohlenen Substanzen miteinander kombiniert werden.

Die Vorteile einer Kombinationstherapie sind:
- erhöhte antihypertensive Wirksamkeit (Responder-Rate 60–90% vs. 40–60% bei Monotherapie) durch additive und synergistische Ansatzpunkte,
- geringere Nebenwirkungsrate durch niedrige Dosierung und durch ausgleichende Wirkmechanismen der Kombinationspartner,
- größere Annehmlichkeit der Therapie für den Patienten bei festen Kombinationen (meist nur eine Tablette täglich notwendig), daher bessere Compliance,
- verlängerte Wirkungsdauer,
- Potential für additiven Endorganschutz,
- Kosteneffektivität.

Nicht alle möglichen Kombinationen sind jedoch gleich wirksam, werden gleich gut toleriert oder sind aus pharmako- oder hämodynamischer Sicht gleich sinnvoll (Tabelle 30.1).

Tabelle 30.1. Pharmakologisch sinnvolle Kombinationen spezifischer Antihypertensiva

Kombination	Rational
Thiazid-Diuretikum plus Kalium-sparendes Diuretikum	Geringeres Risiko einer Hypokaliämie
β-Rezeptorenblocker plus Diuretikum	β-Rezeptorenblocker wirken dem diuretikainduzierten Anstieg von Herzfrequenz und Plasmareninaktivität entgegen; Diuretika verhindern eine Natriumretention, die mit Gabe von β-Rezeptorenblockern vergesellschaftet sein kann
β-Rezeptorenblocker plus DHP-Kalziumantagonist	β-Rezeptorenblocker können DHP-bedingte Sympathikusstimulation und Tachykardien abschwächen; Kalziumantagonisten können einer adrenergen Vasokonstriktion entgegenwirken, die unter β-Rezeptorenblockern auftritt
ACE-Hemmer plus Diuretikum	Diuretika verstärken Wirksamkeit von ACE-Hemmern, sogar bei Patienten mit Low-renin-Hypertonie; ACE-Hemmer können die Wirksamkeit von Diuretika bei Normal-High-renin-Hypertonie erhöhen, metabolische Parameter günstig beeinflussen und eine diuretikainduzierte Hypokaliämie abschwächen
ACE-Hemmer plus Kalziumantagonist	Natriuretischer Effekt der DHP fördert ACE-Hemmerwirkung; Wirkmechanismus der Vasodilatation divergierend, daher additive Wirkung; ACE-Hemmer dilatieren efferente Arteriole, Kalziumantagonisten die afferente Arteriole; ACE-Hemmer vermindern Ausbildung der DHP-induzierten Knöchelödeme
Diuretikum plus Sympatholytikum	Diuretika vermindern Volumenretention adrenerger Hemmer

ACE = Angiotensin-Konversionsenzym; *DHP* = Kalziumantagonist vom 1,4-Dihydropyridin-Typ.
Nach Messerli FH (1999) Am J Hypertension 12:86S–90S

■ 30.1 Freie Kombination von antihypertensiv wirkenden Einzelsubstanzen

30.1.1 Diuretika und β-Rezeptorenblocker

Die Gabe eines Diuretikums und eines β-Rezeptorenblockers als Kombinationstherapie ist in der Behandlung der arteriellen Hypertonie weit verbreitet. Wesentliche Vorteile dieser Kombination sind die in zahlreichen Studien erwiesene zusätzliche antihypertensive Wirksamkeit im Vergleich zu den Einzelkomponenten, die vorhandene langjährige klinische Erfahrung und die relativ geringen Kosten. Darüber hinaus konnte gezeigt werden, dass eine kombinierte Gabe dieser Substanzklassen zu einer Senkung von Mortalität und kardiovaskulärer Morbidität (Apoplex, Myokardinfarkt) bei älteren Patienten mit kombinierter systolisch-diastolischer und insbesondere auch mit isolierter systolischer Hypertonie führt [Swedish Trial in Old Patients with Hypertension (STOP-Hypertension 1), Systolic Hypertension in the Elderly Program (SHEP)] (Tabelle 30.2).

Aus pharmakologischer Sicht ist die Kombination Diuretikum/β-Rezeptorenblocker nicht optimal, da einerseits Diuretika typischerweise keine klinisch relevanten Tachykardien auslösen, die durch einen β-Rezeptorenblocker günstig beeinflusst werden könnten, und andererseits β-Rezeptoren-blocker üblicherweise keine Flüssigkeitsretention auslösen, die wiederum den kombinierten Einsatz eines Diuretikums vorteilhaft erscheinen ließen.

30.1.2 Diuretika und ACE-Hemmer

Die Kombination von Thiazid-Diuretika und ACE-Hemmern hat eine sehr hohe antihypertensive Wirksamkeit, die primär auf die diuretikainduzierte Aktivierung des Renin-Angiotensin-Systems (RAS) zurückzuführen sein dürfte. Bei Patientenpopulationen mit geringgradig aktiviertem RAS (sog. Low-renin-Hypertension, z. B. ältere Hypertoniker oder Patienten afroamerikanischer Herkunft) und eher mäßiger Blutdrucksenkung unter einer Monotherapie mit einem ACE-Hemmer, wird die therapeutische Ansprechbarkeit deutlich erhöht unter einer Vor- oder Kombinationsbehandlung mit einem Diuretikum. Beide Substanzklassen ergänzen sich weiterhin sinnvoll in der Behandlung von Hypertonikern mit gleichzeitig bestehender chronischer Herzinsuffizienz, zudem ACE-Hemmer aufgrund ihrer prognostisch günstigen Langzeitwirkung ohnehin Basistherapeutikum bei dieser kardialen Erkrankung sind (Tabelle 30.2).

Die Kombination ist des weiteren hinsichtlich des Elektrolythaushaltes vorteilhaft, da der (dosisabhängige) Kaliumverlust unter einem Diuretikum

Tabelle 30.2. Wirksame Kombinationen verschiedener Antihypertensiva bei primärer systolischer und diastolischer, bei isolierter systolischer Hypertonie und bei primärer Hypertonie mit Begleiterkrankung

Substanzklassen	Diuretika	β-Rezeptoren-blocker	Kalziumanta-gonisten	ACE-Hemmer	Angiotensin-II-Antagonisten*
Diuretika		PHT ISH	PHT PHT+COLD	PHT PHT+HI	PHT
β-Rezeptoren-blocker	PHT ISH		PHT (dhp)	?	?
Kalziumanta-gonisten	ISH PHT+COLD	PHT (dhp)		PHT ISH PHT+Diabetes mellitus	PHT
ACE-Hemmer	PHT PHT+HI	?	PHT ISH PHT+Diabetes mellitus		?
Angiotensin-II-Antagonisten*	PHT	?	PHT	?	

COLD = Chronisch obstruktive Lungenerkrankung (*chronic obstructive lung disease*); dhp = 1,4-Dihydropyridin-(Nifedipin-Typ)-Kalziumantagonist; HI = chronische Herzinsuffizienz; ISH = isolierte systolische Hypertonie bei älteren Patienten; PHT = primäre (systolische und diastolische) Hypertonie; ? = aufgrund des ähnlichen Wirkmechanismus oder wegen anderweitiger Inkompatibilität fragliche Eignung
* Angiotensin-II-Antagonisten sind bislang nicht als Basismedikamente zur Behandlung der primären Hypertonie anerkannt (Ausnahme: ACE-Responder, die einen trockenen Reizhusten entwickeln)

durch die kaliumretinierenden Eigenschaften eines ACE-Hemmers (verminderte Bildung von Aldosteron) kompensiert werden kann. Im Gegensatz dazu sollte die Kombination eines Kalium-sparenden Diuretikums mit einem ACE-Hemmer vermieden werden, da – insbesondere bei Nierenfunktionseinschränkungen – Hyperkaliämien auftreten können.

Die Gefahr eines zu starken Blutdruckabfalls – insbesondere zu Beginn der Therapie (First-dose-Hypotonie) – sollte bedacht werden.

30.1.3 Diuretika und Angiotensin-II-Rezeptorantagonisten

Die Kombination eines Diuretikums mit einem Angiotensin-II-Rezeptorantagonisten hat eine vergleichbare antihypertensive Wirksamkeit wie jene mit einem ACE-Hemmer. Im Unterschied zu der letzteren Substanzklasse liegen für Angiotensin-II-Rezeptorantagonisten jedoch noch keine prospektiven Daten vor, sodass ihrem Einsatz als Basis- oder Zweitmedikament nur dann der Vorzug gegenüber ACE-Hemmern gegeben werden sollte, wenn bei guter Blutdrucksenkung ein trockener Reizhusten auftritt.

30.1.4 Diuretika und Kalziumantagonisten

Da sowohl Diuretika als auch 1,4-Dihydropyridin-Kalziumantagonisten diuretische und natriuretische Eigenschaften aufweisen, ist ihre kombinierte Gabe in der Behandlung der arteriellen Hypertonie als nicht optimal anzusehen. Wenngleich ein zusätzlicher blutdrucksenkender Effekt gegenüber einer Monotherapie mit den jeweiligen Einzelkomponenten zu erwarten ist, so wird dieser Zugewinn an Wirksamkeit jedoch eher mäßig ausfallen, wie verschiedene Studien gezeigt haben. Eine effektivere Blutdrucksenkung kann jedoch erzielt werden, wenn Diltiazem oder ein Kalziumantagonist vom Verapamil-Typ als Kombinationspartner gewählt wird (Verapamil Versus Diuretic Trial = VERDI).

30.1.5 β-Rezeptorenblocker und ACE-Hemmer

β-Rezeptorenblocker hemmen die Freisetzung von Renin aus dem juxtaglomerulären Apparat (Abb. 27.1); die resultierende, mehr oder weniger ausgeprägte Suppression des RAS ist aus pharmakologischer Sicht keine optimale Voraussetzung für die blutdrucksenkende Wirksamkeit eines ACE-Hemmers, da diese (s. oben) bei aktiviertem RAS stärker ausgeprägt ist. Außerdem ist die negativ chronotrope Wirkung der β-Rezeptorenblocker keine Eigenschaft, die als rationale Begründung für eine kombinierte Gabe mit einem ACE-Hemmer dienen könnte, da eine Vasodilatation unter ACE-Hemmergabe keine Reflextachykardie auslöst.

Obwohl die jeweiligen Wirkmechanismen somit keine günstige Voraussetzung für einen rational begründbaren, kombinierten Einsatz dieser Substanzklassen darstellen, liegen zahlreiche Studien vor, die zumindest die therapeutische Sicherheit ausreichend belegen. Der antihypertensive Effekt ist nur geringgradig stärker ausgeprägt als unter einer Monotherapie der jeweiligen Einzelsubstanzen.

Möglicherweise erweist sich die Kombination aus β-Rezeptorenblocker und ACE-Hemmer als vorteilhaft in der Behandlung von Patienten mit koronarer Herzkrankheit und bereits erlittenem Herzinfarkt (Sekundärprophylaxe). Die ergänzende Gabe eines β-Rezeptorenblockers bei Patienten mit Herzinsuffizienz, die unter einer Basismedikation mit ACE-Hemmern (und evtl. Diuretika) nicht ausreichend therapiert sind, hat sich als hämodynamisch und prognostisch günstig erwiesen.

30.1.6 β-Rezeptorenblocker und (langwirksame) Kalziumantagonisten

Aus pharmakologischer Sicht ist die kombinierte Gabe eines β-Rezeptorenblockers und eines langwirksamen Kalziumantagonisten vom Dihydropyridin-Typ vorteilhaft, da die reninhemmenden und negativ chronotropen Eigenschaften eines β-Rezeptorenblockers sowohl der (geringgradigen) Stimulation des RAS als auch der vasodilatationsbedingten Reflextachykardie des Kalziumantagonisten entgegenwirken. Für die Kombination von β-Rezeptorenblockern und Kalziumantagonisten vom Dihydropyridin-Typ ist eine additive, antihypertensive Wirksamkeit durch zahlreiche Studien belegt.

Vertreter anderer Kalziumantagonistenklassen (Benzothiazepin- bzw. Diltiazem-Typ oder Arylalkylamin- bzw. Verapamil-Typ) sind als Partner für eine Kombinationstherapie mit einem β-Rezeptorenblocker trotz effektiver Blutdrucksenkung weniger zu empfehlen, da klinisch relevante Bradykardien und Asystolien auftreten können (s. auch Kapitel 25).

30.1.7 Kalziumantagonisten und ACE-Hemmer

Die diuretischen und natriuretischen Eigenschaften der 1,4-Dihydropyridin-Kalziumantagonisten erhöhen die antihypertensive Wirksamkeit der ACE-Hemmer, weshalb die Kombination beider Substanzklassen pharmakologisch sinnvoll ist. Allen Kalziumantagonisten gemein ist, dass sie die Gefäßperipherie durch einen anderen Wirkmechanismus erweitern als die ACE-Hemmer und sich folglich in der antihypertensiven Wirksamkeit ergänzen. Weiterhin vorteilhaft ist, dass aufgrund des Sicherheitsprofils der Monosubstanzen auch für die kombinierte Gabe keine negative Beeinflussung anderer kardiovaskulärer Risikofaktoren zu erwarten ist. Die Kombination eines ACE-Hemmers mit einem Kalziumantagonisten vom Nifedipin-Typ oder vom Diltiazem- bzw. Verapamil-Typ ist daher als antihypertensiv sehr wirksam einzustufen.

ACE-Hemmer dilatieren die efferente Arteriole und senken dadurch den Perfusionsdruck in den Glomerula. Sowohl bei diabetischer als auch bei nichtdiabetischer Nephropathie mit und ohne begleitendem Hypertonus konnte ein Rückgang einer Proteinurie und eine Verzögerung der Progression der renalen Schädigung nachgewiesen werden. Kalziumantagonisten verbessern die Nierendurchblutung vorrangig durch Erweiterung der afferenten Arteriole. Für „Nicht-Dihydropyridine" konnte die Abnahme einer bestehenden Proteinurie gezeigt werden. Zumindest theoretisch lässt sich aus diesen unterschiedlichen renalen Angriffspunkten der beiden Substanzen ein additiver, renoprotektiver Effekt für die Kombination ableiten. Wenngleich tierexperimentelle Befunde vorliegen, die in der Tat einen gegenüber der Monotherapie mit einem ACE-Hemmer stärkeren Rückgang einer Proteinurie unter Gabe beider Substanzklassen zeigen, müssen prospektive, klinische Studien die Übertragbarkeit und prognostische Relevanz dieser Befunde für die Langzeitbehandlung entsprechender Patientenpopulationen belegen. Trotz dieser Vorbehalte ist die Kombination ACE-Hemmer/Kalziumantagonist bei Patienten mit Diabetes mellitus zu empfehlen (Tabelle 30.2), da sie stoffwechselneutral ist und äußerst wirksam den Blutdruck zu senken vermag (Zielblutdruck in dieser Population <130/80 mmHg). Darüber hinaus ist zumindest durch den ACE-Hemmer eine Prognoseverbesserung einer bereits bestehenden Nierenschädigung zu erwarten.

30.1.8 Weitere Kombinationen

Kombinationen mit selektiven a_1-Rezeptorenblockern sind denkbar mit β-Rezeptorenblockern und Diuretika als Basismedikamente. Aufgrund der im Vergleich zu Chlorthalidon erhöhten Mortalität und Morbidität (Zwischenergebnisse der ALLHAT-Studie, s.u.a. Kapitel 24) sollte eine solche Zweierkombination vorläufig nur dann noch bei Hypertonikern erwogen werden, wenn zusätzlich eine anderweitig nicht therapierbare, benigne Prostatahyperplasie vorliegt.

30.1.9 Nicht empfehlenswerte Kombinationen

Folgende Kombinationen sind für die Langzeitbehandlung der arteriellen Hypertonie nicht oder eingeschränkt empfehlenswert:
- Diuretikum plus Kalziumantagonist vom Dihydropyridin-Typ (geringe Steigerung der antihypertensiven Wirksamkeit),
- β-Rezeptorenblocker plus Kalziumantagonist vom Verapamil- oder Diltiazem-Typ (Bradykardie, Gefahr höhergradiger SA- und AV-Blockierungen),
- β-Rezeptorenblocker plus Imidazolinagonisten/Clonidin (Bradykardie, Gefahr höhergradiger SA- und AV-Blockierungen),
- β-Rezeptorenblocker plus ACE-Hemmer/Angiotensin-II-Rezeptorantagonist (geringe Steigerung der antihypertensiven Wirksamkeit),
- ACE-Hemmer plus Kalium-sparendes Diuretikum (Gefahr von Hyperkaliämien, bei eingeschränkter Nierenfunktion kontraindiziert),
- ACE-Hemmer plus Angiotensin-II-Rezeptorantagonist (geringe Steigerung der antihypertensiven Wirksamkeit),
- Kombinationen mit selektiven a_1-Rezeptorenblockern.

▪ 30.2 Feste Kombinationen/Kombinationspräparate

Eine Alternative zu der schrittweisen Einstellung der Hypertonie ist die Gabe von fixen Kombinationspräparaten; hierunter wird häufiger als unter einer Monotherapie bereits primär eine Blutdrucknormalisierung erzielt, da diese Präparate Substanzkombinationen enthalten, die (idealerweise) einen additiven antihypertensiven Effekt aufweisen. Durch Verordnung einer fixen Kombination wird es daher möglich sein, in vielen Fällen die antihypertensive Therapie auf die Einnahme einer einzigen Tablette oder Kapsel zu beschränken und damit möglicherweise die Compliance des Patienten zu verbessern. Nachteil dieser Applikationsform ist u.a. die Gefahr des „overtreatments".

Von der amerikanischen Gesundheitsbehörde (Food and Drug Administration, Washington, D.C.) wurde 1995 erstmals eine feste Kombination eines β-Rezeptorenblockers und eines Diuretikums (Bisoprolol/Hydrochlorothiazid) in sehr niedriger Dosierung der Einzelkomponenten (2,5 mg/6,25 mg) als First-line-Antihypertensiva anerkannt. Mit dieser festen Kombination konnte in sog. multifaktoriellen Studien gezeigt werden, dass zum einen die blutdrucksenkende Wirksamkeit der Kombination gleich oder sogar größer ist als die Wirksamkeit höherer Dosen der jeweiligen Einzelkomponenten; zum anderen wird das für beide Substanzklassen bekannterweise dosisabhängige Nebenwirkungsprofil durch die (kombinierte) Gabe sehr niedriger Dosierungen günstig beeinflusst. ACE-Hemmer und Kalziumantagonisten können nach diesen Kriterien der FDA nicht Partner in einer First-line-Kombination sein, da trockener Reizhusten und Angioödem bzw. Flush und Knöchelödem dosisunabhängig auftreten.

▪ Zusammenfassung (Kapitel 30)

▪ Angesichts neu definierter, niedrigerer Zielblutdruckwerte ist davon auszugehen, dass die Mehrzahl der Patienten mit primärer Hypertonie mit einer antihypertensiv wirksamen Monotherapie nicht ausreichend behandelt werden kann.
▪ Die als Basismedikamente anerkannten Antihypertensiva (Diuretika, β-Rezeptorenblocker, Kalziumantagonisten, ACE-Hemmer) sowie alle anderen zugelassenen Substanzklassen sind grundsätzlich miteinander kombinierbar.
▪ Nicht alle möglichen Kombinationen sind jedoch pharmakologisch sinnvoll und daher weniger wirksam als andere.
▪ Bei einigen Kombinationen kommt es zu einer Verstärkung nicht gewünschter Nebeneffekte mit potentiellen Risiken.
▪ Folgende Kombinationen sollten nicht verordnet werden:
  – β-Rezeptorenblocker plus Kalziumantagonist vom Verapamil-/Diltiazem-Typ (Gefahr von SA- und AV-Blockierungen)

- β-Rezeptorenblocker plus Clonidin bzw. Moxonidin (Gefahr von SA- und AV-Blockierungen) sowie
- ACE-Hemmer plus Kalium-sparendes Diuretikum (Hyperkaliämien).
■ Feste Kombinationen fördern die Compliance, da weniger Tabletten eingenommen werden müssen.
■ Die Einleitung einer medikamentösen Hypertoniebehandlung mit niedrig dosierten, festen Kombinationspräparaten ist eine attraktive Alternative zum bislang noch empfohlenen, stufenweisen (*stepped-care*) Vorgehen.

■ Literatur

Bakris GL, Griffin KA, Picken MM, Bidani AK (1997) Combined effects of an angiotensin converting enzyme inhibitor and a calcium antagonist on renal injury. J Hypertension 15:1181–1185

Bakris GL, Weir MR, DeQuattro V, McMahon FG (1998) Effects of an ACE inhibitor/calcium antagonist combination on proteinuria in diabetic nephropathy. Kidney Int 54:1283–1289

Brown MJ, Dickerson JEC (1995) Alpha-blockade and calcium antagonism: an effective and well-tolerated combination for the treatment of resistant hypertension. J Hypertension 13:701–707

Chalmers J (1999) The importance of drug combinations for effective control of hypertension. Clin Exper Hypertension 21:875–884

Chalmers J, Castaigne A, Morgan T, Chastang C (2000) Long-term efficacy of a new, fixed, very-low-dose angiotensin-converting enzyme-inhibitor/diuretic combination as first-line therapy in elderly hypertensive patients. J Hypertension 18:327–337

Fenichel RR, Lipicky RJ (1994) Combination products as first-line pharmacotherapy. Arch Intern Med 154:1461–1468

Hansson L, Zanchetti A, Carruthers SG, Dahlöf B, Elmfeldt D, Menard J, Julius S, Rahn KH, Wedel H, Westerling S for the HOT Study Group (1998) Effects of intensive blood pressure lowering and low-dose aspirin in patients with hypertension. Principal results of the Hypertension Optimal Treatment (HOT) randomised trial. Lancet 351:1755–1762

Hilleman DE, Ryschon KL, Mohiuddin SM, Wurdeman RL (1999) Fixed-dose combination vs. monotherapy in hypertension: a meta-analysis evaluation. J Hum Hypertension 13:477–483

Holzgreve H (1996) Antihypertensive Therapie mit fixen Kombinationen. Internist 37:852–856

Kaplan NM (1999) Low dose combinations in the treatment of hypertension: theory and practice. J Hum Hypertension 13:707–710

Kendall MJ (1995) Approaches to meeting the criteria for fixed dose antihypertensive combinations. Focus on metropolol. Drugs 50:454–464

Menard J, Bellet M (1993) Calcium antagonists-ACE inhibitors combination therapy: objectives and methodology of clinical development. J Cardiovasc Pharmacol 21(suppl 2):S49–S54

Messerli FH (1999) Combinations in the treatment of hypertension: ACE inhibitors and calcium antagonists. Am J Hypertension 12:86S–90S

Neutel JM (1999) Low-dose antihypertensive combination therapy: Its rationale and role in cardiovascular risk management. Am J Hypertension 12:73S–79S

Ruilope LM (1999) Is it wise to combine an ACE inhibitor and an angiotensin receptor antagonist? Nephrol Dial Transplant 14:2855–2856

Waeber B, Brunner HR (1995) Main objectives and new aspects of combination treatment of hypertension. J Hypertens 13(suppl 2):S15–S19

KAPITEL 31

Medikamentöse Behandlung der arteriellen Hypertonie bei Zusatzerkrankungen

Die arterielle Hypertonie ist häufig mit Zusatzerkrankungen assoziiert, deren potentielle Beeinflussbarkeit durch antihypertensiv wirksame Medikamente bei der Therapieentscheidung berücksichtigt werden müssen. Ganz allgemein gilt, dass das Ziel der Blutdrucknormalisierung nicht mit einer nachteiligen Wirkung auf die Zusatzerkrankung erkauft werden darf.

Wenngleich nicht immer ein synergistischer Effekt der Medikation auf Hypertonie und Zusatzerkrankung erreichbar ist, so wird dennoch aufgrund der Vielfalt heute verfügbarer Antihypertensiva in nahezu allen Fällen eine therapeutische Neutralität gegenüber der begleitenden Erkrankung realisierbar sein.

Besonders berücksichtigt werden müssen bereits vorhandene Schäden an Gehirn, Herz, Niere, Auge und arteriellem Gefäßsystem. Des weiteren sind bei der Wahl des Antihypertensivums zusätzlich vorhandene kardiovaskuläre Risikofaktoren (Hyperlipidämie, Hyperinsulinismus/Insulinresistenz bzw. manifester Diabetes mellitus u.a.; s. Kapitel 7 und Tabelle 31.9) zu berücksichtigen, die – ähnlich wie die Hypertonie selbst – eine vorzeitige Endorganschädigung verursachen können. Bei postmenopausalen Frauen mit Hypertonie und Östrogenmangel bedingtem Verlust der Knochenmasse (Osteoporose) ist zu fordern, dass eine antihypertensive Langzeittherapie weder den Knochenverlust beschleunigen noch die osteoprotektive Wirkung einer gleichzeitig verordneten Hormonersatztherapie negativ beeinflussen darf.

■ Zusammenfassung (Kapitel 31)

> ■ Ziel einer medikamentösen Behandlung der arteriellen Hypertonie ist nicht die Normalisierung des arteriellen Blutdruckes per se, sondern die Senkung von Mortalität und Morbidität.
> ■ Eine medikamentöse Behandlung der arteriellen Hypertonie darf daher zusätzlich bestehende Begleiterkrankungen oder kardiovaskuläre Risikofaktoren nicht negativ beeinflussen.

■ 31.1 Antihypertensive Therapie bei Herzerkrankungen

31.1.1 Therapie bei hypertensiver Herzkrankheit

Zwischen Dauer und Schweregrad einer arteriellen Hypertonie und der Entwicklung einer linksventrikulären Hypertrophie (LVH) besteht eine positive Korrelation. Darüber hinaus kann weiterhin als gesichert gelten, dass die LVH bei ausreichend langem Hypertonieverlauf ohne adäquate medikamentöse Behandlung nahezu immer zur Ventrikeldilatation und zur klinisch manifesten Herzinsuffizienz führt. Im Rahmen der Framingham-Studie konnte dementsprechend belegt werden, dass die hypertensive Herzkrankheit die bei weitem häufigste Ursache einer Herzinsuffizienz ist. Wenngleich der endgültige Beweis durch statistisch eindeutig abgesicherte, prospektive Langzeitstudien noch aussteht, sprechen die bislang vorliegenden Ergebnisse aus zahlreichen größeren und kleineren Studien dafür, dass eine LVH mit einem deutlich erhöhten, kardiovaskulären Risiko einhergeht und dass dieses Risiko durch eine medikamentös bedingte Regression gesenkt wird.

31.1.1.1 Therapie der asymptomatischen hypertensiven Herzkrankheit

Die pathologische Entwicklung der unbehandelt verlaufenden hypertensiven Herzkrankheit, die typischerweise mit einer diastolischen Funktionsstörung des linken Ventrikels beginnt und über das Zwischenstadium einer LVH zu Herzinsuffizienz, Myokardischämie, Herzrhythmusstörungen und plötzlichem Herztod führen kann, wurde bereits an anderer Stelle besprochen (s. Kapitel 5.3.2).

Die Behandlung der hypertensiven Herzkrankheit zielt daher nicht nur ab auf eine Normalisierung des arteriellen Blutdruckes, sondern auch auf eine Regression der LVH.

Alle anerkannten Basismedikamente (Diuretika, β-Rezeptorenblocker, Kalziumantagonisten, ACE-Hemmer) reduzieren eine LVH, doch deuten Metaanalysen prospektiver Studien auf Effektivitätsunterschiede der einzelnen Substanzklassen hin. Da deren antihypertensive Wirksamkeit weitgehend identisch ist, liegt die Vermutung nahe, dass die Regression der LVH nur teilweise Folge der Blutdrucksenkung ist: Antihypertensiva, die die Bildung oder Wirkung von Angiotensin II blockieren (ACE-Hemmer, Angiotensin-II-Rezeptorantagonisten) oder aber die Aktivität des sympathischen Nervensystems reduzieren (Sympatholytika), vermindern die Herzmasse bzw. die linksventrikuläre Wanddicke bei Hypertonikern mit LVH nach den bisherigen Erfahrungen am deutlichsten (Abb. 31.1). Dies deutet darauf hin, dass die experimentell nachgewiesenen, trophischen Effekte von Angiotensin II und Katecholaminen klinisch relevant sind und in der Genese der LVH eine wichtige Rolle spielen. Da direkte Vasodilatatoren reflektorisch die Sympathikusaktivität steigern, ist es nicht verwunderlich, dass unter Gabe von Vertretern dieser Substanzklasse trotz effektiver Blut-

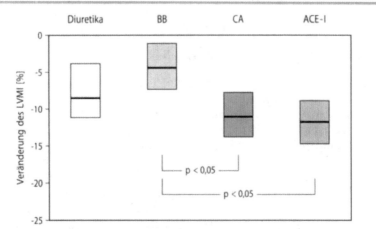

Abb. 31.1. Prozentuale Veränderung des linksventrikulären Herz-Masse-Index (LVMI) unter Gabe von vier antihypertensiv wirksamen Substanzklassen. Die Daten basieren auf einer Metaanalyse von 50 doppelblinden, randomisierten, kontrollierten Studien an 1715 Patienten mit primärer Hypertonie (aktiver Therapiearm: $n = 1550$; Plazeboarm: $n = 165$). Dargestellt sind Mittelwerte und 95% Konfidenzintervalle. $BB = \beta$-Rezeptorenblocker; $CA = $ Kalziumantagonisten; $ACE-I = $ ACE-Hemmer. Nach Schmieder et al. (1998), Nephrol Dial Transplant 13:564–569

Tabelle 31.1. Stufentherapie der kompensierten hypertensiven Herzkrankheit

Therapeutisches Vorgehen	Substanz(-kombinationen)
Stufe 1	ACE-Hemmer
Stufe 2	ACE-Hemmer plus Kalziumantagonist*
Stufe 3	ACE-Hemmer plus Kalziumantagonist* plus Clonidin oder Moxonidin oder α-Methyldopa
Stufe 4	ACE-Hemmer plus Kalziumantagonist* plus Clonidin oder Moxonidin oder α-Methyldopa plus Diuretikum und/oder β-Rezeptorenblocker

* Empfohlen werden nur langwirksame Kalziumantagonisten.
Modifiziert und ergänzt nach Strauer und Motz (1993)

drucksenkung keine Regression bzw. sogar eine Zunahme (Minoxidil) einer LVH berichtet wurde.

Analog zu der früheren Stufentherapie der Hypertoniebehandlung wurde von einer Arbeitsgruppe ein ebenfalls abgestuftes – mittlerweile modifiziertes – therapeutisches Vorgehen bei der asymptomatischen hypertensiven Herzkrankheit empfohlen, das als grundlegendes Prinzip die mögliche Reversibilität der linksventrikulären Herzhypertrophie einerseits und die gleichzeitige Blutdrucknormalisierung andererseits als therapeutisches Ziel beinhaltet (Tabelle 31.1).

Da prinzipiell alle Basismedikamente bei Hypertonie und gleichzeitig bestehender LVH primär eingesetzt werden können (s. oben), bleibt dem behandelnden Arzt trotz dieser schematischen Empfehlungen ausreichend

Spielraum, um den besonderen Bedürfnissen des individuellen Patienten gerecht werden zu können.

31.1.1.2 Therapie der hypertensiven Herzkrankheit mit Angina-pectoris-Symptomatik

Ziel der medikamentösen therapeutischen Bemühungen bei hypertensiver Herzkrankheit und gleichzeitig bestehender Angina-pectoris-Symptomatik ist zum einen die Unterbindung der Beschwerdesymptomatik und zum anderen ebenfalls eine Regression des hypertrophierten Myokards. Neben der Orientierung an dem erwähnten Stufenschema (s. oben bzw. Tabelle 31.2) sollten zusätzlich antianginös wirksame Medikamente (Nitrate, „NO-Donatoren" wie Molsidomin, β-Rezeptorenblocker) primär eingesetzt werden (Tabelle 31.2).

Bei angiografisch nachgewiesener koronarer Makroangiopathie empfiehlt sich – bei gegebener Indikation – eine Revaskularisierung, die entweder operativ (Bypassanlage) oder durch eine PTCA durchgeführt werden kann (Tabelle 31.2).

31.1.1.3 Therapie der manifesten Herzinsuffizienz als Endstadium der hypertensiven Herzkrankheit

Da in diesem Stadium der hypertensiven Herzkrankheit eine Normalisierung der Ventrikelmorphologie nicht mehr zu erwarten und eine weitere Abnahme der Wanddicke des dilatierten Herzens therapeutisch nicht wünschenswert ist, zielt die Behandlung auf eine Rekompensation der manifesten Herzinsuffizienz ab. Die Behandlung wird in der Regel mit einem ACE-Hemmer eingeleitet (Tabelle 31.2) und folgt im übrigen den üblichen Richtlinien der Behandlung der Herzinsuffizienz im klinischen Stadium III–IV (Klassifizierung der NYHA) (Kochsalzrestriktion, ACE-Hemmer,

Tabelle 31.2. Therapie der hypertensiven Herzkrankheit

Stadium der hypertensiven Herzkrankheit	Therapie
Asymptomatische hypertensive Herzkrankheit	Stufenschema (Tabelle 31.1)
Kompensierte hypertensive Herzkrankheit mit Angina-pectoris-Symptomatik	
Koronare Makroangiopathie	Revaskularisation oder medikamentöse Therapie mit – β-Rezeptorenblockern, – ACE-Hemmern, – Kalziumantagonisten * und/oder – Nitraten
Koronare Mikroangiopathie	Stufenschema (Tabelle 31.1) plus Nitrate
Hypertensive Herzinsuffizienz	Medikamentöse Therapie mit – ACE-Hemmern – Diuretika – β-Rezeptorenblockern – Herzglykosiden (?)

* Langwirksame Kalziumantagonisten (prognostischer Einfluss noch nicht geklärt)

Herzglykoside, Diuretika und – nach Rekompensation – in niedriger Dosierung einzuschleichende β-Rezeptorenblocker). Der Stellenwert der Angiotensin-II-Rezeptorantagonisten in der Behandlung der chronischen Herzinsuffizienz ist gegenwärtig noch unklar, nachdem die Ergebnisse der ELITE-2-Studie (Kapitel 27) den Nachweis einer geringeren Mortalität und Morbidität im Vergleich zu ACE-Hemmern nicht zeigen konnten.

■ Zusammenfassung (Kapitel 31.1.1)

■ Ziel der therapeutischen Bemühungen bei asymptomatischer hypertensiver Herzkrankheit ist die Blutdrucknormalisierung und die Regression der linksventrikulären Herzhypertrophie (LVH).

■ Alle als Basismedikamente zur Behandlung der primären Hypertonie empfohlenen Antihypertensiva (Diuretika, β-Rezeptorenblocker, Kalziumantagonisten, ACE-Hemmer) senken wirksam den Blutdruck und bewirken eine Regression einer LVH.

■ Die besonders effektive Reduktion einer LVH unter Langzeitgabe von Sympatholytika und ACE-Hemmern beruht möglicherweise nicht nur auf ihrem blutdrucksenkenden Effekt, sondern zusätzlich auf einer Hemmung trophogener Hormone (Katecholamine, Angiotensin II).

■ Bei gleichzeitig bestehender Angina-pectoris-Symptomatik wird die zusätzliche Gabe von Nitraten bzw. anderen antianginös wirksamen Substanzen erforderlich. Liegen als Ursache hochgradige makroangiopathische Stenosierungen der Koronararterien vor, sollte eine Revaskularisierung diskutiert werden, sofern dies Morphologie und Lokalisation der Stenosen erlauben.

■ Die Behandlung der dekompensierten hypertensiven Herzinsuffizienz zielt auf eine kardiale Rekompensation ab, und folgt den allgemeinen Richtlinien der Herzinsuffizienzbehandlung. Eine Regression der myokardialen Wanddicke des dilatierten Ventrikels ist in dieser Phase der Erkrankung nicht erforderlich und nicht wünschenswert.

31.1.2 Antihypertensive Therapie bei koronarer Herzkrankheit

Während eine systolische Erhöhung des arteriellen Blutdruckes einen vermehrten Sauerstoffbedarf des linken Ventrikels erfordert, verschlechtert der Anstieg des diastolischen Blutdruckes den koronaren Blutfluss in der Diastole und somit die Versorgung des Herzmuskels. Das Vorliegen einer koronaren Herzkrankheit bei arterieller Hypertonie erfordert daher eine optimale Einstellung sowohl des systolischen als auch des diastolischen Blutdruckes. Als antihypertensiv wirksame Medikamente bei koronarer Herzkrankheit haben sich β-Rezeptorenblocker und ACE-Hemmer bewährt, da sie das Risiko erneuter kardiovaskulärer Ereignisse senken. Bei Gabe von

Kalziumantagonisten sind langwirksame Substanzen (bzw. Formulierungen mit langsamer Freigabe des Wirkstoffes) zu geben, um rasche Blutdruckabfälle mit Auslösung von Reflextachykardien zu vermeiden. Diese sind Folge einer Sympathikusaktivierung, gehen mit einem erhöhten Sauerstoffbedarf einher und erklären das erhöhte kardiovaskuläre Risiko kurzwirksamer Kalziumantagonisten bei Patienten mit koronarer Herzkrankheit. Der prognostische Einfluss langwirksamer Vertreter dieser Substanzklasse lässt sich dagegen noch nicht abschließend beurteilen.

β-Rezeptorenblocker und ACE-Hemmer senken Mortalität und Morbidität, wenn sie innerhalb von 24 Stunden nach akutem Myokardinfarkt als Dauertherapie initiiert werden (Kapitel 27). Die Gabe von Kalziumantagonisten bei oder nach akutem Herzinfarkt verschlechtert die Prognose und wird daher nicht empfohlen (Tabelle 31.3).

Diuretika können Hypokaliämien induzieren, die für Patienten mit koronarer Herzkrankheit wegen der erhöhten Ektopieneigung eine besondere Gefährdung darstellen. Nur in Kombination anzuwenden sind Antihypertensiva, die eine Reflextachykardie und damit einen erhöhten myokardialen Sauerstoffbedarf (s. oben) auslösen können. Hierzu zählen in erster Linie die direkten Vasodilatatoren, die – sollten sie trotz des erwähnten Vorbehaltes eingesetzt werden – mit β-Rezeptorenblockern kombiniert werden müssen. Bei Kontraindikationen gegen β-Rezeptorenblocker kann der Reflextachykardie auch mit zentral oder teilweise zentralwirksamen Sympatholytika (Clonidin oder Moxonidin) entgegengewirkt werden.

▪ Zusammenfassung (Kapitel 31.1.2)

- ▪ Das Vorliegen einer koronaren Herzkrankheit erfordert eine optimale Einstellung des systolischen und diastolischen Blutdruckes.
- ▪ Bei Patienten mit Hypertonie und zusätzlich bestehender koronarer Herzkrankheit haben sich β-Rezeptorenblocker und ACE-Hemmer als antihypertensive Basismedikamente bewährt. Werden Kalziumantagonisten verordnet, sind solche mit langsamem Wirkungseintritt zu wählen, da kurzwirksame Substanzen das weitere kardiovaskuläre Risiko erhöhen.
- ▪ Nach akutem Myokardinfarkt reduzieren β-Rezeptorenblocker und ACE-Hemmer Mortalität und Morbidität bei Patienten mit koronarer Herzkrankheit, wenn eine entsprechende Therapie innerhalb von 24 Stunden begonnen wird.
- ▪ Bei Gabe von Diuretika ist eine regelmäßige Kaliumkontrolle erforderlich, da eine Hypokaliämie insbesondere bei Patienten mit koronarer Herzkrankheit die Ektopieneigung fördert.
- ▪ Bei Gabe von direkten Vasodilatatoren ist eine Kombination mit einem β-Rezeptorenblocker oder einem zentralwirkenden Sympatholytikum anzuraten, um Reflextachykardien zu vermeiden.

Tabelle 31.3. Metaanalysen zum Mortalitätsrisiko nach Gabe kardiovaskulärer Medikamente während der Akutphase eines Myokardinfarktes oder in der unmittelbaren Postinfarktzeit

Substanzklasse und zeitlicher Beginn der Therapie	Anzahl der ausgewerteten Studien	Anzahl der Patienten	Relatives Risiko oder Tod (95% KI)	p-Wert	Beweisstärke
β-Rezeptorenblocker					
Akutphase	29	28970	0,87 (0,77–0,98)	0,02	A
Postinfarktzeit	26	24298	0,77 (0,70–0,84)	<0,001	A
ACE-Hemmer					
Akutphase [1]	15	100963	0,94 (0,89–0,98)	0,006	A
Postinfarktzeit, Patienten mit LV-Dysfunktion	3	5986	0,78 (0,70–0,86)	<0,001	A
Nitrate					
Akutphase	22	81908	0,94 (0,90–0,99)	0,03	B
Kalziumantagonisten					
Akut- und Postinfarktzeit	24	20342	1,04 (0,95–1,14)	0,41	A
Antiarrhythmika					
Lidocain (Akutphase) [2]	14	9155	1,38 (0,98–1,95)	>0,05	C
Klasse-I-Substanzen (Postinfarktzeit) [3]	18	6300	1,21 (1,01–1,44)	0,04	A
Amiodaron [3]	9	1557	0,71 (0,51–0,97)	0,03	C
Magnesium					
Akutphase	11	61860	1,02 (0,96–1,08)	>0,05	A

LV=linksventrikulär; KI=Konfidenzintervall; Beweisstärke: A=eine randomisierte Studie adäquater Größe entspricht der Metaanalyse; B=Daten einer oder mehrerer randomisierter Studien adäquater Größe entsprechen nicht der Metaanalyse; C=keine große, randomisierte Studie wurde durchgeführt
1) Metaanalyse evaluiert Kurzzeittherapiestudien (im Mittel 5 Wochen), 2) Metaanalyse evaluiert prophylaktische Therapie während und unmittelbar nach einem Myokardinfarkt; 3) Metaanalyse evaluiert orale Langzeittherapie nach Myokardinfarkt.
Nach: Hennekens et al. (1996), N Engl J Med 335:1660–1667

31.1.3 Antihypertensive Therapie bei Herzrhythmusstörungen

Herzrhythmusstörungen bei Patienten mit arterieller Hypertonie sind nicht selten, insbesondere wenn bereits Veränderungen des Myokards im Sinne einer hypertensiven Herzkrankheit und/oder zusätzlich eine mikro- oder makroangiopathische koronare Herzkrankheit vorliegen. Eine Hypokaliämie, die Folge einer antihypertensiven Therapie mit Diuretika sein kann, verstärkt die Ektopieneigung und muss daher korrigiert werden (Kaliumsubstitution, Wechsel der Substanzklasse, Kombination mit einer Kaliumsparenden Substanz).

Bei subjektiv empfundener ventrikulärer Extrasystolie (bis LOWN-Klassifizierung IVa) ist der therapeutische Versuch mit einem selektiven β-Rezeptorenblocker gerechtfertigt, da diese Substanzklasse sowohl antihypertensiv als auch antiarrhythmisch wirksam ist.

Eine spezifische antiarrhythmische Therapie ventrikulärer Ektopien ist indiziert bei lebensbedrohlichen tachykarden Herzrhythmusstörungen. Seit Veröffentlichung der Ergebnisse der CAST-Studie wird die medikamentöse Behandlung der nichtlebensbedrohlichen Herzrhythmusstörungen wegen der potentiell proarrhythmischen Wirkung aller Antiarrhythmika und des ausstehenden Beweises einer Senkung von Mortalität und Morbidität überaus restriktiv gehandhabt (Tabelle 31.3). Ist die Einleitung einer spezifischen antiarrhythmischen Therapie dennoch erforderlich, ist die blutdrucksenkende Wirkung einiger Antiarrhythmika zu berücksichtigen; gegebenenfalls muss eine Reduktion der bestehenden antihypertensiven Medikation vorgenommen werden.

Auch supraventrikuläre Herzrhythmusstörungen treten bei Hypertonikern häufiger als bei Normotonikern auf. β-Rezeptorenblocker und Kalziumantagonisten vom Verapamil- bzw. Diltiazemtyp stellen hierbei die bevorzugten Medikamente dar.

■ Zusammenfassung (Kapitel 31.1.3)

- Herzrhythmusstörungen treten bei Hypertonikern häufiger auf als in der Normalbevölkerung.
- Bei subjektiv störender, nichtlebensbedrohlicher ventrikulärer Extrasystolie (bis LOWN IVa) ist die Gabe eines β-Rezeptorenblockers zu empfehlen, da diese Substanzklasse sowohl antihypertensiv als auch antiarrhythmisch wirksam ist.
- Bei supraventrikulären Rhythmusstörungen und Hypertonie sind β-Rezeptorblocker und Kalziumantagonisten vom Verapamil- bzw. Diltiazemtyp primär einzusetzen.

■ 31.2 Antihypertensive Therapie bei zerebrovaskulären Erkrankungen

31.2.1 Antihypertensive Therapie bei akutem apoplektischen Insult

Hypertone Blutdruckwerte nach einem akuten apoplektischen Insult sind meist Folge einer (stressbedingten) massiven Katecholaminfreisetzung und daher oft nur vorübergehender Natur.

Vielfach normalisieren sie sich spontan innerhalb weniger Stunden.

Eine medikamentöse Therapie in der Akutphase eines Apoplexes sollte nur bei Blutdruckwerten über 220 mmHg systolisch und/oder ≥120 mmHg diastolisch erfolgen. Da bei akutem apoplektischen Insult die zerebrale Autoregulation aufgehoben ist, darf die Blutdrucksenkung nur sehr vorsichtig und langsam erfolgen. Plötzliche, medikamentös induzierte Blutdruckabfälle können die Ischämie verstärken und das Infarktareal vergrößern. Diese Gefahr ist besonders groß, wenn Stenosen der hirnversorgenden Arterien vorliegen! Therapeutisches Ziel bei Hypertonie ist eine Senkung des mittleren arteriellen Blutdruckes um maximal 25% des Ausgangswertes innerhalb der ersten 24 Stunden; Werte unter 160/100 mmHg sollten unbedingt vermieden werden.

Bei massiv erhöhtem Blutdruck auf diastolische Werte über 130 mmHg kann die Gabe von Nitroprussidnatrium erfolgen, das über einen Dauerperfusor unter kontinuierlicher Blutdruckkontrolle und intensivmedizinischen Bedingungen appliziert werden muss. Da Nitroprussidnatrium möglicherweise den intrakraniellen Druck erhöht, wird mittlerweile die Gabe von Urapidil oder Labetalol (in Deutschland nicht zugelassen) empfohlen.

Urapidil (s. Kapitel 24.2.2) kann intravenös injiziert (Wirkungseintritt nach etwa 5–10 Minuten) oder aber als Dauerinfusion (Dosisbereich: 0,125–0,50 mg/min) gegeben werden. Im Unterschied zu Nitroprussidnatrium sind außer einer kontinuierlichen Blutdrucküberwachung keine weiteren Parameter zu kontrollieren.

Da Labetalol offenbar nicht den intrakraniellen Druck steigert, möglicherweise die Autoregulation des zerebralen Blutflusses verbessert und keine unvorhersehbaren Blutdruckabfälle induziert, ist es bei niedrigeren, jedoch behandlungsbedürftigen Blutdruckwerten in den USA mittlerweile ohnehin Mittel der ersten Wahl. Insbesondere bei parenteraler Applikation über einen Dauerperfusor (0,5 bis 2 mg/kg/min) ist auch Labetalol recht gut steuerbar. Alternativ kann Labetalol auch in etwa 15- bis 20-minütigen Abständen intravenös injiziert werden.

ACE-Hemmer können bei volumendepletierten Patienten oder bei nicht bekannter Nierenarterienstenose zu ausgeprägten Blutdruckabfällen führen und so die intrazerebrale Durchblutung zusätzlich verschlechtern. Entscheidet man sich dennoch für diese Substanzklasse, so ist mit der Hälfte der üblicherweise empfohlenen Erstdosis zu beginnen.

Bei nur mäßig erhöhtem Blutdruck (systolisch <220 mmHg und/oder diastolisch <120 mmHg) ist zunächst keine medikamentöse Therapie erforderlich, da häufig eine spontane Senkung innerhalb der ersten Stunden nach Apoplex beobachtet wird (s. oben).

31.2.2 Antihypertensive Therapie als Primärprävention des apoplektischen Insults

Bislang wurde für β-Rezeptorenblocker, Diuretika und Kalziumantagonisten der Nachweis erbracht, dass eine dauerhafte medikamentöse Senkung sowohl des diastolischen (STOP-Hypertension-1-Studie; EWPHE-Studie; MRC-II-Studie; INSIGHT-Studie; NORDIL-Studie usw.) als auch des isolierten, systolischen (SHEP-Studie; Syst-Eur- und Syst-China-Studien) Blutdruckes die Wahrscheinlichkeit eines Schlaganfalls deutlich vermindert. Die Datenlage zu ACE-Hemmern ist (bislang) nicht eindeutig: während in der CAPPP-Studie eine gegenüber Diuretika erhöhte Anzahl zerebrovaskulärer Ereignisse unter dem ACE-Hemmer Captopril berichtet wurde, fanden sich in der HOPE-Studie unter Langzeiteinnahme von Ramipril im Vergleich zu Plazebo deutlich weniger Schlaganfälle sowohl bei Patienten mit (Sekundärprävention) als auch bei solchen ohne Apoplex in der Vorgeschichte (Primärprävention). Bei den untersuchten Patienten der HOPE-Studie handelte es sich um Patienten mit kardiovaskulären Vorerkrankungen mit sowohl normotoner als auch hypertoner Blutdruckausgangslage.

Zusammenfassend ist – mit noch geringem Vorbehalt – davon auszugehen, dass alle zur Behandlung der Hypertonie anerkannten Basismedikamente (Diuretika, β-Rezeptorenblocker, Kalziumantagonisten und ACE-Hemmer) die Wahrscheinlichkeit eines erstmaligen zerebrovaskulären Ereignisses verringern.

31.2.3 Antihypertensive Therapie als Sekundärprevention des apoplektischen Insults

Hypertoniker, die einen Schlaganfall erlitten haben, profitieren von einer Blutdrucksenkung ebenso, wie Patienten ohne anamnestisch bekanntes zerebrovaskuläres Ereignis. Persistieren hypertone Blutdruckwerte nach der Akutphase eines erlittenen, apoplektischen Insultes, so ist eine antihypertensive Dauermedikation einzuleiten. Um eine Verschlechterung der zerebrovaskulären Durchblutung zu vermeiden, muss die Blutdrucksenkung schrittweise und ohne zwischenzeitlich auftretende, klinisch relevante Hypotonien erfolgen. Nur wenn keine Symptome auftreten, die auf eine medikamentös induzierte, zerebrale Minderperfusion hindeuten (Schwindel, Sehstörungen, Synkopen usw.), ist mittel- bis langfristig auch nach erlittenem Apoplex in allen Altersgruppen eine Blutdrucksenkung auf < 140/90 mmHg anzustreben. Engmaschige Blutdruckkontrollen und eine gezielte Befragung des Patienten sind dringend anzuraten. Des weiteren kann nicht nachdrücklich genug darauf hingewiesen werden, dass eine konsequente Blutdrucksenkung bei Zustand nach Apoplex nur nach Ausschluss bzw. erfolgreicher, interventioneller Korrektur von Stenosierungen der hirnzuführenden Gefäße angestrebt werden darf!

Daten zur Sekundärprävention des apoplektischen Insultes beschränken sich gegenwärtig auf die Daten der HOPE-Studie (Abb. 27.2), in der bei mehrheitlich normotensiven Patienten mit erlittenem Schlaganfall unter Langzeiteinnahme des ACE-Hemmers Ramipril ein zerebrovaskuläres Folgeereignis seltener als unter Plazeboeinnahme beobachtet wurde. Unabhängig von dieser sich abzeichnenden Priorisierung der ACE-Hemmer sind für keines der anderen Basismedikamente therapeutische Vorteile für die Sekundärprävention des Schlaganfalls bekannt, sodass sich deren Auswahl nicht von den (individuellen) Kriterien unterscheidet, die grundsätzlich bei der Wahl eines antihypertensiven Medikamentes zu berücksichtigen sind.

Weitere Erkenntnisse über die prognostische Bedeutung einer antihypertensiven Therapie nach erlittenem Apoplex bzw. transitorisch ischämischer Attacke sind von der PROGRESS (Perindopril Protection against Recurrent Stroke Study) zu erwarten.

■ Zusammenfassung (Kapitel 31.2)

■ Erhöhte Blutdruckwerte in der Akutphase eines apoplektischen Insultes sind meist Folge einer reaktiven Katecholaminfreisetzung und vorübergehender Natur.

■ Eine medikamentöse Blutdrucksenkung ist bei akut erlittenem Schlaganfall vielfach nicht erforderlich bzw. nachteilig für die intrazerebrale Durchblutung; für Patienten mit Stenosen der hirnversorgenden Arterien kann eine medikamentös induzierte Hypotonie deletär sein.

■ Erst bei Blutdruckwerten > 220 mmHg systolisch bzw. > 120 mmHg diastolisch sollte der Blutdruck medikamentös langsam und unter kontinuierlicher Überwachung gesenkt werden; plötzliche Blutdruckabfälle in der Akutphase eines Apoplexes gefährden den Patienten stärker als mäßig erhöhte Blutdruckwerte.

■ Massiv erhöhte Blutdruckwerte sollten unter intensivmedizinischer Überwachung (mittels Stufenperfusomaten) mit Urapidil (wo verfügbar: Labetalol) oder Nitroprussidnatrium langsam gesenkt werden.

■ Als approximativer Zielwert innerhalb der ersten 24 Stunden gilt eine maximale Senkung des behandlungsbedürftigen Blutdruckes um etwa 25% des Ausgangswertes (arterieller Mittelwert) bzw. auf minimal 160/100 mmHg.

■ Eine Primärprävention des apoplektischen Insultes bei Patienten mit Hypertonie ist für Diuretika, β-Rezeptorenblocker, Kalziumantagonisten und (mit geringem Vorbehalt) ACE-Hemmern belegt.

■ Bleiben Blutdruckwerte nach der Akutphase eines Apoplexes dauerhaft erhöht, so ist nach Ausschluss oder Korrektur von Stenosierungen der hirnzuführenden Arterien eine antihypertensive Therapie mit einem der Basismedikamente vorsichtig einzuleiten.

■ Unter der Voraussetzung, dass keinerlei Symptome einer zerebralen Minderperfusion auftreten (Schwindel, Sehstörungen, Synkopen usw.), ist mittel- bis langfristig auch nach erlittenem Apoplex eine Blutdrucksenkung auf < 140/90 mmHg anzustreben.

■ 31.3 Antihypertensive Therapie bei peripherer arterieller Verschlusskrankheit

Eine Blutdrucksenkung bei fortgeschrittener, peripherer arterieller Verschlusskrankheit (pAVK; > Stadium II a nach Fontaine) beinhaltet immer die Gefahr, dass der Blutfluss in den stenosierten bzw. in den der Stenose nachgeschalteten Arterienanteilen weiter verschlechtert wird. Antihypertensive Medikamente, die zu einer Konstriktion der Peripherie führen können, sind daher mit Vorsicht einzusetzen. Möchte man dennoch aus anderen Überlegungen heraus einen β-Rezeptorenblocker verschreiben, sollten Substanzen mit vasodilatierender Komponente (Celiprolol, Nebivolol) gewählt werden. – Diuretika können zu einer Hämokonzentration führen und durch die resultierende Abnahme der Blutviskosität und die begleitende Blutdrucksenkung die ohnehin verminderte periphere Durchblutung zusätzlich ungünstig beeinflussen. Gefäßdilatierenden Substanzen wie lang wirkenden Kalziumantagonisten und selektiven, ebenfalls lang wirkenden α_1-Rezeptorenblockern sind bei gleichzeitigem Vorliegen einer pAVK vorteilhafter, doch besteht unter diesen Substanzen bei fortgeschrittenen Stenosierungen die Gefahr, dass es durch die Weitstellung der gesunden, peripheren Gefäße durch ein sog. Steal-Phänomen zu einer Verschlechterung des Blutflusses im Bereich der Stenosen kommen kann. Als einzige antihypertensive Substanzklasse konnte für ACE-Hemmer (Ramipril) eine Reduktion der kardiovaskulären Mortalität und Morbidität bei Patienten mit pAVK gezeigt werden [Heart Outcomes Prevention Evaluation (HOPE)-Studie] (Abb. 27.2); auch wenn sich die Ergebnisse auf Patienten mit überwiegend hochnormalem Blutdruck beziehen, sollten ACE-Hemmer bevorzugt als Basismedikament bei arterieller Hypertonie und gleichzeitig vorliegender pAVK eingesetzt werden.

Für die meisten Antihypertensiva gilt, dass die medikamentöse Behandlung der Hypertonie bei gleichzeitig bestehender pAVK problematisch sein kann und in besonderem Maße dem Einzelfall angepasst werden muss. Engmaschige Kontrollen und eingehende Befragung des Patienten nach den subjektiven Beschwerden (schmerzfreie Gehstrecke, Claudicatio-Intervalle, kalte Extremitäten usw.) sind zur Überwachung einer pAVK ohnehin, nach Einleitung einer blutdrucksenkenden Therapie jedoch dringlich anzuraten.

■ Zusammenfassung (Kapitel 31.3)

> ■ Jede Blutdrucksenkung kann die arterielle Blutversorgung bei peripherer arterieller Verschlusskrankheit (pAVK) weiter verschlechtern.
> ■ Antihypertensiva der ersten Wahl sind ACE-Hemmer, da nur für diese Substanzklasse eine Prognoseverbesserung für Patienten mit pAVK gezeigt werden konnte.
> ■ Lang wirkende Kalziumantagonisten werden bei begleitender AVK ebenfalls toleriert, doch können Steal-Phänomene die Blutversorgung ischämischer Areale weiter verschlechtern.
> ■ Ist aus individuellen Gründen die Gabe von β-Rezeptorenblockern erwünscht, sind Substanzen mit zusätzlich vasodilatierender Komponente (Celiprolol, Nebivolol) zu wählen.

■ 31.4 Antihypertensive Therapie bei Niereninsuffizienz

Die medikamentöse Therapie der Hypertonie bei leicht eingeschränkter Nierenfunktion zielt auf eine deutlichere und konsequentere Senkung des Blutdruckes ab (<130/80 mmHg), unterscheidet sich ansonsten jedoch nur unwesentlich von der allgemeinen Behandlung des Bluthochdruckes. Berücksichtigt werden muss u.a. jedoch die bei abnehmender glomerulärer Filtrationsrate zunehmende Akkumulation renal eliminierter Substanzen (ACE-Hemmer, s. Kapitel 27.4.2; hydrophile β-Rezeptorenblocker, s. Kapitel 24.3.2) sowie das unterschiedliche Wirkungsspektrum der Diuretika (s. Kapitel 23).

Eine regelmäßige Kontrolle der Retentionswerte und des Kaliums, die ohnehin bei Patienten mit eingeschränkter Niereninsuffizienz erforderlich ist, muss während der Einleitungsphase einer antihypertensiven Therapie besonders engmaschig erfolgen.

Die Hypertonie bei fortgeschrittener, sekundärer Niereninsuffizienz (hypertensive Nephropathie, diabetische Nephropathie) und bei primärer Nephropathie (insbesondere Glomerulonephritiden) ist als sekundäre Hypertonieform einzuordnen; die Besonderheiten der antihypertensiven Behandlung werden daher in den Kapiteln 31.5.1 (diabetische Nephropathie) und 34.1 (renoparenchymatöse Hypertonie) besprochen.

■ 31.5 Antihypertensive Therapie bei Stoffwechselerkrankungen

Bei der Mehrzahl der Patienten ist die arterielle Hypertonie nicht der einzige kardiovaskuläre Risikofaktor, sondern nur Teil eines Gesamtrisikoprofils, das zusätzlich aus Störungen des Kohlenhydrat-, Lipid- und/oder Purinstoffwechsels besteht und von einigen Autoren als sog. „metabolisches Syndrom" zusammengefasst wird. Um das kardiovaskuläre Gesamtrisiko möglichst wirksam senken zu können, muss bei der Wahl des Antihypertensivums daher auch dessen Einfluss auf die genannten Stoffwechselparameter berücksichtigt werden; in jedem Falle ist zu vermeiden, dass eine erfolgreiche Blutdrucksenkung durch eine ungünstige Beeinflussung eines anderen Risikofaktors „erkauft" wird.

31.5.1 Antihypertensive Therapie bei Diabetes mellitus

Das gemeinsame Vorkommen von Diabetes mellitus (Typ 1 und 2) und arterieller Hypertonie wird überdurchschnittlich häufig diagnostiziert und erhöht das kardiovaskuläre Risiko betroffener Patienten um ein Vielfaches.

Ursächlich für die Hypertonie bei Typ-2-Diabetikern dürfte die meist vorhandene Adipositas sein, die bereits in der prädiabetischen Phase mit einer Hyperinsulinämie einhergeht; werden bei Typ-1-Diabetikern mit einer Krankheitsdauer von 5–10 Jahren dauerhaft erhöhte Blutdruckwerte ermittelt, so sind diese in der weitaus größten Anzahl der Fälle im Sinne einer – zufälligerweise gleichzeitig bestehenden – primären Hypertonie zu interpretieren. Nach Manifestation einer diabetischen Nephropathie steht zunehmend die renale Genese der Hypertonie im Vordergrund, die Folge der progredient verlaufenden Nephrosklerose (Kimmelstiel-Wilson-Glomerulosklerose) ist, aufgrund der schwindenden Natriumexkretionsfähigkeit mit einem hyporeninämischen Hypoaldosteronismus einhergeht und daher überdurchschnittlich häufig kochsalzsensitiv ist.

Da eine begleitende Hypertonie die Entwicklung einer diabetischen Nephro- und Retinopathie wesentlich beschleunigt, ist eine Blutdrucknormalisierung bei Diabetikern in besonderem Maße wichtig. Sowohl in der HOT-Studie als auch in der UKPDS-Studie konnte eindrücklich gezeigt werden, dass die Anzahl von Erkrankungen und Todesfällen bei Diabetikern proportional zur (medikamentösen) Blutdrucksenkung abnimmt und in den Behandlungsgruppen mit den tiefsten, erzielten Blutdruckwerten am geringsten war (Abb. 31.2). Aufgrund dieser Erfahrungen ist bei Diabetikern ein Blutdruck von <130/80 mmHg bzw. 125/75 mmHg (bei manifester Nephropathie mit einer Proteinurie >1 g/Tag) anzustreben.

Bei den meist übergewichtigen Patienten mit Typ 2-Diabetes mellitus (etwa 90% aller Diabetiker) sollte zunächst versucht werden, die Patienten zu einer Gewichtsabnahme zu motivieren; gelingt dies, verbessert sich sowohl die zugrundeliegende Insulinresistenz als auch die Hypertonie. Im Vordergrund der diätetischen Maßnahmen steht eine Reduktion der Fettzufuhr, deren günstige Effekte auf die Stoffwechseleinstellung durch eine Steigerung der körperlichen Aktivitäten unterstützt werden sollte. Eine Einschränkung der Kochsalzzufuhr (6 g/Tag) ist mit zunehmendem Verlust der renalen Natriumexkretionsfähigkeit ebenfalls erforderlich und erleichtert bei dem großen Anteil der kochsalzsensitiven, diabetischen Hypertoniker (s. oben) die Blutdruckeinstellung. Ein Verzicht oder eine Reduktion eines etwaigen Alkoholkonsums (<30 g/Tag) unterstützt die Wirksamkeit ei-

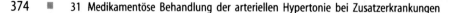

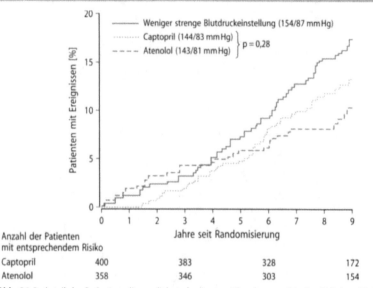

Anzahl der Patienten mit entsprechendem Risiko			
Captopril	400	383	328	172
Atenolol	358	346	303	154

Abb. 31.2. Anteil der Patienten, die an diabetesbedingten Erkrankungen (Myokardinfarkt, plötzlicher Herztod, Schlaganfall, periphere arterielle Verschlusskrankheit und Nierenversagen) verstarben (Kaplan-Meier Plots). Nach: UK Prospective Diabetes Study (1998), Br Med J 317:713–720

ner antihypertensiven Medikation, die Stoffwechseleinstellung und eine diätetische Gewichtsabnahme. Zusätzlich ist die Aufnahme körperlicher Aktivitäten (s. Tabelle 20.5) zu empfehlen, da sie die Gewichtsabnahme und die Einstellung des Diabetes unterstützen. Sämtliche genannten Maßnahmen repräsentieren gleichzeitig die erste Stufe der spezifischen Therapie des Typ 2-Diabetikers, die erst bei Versagen durch eine medikamentöse Behandlung mit Acarbose oder Metformin und bei nachlassender Insulinproduktion mit Sulfonylharnstoffen und schließlich Insulin erweitert werden sollte. Eine spezifische Diabetesdiät und Allgemeinmaßnahmen sind selbstverständlich auch Grundlage der Therapie bei Typ 1-Diabetes mellitus, doch ist bei betroffenen Patienten die sofortige Insulinsubstitution obligat (s. Lehrbücher zum Diabetes mellitus).

Während bei Hypertonikern mit Typ 2-Diabetes mellitus somit eine langsame Blutdrucksenkung zunächst mit nichtmedikamentösen Allgemeinmaßnahmen akzeptiert werden kann (Tabelle 31.4), ist bei den meist schlanken und jungen Typ 1-Diabetikern nach Diagnosestellung einer Hypertonie möglichst rasch eine Blutdrucknormalisierung (<130/80 mmHg bzw. 125/75 mmHg; siehe oben) anzustreben, die nahezu ausnahmslos nur medikamentös zu erreichen sein wird. Gleiches gilt selbstverständlich auch für Typ 2-Diabetiker, wenn bereits klinische Zeichen einer beginnenden (Mikroalbuminurie) oder manifesten diabetischen Nephropathie vorliegen.

Da die zeitliche Entwicklung der diabetischen Spätschäden durch eine gute therapeutische Einstellung der diabetischen Stoffwechsellage hinausgezögert werden kann, sollten Antihypertensiva bevorzugt werden, die keine Verschlechterung der Glukosetoleranz verursachen.

Tabelle 31.4. Antihypertensive Behandlung bei Diabetikern mit Hypertonie

Behandlung	Typ 1- und jüngere Typ 2-Diabetiker	Typ 2-Diabetiker, ältere Patienten
Therapeutisches Ziel	„Aggressive" Blutdrucksenkung (<130/80 mmHg)	Langsame Blutdrucksenkung (<130/80 mmHg)
Nichtmedikamentöse Therapie	Kochsalzrestriktion (≤6 g/Tag)	Gewichtsabnahme Verminderte Fettzufuhr Kochsalzrestriktion (≤6 g/Tag)
	Steigerung körperlicher Aktivitäten	Steigerung körperlicher Aktivitäten
	Verminderter Alkoholkonsum (<30 g/Tag)	Verminderter Alkoholkonsum (<30 g/Tag)
Medikamentöse Therapie	ACE-Hemmer* und alle anderen Basismedikamente**	ACE-Hemmer* und alle anderen Basismedikamente**
Kombinationstherapie	Alle Kombinationen erlaubt	Alle Kombinationen erlaubt

* Angiotensin-II-Rezeptorantagonisten können ersatzweise gegeben werden bei ACE-Respondern, die einen trockenen Reizhusten entwickeln
** Langwirksame Kalziumantagonisten (insb. vom Verapamil- und Diltiazem-Typ), β_1-Rezeptorenblocker, Thiaziddiuretika

31.5.1.1 Diuretika

Während Diuretika (s. Kapitel 23) als Kombinationspartner in der antihypertensiven Therapie des diabetischen Hypertonikers einen festen Stellenwert haben, wurde ihre Anwendung als Monotherapie in der besagten Zielgruppe aufgrund der aus früheren Studien bekannten Verschlechterung des Kohlenhydratstoffwechsels, in denen Tagesdosen von 50–200 mg/Tag durchaus üblich waren, von den meisten Fachgesellschaften zurückhaltend bis ablehnend beurteilt. Zumindest bei Nichtdiabetikern konnte mittlerweile gezeigt werden, dass Diuretika keine diabetogene Wirkung haben, wenn sie in heute üblichen Dosierungen (6,25–25 mg/Tag) eingenommen werden [Atherosclerosis Risk In Communities (ARIC)-Studie]. Eine Zunahme des LDL-Cholesterols und der Triglyzeride unter Thiaziden ist bekannt, doch ist der allenfalls minimale Anstieg unter den genannten Dosierungen von fraglicher klinischer Relevanz.

Entscheidet man sich bei hypertensiven Diabetikern aus individuellen Gründen für eine Behandlung mit Thiaziden, so sind sie in niedriger Dosierung (s. oben) zu verschreiben. Bei insulinpflichtigem Diabetes mit bereits manifester Nephropathie (Serum Kreatinin >2 mg/dl) sind Schleifendiuretika allein oder in Kombination mit einem Thiaziddiuretikum häufig hilfreich, um der stets vorhandenen Natriumretention effektiv entgegenwirken zu können.

Treten trotz niedriger Dosierung Hypokaliämien auf, so können diese durch zusätzliche Gabe eines ACE-Hemmers gemildert oder kompensiert werden. Kaliumsparende Diuretika sind bei bereits eingeschränkter Nieren-funktion problematisch, bei einem Kreatinin > 1,8–2,0 ohnehin kontraindi-ziert (s. auch Kapitel 23).

31.5.1.2 β-Rezeptorenblocker

β-Rezeptorenblocker (s. Kapitel 24.3.2) verschlechtern die Glukosetoleranz und erhöhen bei nichtdiabetischen Patienten das Risiko, einen manifesten Diabetes mellitus zu entwickeln (ARIC-Studie). Es ist zu erwarten, dass auch bei vorhandener Erkrankung die Gabe von β-Rezeptorenblockern die Stoff-wechsellage ungünstig beeinflussen kann. Als Ursachen diskutiert werden ei-ne Reduktion der Insulinsensitivität, ein hemmender Einfluss auf die Insulin-freisetzung und eine Stimulation der Glukagonsekretion. Bei Diabetikern, die orale Antidiabetika oder Insulin erhalten, können insbesondere unselektive β-Rezeptorenblocker schwere Hypoglykämien auslösen, da die Blockade der $β_2$-Rezeptoren in Leber und Skelettmuskel die Glukosemobilisation und -freisetzung hemmt. Hierbei ist besonders zu berücksichtigen, dass β-Rezep-torenblocker die typischen, den meisten Diabetikern vertrauten Zeichen der „Unterzuckerung" (Tachykardie, Palpitationen) maskieren. Die Gabe von $β_1$-selektiven Rezeptorenblockern scheint das Risiko einer Hypoglykämie zu reduzieren.

Trotz des Risikos, eine diabetogene Stoffwechsellage weiter zu ver-schlechtern, spricht die erwiesene Senkung des kardiovaskulären Risikos unter Langzeitgabe von β-Rezeptorenblockern nach wie vor für einen Ein-satz dieser Substanzklasse bei Patienten mit Diabetes mellitus und gleich-zeitig bestehender Hypertonie und/oder koronarer Herzkrankheit.

31.5.1.3 Kalziumantagonisten

Kalziumantagonisten (s. Kapitel 26) sind stoffwechselneutral und beein-trächtigen weder Kohlenhydrat- noch Fettstoffwechsel. Ob dieser Substanz-klasse eine besondere Stellung in der Behandlung des diabetischen Hyper-tonikers eingeräumt werden muss, kann nicht definitiv beurteilt werden, da entsprechende prospektive Langzeitstudien an großen Patientenkollektiven bislang fehlen. Wohl konnte einerseits ein Rückgang der Albuminurie bei hypertensiven Diabetikern unter Gabe von Kalziumantagonisten beobachtet werden, doch finden sich andererseits auch Studien, in denen keinerlei Einfluss auf die Eiweißausscheidung nachgewiesen werden konnte. Mögli-cherweise steigern Kalziumantagonisten den antiproteinurischen Effekt der ACE-Hemmer, wenn sie mit diesen kombiniert werden.

Da bei Diabetikern eine – vielfach asymptomatische – koronare Herzkrank-heit häufiger vorliegt als bei Nichtdiabetikern, sollte eine medikamentös in-duzierte, reflektorische Sympathikusaktivierung vermieden und ausschließ-lich Kalziumantagonisten mit langsamem Wirkungseintritt verordnet werden.

31.5.1.4 ACE-Hemmer

Auch ACE-Hemmer (s. Kapitel 27.2) sind „stoffwechselneutrale" Substanzen. Für ACE-Hemmer konnte in mehreren Studien gezeigt werden, dass eine

Blutdrucknormalisierung unter Gabe von Konversionsenzymhemmern nicht nur zu einer Abnahme der Mikroalbuminurie und zu einer Progressionsverzögerung der diabetischen Nephropathie bei Typ 1- und Typ 2-Diabetikern führt, sondern bei letzteren auch eine Abnahme der Insulinresistenz und eine daraus resultierende Verbesserung der Glukoseutilisation bewirkt. Ein günstiger Effekt auf den Kohlenhydratstoffwechsel lässt sich ebenfalls ableiten aus der CAPPP(Captopril Prevention Project)-Studie, in der unter einer Langzeitgabe des ACE-Hemmers Captopril weniger neu aufgetretene Diabetesfälle berichtet wurden als unter β-Rezeptorenblockern oder Diuretika.

Ein im Vergleich zu Plazebo vermindertes Risiko eines letalen oder nichtletalen kardiovaskulären Ereignisses u. a. bei Patienten mit Diabetes mellitus und hochnormalem arteriellen Blutdruck konnte in der HOPE-Studie für den ACE-Hemmer Ramipril nachgewiesen werden (s. Abb. 27.2). Nach gegenwärtigem Wissensstand nehmen daher ACE-Hemmer – wie schon lange vermutet – einen besonderen Stellenwert in der Behandlung des diabetischen Hypertonikers ein und sollten nicht nur bei bereits manifester Nephropathie, sondern auch ohne klinische Zeichen dieser Endorganschädigung immer dann als Basismedikament eingesetzt werden, wenn keine spezifischen Kontraindikationen bestehen.

Zu beachten ist die Notwendigkeit einer Dosisreduktion der ACE-Hemmer bei eingeschränkter Nierenfunktion. Zu Beginn der Therapie können – insbesondere bei gleichzeitiger Diuretikatherapie und bei Herzinsuffizienz – schwere, symptomatische Hypotonien auftreten. Da bei älteren Diabetikern arteriosklerotische Stenosen der Nierenarterien nicht selten sind, müssen Kontrollen der Nierenretentionsparameter in den ersten Wochen einer ACE-Hemmertherapie engmaschig durchgeführt werden, um eine Verschlechterung der Nierenfunktion rechtzeitig erkennen und ein drohendes, akutes Nierenversagen durch Umstellung der Medikation verhindern zu können.

31.5.1.5 Angiotensin-II-Rezeptorantagonisten

Das bislang bekannte Wirk- und Nebenwirkungsprofil der Angiotensin-II-Rezeptorantagonisten (s. Kapitel 27.3) ist jenem der ACE-Hemmer sehr ähnlich. Weder sind ungünstige Einflüsse auf den Kohlenhydratstoffwechsel noch auf das Verteilungsmuster der Lipoproteinfraktionen zu erwarten. Kleinere Patienten- und Probandenstudien sowie zahlreiche tierexperimentelle Befunde belegen auch für Angiotensin-II-Rezeptorantagonisten eine Abnahme der Eiweißausscheidung bei diabetischer Nephropathie bzw. entsprechenden Tiermodellen. Prospektive Studien an adäquat großen Patientenkollektiven, die eine verzögerte Progression einer renalen Diabetesmanifestation beweisen sollen, wurden begonnen für Losartan [Randomized Evaluation of NIDDM with the AII Antagonist Losartan (RENAAL-Studie)] und Irbesartan [Irbesartan Diabetes Nephropathy Trial (IDNT-Studie)], doch sind deren Ergebnisse nicht vor 2003 zu erwarten.

In Analogie zur Behandlung der unkomplizierten Hypertonie werden Angiotensin-II-Rezeptorantagonisten bei begleitendem Diabetes mellitus empfohlen, wenn ACE-Hemmer trotz guter Wirksamkeit wegen eines trockenen Reizhustens abgesetzt werden müssen.

Für Angiotensin-II-Rezeptorantagonisten gelten die gleichen Vorsichtsmaßnahmen bei der Therapieeinleitung wie für ACE-Hemmer (Kapitel 31.5.1.4).

31.5.1.6 Andere antihypertensiv wirksame Substanzklassen

In den gegenwärtig noch gültigen Richtlinien der Fachgesellschaften werden selektive a_1-Rezeptorenblocker wegen der günstigen Beeinflussung insbesondere des Fettstoffwechsels zur Behandlung hypertensiver Diabetiker noch empfohlen. In Anbetracht der Ergebnisse der ALLHAT-Studie (s. Kapitel 24.3), die Anfang 2000 veröffentlicht wurden, sollte diese Substanzklasse – wie auch bei unkomplizierter Hypertonie – zumindest in der Basistherapie vorläufig nicht mehr eingesetzt werden.

Wie nach Gabe von zentralwirksamen Sympatholytika können auch unter selektiven a_1-Rezeptorenblockern ausgeprägte orthostatische Reaktionen bei hypertonen Diabetikern mit schwerer peripherer Neuropathie auftreten.

31.5.1.7 Zusammenfassende Betrachtung und Empfehlungen der Fachgesellschaften

Die Ergebnisse der UKPDS-Studie und der HOT-Studie suggerieren, dass nicht die Wahl der Substanzklasse, sondern das Ausmaß der erzielten Blutdrucksenkung für den prognostischen Therapieerfolg bei Patienten mit Diabetes mellitus und begleitender Hypertonie entscheidend ist (Abb. 31.2). Während eine Senkung von Mortalität und Morbidität in dieser Patientenpopulation mittlerweile für alle antihypertensiv wirksamen Basismedikamente, d.h. Diuretika, β-Rezeptorenblocker und – mit Einschränkungen – auch für Kalziumantagonisten [isolierte systolische Hypertonie (Syst-Eur)] und ACE-Hemmer [hochnormaler Blutdruck (HOPE-Studie)] gezeigt werden konnte, nehmen ACE-Hemmer dennoch einen besonderen Stellenwert in der Hypertoniebehandlung des Diabetikers ein: überzeugend konnte in mehreren prospektiven Studien sowohl bei Typ 1- und Typ 2-Diabetikern als auch bei nichtdiabetischen Patienten eine Verringerung der Proteinurie und eine verzögerte Progredienz einer Niereninsuffizienz belegt werden. Da dieser Effekt in kleineren klinischen und zahlreichen tierexperimentellen Vergleichsstudien mit anderen Substanzklassen trotz gleicher antihypertensiver Wirksamkeit ausschließlich oder zumindest aber deutlich ausgeprägter bei ACE-Hemmern auftrat, ist von einem spezifischen Wirkmechanismus der Konversionsenzymhemmer auszugehen, der abgegrenzt werden muss von ihrer blutdrucksenkenden Wirkung. Im Einklang mit dieser Schlussfolgerung sind Studienberichte zu werten, die für ACE-Hemmer eine günstige Beeinflussung der diabetischen Retinopathie und Neuropathie beschreiben.

Obwohl der Nachweis einer Prognoseverbesserung seinerzeit fehlte, empfahlen die meisten Fachgesellschaften bereits auf der bis 1998 verfügbaren Datenlage die Gabe von ACE-Hemmern als Basismedikament insbesondere

Tabelle 31.5. Empfehlungen der Fachgesellschaften zur Behandlung der arteriellen Hypertonie bei Diabetes mellitus

Fachgesellschaft	Publikationsjahr	Zielblutdruck [mmHg]		Medikamentenempfehlung	
		ohne	mit Nephropathie	ohne	mit Nephropathie
ISH/WHO	1999	<130/85	<130/80 125/75 (Proteinurie <1 g/24 Std)	Keine Bevorzugung: A, B, C, D	A
JNC VI	1997	<130/85	<130/85 125/75 (Proteinurie <1 g/24 Std)	Keine Bevorzugung: A, C, D, E*	A, C
BHS	1999	≤140/80	<130/80 125/75 (Proteinurie <1 g/24 Std)	Keine Bevorzugung: A, B, C, D, E*	A, (F)**
DHG	2000	<130/80	<132/85	Keine Bevorzugung: A, B, C, D, F	A (bei Typ 1- und jüngeren Typ 2-Diabetikern)

ISH/WHO = 1999 World Health Organization–International Society of Hypertension Guidelines for the Management of Hypertension; JNC VI = The Sixth Report of the Joint National Committee on Prevention, Detection, Evaluation, and Treatment of High Blood Pressure (USA); BHS = Guidelines for Management of Hypertension: Report of the third working party of the British Hypertension Society; DHG = Deutsche Hypertonie Gesellschaft/Deutsche Liga zur Bekämpfung des hohen Blutdruckes e.V., Empfehlungen zur Behandlung der arteriellen Hypertonie bei Diabetes mellitus, Merkblatt 4., unveränderte Auflage, Heidelberg 2000

* Die Einbeziehung der α_1-Rezeptorenblocker erfolgte noch vor Veröffentlichung der ALLHAT-Interimsanalyse; ** bei ACE-Respondern, die einen Reizhusten entwickeln

A = ACE-Hemmer; B = β-Rezeptorenblocker; C = Kalziumantagonisten; D = Diuretika; E = α_1-Rezeptorenblocker; F = Angiotensin-II-Rezeptorantagonisten

bei hypertonen Typ 1- und (jüngeren) Typ 2-Diabetikern mit beginnender oder bereits manifester Nephropathie (Tabelle 31.5). Nach heutigem Kenntnisstand ist diese Empfehlung meiner Ansicht nach auszuweiten auf alle Patienten mit Diabetes mellitus und Blutdruckwerten >130/80 mmHg, unabhängig von etwaig vorliegenden Zeichen einer beginnenden oder bereits manifesten Nephropathie. Patienten, bei denen eine Mikroalbuminurie und damit eine beginnende Nephropathie übersehen bzw. nicht diagnostiziert wird, würden von dieser erweiterten Anwendungsempfehlung der ACE-Hemmer in besonderem Maße profitieren.

Sowohl in der UKPDS- als auch in der HOT-Studie wurde der jeweils niedrigste Zielblutdruck nur selten mit einer antihypertensiven Monotherapie erreicht. In Anbetracht dieser Erfahrung ist davon auszugehen, dass die bereits für Diabetiker ohne Nephropathie geforderte Blutdrucksenkung auf < 130/80 mmHg mehrheitlich nur durch die kombinierte Gabe zweier oder mehrerer Antihypertensiva zu erzielen sein wird.

Als zweite Stufe der Blutdrucksenkung bietet sich die Gabe eines niedrigdosierten Thiaziddiuretikums (6,25–25 mg/Tag) an, welches die Wirksamkeit der ACE-Hemmer verstärkt und insbesondere bei vorhandener Nierenschädigung der zunehmenden Natriumretention entgegenwirkt. Bei Auftreten einer Proteinurie scheint die zusätzliche Gabe eines (langwirksamen) Kalziumantagonisten die antiproteinurische Wirkung des ACE-Hemmers zu verstärken. β_1-Rezeptorenblocker haben dann einen besonderen Stellenwert in der Behandlung des hypertonen Diabetikers, wenn zusätzlich eine koronare Herzkrankheit vorliegt. – Ob Angiotensin-II-Rezeptorantagonisten Vorteile gegenüber ACE-Hemmern aufweisen, kann gegenwärtig nicht beantwortet werden, da prospektive Langzeitstudien fehlen bzw. nicht abgeschlossen sind.

■ Zusammenfassung (Kapitel 31.5.1)

- Der prognostische Nutzen einer Blutdrucksenkung ist bei Hypertonikern mit Diabetes mellitus größer als bei solchen ohne.
- Zielblutdruckwerte bei Typ 1- und Typ 2-Diabetikern mit arterieller Hypertonie sind:
  - < 130/80 mmHg oder
  - 125/80 mmHg bei manifester Nephropathie mit einer Proteinurie >1 g/Tag.
- Therapeutisches Ziel ist eine Reduktion der deutlich erhöhten kardiovaskulären Mortalität und Morbidität sowie eine Verhinderung oder Verzögerung diabetischer Spätschäden (Nephropathie, Retinopathie, Neuropathie).
- Wichtigste kausale Therapie bei Patienten mit Typ-2-Diabetes mellitus ist eine Gewichtsabnahme, da zwischen Höhe des Körpergewichtes einerseits und Hypertonie und Insulinresistenz andererseits eine positive Korrelation besteht.

- Eine verminderte Zufuhr von Kochsalz (< 6 g/Tag), Alkohol (< 30 g/Tag) und Eiweiß sind weitere nichtmedikamentöse Maßnahmen in der Behandlung des hypertonen Diabetikers.
- Die gesicherte Diagnose einer arteriellen Hypertonie erfordert sowohl bei Typ 1- als auch bei jüngeren und/oder normalgewichtigen Typ 2-Diabetikern die sofortige Einleitung einer medikamentösen antihypertensiven Therapie, die selbstverständlich von Allgemeinmaßnahmen begleitet werden sollte.
- ACE-Hemmern ist bei Typ-1- und Typ-2-Diabetes mit und ohne Nephropathie bei der Einleitung einer antihypertensiven Therapie der Vorzug zu geben, da nur diese Substanzklasse sowohl die kardiovaskuläre Mortalität und Morbidität senkt als auch das Auftreten diabetischer Spätschäden verhindert oder zumindest verzögert.
- Die meist notwendige Erweiterung der antihypertensiven Monotherapie bei Diabetes kann prinzipiell mit allen als Basismedikamente empfohlenen Substanzklassen erfolgen.
- Bei Vorliegen einer Nephropathie sind Diuretika als zweites Antihypertensivum zu verordnen, da sie einerseits die Wirkung der ACE-Hemmer verstärken und andererseits der zunehmenden Natriumretention entgegenwirken.

31.5.2 Antihypertensive Therapie bei Dyslipidämie

Erhöhungen des Gesamtcholesterols im Serum (> 200 mg/dl) gehen mit einem erhöhten kardiovaskulären Risiko einher. Während die atherogene Wirkung des Cholesterols der Low-density-Lipoprotein(LDL)-Fraktion zugesprochen wird, misst man den High-density-Lipoproteinen (HDL_3) einen kardioprotektiven Effekt bei. – Vor Einleitung einer medikamentösen Therapie ist daher bei jedem Patienten der Lipidstatus zu bestimmen. Bei Hypertonikern mit zusätzlich bestehender Hypercholesterolämie sollten bei der Wahl der antihypertensiven Medikation Substanzklassen bevorzugt werden, die insbesondere keine Erhöhung der LDL- und keine Senkung der HDL-Fraktion bewirken.

Kalziumantagonisten und ACE-Hemmer erfüllen diese Ansprüche, selektive a_1-Rezeptorenblocker und zentralwirksame Sympatholytika scheinen darüber hinaus sogar eine eher günstige Beeinflussung des Lipoproteinprofils (Anstieg des HDL-Cholesterols) zu bewirken.

Im Unterschied hierzu kommt es unter einer Monotherapie mit Thiazid- und Schleifendiuretika zu einem Anstieg des Gesamtcholesterols sowie von LDL und VLDL; das HDL-Cholesterol bleibt unverändert. Neuere Studien deuten jedoch auf eine Dosisabhängigkeit hin, sodass eine Zunahme atherogener Lipoproteinfraktionen unter den heute üblichen niedrigen Dosierungen in geringerem Maße erwartet werden dürften. So wurde in den meisten kontrollierten Studien mit 2,5 mg Indapamid, einem Diuretikum, das hinsichtlich Wirkungsmechanismus und -ort den Benzothiaziden ähnelt, hinsichtlich der chemischen Struktur jedoch differiert, keine ungünstige Beeinflussung des Lipidstoffwechsels trotz erhaltener blutdrucksenkender Wirkung beobachtet.

Auch bei selektiven und nichtselektiven β-Rezeptorenblockern wurde eine Verschlechterung des Lipoproteinprofils beobachtet: während die LDL-Fraktion unter Gabe von β-Rezeptorenblockern unverändert blieb, kam es jedoch zu einem Abfall der HDL-Fraktion. Zusätzlich zeigte sich ein Anstieg der Triglyzeride. – Wenngleich unter einer Therapie mit β-Rezeptorenblockern mit intrinsischer, sympathomimetischer (Rest-)Aktivität (ISA) keine Beeinflussung der Blutlipide beobachtet wurde, sollte diese Untergruppe der β-Rezeptorenblocker nicht mehr dauerhaft eingesetzt werden, da auch eine minimale Sympathikusaktivierung insbesondere bei Patienten mit kardialen Begleiterkrankungen zu vermeiden ist.

Bislang konnte nicht bewiesen werden, dass die unter Gabe von β-Rezeptorenblockern und Diuretika beobachtete Zunahme atherogener Lipidfraktionen die kardiovaskuläre Langzeitprognose behandelter Hypertoniker im Vergleich zu neueren, stoffwechselneutralen Antihypertensiva (ACE-Hemmer, Angiotensin-II-Antagonisten, Kalziumantagonisten) negativ beeinflusst. Bereits in der Zeit, als „Stoffwechselneutralität" in nahezu jeder Marketingstrategie für ACE-Hemmer und Kalziumantagonisten eine bessere kardiovaskuläre Prognose versprach als für die bereits damals „alten" Diuretika und β-Rezeptorenblocker, hatte ich in der damaligen, ersten Auflage des vorliegenden Lehrbuches von 1990 darauf hingewiesen, dass „der gesicherte Nachweis einer praktischen Relevanz der Blutlipidveränderungen (Beeinflussung von Mortalität und Morbidität im Vergleich zu stoffwechselneutralen Antihypertensiva) unter einer Langzeittherapie mit β-Rezeptorenblockern oder Diuretika noch aussteht". Mittlerweile liegen mehrere große, prospektive Studien (CAPPP, STOP-2-Hypertension, INSIGHT, NORDIL; s. Tabelle 21.1) vor, die die seinerzeit empfohlene Zurückhaltung, Surrogatparameter dem prognostischen Nutzen einer Langzeitbehandlung gleichzusetzen, bestätigen. Insbesondere die Interimsergebnisse der ALLHAT-Studie ergaben im Vergleich zu einem Diuretikum ein höheres kardiovaskuläres Risiko für den selektiven α_1-Rezeptorenblocker, obwohl dessen positive Beeinflussung der Lipoproteinverteilung (s. oben) ein genau umgekehrtes Ergebnis hätte erwarten lassen.

Entscheidend für die Langzeitprognose von Hypertonikern mit Fettstoffwechselstörungen scheint somit weniger die Wahl des antihypertensiv wirksamen Basismedikamentes ohne oder mit geringer Auswirkung auf die Verteilung der Lipoproteinfraktionen zu sein, als vielmehr der Erfolg der begleitenden diätetischen Maßnahmen und/oder spezifischen medikamentösen Therapie. Während die Umsetzbarkeit der diätetischen Maßnahmen im praktischen Alltag nicht unproblematisch ist, häufig an der Compliance der Patienten scheitert und ohnehin nur in begrenztem Maße das atherogene Lipidmuster verändert, stehen mittlerweile eine Reihe von wirksamen, lipidsenkenden Medikamenten zur Verfügung (Tabelle 31.6). Beson-

Tabelle 31.6. Wirkmechanismus, Wirkung und Nebenwirkungen lipidsenkender Substanzklassen

Substanzklasse	Wirkmechanismus	Wirkung	Nebenwirkungen
HMG-CoA-Reduktasehemmer	Cholesterinsynthese ↓ VLDL-Synthese ↓ LDL-Rezeptor ↑	LDL ↓ Triglyzeride ↓ HDL ↑	Myositis, Rhabdomyolyse
Gallensäurebindende Ionenaustauscher	Absorption von Gallensäuren und konsekutiv Cholesterinkatabolismus ↑ LDL-Rezeptor ↑	LDL ↓	Obstipation
Fibrate	Intraplasmatische Lipolyse ↑ VLDL-Synthese ↓	Triglyzeride ↓ Konsekutiv HDL ↑ LDL ↓	Myositis, Gallensteine
Nikotinsäurederivate	VLDL ↓	Triglyzeride ↓ Konsekutiv HDL ↑ und LDL ↓	Flush, Magenbeschwerden

[Quelle: Windler E, Greten H in: Innere Medizin, 9. Aufl. (1998). Herausgegeben von G. Schettler und H. Greten. Thieme Verlag, Stuttgart, S. 683]

dere Bedeutung in der lipidsenkenden Therapie haben die HMG-CoA-Reduktasehemmer (sog. „Statine" bzw. „CSE-Hemmer") erlangt, da die unter Langzeitgabe dieser Substanzklasse zu beobachtende sehr effektive Cholesterinsenkung sowohl bei Patienten ohne (Primärprävention) als auch mit bereits vorliegender, kardiovaskulärer Erkrankung (Sekundärprävention) mit einer Senkung von Morbidität und Mortalität einhergeht. Bei hypertonen Patienten verstärken HMG-CoA-Reduktasehemmer den blutdrucksenkenden Effekt einiger Antihypertensiva und verbessern die Endothelfunktion. Für andere Lipidsenker konnte bislang keine Prognoseverbesserung gezeigt werden. – Die Indikation zur medikamentösen Therapie ergibt sich aus der Art der Fettstoffwechselstörung, der Höhe der nach Durchführung diätetischer Maßnahmen (Tabelle 31.7) gemessenen Serumspiegel der atherogenen Lipide und dem gleichzeitigen Vorliegen weiterer kardiovaskulärer Risikofaktoren oder manifester Schäden (Tabelle 31.8).

Zusammenfassend kann gefolgert werden, dass ACE-Hemmer und Kalziumantagonisten bei arterieller Hypertonie und gleichzeitig vorliegenden Fettstoffwechselstörungen aufgrund der Stoffwechselneutralität und der mittlerweile erwiesenen Prognoseverbesserung eine gewisse Priorisierung bei der Einleitung einer antihypertensiven Therapie eingeräumt werden sollte. Diuretika und β-Rezeptorenblocker sollten jedoch keineswegs bei der Wahl der antihypertensiven Basismedikation ausgeschlossen werden, da die zu erwartenden ungünstigen Veränderungen der Serumlipide minimal und aller Wahrscheinlichkeit nach ohne Bedeutung für das zusätzliche kardiovaskuläre Risiko des zu behandelnden Patienten sind. Dieses wird vorrangig bestimmt durch die blutdrucksenkende Effektivität des Antihypertensivums und den Erfolg einer diätetischen oder spezifischen medikamentösen Begleittherapie.

Tabelle 31.7. Wesentliche Ernährungsempfehlungen bei Hypercholesterinämie

Nahrungsbestandteil	Maßnahme	Nahrungsmittel	
		Meiden	Bevorzugen
Gesättigte Fette, Cholesterin	Vermindern	Wurstwaren fettes Fleisch Vollmilchprodukte Käse	Seefisch mageres Fleisch Magermilchprodukte Geflügel
Ungesättigte Fette	Beibehalten oder vermindern		Pflanzliche Fette und Öle
Ballaststoffe	Erhöhen		Getreideprodukte Vollkornprodukte Gemüse, Salat Obst

[Quelle: Windler E, Greten H in: Innere Medizin 9. Aufl. (1998). Herausgegeben von G. Schettler und H. Greten. Thieme Verlag, Stuttgart, S. 683]

Tabelle 31.8. Zielwerte für die Behandlung von Fettstoffwechselstörungen ohne und mit kardiovaskulären Risikofaktoren und -erkrankungen

Lipid	Zielwerte in mg/dl [mmol/l]		
	ohne weiteren Risikofaktor	mit weiteren Risikofaktoren	mit Zeichen einer Arteriosklerose oder einer koronaren Herzkrankheit
Gesamtcholesterin	< 250 (< 5–6,5)	< 200 (< 5)	< 200 (< 5)
LDL-Cholesterin	≤ 150 (≤ 4)	≤ 130 (≤ 3,5)	≤ 100 (≤ 2,5)
HDL-Cholesterin	> 40 (> 1,0)	> 40 (> 1,0)	> 40 (> 1,0)
Triglyzeride	≤ 150 (≤ 2,0)	≤ 150 (≤ 2,0)	≤ 150 (≤ 2,0)

[Quelle: Windler E, Greten H in: Innere Medizin 9. Aufl. (1998). Herausgegeben von G. Schettler und H. Greten. Thieme Verlag, Stuttgart, S. 682]

31.5.4 Hyperurikämie

Obwohl eine antihypertensive Therapie mit Thiaziddiuretika oder verwandten Sulfonamiden sowie mit Schleifendiuretika eine vorbestehende Hyperurikämie verschlechtern kann, sind diese Substanzen bei leichter Erhöhung der Serumharnsäure nicht kontraindiziert. – Bei niereninsuffizienten, diuretisch behandelten Hypertonikern sind jedoch regelmäßige Kontrollen der Serumharnsäurespiegel durchzuführen. Bei nierengesunden Hypertonikern sind nur dann Kontrollen des Harnsäurespiegels zu empfehlen, wenn eine typische Gichtsymptomatik vorliegt.

Ein urikosurischer Effekt wurde unter Einnahme des Angiotensin-II-Rezeptorantagonisten Losartan berichtet; kontrollierte Studien, in denen die Beeinflussung des Harnsäurespiegels bei Patienten mit anamnestisch bekannter Gicht untersucht wurde, fehlen meines Wissens nach, sodass eine Priorisierung in dieser Population nicht ausgesprochen werden kann.

▪ Zusammenfassung (Kapitel 31.5.3 und 31.5.4)

> ▪ Die Wahl der antihypertensiven Basismedikation bei Hypertonie und gleichzeitig vorliegenden Fettstoffwechselstörungen sollte Kalziumantagonisten und ACE-Hemmer bevorzugen.
> ▪ Diuretika und β-Rezeptorenblocker erhöhen atherogene und vermindern protektive Serumlipide; diese Veränderungen sind jedoch gering und haben wahrscheinlich keine prognostische Bedeutung.
> ▪ Das zusätzliche kardiovaskuläre Risiko der begleitenden Fettstoffwechselstörung wird weniger durch das gewählte Antihypertensivum als vielmehr durch den Erfolg der diätetischen und/oder medikamentösen Lipidsenkung beeinflusst.
> ▪ Der unter Thiazid- und Schleifendiuretikaeinnahme zu beobachtende Anstieg der Serumharnsäurespiegel ist meist ohne klinische Relevanz und nur dann in regelmäßigen Abständen zu kontrollieren, wenn eine Niereninsuffizienz vorliegt.
> ▪ Hypertone Patienten mit Gicht sollten nicht mit Thiazid- oder Schleifendiuretika behandelt werden.

▪ 31.6 Antihypertensive Therapie bei Osteoporose

Der normale Knochenstoffwechsel ist gekennzeichnet durch ein Gleichgewicht zwischen Knochenabbau und Knochenneubildung. Die Entwicklung einer Osteoporose ist Folge einer dauerhaften Störung dieser Homöostase, die auf prinzipiell zwei unterschiedlichen Pathomechanismen beruhen kann:

1. Eine gesteigerte Aktivität aller am Knochenumbau beteiligten Zellen:
   Die vermehrte osteoklastenbedingte Knochenresorption kann jedoch nicht vollständig durch die knochenbildenden Osteoblasten kompensiert werden. Der resultierende Knochenverlust (*high-turnover bone loss*) betrifft hauptsächlich die Spongiosa, weniger die Kortikalis. – Diese Form der Osteoporose ist typisch für die Frühphase der Postmenopause und Folge des Östrogenverlustes. Aufgrund des raschen Knochenverlustes wird sie häufig schon zwischen dem 50. und 60. Lebensjahr klinisch manifest.

2. Eine im Vergleich zur Osteoklastentätigkeit nachlassende Aktivität der Osteoblasten:
   Eine nachlassende Aktivität der Osteoblasten geht mit einem langsamen Knochenverlust (*low-turnover bone loss*) von Spongiosa und Kortikalis einher und charakterisiert die altersbedingte Osteoporose, von der Frau-

en und Männer in gleichem Ausmaß betroffen sind. Das klinische Manifestationsalter dieser Osteoporoseform liegt häufig jenseits des 70. Lebensjahres.

In den USA wird vermutet, dass etwa 1,5 Millionen Menschen pro Jahr Knochenbrüche erleiden, die auf osteoporotische Veränderungen des Skeletts zurückzuführen sind. Frauen und Männer verlieren im Verlauf ihres Lebens bis zu 50 bzw. 30% ihrer spongiösen und 30 bzw. 20% ihrer kortikalen Knochenmasse. Da bei Frauen ein starker Verlust der Knochenmasse besonders in der Frühphase der Postmenopause typisch ist und sich daher klinisch häufig bereits vor dem 60. Lebensjahr manifestiert, ist die Förderung präventiver Maßnahmen für diese Patientenpopulation besonders dringend. Niedrig dosiertes Östrogen, Calcitonin, Bisphosphonate und selektive Östrogenrezeptormodulatoren (SERMs) sind Beispiele einer medikamentösen Langzeitintervention, die den progredienten Knochenverlust verhindern oder zumindest verzögern.

Eine arterielle Hypertonie wird ebenso wie die Osteoporose mit zunehmendem Lebensalter häufiger diagnostiziert, weshalb davon auszugehen ist, dass beide Krankheitsbilder nicht selten nebeneinander bestehen. Im Sinne einer synergistischen Therapie wäre es wünschenswert, dass einerseits Antihypertensiva keinen oder einen schützenden Effekt auf den Knochenstoffwechsel haben und andererseits die spezifische Osteoporosetherapie keinen oder aber einen blutdrucksenkenden Effekt aufweist. Da die Behandlung beider Krankheitsbilder eine medikamentöse Langzeiteinnahme erfordert, sollte die Wirksamkeit beider Therapieregime durch die parallele Einnahme nicht gemindert werden. Während die kardiovaskulären Effekte einer Hormonersatztherapie [Heart and Estrogen/Progestin Replacement(HERS)-Studie; Nurses' Health Study] einschließlich der SERMs [Raloxifene Use for The Heart (RUTH)] in großen prospektiven Studien untersucht wurden bzw. gegenwärtig werden, ist bislang wenig bekannt, ob und inwieweit Antihypertensiva den Knochenstoffwechsel beeinflussen.

31.6.1 Osteoporosetherapie und kardiovaskuläre Erkrankungen

Während die Wirksamkeit einer Hormonersatztherapie (HRT), den Knochenverlust bei postmenopausaler Osteoporose zu verhindern oder zumindest zu verzögern, eindeutig belegt ist, ist ihr Stellenwert in der Prävention kardiovaskulärer Erkrankungen nicht eindeutig definiert. Zwar konnten die Auswertungen der Nurses' Health Study einen positiven Effekt einer Hormonersatztherapie für die Primärprävention der koronaren Herzkrankheit belegen, doch war dieser Effekt für die HRT-Gabe im Sinne einer Sekundärprävention nicht nachzuweisen (HERS-Studie, Estrogen- Replacement-and- Atherosclerosis-Studie). Die Langzeitwirkung der SERMs auf die Sekundärprävention der koronaren Herzkrankheit ist primärer Endpunkt der RUTH-Studie, die gegenwärtig noch nicht abgeschlossen ist.

31.6.2 Antihypertensive Therapie und Osteoporose

Thiaziddiuretika

Klinische Studien, in denen der Effekt von antihypertensiv wirksamen Substanzen auf die Entwicklung oder Folgen einer Osteoporose untersucht wurden, liegen bislang nur für Thiaziddiuretika vor. In einer prospektiven Studie an älteren Patienten (> 65 Jahre) beiderlei Geschlechts aus dem Jahre 1990 war die Inzidenz von Hüftfrakturen unter einer Langzeittherapie mit Thiaziddiuretika geringer als bei fehlender Einnahme. Günstige Effekte auf die Knochendichte bei postmenopausalen Frauen nach zweijähriger Einnahme von Thiaziddiuretika konnten auch im Rahmen kleinerer Studien gezeigt werden, doch sind diese Ergebnisse aufgrund zu geringer Patientenzahlen und Behandlungsdauer nur begrenzt aussagefähig. In bislang zwei prospektiven, randomisierten Studien konnte ein osteoprotektiver Effekt unter Langzeiteinnahme von Thiaziddiuretika sowohl bei postmenopausalen Frauen mit systolischer Hypertonie (Abb. 23.2) als auch bei gesunden, normotonen Probanden beiderlei Geschlechts (Lebensalter 60–79 Jahre) nachgewiesen werden.

Kalziumantagonisten

In einer sehr kleinen Studie an Patienten mit primärer Hypertonie änderte sich nach einer zwölfmonatigen Therapie mit einem Kalziumantagonisten die Knochendichte nicht, während sie im gleichen Zeitraum unter Einnahme eines Thiaziddiuretikums geringfügig zunahm. Aufgrund dieser wenig aussagefähigen Studie wurden wegen des beobachteten Anstiegs der Plasmaspiegel von Parathormon Vorbehalte gegen eine Langzeittherapie mit Kalziumantagonisten bei klinisch manifester Osteoporose geäußert.

ACE-Hemmer

Die Wirkung von ACE-Hemmern auf den Knochenstoffwechsel wurde bislang nur in Tiermodellen der postmenopausalen Osteoporose untersucht. In dieser Studie wurde der osteoprotektive Effekt einer gleichzeitig applizierten Östrogentherapie durch den ACE-Hemmer nicht abgeschwächt. Die alleinige Gabe des ACE-Hemmers beeinflusste den durch Ovarektomie induzierten Knochenabbau weder negativ noch positiv.

Zusammenfassend erlaubt allenfalls die Datenlage der Thiaziddiuretika eine gewisse Priorisierung dieser Substanzklasse für die medikamentöse Behandlung der arteriellen Hypertonie bei Patienten mit gleichzeitig vorliegender Osteoporose. Die tierexperimentellen Befunde für ACE-Hemmer bedürfen der Bestätigung durch adäquate klinische Studien.

Tabelle 31.9. Richtlinien zur Wahl der medikamentösen Hypertoniebehandlung bei Zusatzerkrankungen

Substanzklasse	Gesicherte Indikationen	Relative Indikationen	Kontraindikationen	Relative Kontraindikationen
Diuretika	Herzinsuffizienz Ältere Patienten Systolische Hypertonie	Diabetes mellitus Osteoporose	Gicht	Fettstoffwechselstörungen Sexuell aktive Männer, Erektionsstörungen
β-Rezeptorenblocker	Angina pectoris Nach Herzinfarkt Tachyarrhythmien Glaukom Chronische Herzinsuffizienz*	Schwangerschaft Diabetes mellitus	Asthma/chronisch obstruktive Lungenerkrankung AV-Block II°/III° Sick sinus Syndrom Akute (dekompensierte) Herzinsuffizienz	Fettstoffwechselstörungen Athleten und körperlich aktive Patienten Periphere arterielle Verschlusskrankheit
Kalziumantagonisten	Angina pectoris Ältere Patienten Systolische Hypertonie	Periphere arterielle Verschlusskrankheit Diabetes mellitus	AV-Block II°/III° und Sick-Sinus-Syndrom (für Kalziumantagonisten vom Diltiazem- und Verapamil-Typ) Obstipation (Verapamil)	Chronische Herzinsuffizienz (für Kalziumantagonisten vom Diltiazem- und Verapamil-Typ)
ACE-Hemmer	Herzinsuffizienz Linksventrikuläre Dysfunktion/ Hypertrophie Nach Herzinfarkt Diabetische Nephropathie Periphere arterielle Verschlusskrankheit	Diabetes mellitus Renoparenchymatöse Hypertonie	Schwangerschaft Hyperkaliämie Beidseitige Nierenarterien- stenose	
Angiotensin-II(AT$_1$)- Antagonisten	Husten unter wirksamer ACE-Hemmer-Therapie		Schwangerschaft Hyperkaliämie	
α$_1$-Rezeptorenblocker		Nicht operable, benigne Prostatahyperplasie Erektionsstörungen		Basistherapie der arteriellen Hypertonie

* Als Add-on-Therapie bei vorbehandelter Herzinsuffizienz.
Quelle: 1999 WHO-ISH Guidelines for the Management of Hypertension (1999) J Hypertension 17:151–183 (modifiziert)

∎ Zusammenfassung (Kapitel 31.6)

> ∎ Effekte der verschiedenen, antihypertensiv wirksamen Substanzklassen auf den Knochenstoffwechsel sind bislang weitgehend unbekannt, obwohl Hypertonie und Osteoporose häufig nebeneinander vorliegen und medikamentös behandelt werden müssen.
>
> ∎ Lediglich für Thiaziddiuretika liegen Hinweise aus klinischen Studien vor, die dieser Substanzklasse einen osteoprotektiven Effekt bei postmenopausalen Frauen mit Hypertonie bescheinigen.

∎ 31.7 Zusammenfassende Darstellung

Tabelle 31.9 fasst die bevorzugte Verwendung und die Indikationseinschränkungen bzw. Kontraindikationen der wichtigsten antihypertensiv wirksamen Substanzklassen bei Vorliegen von Begleiterkrankungen und weiteren Risikofaktoren zusammen.

∎ Literatur

Andrén B, Lind L, Lithell H (1999) The influence of different antihypertensive drugs on left ventricular hypertrophy in a population sample of elderly men. J Hum Hypertension 13:499–504

Baba T, Neugebauer S, Watanabe T (1997) Diabetic nephropathy. Its relationship to hypertension and means of pharmacological intervention. Drugs 54:197–234

Bakris GL, Weir MR, DeQuattro V, McMahon FG (1998) Effects of an ACE inhibitor/calcium antagonist combination on proteinuria in diabetic nephropathy. Kidney Int 54:1283–1289

Bauer JH (1998) Modern antihypertensive treatment and the progression of renal disease. J Hypertension 16 (suppl 5):S17–S24

Bianci S, Bigazzi R, Baldari G, Campese VM (1992) Microalbuminuria in patients with essential hypertension: effects of several antihypertensive drugs. Am J Med 93:525–528

Bloomgarden ZT (1998) International Diabetes Federation Meeting, 1997. Nephropathy, retinopathy, and glycation. Diab Care 21:1560–1566

Cauley JA, Cummings SR, Seeley DG, Black D, Browner W, Kuller LH, Nevitt MC (1993) Effects of thiazide diuretic therapy on bone mass, fractures, and falls. Ann Intern Med 118:666–673

Cooper ME, Johnston CI (2000) Optimizing treatment of hypertension in patients with diabetes. JAMA 283:3177–3179

Deutsche Liga zur Bekämpfung des hohen Blutdruckes e.V. Deutsche Hypertonie Gesellschaft (2000) Empfehlungen zur Behandlung der arteriellen Hypertonie bei Diabetes mellitus, Merkblatt 4. Auflage Heidelberg

Devereux RB, Agabiti-Rosei E, Dahlöf B, Gosse P, Hahn RT, Okin PM, Roman MJ (1999) Regression of left ventricular hypertrophy as a surrogate endpoint for morbid events in hypertension treatment trials. J Hypertension 14 (suppl 2):S95–S102

Du X, Cruickshank K, McNamee R, Saraee M, Sourbutts J, Summers A, Roberts N, Walton E, Holmes S (1997) Case-control study of stroke and the quality of hypertension control in north west England. Br Med J 314:272–276

Eastern Stroke and Coronary Heart Disease Collaborative Research Group (1998) Blood pressure, cholesterol, and stroke in eastern Asia. Lancet 352:1801–1807

Estacio RO, Jeffers BW, Hiatt WR, Biggerstaff SL, Gifford N, Schrier RW (1998) The effect of nisoldipine as compared with enalapril on cardiovascular outcomes in patients with non-insulin-dependent diabetes and hypertension. N Engl J Med 338:645–652

Fox C (1999) Diabetes and hypertension: an era of clarity or confusion? J Hum Hypertension 13 (suppl.2):S9–S17

Garner L (1986) Natrium nitroprusside treatment in patients with acute strokes. Arch Intern Med 146:1454

Giles TD, Sander GE, Roffidal LE, Quiroz AC, Mazzu AL (1992) Comparative effects of nitrendipine and hydrochlorothiazide on calciotropic hormones and bone density in hypertensive patients. Am J Hypertension 5:875–879

Glorioso N, Troffa C, Filigheddu F, Dettori F, Soro A, Parpaglia PP, Collatina S, Pahor M (1999) Effect of the HMG-CoA reductase inhibitors on blood pressure in patients with essential hypertension and primary hypercholesterolemia. Hypertension 34:1281–1286

Gress TW, Nieto FJ, Shahar E, Wofford MR, Brancati FL for the Atherosclerosis Risk in Communities Study (2000) Hypertension and antihypertensive therapy as risk factors for type 2 diabetes mellitus. N Engl J Med 342:905–912

Grossman E, Messerli FH, Goldbourt U (2000) High blood pressure and diabetes mellitus. Are all antihypertensive drugs created equal? Arch Intern Med 160:2447–2452

Hennekens CH, Albert CM, Godfried SL, Gaziano JM, Buring JE (1996) Adjunctive drug therapy of acute myocardial infarction – evidence from clinical trials. N Engl J Med 338:1660–1667

LaCroix AZ, Wienpahl J, White LR, Wallace RB, Scherr PA, George LK, Cornoni-Huntley J, Ostfeld AM (1990) Thiazide diuretic agents and the incidence of hip fracture. N Engl J Med 322:286–290

LaCroix AZ, Ott SM, Ichilawa L, Scholes D, Barlow WE (2000) Low-dose hydrochlorothiazide and preservation of bone mineral density in older adults. A randomized, double-blind, placebo-controlled trial. Ann Intern Med 133:516–526

Lazarus JM, Bourgignie JJ, Buckalew VM, Greene T, Levey A, Milas NC, Paranandi L, Peterson JC, Porush JG, Rauch S, Soucie JM, Stollar C for the Modification of Diet in Renal Disease Study Group (1997) Achievement and safety of a low blood pressure goal in chronic renal disease. The modification of diet in renal disease study group. Hypertension 29:641–650

Lewis EJ, Hunsicker LC, Bain RP, Rohde RD (1993) The effect of angiotensin-converting-enzyme inhibition on diabetic nephropathy. N Engl J Med 329:1456–1462

Liebson PR, Grandits GA, Dianzumba S, Prineas RJ, Grimm RH, Neaton JD, Stamler J for the Treatment of Hypertension Study Research Group (1995) Comparison of five antihypertensive monotherapies and placebo for change in left ventricular mass in patients receiving nutritional-hygienic therapy in the Treatment of Mild Hypertension Study (TOMHS). Circulation 91:698–706

Lindsay R, Marshall B, Haboubi A, Herrington BS, Tohme J (1987) Increased axial bone mass in women with hypertension: role of thiazide therapy. J Bone Miner Res 2 (suppl 1):S29

Lip GYH, Lydakis C, Zarifis J, Messerli FH (1998) Regression of LVH or improved prognosis (or both): what is the question? J Hum Hypertension 12:423–425

Lorell BH, Carabello BA (2000) Left ventricular hypertrophy: pathogenesis, detection, and prognosis. Circulation 102:470–479

Madhavan S, Stockwell D, Cohen H, Alderman MH (1995) Renal function during antihypertensive treatment. Lancet 345:749–751

Manolagas SC, Jilka RL (1995) Mechanism of disease: Bone marrow, cytokines, and bone remodeling. Emerging insights into the pathophysiology of osteoporosis. N Engl J Med 332:305–311

Marmot MG, Poulter NR (1992) Primary prevention of stroke. Lancet 339:344–347

Mori S, Sadoshima S, Fujii K, Ibayashi S, Iino K, Fujishima M (1993) Decrease in cerebral blood flow with blood pressure reductions in patients with chronic stroke. Stroke 24:1376–1381

Mosterd A, D'Agostino RB, Silbershatz H, Sytkowski PA, Kannel WB, Grobbee DE, Levy D (1999) Trends in the prevalence of hypertension, antihypertensive therapy, and left ventricular hypertrophy from 1950–1989. N Engl J Med 340:1221–1227

Pitt B (1998) Regression of left ventricular hypertrophy in patients with hypertension. Blockade of the renin-angiotensin-aldosterone system. Circulation 98:1987–1989

Phillips SJ (1992) Hypertension and the brain. Arch Intern Med 152:938–945

Pogatsa-Murray G, Varga L, Varga A, Abraham G, Nagy I, Forster T, Csanady M, Sonkodi S (1997) Changes in left ventricular mass during treatment with minoxidil and cilazapril in hypertensive patients with left ventricular hypertrophy. J Hum Hypertension 11:149–156

Psaty BM, Heckbert SR, Koepsell TD, Siscovick DS, Raghunathan TE, Weiss NS, Rosendahl FR, Lemaitre RN, Smith NL, Wahl PW, Wagner EH, Furberg CD (1995) The risk of myocardial infarction associated with antihypertensive drug therapies. JAMA 274:620–625

Ritz E, Bergis K, Strojek K, Keller C (1997) Nephropathie und Hypertonie bei Typ-II-Diabetes. Med Klin 92:421–425

Ritz E, Orth SR (1999) Primary care: nephropathy in patients with type 2 diabetes mellitus. N Engl J Med 341:1127–1133

Ruggenenti P, Perna A, Gherardi G, Garini G, Zoccali C, Salvadori M, Scolari F, Schena FP, Remuzzi G (1999) Renoprotective properties of ACE-inhibition in non-diabetic nephropathies with non-nephrotic proteinuria. Lancet 354:359–364

Schäfers RF, Lutkes P, Ritz E, Philipp T (1999) Leitlinie zur Behandlung der arteriellen Hypertonie bei Diabetes mellitus. Konsensus-Empfehlungen der Deutschen Liga zur Bekämpfung des hohen Blutdruckes e.V., der Deutschen Diabetes Gesellschaft und der Gesellschaft für Nephrologie. Dtsch med Wochenschr 124:1356–1372

Schlaich MP, Schmieder RE (1998) Left ventricular hypertrophy and its regression: pathophysiology and therapeutic approach. Focus on treatment by antihypertensive agents. Am J Hypertension 11:1394–1404

Schmieder RE, Schlaich MP, Klingbeil AU, Martus P (1998) Update on reversal of left ventricular hypertrophy in essential hypertension (a meta-analysis of all randomized double-blind studies until December 1996). Nephrol Dial Transplant 13:564–569

Schweizer J, Kaulen R, Altmann E, Nierade A, Nanning T (1996) Sind Betablocker bei Patienten mit peripherer arterieller Verschlusskrankheit generell kontraindiziert? Z Kardiol 85:193–197

Stimpel M, Jee WSS, Ma Y, Yamamoto N, Chen Y (1995) Impact of antihypertensive therapy on postmenopausal osteoporosis: effects of the ACE-inhibitor moexipril, estrogen, and their combination on the prevention of the ovariectomy-induced cancellous bone loss in young rats. J Hypertension 13:1852–1856

The GISEN Group (1997) Randomised placebo controlled trial of ramipril on decline in glomerular filtration rate and risk of terminal renal failure in proteinuric, non-diabetic nephropathy. Lancet 349:1857–1863

The INDANA (INdividual Data Analysis of Antihypertensive interventional trials) Project Collaborators, Gueyffier F, Boissel J-P, Boutitie F, Pocock S, Coope J, Cutler J et al. (1997) Effect of antihypertensive treatment in patients having already suffered from stroke: gathering the evidence. Stroke 28:2557–2562

Strauer BE (1993) Diagnostische und therapeutische Probleme bei hypertensiver Herzkrankheit. Z Kardiol 82 (Suppl 4):17–24

United Kingdom Prospective Diabetes Study Group (1998) Tight blood pressure control and risk of macrovascular and microvascular complications in type 2 diabetes: UKPDS 38. Br Med J 317:703–713

United Kingdom Prospective Diabetes Study (UKPDS) Group (1998) Efficacy of atenolol and captopril in reducing risk of macrovascular and microvascular complications in type 2 diabetes (UKPDS 39). Br Med J 317:713–720

Ventura H, Loyalka P, Smart FW (1999) Treatment of the hypertensive patient with microvascular angina. Curr Opin Cardiol 14:370–374

Wasnich RD, Davis JW, He YF, Petrovich H, Ross PD (1995) A randomized, double-masked, placebo-controlled trial of chlorthalidone and bone loss in elderly women. Osteoporosis Int 5:247–251

KAPITEL 32

Antihypertensive Therapie in besonderen Situationen

■ 32.1 Therapie der hypertensiven Krise

Massiv erhöhte Blutdruckwerte erfordern eine Blutdrucksenkung, die je nach Ursache entweder sofort und kontrolliert durch vorrangig parenteral zu applizierende Antihypertensiva zu erfolgen hat (hypertensiver Notfall, *emergency*) oder aber schrittweise über einen Zeitraum von 24–48 Stunden prinzipiell mit oralen Substanzen durchgeführt werden kann (hypertensive Exazerbation, *urgency*).

Als hypertensiver Notfall werden Blutdrucksteigerungen bezeichnet, die mit Symptomen der hypertensiven Enzephalopathie (starke Kopfschmerzen, Erbrechen, Sehstörungen, Verwirrtheit, Bewusstseinsverlust), der kardialen Dekompensation (Lungenödem, Angina pectoris, höhergradige Herzrhythmusstörungen) und/oder des akuten Nierenversagens einhergehen (Oligurie).

Absolute Blutdruckwerte (> 120 mmHg diastolisch) sind eine Orientierungshilfe, aber kein Kriterium: während in der Schwangerschaft bereits Blutdruckwerte > 100–110 mmHg mit klinischen Zeichen der Eklampsie einhergehen können (s. Kapitel 33.3.3), werden Blutdruckwerte von >120–130 mmHg bei Patienten mit lang bestehender Hypertonie häufig ohne jegliche Symptomatik toleriert.

Das oberste therapeutische Gebot bei exazerbiertem Blutdruck mit und ohne Zeichen der Endorganschädigung ist eine vorsichtige Senkung des Blutdruckes. Eine zu aggressive Therapie kann insbesondere (aber nicht nur) bei älteren Menschen dazu führen, dass der für die normale Funktion erforderliche Perfusionsdruck der Endorgane akut unterschritten wird; die resultierende Minderdurchblutung kann eine weitere Schädigung von Gehirn, Herzmuskel und/oder Niere bewirken und so den Patienten mindestens ebenso stark gefährden wie der überhöhte Blutdruck. – Die Grundregel einer maximalen Senkung des mittleren arteriellen Druckes auf 25% des Ausgangswertes bzw. 110 mmHg diastolisch innerhalb von 1–2 Stunden (*emergency*) oder 24 Stunden (*urgency*) ist unbedingt einzuhalten.

Aufgrund der Heterogenität der Erkrankungen, die mit hypertensiven Krisen einhergehen können, ist eine differenzierte Therapie häufig nicht möglich, sodass idealerweise folgende Forderungen an ein notfallmäßig zu applizierendes Antihypertensivum gestellt werden müssen:

■ Wirksamkeit bei primärer und sekundärer Hypertonie,
■ schneller Wirkungseintritt,

▪ schonende und kalkulierbare Blutdrucksenkung,
▪ Erhöhung des Blutflusses in den gefährdeten Organen (Gehirn, Herz, Nieren) durch möglichst selektive Gefäßdilatation und
▪ möglichst geringes Risiko einer therapieinduzierten Hypotonie.

32.1.1 Behandlung der hypertensiven Krise ohne Zeichen einer Endorganschädigung

Ein Abliegen des Patienten und eine weitgehende Ausschaltung von Umweltreizen (Lärm, Licht, Hektik) sind therapeutische Maßnahmen, die bei hypertensiver Krise ohne klinische Zeichen einer drohenden oder bereits manifesten Endorganschädigung vor Gabe eines antihypertensiven Medikamentes versucht werden sollten. Ist nach etwa 20–30 Minuten kein Absinken des Blutdruckes zu beobachten, so werden oral applizierbare Antihypertensiva mit raschem Wirkungseintritt empfohlen (Tabelle 32.1).

Bevorzugt wird zunehmend die Gabe von Nitroglyzerin (Glyzeroltrinitrat) als Kapsel oder als Spray, zumal es bei Patienten mit bekannter oder nichtbekannter koronarer Herzkrankheit eine direkte Dilatation der Herzkranzgefäße bewirkt. Mit einem Wirkungseintritt ist nach 5–10 Minuten zu rechnen. Wiederholte Gaben bei ungenügendem Blutdruckabfall sind möglich.

Die kurzwirksamen Kalziumantagonisten Nifedipin und Nitrendipin (Phiole) werden mittlerweile kritisch auch in der Behandlung der akuten Blutdruckexazerbation gesehen, da zum einen die sehr ausgeprägte Dilatation der Gefäßperipherie zu starken Blutdruckabfällen mit reflektorischer Sympathikusaktivierung führen und insbesondere bei Patienten mit koronarer Herzkrankheit aufgrund des erhöhten kardialen Sauerstoffbedarfes akute Myokardischämien auslösen kann. Zum anderen besteht bei fortgeschrittenen Gefäßstenosierungen die Gefahr, dass es durch die Weitstellung der gesunden peripheren Gefäße zu einer Verschlechterung des Blutflusses im Bereich der Stenosen bzw. der nachgeschalteten Organe (Steal-Phänomen) und zum Auftreten akuter Ischämien an Herz, Gehirn (apoplektischer Insult/TIA bei Karotisstenose) oder/und Nieren (akutes Nierenversagen bzw. renale Funktionsverschlechterung bei Nierenarterienstenose) kommen kann.

Nifedipin wird in einer Dosis von 5–10 mg oral appliziert. Die Kapsel muss zerkaut und mit dem Inhalt heruntergeschluckt werden. Die Wirkung setzt nach 5–10 Minuten ein und erreicht das Wirkungsmaximum nach 30–40 Minuten. Wird 10 Minuten nach Nifedipingabe keine Blutdrucksenkung beobachtet, kann ein nochmaliger Therapieversuch mit der gleichen Dosis unternommen werden. Nitrendipin (Phiole) wird ebenfalls oral appliziert; bei inadäquater Blutdrucksenkung können 60 Minuten nach der initialen Dosis nochmals 5 mg eingenommen werden.

Die Gabe des kombinierten β-/a_1-Rezeptorenblockers Labetalol wird ebenfalls zur oralen Behandlung der hypertensiven Krise empfohlen; allerdings wird diese Substanz in Deutschland nicht vertrieben.

Tabelle 32.1. Medikamente zur Behandlung der hypertensiven Krise

Indikation	Substanz	Applikations-weg	Dosierung [mg]	Wirkungs-eintritt [min]	Anmerkungen, Vorsichtsmaßnahmen
Hypertensive Krise ohne Symptome einer Endorgan-schädigung	Nifedipin	Sublingual Buccal Oral	5–10	5–10 5–10 15–20	Kopfschmerzen, Tachykardien, Hypotonie, Flush, Benommenheit Kontraindiziert bei koronarer Herzkrankheit
	Nitrendipin Phiole	Oral	5–10	5–10	siehe bei Nifedipin
	Nitroglyzerin Spray/Kapsel	Sublingual	0,8–2,4	5–10	Kopfschmerzen, Übelkeit, Erbrechen
	Captopril	Oral	6,25–50	30–60	Schwere Hypotonie bei hoher RAS-Aktivität
	Clonidin	Oral i.v.-Bolus	0,075–0,3 0,075	30–60 10	Sedierung, Mundtrockenheit, kontraindiziert bei AV-Block II°/III°, Bradykardie, Sick Sinus Syndrom
	Urapidil	i.v.-Bolus	25	5–10	Kopfschmerzen, Mundtrockenheit, Übelkeit, Hypotonie
Hypertensiver Notfall	Nitroprussid-natrium	i.v.-Infusion	0,5–10 µg/kg/min	Sofort	Übelkeit, Erbrechen, Hypotonie, Risiko der Zyanat- Thiocyanat-Vergiftung (Überwachung der Blutspiegel erforderlich)
	Nitroglyzerin	i.v.-Infusion	5–100 µg/kg/min	1–2	Kopfschmerzen, Übelkeit, Toleranzentwicklung
	Urapidil	i.v.-Bolus i.v.-Infusion	25–50 2–4/h	2–5	siehe oben
	Clonidin	i.v.-Bolus	0,075–0,3 µg	10	siehe oben
	Enalaprilat	i.v.-Bolus	1,25–5 (alle 6 h)	10–30	Schwere Hypotonie bei hoher RAS-Aktivität
Eklampsie	Dihydralazin	i.v.-Infusion i.v.-Bolus	0,5/min 5	10 10	Hypotonie, Übelkeit, Kopfschmerzen, Tachykardie, Angina pectoris
	Urapidil	i.v.-Bolus i.v.-Infusion	25–50 2–4/h	2–5	siehe oben
Phäochromo-zytom	Phentolamin	i.v.-Bolus	2,5–10	Sofort	Hypotonie, Tachykardie, Kopfschmerzen, paradoxe Blutdruckreaktion

RAS = Renin-Angiotensin-System; *AV-Block* = atrioventrikulärer Block

Captopril (6,25–50 mg) wirkt ebenfalls sehr rasch. Bei Patienten mit vermindertem Volumen oder nicht bekannten Nierenarterienstenosen kann es jedoch zu überschießenden Blutdruckabfällen kommen.

Ist mit keinem der erwähnten oral applizierbaren Antihypertensiva eine befriedigende Blutdrucksenkung zu erzielen, so ist ein Versuch mit intravenös zu verabreichenden Substanzen gerechtfertigt, von denen in den letzten Jahren in Deutschland Urapidil in einer initialen Dosierung von 12,5 mg i.v. bevorzugt empfohlen wird (Wirkungseintritt nach 5–10 Minuten). Weitere Beispiele für Substanzen, die zur akuten Blutdrucksenkung unter ambulanten Bedingungen eingesetzt werden können, sind Clonidin (75–150 µg; Wirkungseintritt nach ca. 10 Minuten) und Enalaprilat (1,25 mg).

Besteht keine Volumendepletion des Patienten, empfiehlt sich die zusätzliche Gabe eines Diuretikums (z. B. Furosemid 20–40 mg i.v.; s. Kapitel 31.1.2).

Zu beachten ist stets die Gefährdung des Patienten durch eine zu starke Drucksenkung. Insbesondere beim älteren Menschen sowie bei Patienten mit einer lange vorbestehenden, schlecht eingestellten Hypertonie können durch eine plötzliche medikamenteninduzierte Hypotonie zerebrale, myokardiale und renale Ischämien mit konsekutivem Endorganversagen ausgelöst werden (s. auch Kapitel 31.1). – Auch nach erfolgreicher Blutdrucksenkung durch eines der erwähnten Medikamente sollte der Patient etwa 4–6 Stunden beobachtet werden, um eventuell überschießenden Blutdruckabfällen oder aber einem Wiederanstieg des Blutdruckes entgegen steuern zu können.

Eine sofortige Hospitalisierung ist prinzipiell nicht notwendig, wenn mit einem der genannten Medikamente eine Senkung des Blutdruckes erzielt werden kann und keine Symptome oder Befunde für eine akut drohende oder manifeste Endorganschädigung vorliegen.

Ist das erfolgreich angewandte Antihypertensivum in einer Formulierung verfügbar, die eine Dauertherapie erlaubt, so kann der Patient mit diesem Medikament bzw. einem anderen Vertreter seiner Substanzklasse nach Hause entlassen werden. – Bestand bereits vor der hypertensiven Krise eine spezifische Therapie, sollte diese durch ein weiteres, in seinem Wirkmechanismus differierendes Antihypertensivum ergänzt werden (s. Kapitel 21 bzw. 30).

Eine erneute Vorstellung des Patienten zur Blutdruckkontrolle muss innerhalb von 24–48 Stunden erfolgen. Davon unabhängig ist in der Folgezeit dringend eine differentialdiagnostische Abklärung (s. Kapitel 13–18) anzuraten, die gegebenenfalls unter stationären Bedingungen durchgeführt werden muss.

32.1.2 Therapie des hypertensiven Notfalls

Die sofortige Einleitung einer antihypertensiven Therapie bei massiv erhöhten Blutdruckwerten ist erforderlich, wenn klinische Zeichen der drohenden oder bereits manifesten Endorganschädigung vorhanden sind:
■ starke Kopfschmerzen, Übelkeit/Erbrechen, Sehstörungen, Verwirrtheit, Bewusstseinsstörungen bzw. -verlust, neurologische Zeichen (hypertensive Enzephalopathie),

■ Lungenödem, Angina pectoris, Herzrhythmusstörungen (linksventrikuläre Dekompensation, akute Myokardischämie),
■ Oligurie (akutes Nierenversagen).

In diesen Fällen ist – wie bereits in Kapitel 32.1 ausgeführt wurde – eine intensivmedizinische Überwachung anzustreben, die es ermöglicht, einerseits den Blutdruck innerhalb von ein bis zwei Stunden kontrolliert unter Vermeidung plötzlicher Hypotonien zu senken und andererseits die Funktionen der bedrohten oder geschädigten Endorgane aufrechtzuerhalten bzw. gezielt zu therapieren. Eine maximale Senkung des mittleren arteriellen Blutdruckes auf 20–25% der Ausgangswerte bzw. des diastolischen Blutdruckes auf 110 mmHg sollte jedoch nicht unterschritten werden. Üblicherweise wird die Therapie parenteral (Stufenperfusor) eingeleitet; die kontinuierliche Monitorüberwachung des intraarteriell gemessenen Blutdruckes ist obligatorisch. – Auf die Notwendigkeit einer besonders vorsichtigen therapeutischen Vorgehensweise bei apoplektischem Insult und exzessiver Blutdruckerhöhung wurde bereits in Kapitel 31.2.1 ausführlich hingewiesen.

Nitroprussidnatrium ist sehr gut steuerbar und daher – trotz der unten erwähnten Toxizität – in der Akutbehandlung des hypertensiven Notfalls nach wie vor am weitesten verbreitet. Die antihypertensive Wirkung tritt nach wenigen Minuten ein und hält nur etwa 2–3 Minuten nach Unterbrechung der Infusion an. Die Dosierung, die üblicherweise mit 0,2–0,5 µg/kg/min begonnen wird, kann alle 5–7 Minuten vorsichtig gesteigert werden. Ist der Zielblutdruck erreicht (s. oben), so sollte die Infusion mit der zuletzt gewählten Dosierung über mindestens 24 Stunden fortgesetzt bzw. bei Bedarf nachkorrigiert werden. – Bei Persistieren der zerebralen Symptomatik trotz erfolgreicher Blutdrucksenkung ist einerseits daran zu denken, dass Nitroprussidnatrium den intrakraniellen Druck durch Dilatation der Zerebralgefäße steigern kann. Andererseits wird es metabolisiert zu Thiozyanat, das bei Gabe von höheren Dosierungen (>2 µg/kg/min) insbesondere bei zunehmender Verschlechterung der Nierenfunktion akkumuliert und zerebrale Symptome (Müdigkeit, Erbrechen, Verwirrtheit, Halluzinationen, toxische Psychosen usw.) auslösen kann, die denen der hypertensiven Enzephalopathie ähneln. Eine deutliche Verschlechterung des klinischen Zustandes mit Entwicklung einer metabolischen Azidose und Herzrhythmusstörungen kann differentialdiagnostisch auf die Thiozyanattoxizität hinweisen; die Infusion sollte dann unterbrochen werden. Natriumthiosulphat führt meist zu einer raschen Besserung. – Wird die Gabe von Nitroprussidnatrium für mehr als 24 Stunden erforderlich, so sind tägliche Bestimmungen der Plasmaspiegel wünschenswert, bei höheren Dosierungen und/oder Niereninsuffizienz obligatorisch. – Da Nitroprussidnatrium sowohl eine arterielle als auch eine venöse Gefäßdilatation bewirkt, verringert sich nicht nur die kardiale Nachlast, sondern auch die Vorlast. Die Abnahme von Schlagvolumen und Herzauswurfleistung trotz gleichzeitigem Anstieg der Herzfrequenz kann eine koronare Minderdurchblutung bei vorbestehender koronarer Herzkrankheit weiter verschlechtern und akute Ischämien auslösen.

Da Nitroglyzerin die koronare Durchblutung verbessert, wird es zunehmend zur notfallmäßigen Blutdrucksenkung bei Patienten mit koronarer Herzkrankheit eingesetzt. Um die gewünschte Blutdrucksenkung zu erzielen, ist die Dosierung in 5-minütigen Abständen mittels Stufenperfusor hochzutitrieren. Mit einer Toleranzentwicklung ist nach 24–48-stündiger Infusion zu rechnen.

Eine weitere Alternative zur parenteralen Behandlung des hypertensiven Notfalls ist die Gabe von Urapidil, welches ebenfalls mittels Dauerperfusor appliziert werden kann.

Ein rascher Wirkungseintritt und eine gute Steuerbarkeit werden auch dem selektiven Dopamin-1-Agonisten Fenoldopam zugesprochen. Die Rezeptorselektivität erklärt den Anstieg des renalen Blutflusses unter Fenoldopam-Infusion. Trotz Blutdrucksenkung bleibt daher die intrarenale Hämodynamik unverändert bzw. wird sogar verbessert. Toxische Abbauprodukte wie unter Nitroprussidnatriumgabe gibt es nicht, weshalb Fenoldopam geeignet erscheint sowohl für die Behandlung des akuten hypertensiven Notfalls als auch für die medikamentöse Kontrolle nicht erwünschter, perioder postoperativer Blutdruckanstiege (s. Kapitel 32.4). Die Substanz wurde 1997 in den USA für die Behandlung der schweren, durch orale Medikation nicht beherrschbaren Hypertonie zugelassen. In Deutschland wird Fenoldopam bislang nicht vertrieben.

Die Gabe von Dihydralazin ist bei Eklampsie indiziert, da es die Uterusdurchblutung verbessert (1 mg/min). Zur Vermeidung von Reflextachykardien empfiehlt sich die kombinierte Gabe mit ebenfalls einem niedrigdosierten selektiven β_1-Rezeptorenblocker (Atenolol, Metoprolol, Acebutalol). Wegen der Flüssigkeitsretention ist außerdem die Gabe eines Diuretikums erforderlich. Ein weiterer Nachteil von Dihydralazin ist die Steigerung des intrakraniellen Druckes.

Da beim hypertensiven Notfall meist eine Natrium- und Wasserretention vorliegt, die durch vasodilatierende Substanzen noch verstärkt werden kann, sollte die Behandlung mit einem Schleifendiuretikum kombiniert werden (20–125 mg Furosemid). – Die zusätzliche Einleitung einer diuretischen Therapie ist selbstverständlich nicht indiziert bei Patienten, die aufgrund von druckinduzierter Diurese oder massivem Erbrechen vermehrt Flüssigkeit verloren haben und daher volumendepletiert sind.

Häufig wird die Ursache des hypertensiven Notfalls in der akuten Situation nicht aufzuklären sein; ist sie dennoch aufgrund der Vorgeschichte oder eindeutiger klinischer Zeichen bekannt, so empfiehlt sich ein medikamentös differenziertes therapeutisches Vorgehen (Tabelle 32.2).

Der Übergang von parenteraler zu oraler antihypertensiver Therapie nach erfolgreicher Akuttherapie erfolgt überlappend und unter kontinuierlicher Monitorüberwachung des Blutdrucks. Findet sich eine kausal therapierbare Ursache (Phäochromozytom, Nierenarterienstenose usw.), sollte nach Stabilisierung der Blutdrucklage möglichst rasch eine entsprechende Therapie angestrebt werden. Bei Patienten mit exazerbierter primärer Hypertonie wird häufig eine medikamentöse Zweier- oder Mehrfachtherapie erforderlich sein,

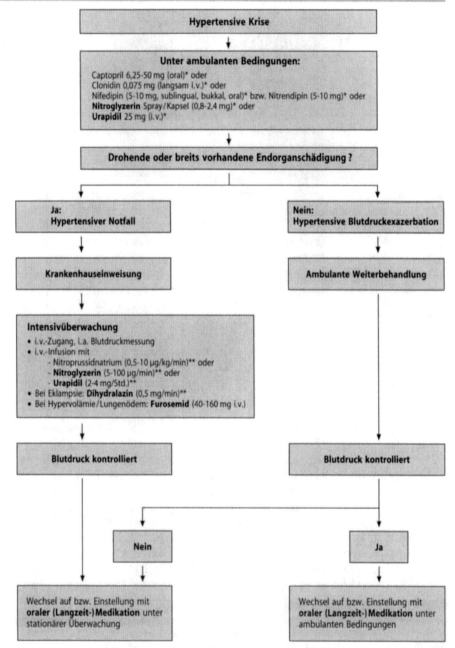

Abb. 32.1. Therapeutisches Vorgehen bei hypertensiver Krise. * Wiederholte Gabe bei unzureichendem Therapieerfolg; ** Blutdruckabhängige Dosisanpassung

um eine Blutdrucknormalisierung zu erzielen. Diese sollte jedoch langsam über einen Zeitraum von mehreren Wochen und differenziert in Abhängigkeit von der Ursache erfolgen (s. a. Flussdiagramm Abb. 32.1).

Tabelle 32.2. Behandlungsempfehlungen krankheitsspezifischer hypertensiver Notfälle

Hypertensiver Notfall	Empfohlene Medikamente	Nicht einzusetzende Medikamente
Hypertensive Enzephalopathie	Nitroprussidnatrium, Nimodipin	Clonidin, β-Rezeptorenblocker, α-Methyldopa, Reserpin
Schlaganfall	Keine medikamentöse Blutdrucksenkung, Nitroprussidnatrium	Clonidin, α-Methyldopa, Reserpin, Dihydralazin
Intrazerebrale Blutung	Keine medikamentöse Blutdrucksenkung, Nitroprussidnatrium	Clonidin, α-Methyldopa, Reserpin, Dihydralazin
Akute(r) Myokardischämie/-infarkt	Nitroglyzerin, Nitroprussidnatrium	Dihydralazin, Kalziumantagonisten vom Nifedipin-Typ, Minoxidil, Enalaprilat
Akutes Linksherzversagen/Lungenödem	Nitroglyzerin (oder Nitroprussidnatrium) plus Schleifendiuretikum, Enalaprilat	Dihydralazin, β-Rezeptorenblocker
Aortendissektion	Nitroprussidnatrium, β-Rezeptorenblocker	Dihydralazin, Minoxidil
Eklampsie Phäochromozytom	Dihydralazin, Urapidil Phentolamin, Kalziumantagonisten, Nitroprussidnatrium	Nitroprussidnatrium, Diuretika β-Rezeptorenblocker als Initialtherapie bzw. vor α-Rezeptorenblockade
Hypervolämische, terminale Niereninsuffizienz	Hämodialyse, Hämofiltration	

■ Zusammenfassung (Kapitel 32.1)

■ Eine hypertensive Krise kann ohne oder mit klinischen Zeichen der drohenden bzw. manifesten Endorganschädigung einhergehen.

■ Die hypertensive Krise ohne klinische Symptomatik der drohenden oder manifesten Endorganschädigung erfordert eine sofortige therapeutische Intervention; sie ist jedoch nicht als Notfall einzustufen und daher vorrangig ambulant durch Gabe oraler (Nitroglyzerin) oder intravenöser Antihypertensiva (Urapidil, Clonidin) zu behandeln.

■ Die Gabe von kurzwirksamen Kalziumantagonisten vom Nifedipin-Typ sollte beschränkt werden auf Patienten ohne Stenosierungen organversorgender Arterien.

■ Die medikamentöse Senkung des Blutdruckes muss langsam und schrittweise innerhalb von 24–48 Stunden erfolgen (diastolischer Zielblutdruck 110 mmHg).

- Eine aggressive Senkung des Blutdruckes ist unbedingt zu vermeiden, da iatrogene Hypotonien zu einer akuten Minderperfusion der Endorgane führen können und dadurch den Patienten mindestens so gefährden wie die hypertensive Entgleisung.
- Die hypertensive Krise mit begleitender Enzephalopathie, dekompensierter Linksherzinsuffizienz, Nierenversagen und/oder Aortendissektion ist als Notfall einzustufen und daher intensivmedizinisch zu betreuen.
- Die medikamentöse Therapie des hypertensiven Notfalls erfolgt üblicherweise mittels Dauerperfusor durch parenterale Gabe von Nitroglyzerin, Urapidil oder Nitroprussidnatrium.
- Eine Senkung des diastolischen Blutdruckes < 110 mmHg bzw. des arteriellen Mitteldruckes auf weniger als 20% des Ausgangsdruckes innerhalb der ersten zwei Stunden muss vermieden werden; die Blutdruckmessung erfolgt bevorzugt intraarteriell und monitorüberwacht.
- Eine Blutdrucknormalisierung nach hypertensivem Notfall sollte langsam und unter Berücksichtigung der zugrunde liegenden Erkrankung angestrebt werden (2–6 Wochen).

■ 32.2 Antihypertensive Therapie bei maligner Hypertonie

Nach den WHO-Richtlinien wird die maligne Hypertonie definiert als schwere Hypertonie (Grad 3) mit beidseitigen retinalen Hämorrhagien und Exsudaten (WHO 1978). Obwohl meist diastolische Blutdruckwerte > 120–130 mmHg vorliegen, ist die absolute Höhe des Blutdruckes kein entscheidendes Kriterium.

Als Folge dauerhaft erhöhter Blutdruckwerte stellt sich die zerebrale Autoregulation auf einem höheren Toleranzniveau neu ein, weshalb einerseits ein gewisser Schutz gegenüber hohen systemischen Drucken besteht, andererseits aber plötzliche Blutdruckabfälle wesentlich schlechter kompensiert werden können. Da bei maligner Hypertonie abrupte Blutdrucksenkungen zu verheerenden Folgen führen können, ist bei der Einleitung bzw. Ergänzung einer antihypertensiven Therapie äußerste Vorsicht geboten. Eine schrittweise Senkung des diastolischen Blutdrucks auf 110 mmHg innerhalb der ersten 48 Stunden ist ausreichend und sollte nicht unterschritten werden, sodass oral applizierbare, mittellang- oder langwirksame Antihypertensiva eingesetzt werden können. – Engmaschige Kontrollen sind erforderlich; der Patient muss in den ersten Wochen möglichst in täglichen oder zweitäglichen Abständen gesehen werden, wenn man sich nicht ohnehin entschließt, ihn zur Abklärung der Ursache stationär einzuweisen.

■ **Zusammenfassung (Kapitel 32.2)**

■ Die Blutdrucksenkung bei maligner Hypertonie muss langsam und schrittweise erfolgen.
■ Plötzlich auftretende Hypotonien werden bei maligner Hypertonie schlecht kompensiert und können schwere zerebrale Ischämien auslösen.
■ Die Einleitung der antihypertensiven Therapie kann mit oralen, mittellang- bis langwirksamen Basismedikamenten erfolgen.
■ Eine stationäre Einweisung ist zu erwägen, wenn die Ursache der malignen Hypertonie unklar ist.

■ **32.3 Therapieresistente Hypertonie**

Eine arterielle Hypertonie wird als therapieresistent bezeichnet, wenn die gesicherte Einnahme einer medikamentösen Dreiertherapie, die u.a. ein Diuretikum enthalten sollte, trotz nahezu maximaler Dosierung der Einzelkomponenten nicht zu einer Normalisierung des Blutdruckes (<140/90 mmHg bzw. < 140 mmHg systolisch bei älteren Patienten mit isolierter systolischer Hypertonie) führt (s. Kapitel 21.3.3).

Für die Therapie der „echten Therapieresistenz" bieten sich eine Reihe potenter, antihypertensiv wirksamer Medikamentenkombinationen an (Tabelle 32.3). Grundsätzlich sollten nur Medikamente kombiniert werden, die sich aufgrund unterschiedlicher pharmakologischer Wirkmechanismen sinnvoll ergänzen.

Als gegenwärtig wirksamstes Antihypertensivum wird bei Therapieresistenz Minoxidil (s. Kapitel 25.2.2) empfohlen; da Minoxidil einerseits Reflex-

Tabelle 32.3. Antihypertensive Medikamentenkombinationen für die Behandlung einer schwer einstellbaren Hypertonie

Basiskombination		Empfohlene Zusatz(*add-on*)medikation
Diuretikum		
plus	β-Rezeptorenblocker	
plus	Kalziumantagonist (langwirksam)	ACE-Hemmer/Angiotensin-II-Rezeptorantagonist
Diuretikum		
plus	β-Rezeptorenblocker	
plus	ACE-Hemmer/Angiotensin-II-Rezeptorantagonist	Kalziumantagonist (langwirksam)
Diuretikum		
plus	β-Rezeptorenblocker	
plus	Dihydralazin	α_1-Rezeptorenblocker (langwirksam)
Diuretikum		
plus	β-Rezeptorenblocker	Minoxidil

tachykardien auslöst und andererseits eine Flüssigkeitsretention induziert, ist die Kombination mit einem β-Rezeptorenblocker und einem Diuretikum notwendig. – Auf das früher häufiger angewandte, jedoch mit stärkeren Nebenwirkungen behaftete Guanethidin kann heute verzichtet werden.

Ist unter einer bestehenden, konsequent durchgeführten antihypertensiven Therapie ein Anstieg eines zuvor ausreichend gesenkten Blutdruckes zu beobachten, so liegt möglicherweise eine Hypervolämie oder aber eine Resistenzentwicklung der Zielorgane gegenüber einem oder mehreren der applizierten Antihypertensiva vor.

■ Zusammenfassung (Kapitel 32.3)

■ Eine arterielle Hypertonie wird als therapieresistent bezeichnet, wenn die gesicherte Einnahme einer medikamentösen Dreiertherapie, die u.a. ein Diuretikum enthalten sollte, trotz nahezu maximaler Dosierung der Einzelkomponenten nicht zu einer Normalisierung des Blutdruckes (<140/90 mmHg bzw. <140 mmHg systolisch bei älteren Patienten mit isolierter systolischer Hypertonie) führt.

■ Wegen der häufig ursächlichen Hypervolämie (stark erhöhte Kochsalzaufnahme, progrediente Nierenschädigung, Flüssigkeitsretention infolge Blutdrucksenkung, inadäquate diuretische Therapie) sollte jede Kombinationstherapie ein Diuretikum enthalten.

■ Wird Minoxidil als stark blutdrucksenkendes Medikament gegeben, so ist dieses immer mit einem β-Rezeptorenblocker (Reflextachykardie) und einem Diuretikum (Flüssigkeitsretention) zu kombinieren.

■ 32.4 Antihypertensive Therapie vor, während und nach einem operativen Eingriff

Patienten mit arterieller Hypertonie weisen intraoperativ größere Schwankungen des Blutdruckes auf als normotensive Patienten. Das allgemeine Operationsrisiko ist jedoch für Hypertoniker nur dann erhöht, wenn zusätzlich kardiale Vorschädigungen bestehen (koronare Herzkrankheit, rezidivierende stumme Myokardischämien, linksventrikuläre Hypertrophie).

Ein dauerhaft erhöhter Blutdruck ist vor einem geplanten chirurgischen Eingriff durch übliche therapeutische Maßnahmen zu normalisieren. – Patienten mit bekannter, medikamentös kontrollierter arterieller Hypertonie sollten ihre antihypertensive Medikation am Tag des Eingriffes wie üblich einnehmen. Für β-Rezeptorenblocker ist belegt, dass sowohl die präoperative Einleitung als auch die Fortsetzung einer vorbestehenden Therapie das operative Gesamtrisiko vermindert. – Eine plötzliche Unterbrechung einer medikamentösen antihypertensiven Therapie wird nicht empfohlen, da intraoperativ größere hämodynamische Schwankungen und – insbesondere nach höherdosierter Dauertherapie mit β-Rezeptorenblockern oder Clonidin – hypertensive Absetzreaktionen (Rebound-Hypertonien) auftreten können. – Eine Ausnahme sind Diuretika, die am Operationstag nicht eingenommen werden sollten, da sie das intravaskuläre Volumen vermindern. Mögliche Kaliumverluste, häufig ebenfalls Folge einer langjährigen Diuretikaeinnahme, müssen ausgeglichen werden, da sie speziell bei Patienten mit begleitenden kardialen Erkrankungen höhergradige Herzrhythmusstörungen auslösen können.

Bei Patienten, bei denen kurz vor einer geplanten Operation eine Hypertonie Grad 1 oder 2 (leicht bis mittelschwer) erstmals diagnostiziert wird, wird die Einleitung einer antihypertensiven Therapie 1–2 Tage präoperativ mit einem selektiven β_1-Rezeptorenblocker unter Beachtung der Kontraindikationen (obstruktive Atemwegserkrankungen, AV-Blockierungen usw.) empfohlen; eine Verschiebung des Operationstermins ist in der Regel nicht erforderlich.

Ist eine gezielte therapeutische Einstellung eines nicht oder bislang unbehandelten Hypertonus aus zeitlichen Gründen nicht möglich (Notfall!), sollte präoperativ ein Antihypertensivum mit schnellem Wirkungseintritt appliziert werden. Diese Maßnahme erfolgt hauptsächlich aus präventiven Gründen, da In- und Extubation sowie die Aufwachphase aus der Allgemeinanästhesie extreme Stressfaktoren sind, die bei unbehandelter Hypertonie nicht selten akute Blutdruckentgleisungen auslösen können. Anästhesisten bevorzugen daher vielfach den β-Rezeptorenblocker Esmolol, dessen Wirkung unmittelbar nach Applikation einsetzt und nach Absetzen maximal 20–30 Minuten anhält. Alternativ kann auch die intravenöse Gabe von 5 mg Atenolol erfolgen, welches etwa 30 Minuten vor OP-Beginn gegeben wird; eine Wiederholung der i.v.-Injektion kann 12 Stunden später erfolgen oder aber durch eine orale Therapie (50–100 mg) mit Atenolol ersetzt werden.

Die intraoperative Einstellung des Blutdruckes orientiert sich an den präoperativen Blutdruckwerten, an Begleiterkrankungen (myokardiale Schädigungen, periphere arterielle Verschlusskrankheit, Karotisstenosen etc.) und operationsspezifischen Vorgaben. Der Anästhesist muss sicherstellen, dass einerseits stressauslösende Manipulationen (Intubation usw., s. oben) keine hypertensive Entgleisung des Blutdruckes auslösen; andererseits sind antihypertensive Medikation und (überwiegend hypotensiv wirkende) Anästhetika so aufeinander abzustimmen, dass plötzlich auftretende Blutdruckabfälle vermieden werden. Intraoperative Blutdruckanstiege können mit Esmolol oder Nitroprussidnatrium behandelt werden.

Am Ende der Operation können endotracheale Absaugung und Extubation ebenfalls spontane Blutdruckexazerbationen auslösen; wie bereits erwähnt kann diesen sympathoadrenal vermittelten Blutdruckreaktionen durch Gabe eines β-Rezeptorenblockers (s. oben) meist vorgebeugt werden.

Ist der Blutdruck postoperativ deutlich erhöht, so kann eine antihypertensive Therapie zunächst parenteral verabreicht werden. Empfohlen werden Nitroglyzerin, Esmolol, Nitroprussidnatrium, Labetalol (in Deutschland nicht vermarktet) und Urapidil. Die Umstellung auf orale Antihypertensiva sollte jedoch so bald wie möglich erfolgen.

■ Zusammenfassung (Kapitel 32.4)

> ■ Patienten mit arterieller Hypertonie unterliegen intraoperativ größeren hämodynamischen Schwankungen als normotensive Patienten; ein erhöhtes operatives Gesamtrisiko besteht jedoch nur bei Hypertonikern mit kardialen Begleiterkrankungen.
>
> ■ Ein Hypertonus sollte präoperativ therapeutisch möglichst optimal eingestellt sein.
>
> ■ Eine vorbestehende antihypertensive Medikation ist daher fortzusetzen und am Morgen der geplanten Operation wie üblich einzunehmen.
>
> ■ Bei Hypertonikern wird die prophylaktische Gabe von kurz wirkenden selektiven β_1-Rezeptorenblockern empfohlen, da In- und Extubation, endotracheale Absaugung und chirurgische Manipulationen zu sympathoadrenal vermittelten Blutdruckanstiegen führen, die bei vorbestehender arterieller Hypertonie eine hypertensive Krise auslösen können.
>
> ■ Postoperativ deutlich erhöhte Blutdruckwerte können zunächst parenteral therapiert werden; eine Umstellung auf orale Medikamente sollte jedoch rasch erfolgen.

■ Literatur

Calhoun DA, Oparil S (1990) Treatment of hypertensive crisis. N Engl J Med 323:1177–1183

Deutsche Liga zur Bekämpfung des hohen Blutdruckes e.V. Deutsche Hypertonie Gesellschaft (2001) Empfehlungen zur Hochdruckbehandlung. Merkblatt, 16. Auflage, Heidelberg

Fagan TC (1989) Acute reduction of blood pressure in asymptomatic patients with severe hypertension. An idea whose time has come – and gone. Arch Intern Med 149: 2169–2170

Ferguson RK, Vlasses PH (1986) Hypertensive emergencies and urgencies. JAMA 255: 1607–1613

Ferguson RK, Vlasses PH (1989) How urgent is "urgent" hypertension? Arch Intern Med 149: 257–258

Fujii K, Ueno BL, Baumbach GL, Heistad DD (1992) Effect of antihypertensive treatment on focal cerebral infarction. Hypertension 19:713–716

Hirschl MM (1995) Guidelines for the drug treatment of hypertensive crisis. Drugs 50: 991–1000

Graves JW (2000) Management of difficult-to-control hypertension. Mayo Clin Proc 75: 278–284

Grossman E, Ironi AN, Messerli FH (1998) Comparative tolerability profile of hypertensive crisis treatments. Drug Saf 19:99–122

Jaker M, Atkin S, Soto M, Schmid G, Brosch F (1989) Oral nifedipine vs oral clonidine in the treatment of urgent hypertension. Arch Intern Med 149:260–265

Joint National Committee on Detection, Evaluation, and Treatment of High Blood Pressure (1997) The Sixth Report of the Joint National Committee on Detection, Evaluation, and Treatment of High Blood Pressure (JNC VI). Arch Intern Med 157:2413–2446

Ledingham JGG, Rajagopalan B (1979) Cerebral complications in the treatment of accelerated hypertension. Quart J Med 48:25–41

Oparil S, Aronson S, Deeb GM, Epstein M, Levy JH, Luther RR, Prielipp R, Taylor A (1999) Fenoldopam: a new parenteral antihypertensive. Consensus roundtable on the management of perioperative hypertension and hypertensive crises. Am J Hypertension 12:653–664

Prisant LM, Carr AA, Hawkins DW (1993) Treating hypertensive emergencies. Controlled reduction of blood pressure and protection of target organs. Postgrad Med 93:92–110

Ram CVS (1995) Hypertensive crisis. In: Kaplan NM, Ram CVS (eds) Individualized therapy of hypertension. Marcel Dekker, New York, pp 223–255

Rubio-Guerra AF, Vargas-Ayala G, Lozano-Nuevo JJ, Narvaez-Rivera JL, Rodriguez-Lopez L (1999) Comparison between isosorbite dinitrate aerosol and nifedipine in the treatment of hypertensive emergencies. J Hum Hypertension 13:473–476

Smith MS, Muir H, Hall R (1996) Perioperative management of drug therapy. Clinical considerations. Drugs 51:238–259

Suwelack B, Gerhardt U, Hohage H (2000) Therapie der hypertensiven Krise. Med Klin 95:286–292

Varon J, Marik PE (2000) The diagnosis and management of hypertensive crises. Chest 118:214–227

Vaughan CJ, Delanty N (2000) Hypertensive emergencies. Lancet 356:411–417

Wenzel UO, Stahl RAK, Grieshaber M, Schwietzer G (1998) Diagnostisches und therapeutisches Vorgehen von Ärzten bei Patienten mit hypertensiver Krise. Eine Umfrage an 56 internistischen Kliniken. Dtsch med Wschr 123:443–447

Zeller KR, Kuhnert LV, Metthews C (1989) Rapid reduction of severe asymptomatic hypertension. A prospective, controlled study. Arch Intern Med 149:2186–2189

In verschiedenen Populationen, bei denen eine arterielle Hypertonie diagnostiziert wird, müssen einige Besonderheiten bei der Auswahl, Dosierung, Einleitung und/oder Durchführung der antihypertensiven Therapie beachtet werden.

▪ 33.1 Antihypertensive Therapie im Wachstumsalter

33.1.1 Therapie sekundärer Hypertonieformen

Die Behandlung potentiell heilbarer, sekundärer Hypertonieformen zielt wie bei erwachsenen Patienten auf eine Entfernung (Phäochromozytom, Nebennierenadenom) oder Korrektur (Nierenarterienstenose, Aortenisthmusstenose) der zugrunde liegenden Ursache ab. Bei renoparenchymatöser Hypertonie sollte eine optimale medikamentöse Therapieeinstellung (< als 95. Perzentile, s. Kapitel 11.1) angestrebt werden, um einer zusätzlichen Verschlechterung der Nierenfunktion durch hochdruckbedingte Schädigungen entgegenzuwirken.

33.1.2 Therapie der primären Hypertonie

Ziel antihypertensiver Therapiemaßnahmen bei Kindern und Jugendlichen ist es, den Blutdruck auf Werte unterhalb der jeweiligen 95. Perzentile (s. Abb. 11.1) zu senken. Wie bei der Behandlung erwachsener Hypertoniker ist eine sofortige medikamentöse Therapie zu empfehlen bei:
- ▪ (schwerer) Hypertonie Schweregrad 3 (>30 mmHg oberhalb der 95. Perzentile) sowie
- ▪ (milder) Schweregrad 1 (<10 mmHg oberhalb der 95. Perzentile) bis (mittelschwerer) Hypertonie Schweregrad 2 (10–30 mmHg oberhalb der 95. Perzentile), wenn weitere kardiovaskuläre Risikofaktoren und/oder hypertoniebedingte Endorganschädigungen vorliegen.

Die Therapieempfehlungen der primären Hypertonie Grad 1-2 (95.-99. Perzentile) ohne Endorganschädigungen und zusätzliche kardiovaskuläre Risikofaktoren zielen zunächst auf nichtmedikamentöse Maßnahmen (Gewichtsreduktion, Kochsalzeinschränkung, Bewegung usw., s. Kapitel 20) und eine längere Beobachtungsphase ab.

Erst bei persistierenden Blutdruckerhöhungen trotz antihypertensiver Allgemeinmaßnahmen wird eine medikamentöse antihypertensive Behandlung angeraten. Als Basismedikamente gelten die auch für erwachsene Hypertoniker anerkannten Substanzklassen (β-Rezeptorenblocker, Diuretika, Kalziumantagonisten, ACE-Hemmer); in einigen Ländern werden nach wie vor β-Rezeptorenblocker und Diuretika aufgrund der längeren Erfahrung bevorzugt eingesetzt. ACE-Hemmer und Angiotensin-II-Antagonisten sollten sexuell aktiven und schwangeren Mädchen nicht verschrieben werden.

Tabelle 33.1. Dosierung von Antihypertensiva im Kindesalter [1]

Substanz(-klassen)	Dosierung [mg/kg/Tag]	Dosisintervall [h]	Besonderheiten
Diuretika			
Hydrochlorothiazid	1–2	12	
Chlorthalidon	0,5–2	24	
Metolazon	0,1–3	12	
Furosemid	1–5	8–12	
	0,5–5,0 μg/kg [2]	6–8	i.v. oder p.o.
Spironolacton	1–3	6–12	
Sympatholytika			
Sympatholytika mit überwiegend zentralem Angriffspunkt			
Clonidin	0,005–0,03	8–12	
α-Methyldopa	5–40	6	
Sympatholytika mit überwiegend peripheren Angriffspunkten			
β-Rezeptorenblocker			
Atenolol	1–5	24	
Metoprolol	1–2	12	
Propanolol	1–5	8–12	
Direkte Vasodilatatoren			
Dihydralazin	1–5	8–12	
Minoxidil	0,05–1	12	
Kalziumantagonisten			
Phenylalkylamine (Verapamil-Typ)			
Verapamil	2–10	8–12	
1,4-Dihydropyridine (Nifedipin-Typ)			
Nifedipin	0,25–2	8–12 [3]	
	0,25–0,5 [2]		
Nitrendipin	0,5–1	12–24	
Hemmer des Renin-Angiotensin-Systems			
ACE-Hemmer			
Captopril	0,01–0,25	12	
	0,5–3,0		
Enalapril	0,15–0,6	12–24	
Enalaprilat	5–10 μg/kg [2]	8–24	i.v.

[1] Auswahl; für Jugendliche gelten die für Erwachsene empfohlenen Dosierungen (Tabelle 35.1)
[2] Bei Neugeborenen und Säuglingen
[3] In Abhängigkeit von der pharmazeutischen Formulierung

Tabelle 33.2. Dosierung antihypertensiv wirksamer Medikamente für die Behandlung hypertensiver Notfälle im Kindesalter

Substanz(-klassen)	Dosierung [mg/kg/Dosis]	Wirkungseintritt [min]	Besonderheiten
Oral/sublingual einzunehmende Substanzen			
Nifedipin s.l. oder p.o.	0,25–0,5	2–10	
Captopril p.o.			
Neugeborene	0,01–0,25	30–60	Gefahr des akuten Nierenversagens bei
Kinder, Jugendliche	0,1–0,2	30–60	renovaskulärer Genese der Hypertonie (beidseitige fibromuskuläre Hyperplasie)
Intravenös zu applizierende Substanzen			
Clonidin	0,003–0,006	10	Langsam injizieren
Dihydralazin	0,2–0,8	10	
Nitroprussidnatrium	0,5–10 µg/kg/min	Sofort	Per infusionem, nur unter intensivmedizinischer Überwachung; Risiko der Zyanid-Thiocyanat-Vergiftung
Urapidil	1–4	2–5	In der ersten Stunde langsam i.v.
	0,5–2 mg/h		Erhaltungsdosis
Phentolamin	0,1–0,2	Sofort	Bei Phäochromozytom

Die Dosierungen richten sich nach dem Körpergewicht und sind daher dem Individualfall anzupassen (Tabelle 33.1). – Ein Auslassversuch der antihypertensiven Medikation sollte nach langsamer Reduktion und engmaschiger Blutdruckkontrolle nach etwa 1–2 Jahren erfolgen.

Die Behandlung des Bluthochdrucks vom Schweregrad 3 (>30 mmHg oberhalb der 95. Perzentile) und der hypertensiven Krise zeigt im Wachstumsalter keine prinzipiellen Besonderheiten auf (Tabelle 33.2).

■ Zusammenfassung (Kapitel 33.1)

■ Die Therapie der arteriellen Hypertonie im Wachstumsalter weist keine grundsätzlichen Unterschiede zur Therapie im Erwachsenenalter auf.
■ Die Dosierung der Antihypertensiva muss dem Körpergewicht angepasst werden.

■ 33.2 Antihypertensive Therapie des älteren Hypertonikers

Ältere Patienten (>65 Jahre) mit arterieller Hypertonie profitieren in besonderem Maße von einer Blutdrucksenkung. Durch mehrere große prospektive Studien konnte mittlerweile belegt werden, dass sowohl eine Senkung einer kombiniert systolisch-diastolischen (STOP-Hypertension, MRC-Studie, EWPHE-Studie) als auch einer mit zunehmendem Alter immer häufiger vorhandenen, isoliert systolischen Hypertonie (SHEP-Studie, Syst-Eur-Studie,

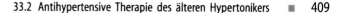

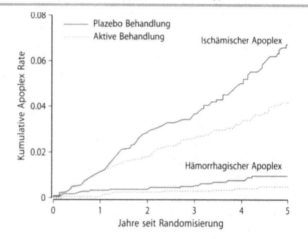

Abb. 33.1. Häufigkeit ischämischer und hämorrhagischer Schlaganfälle unter aktiver, antihypertensiver Therapie und unter Plazebo bei älteren Patienten mit isolierter systolischer Hypertonie (Kaplan-Meier Ereignis-Kurven). Nach Perry et al. (2000) JAMA 284:465–471; The Systolic Hypertension in the Elderly Program (SHEP), Unterauswertung

Syst-China-Studie) zu einer Reduktion der bei älteren Hypertonikern deutlich erhöhten kardiovaskulären Mortalität und Morbidität führt. Insbesondere die verminderte Inzidenz apoplektischer Insulte nach medikamentöser Senkung eines dauerhaft erhöhten Blutdruckes bei Altershypertonie konnte in mehreren Studien eindrücklich belegt werden (Abb. 33.1). – Wenngleich bislang keine entsprechend umfangreichen Langzeitstudien an Patienten mit einem Lebensalter >80 Jahre vorliegen, so deuten die Ergebnisse einer neueren Metaanalyse aller großen, prospektiven Studien zur Altershypertonie dennoch darauf hin, dass eine Blutdrucksenkung in dieser Population der über Achtzigjährigen zwar nicht die Mortalität, die kardiovaskuläre Morbidität jedoch in erheblichem Maße verringert (Tabelle 33.3). Da diese Daten nur von begrenzter Aussagekraft sind, können systematische Empfehlungen zur Behandlung der Hypertonie in dieser Altersgruppe nicht ausgesprochen werden, sodass sich das therapeutische Vorgehen am Einzelfall zu orientieren hat. Mehr Sicherheit für die Behandlung dieser Hochrisikogruppe werden vermutlich die Ergebnisse der HYVET-Studie (Hypertension in the Very Old Trial) bringen, in welcher der Langzeiteffekt zweier antihypertensiver Therapieregime bei 2100 randomisierten Hypertonikern mit einem Lebensalter >80 Jahre untersucht wird.

33.2.1 Definition der Hypertonie beim älteren Patienten und Blutdruckzielwerte

Auch bei älteren Patienten werden dauerhaft erhöhte Blutdruckwerte ≥140 mmHg systolisch und/oder ≥90 mmHg diastolisch als hyperton bewertet. Fehlerhafte Blutdruckmessungen, die gelegentlich aufgrund fort-

Tabelle 33.3. Kardiovaskuläre Morbidität und Mortalität unter medikamentöser Blutdrucksenkung bei Patienten mit einem Lebensalter >80 Jahre

Ereignis	Aktive Therapie [n = 754]	Plazebo [n = 727]	Prozentuale Verringerung Aktive Therapie/Plazebo	Signifikanz
Schlaganfälle	48	64	28	ja
Herzinsuffizienz	29	50	44	ja
Koronare Zwischenfälle	36	41	16	nein
Koronare Todesfälle	39	38		nein
Kardiovaskuläre Zwischenfälle	99	111	14	ja
Kardiovaskuläre Todesfälle	98	93		nein

Daten beruhen auf einer Metaanalyse prospektiver Langzeitstudien zur Altershypertonie. Nach Gueyffier W et al. (1999) Lancet 353:793–796

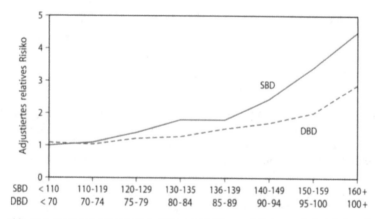

Abb. 33.2. Relatives kardiovaskuläres Risiko bei erhöhtem systolischen und diastolischen Blutdruck. Der Kurvenverlauf zeigt, dass das kardiovaskuläre Risiko bei Zunahme des systolischen (SBD) als des diastolischen Blutdruckes (DBD) stärker erhöht ist (Beispiel: ein SBD von 150–155 mmHg geht mit einem größeren kardiovaskulären Risiko einher als ein DBD von 95–100 mmHg)

geschrittener Sklerosierung der größeren Arterien (A. brachialis, A. radialis u.a.) falsch-hohe Blutdruckwerte liefern, müssen jedoch ausgeschlossen sein (s. Kapitel 2.2.3).

Ziel der therapeutischen Maßnahmen bei älteren Hypertonikern ist es ebenfalls, den diastolischen Blutdruck auf <90–85 mmHg und den systolischen auf <140 mmHg zu senken.

Da in den letzten Jahren gezeigt worden ist, dass der systolische Blutdruck ein eigener, kardiovaskulärer Risikofaktor ist, besteht heute kein Zweifel mehr über die Behandlungsbedürftigkeit einer isolierten systolischen Hypertonie (Abb. 33.2).

Die erwähnten Normwerte sind Orientierungswerte und lassen sich aus den bislang vorliegenden Studien ableiten; insbesondere die Ergebnisse der HOT-Studie haben darüber hinaus gezeigt, dass eine über die erwähnten Richtwerte hinaus gehende Senkung des Blutdruckes keineswegs zu einem erhöhten, sondern vielmehr – insbesondere bei Patienten mit gleichzeitig bestehendem Diabetes mellitus – zu einem weiter verminderten Risiko führt, einen Myokardinfarkt oder einen Schlaganfall zu erleiden.

33.2.2 Kombiniert systolische/diastolische und isoliert systolische Hypertonie Grad 1 und 2

Die Behandlung der kombinierten oder isoliert systolischen Hypertonie vom Schweregrad 1–2 folgt den üblichen Richtlinien der antihypertensiven Therapie; wie bei jüngeren Patienten stehen daher bei geringem und mittlerem kardiovaskulären Gesamtrisiko (s. Tabelle 7.6) zunächst nichtmedikamentöse Maßnahmen (s. Kapitel 20) im Vordergrund der therapeutischen Bemühungen. Wenngleich die Ergebnisse der TONE-Studie (Trial of Nonpharmacologic Interventions in the Elderly) die prinzipielle Wirksamkeit derartiger Therapieversuche auch für ältere Hypertoniker überzeugend belegen konnte, so wird der Erfolg in der Praxis nach eigenen Erfahrungen überaus begrenzt sein, da alle anzuratenden Maßnahmen (Bewegung, Gewichtsabnahme, Kochsalzrestriktion, deutlich reduzierte Nahrungsaufnahme, kein oder nur geringer Alkoholkonsum) unbequem sind und insbesondere bei Fehlen beruflicher und familiärer Aufgaben als ein erheblicher bzw. vollständiger Entzug von Lebensqualität empfunden werden. Andererseits wird es aber immer wieder ältere Patienten geben, die gerade in der Umstellung ihrer bisherigen Lebensgewohnheiten und dem in Aussicht gestellten Nutzen eine neue, herausfordernde Aufgabe sehen und daher die empfohlenen Maßnahmen begeistert umsetzen. Mehr noch als bei jüngeren Patienten sollte daher bei älteren Hypertonikern die zeitliche Dauer eines therapeutischen Versuches, den Blutdruck nichtmedikamentös zu senken, vom Individualfall abhängig gemacht werden. Werden entsprechende Therapievorschläge positiv aufgenommen, so kann nach dem in Abbildung 19.2 dargestellten Vorgehen verfahren werden und ein nichtmedikamentöser Therapieversuch von 3–12 Monaten toleriert werden. Selten werden diese Bemühungen jedoch allein zu einer Normalisierung des Blutdruckes (<140/90 mmHg) führen, sodass sie durch Gabe eines oder mehrerer Antihypertensiva ergänzt werden müssen.

Patienten, bei denen nicht damit zu rechnen ist, dass sie einschneidende Veränderungen ihrer Lebensgewohnheiten konsequent umsetzen werden, sollten ohne unnützen Zeitverlust medikamentös therapiert werden.

Beim älteren Hypertoniker ist eine medikamentöse Blutdrucksenkung besonders vorsichtig (50% der üblichen Initialdosis) und langsam (über Wochen bzw. Monate) einzuleiten, da größere Blutdruckabfälle aufgrund der häufig verlangsamten kardiovaskulären Reflexe schlechter kompensiert werden. Engmaschige Blutdruckkontrollen, die nicht nur im Sitzen (oder Liegen), sondern unbedingt auch im Stehen durchgeführt werden müssen, sind besonders in der Anfangsphase der medikamentösen Behandlung von großer Bedeutung. Beim Auftreten von subjektiven und/oder objektiven

Nebenwirkungen ist frühzeitiger als bei jüngeren Patienten eine Dosisreduktion oder ein Präparatewechsel vorzunehmen. Um dosisabhängige Nebenwirkungen zu vermeiden, die in der Praxis – im Gegensatz zu den Erfahrungen aus klinischen Studien – häufiger von älteren als von jüngeren Hypertonikern wahrgenommen werden, ist frühzeitig und in jedem Fall vor Erreichen der Maximaldosis ein zweites Antihypertensivum einer anderen Substanzklasse in ebenfalls niedriger Dosierung hinzuzufügen.

Eine niedrig dosierte Zweiertherapie kann nach erfolgreicher Einstellungsphase als fixe Kombination verschrieben werden, sodass sich die Anzahl der einzunehmenden Tabletten verringert und sich die Compliance der Patienten verbessert.

Bei Einleitung einer medikamentösen antihypertensiven Therapie muss des weiteren berücksichtigt werden, dass ältere Patienten häufiger als jüngere Patienten arteriosklerotische Einengungen organversorgender Gefäße haben. Da medikamentös induzierte systemische Druckabfälle zu einer Minderperfusion in den einer Stenose nachgeschalteten Organen führen können, muss der Patient gezielt nach neu aufgetretenen Brustschmerzen (Koronarstenose?), Schmerzen beim Treppensteigen (periphere arterielle Verschlusskrankheit?) oder Schwindel bzw. Sehstörungen (Karotisstenose?) gefragt werden. Insbesondere bei sehr alten Patienten (>80 Jahre) rate ich grundsätzlich dazu, vor der Erstgabe eines Antihypertensivums eine Karotisstenose auszuschließen.

Das Joint National Committee on Detection, Evaluation, and Treatment of High Blood Pressure (JNC VI) empfiehlt insbesondere für die Senkung des systolischen Blutdruckes ein schrittweises Vorgehen, indem bei Ausgangswerten von >180 mmHg zunächst eine Senkung auf <160 mmHg und bei Ausgangswerten von 160–179 mmHg eine Senkung von 20 mmHg anzustreben ist. Wird der erreichte Blutdruck gut toleriert, sollte versucht werden, den Blutdruck zu normalisieren (<140 mmHg).

33.2.3 Kombiniert systolische/diastolische und isoliert systolische Hypertonie Grad 3

Die medikamentöse Therapie der (schweren) arteriellen Hypertonie Grad 3 bei älteren Patienten weist keine prinzipiellen Besonderheiten auf. Wohl immer wird eine medikamentöse Mehrfachtherapie erforderlich sein, um die gewünschte Blutdrucksenkung zu erzielen.

Trotz oder gerade wegen der Schwere der Hypertonie muss die Einleitung der medikamentösen Therapie besonders vorsichtig erfolgen, da anzunehmen ist, dass die Toleranz der zerebralen Autoregulation gegenüber Blutdruckabfällen deutlich vermindert ist. Eine schrittweise, über mehrere Monate ausgedehnte Blutdrucksenkung ist daher anzustreben. Therapieschritte im Sinne von Dosissteigerungen oder Ergänzung der bestehenden Medikation durch eine Zweit- oder Drittsubstanz sollten in 2- bis 5-wöchigen Abständen erfolgen und sich nach dem zeitlichen Rahmen richten, innerhalb dessen die Maximalwirkung der eingesetzten Substanz zu erwarten ist. Wie auch bei der Hypertonie Grad 1–2 sollten eher mehrere Antihypertensiva unterschiedlicher Substanzklassen in niedriger Dosierung gewählt werden als weniger Medikamente in hoher Dosierung.

33.2.4 Medikamentenwahl bei „Altershypertonie"

Die Wahl der antihypertensiven Medikation bei älteren Patienten mit arterieller Hypertonie richtet sich wie bei jüngeren vorrangig nach den individuellen Voraussetzungen. Zu berücksichtigen sind Begleiterkrankungen, Lebensgewohnheiten und Aktivitäten des Patienten (Tabelle 33.4; s. auch Tabelle 31.6). Diuretika (in niedriger Dosierung), β-Rezeptorenblocker, langwirksame Kalziumantagonisten und ACE-Hemmer sind daher auch in der Behandlung des älteren Hypertonikers als prinzipiell gleichwertige Basispräparate anzusehen. Bei isolierter systolischer Hypertonie sind Diuretika oder Kalziumantagonisten vom Nifedipin-Typ (mit langsamem Wirkungseintritt) als Basismedikamente zu bevorzugen.

Kombinierte β-/a_1-Rezeptorenblocker sind ebenfalls geeignet, doch sollten bei älteren Patienten Für und Wider einer Therapie mit diesen Substanzen wegen der Gefahr einer orthostatischen Hypotonie besonders sorgfältig gegeneinander abgewogen werden. Selektive a_1-Rezeptorenblocker sollten allenfalls noch in Ausnahmefällen (nichtoperable benigne Prostatahyperplasie, erektile Dysfunktion) als Basismedikation eingesetzt werden, da sie das kardiovaskuläre Risiko erhöhen.

33.2.5 Sind grenzwertig erhöhte Blutdruckwerte medikamentös zu senken?

Mittlerweile besteht kein Zweifel mehr darüber, dass auch die Senkung grenzwertig erhöhter Blutdruckwerte (90–94 mmHg diastolisch und/oder 140–159 mmHg) das kardiovaskuläre Risiko sowohl bei jüngeren als auch bei älteren Hypertonikern weiter reduziert. In besonderem Maße gilt diese Aussage für den systolischen Blutdruck, der gerade bei den Patienten höheren Lebensalters häufig isoliert erhöht ist. Auf die Notwendigkeit einer besonders vorsichtigen medikamentösen Therapieeinleitung wurde bereits an anderer Stelle hingewiesen. Für Hypertoniker jenseits des 80. Lebensjahres liegen bislang keine prospektiven Langzeitdaten vor, weshalb allgemeingültige Empfehlungen zur Senkung grenzwertig erhöhter Blutdruckwerte nicht gegeben werden können und eine entsprechende Therapieentscheidung vom Einzelfall abhängig gemacht werden muss.

Tabelle 33.4. Antihypertensive Medikation bei Begleiterkrankungen älterer Hypertoniker (>65 Jahre)

Begleiterkrankung	Diuretika		β-Rezeptoren-blocker	ACE-Hemmer	Angiotensin-II-Antagonisten	α₁-Rezeptoren-blocker*	Kalziumantagonisten		
	K⁺-verlierend	K⁺-sparend					Verapamil-Typ	Nifedipin-Typ**	Diltiazem-Typ
Bronchialsystem									
Asthma, COLD	++	KOMB	KI	+	++	+	+	+	+
Herz									
Angina pectoris	+	KOMB	++	+	+	KI	+	++	+
Herzinfarkt, abgelaufener	+	KOMB	++	++	+	KI	+	KI	+
Herzinsuffizienz	++	KOMB	KI	++	+	KI	KI	+	KI
Sick Sinus Syndrom	+	KOMB	KI	+	+	+	KI	KI	KI
Niere/Urogenitaltrakt									
Erektile Dysfunktion	KI	KI	KI	+[1]	+	++	+	+	+
Niereninsuffizienz	++	KI	+	++	KI	++	+	+	+
Niereninsuffizienz+RAS	++	KI	+	KI	+	++	+	+	+
Prostatahyperplasie	KI	KI	+	+	+	++	+	+	+
Stoffwechsel									
Diabetes mellitus	+[3]	KOMB	+[2]	++	+	+[4]	+	+	+
Dyslipidämie	+[3]	+[3]	+[3]	+	+	+	+	KI	+
Gicht	KI	KI	+	+	+	+	+	+	+
Sonstige									
Glaukom	+	+	++	+	+	+	+	KI	+
Obstipation	++	+	+	+	+	+	KI	+	+
Periphere arterielle Verschlusskrankheit	+[5]	KOMB	KI/+[6]	++	++	+	++	++	++

++ = Bevorzugt als Basismedikament einzusetzen; + = Alternative; KI = Indikationseinschränkung oder kontraindiziert; KOMB = Üblicherweise als Ergänzung zum Thiazid- oder Schleifendiuretikum; RAS = Nierenarterienstenose; * Als Basismedikament nicht mehr einzusetzen (allenfalls bei Prostatahyperplasie und erektiler Dysfunktion); ** Mit langsamem Wirkungseintritt; [1] Dosisanpassung, engmaschige Kontrollen in der Einleitungsphase; [2] Selektive β₁-Rezeptorenblocker; [3] Zunahme LDL und Triglyzeride, Abnahme HDL: nicht bei schwersten Fettstoffwechselstörungen, ansonsten klinische Relevanz fraglich; [4] Zunahme HDL, Abnahme LDL: klinische Relevanz fraglich, da Mortalität und Morbidität höher als unter Diuretika; [5] Vorsicht vor Hämokonzentration; [6] Keine Kontraindikation für β-Rezeptorenblocker mit vasodilatierender Komponente. Nach Bonapace et al. (1998) J Hum Hypertension 12:615–620

■ **Zusammenfassung (Kapitel 33.2)**

■ Ziel der therapeutischen Bemühungen bei älteren Patienten (<65 Jahre) mit kombiniert systolisch-diastolischer oder isoliert systolischer Hypertonie ist – unabhängig vom Ausgangswert – mittelfristig die Senkung des Blutdruckes auf <90 mmHg diastolisch und <140 mmHg systolisch.

■ Lässt sich durch nichtmedikamentöse, antihypertensiv wirksame Allgemeinmaßnahmen keine Normalisierung des Blutdrucks erzielen, so muss frühzeitig eine medikamentöse Therapie eingeleitet werden.

■ Vor Einleitung einer medikamentösen Blutdrucksenkung sind insbesondere bei älteren Patienten mit Hinweisen auf eine generalisierte Gefäßsklerose klinisch relevante Stenosen organversorgender Arterien auszuschließen bzw. zu korrigieren, um poststenotische Blutdruckabfälle mit konsekutiver Minderperfusion von Herz, Gehirn und/oder Nieren zu vermeiden.

■ Medikamentös induzierte Hypotonien werden bei älteren Patienten häufiger beobachtet, weshalb anfänglich eine Halbierung der sonst üblichen Initialdosis empfohlen wird.

■ Bei nicht ausreichender Blutdrucksenkung unter einer Monotherapie sollte frühzeitig und vor Erreichen der Maximaldosis ein zweites oder drittes, ebenfalls niedrigdosiertes Antihypertensivum einer anderen Substanzklasse verschrieben werden.

■ Die Wahl des antihypertensiven Basismedikamentes sollte sich an individuellen Kriterien (Begleiterkrankungen, Aktivitäten, Lebensgewohnheiten) orientieren; grundsätzlich sind Diuretika, β-Rezeptorenblocker, langwirksame Kalziumantagonisten und ACE-Hemmer auch zur Behandlung des älteren Hypertonikers gleichwertig geeignet.

■ Bei isolierter systolischer Hypertonie sind Diuretika oder langwirksame Kalziumantagonisten vom Nifedipin-Typ als Basismedikament zu bevorzugen.

■ Für die Behandlung der arteriellen Hypertonie bei Patienten jenseits des 80. Lebensjahres liegen noch keine gesicherten Erkenntnisse vor, sodass eine medikamentöse Blutdrucksenkung besonders vorsichtig erfolgen und dem Individualfall angepasst werden muss.

■ 33.3 Antihypertensive Therapie bei Frauen

Etwa die Hälfte aller Hypertoniker sind weiblichen Geschlechts. Während eine primäre Hypertonie bei Frauen vor der Menopause wesentlich seltener ist als bei gleichaltrigen Männern, nimmt ihre Häufigkeit nach der Menopause kontinuierlich zu; jenseits des 60. Lebensjahres finden sich schließlich mehr weibliche als männliche Hypertoniker. Die schwarze weibliche Bevölkerung in Nordamerika weist eine besonders hohe Inzidenz der arteriellen Hypertonie auf, die im Vergleich zu weißen Frauen zudem schwerer ausgeprägt ist, häufiger von weiteren kardiovaskulären Risikofaktoren begleitet wird und öfter mit bereits manifesten Endorganschädigungen einhergeht.

Da eine exogene (primärpräventive) Östrogensubstitution in der Postmenopause das kardiovaskuläre Risiko senkt, ist anzunehmen, dass die endogene Östrogenproduktion vor der Menopause den weiblichen Organismus vor der Entwicklung kardiovaskulärer Erkrankungen schützt. Die niedrige Androgenproduktion sowie das menstruationsbedingt geringere Blutvolumen sind weitere Faktoren, die bei jüngeren Frauen sowohl vor der Entwicklung einer Hypertonie als auch anderer kardiovaskulärer Erkrankungen schützen könnten.

33.3.1 Hypertoniebehandlung vor der Menopause

Die häufigste Ursache einer arteriellen Hypertonie bei Frauen vor der Menopause war früher wahrscheinlich die Einnahme von oralen Kontrazeptiva; unter den heute üblichen, wesentlich geringeren Dosierungen (s. Kapitel 17.1.1) dürfte die Häufigkeit einer östrogeninduzierten Hypertonie deutlich geringer sein. Dennoch sollte die Einnahme von oralen Kontrazeptiva sowie die in den Kapiteln 13–18 besprochenen Erkrankungen als Ursachen einer sekundären Hypertonieform ausgeschlossen werden.

Eine primäre Hypertonie bei Frauen vor der Menopause ist wesentlich seltener (s. oben) und weist im Vergleich zu gleichaltrigen Männern günstigere hämodynamische Charakteristika auf (niedrigerer peripherer Gefäßwiderstand, geringerer Blutdruckanstieg unter isometrischer Belastung). Des weiteren sind die mit einem erhöhten kardiovaskulären Risiko einhergehenden myokardialen Anpassungsvorgänge im Sinne einer Herzhypertrophie bei prämenopausalen Frauen mit Hypertonie Grad 1 und 2 geringer ausgeprägt als bei gleichaltrigen männlichen Hypertonikern. Da sich diese geschlechtsspezifischen Unterschiede nach der Menopause verlieren, liegt die Vermutung nahe, dass den Östrogenen eine vaso- und kardioprotektive Bedeutung zukommt. Ob dieser hormonelle Schutz in der Prämenopause eine weniger aggressive Behandlung der Hypertonie rechtfertigt, ist bislang nicht untersucht worden. Eine konsequente Senkung des Blutdruckes auf <140/90 mmHg ist daher auch bei dieser Patientenpopulation anzustreben. Versagen blutdrucksenkende Allgemeinmaßnahmen auch über einen verlängerten Beobachtungszeitraum, so ist eine antihypertensive medikamentöse Therapie einzuleiten, die den üblichen Richtlinien der Hypertoniebehandlung folgt (s. Kapitel 19).

33.3.2 Antihypertensive Therapie bei postmenopausalen Frauen

Obwohl Frauen nach der Menopause alle bekannten kardiovaskulären Risikofaktoren in gleicher Häufigkeit entwickeln wie Männer, ist die Prävalenz der koronaren Herzkrankheit bei Männern in jedem Lebensalter höher als bei

Frauen. Diese Beobachtung rechtfertigt jedoch nicht, kardiovaskuläre Risikofaktoren einschließlich der arteriellen Hypertonie weniger konsequent zu therapieren als bei Männern.

33.3.2.1 Geschlechtsneutrale Auswahlkriterien

Die Wahl der antihypertensiven Therapie bei postmenopausalen Frauen wird bestimmt zum einen durch Faktoren, die auch bei männlichen Hypertonikern Einfluss auf die Medikamentenwahl haben; hierzu zählen begleitende kardiovaskuläre Risikofaktoren, wie

■ Störungen des Fettstoffwechsels, insbesondere Zunahme des LDL- und Abnahme des HDL-Cholesterols,
■ (stammbetonte) Adipositas, meist einhergehend mit
■ Störungen des Kohlenhydratstoffwechsels im Sinne einer zunehmenden Insulinresistenz mit konsekutiver Hyperinsulinämie

sowie Begleiterkrankungen:
■ manifester Diabetes mellitus,
■ Niereninsuffizienz und
■ Linksherzhypertrophie.

33.3.2.2 Geschlechtsspezifische Auswahlkriterien

Bei der Medikamentenwahl sind des weiteren geschlechtsspezifische Besonderheiten zu berücksichtigen:
■ die durch den Östrogenmangel bedingte Osteoporoseentwicklung sowie
■ die Interaktion mit einer gleichzeitig bestehenden Hormonersatztherapie bzw. anderen osteoprotektiv wirksamen Substanzen (Bisphosphonate usw.).

Während der Einfluss der verfügbaren Antihypertensiva auf kardiovaskuläre Risikofaktoren und überwiegend hypertoniebedingte Begleiterkrankungen in der allgemeinen hypertensiven Population recht gut bekannt ist (s. Kapitel 31.1–31.5), wurde die Langzeitwirkung einer antihypertensiven medikamentösen Therapie insbesondere auf den durch Östrogenmangel bedingten Knochenverlust bislang nur für Thiaziddiuretika untersucht. Wie bereits in Kapitel 31.6 dargelegt, wurde unter Langzeiteinnahme von Thiaziddiuretika in den meisten Studien ein verminderter Knochenverlust beobachtet. In einer longitudinalen Langzeitstudie (Dauer etwa 7,5–10 Jahre) an 993 postmenopausalen Frauen mit einem Durchschnittsalter von 63 Jahren fand sich am Studienende in der Gruppe, die mit einer kombinierten Gabe von Thiaziddiuretika und Östrogenen behandelt worden war, eine deutlich höhere Knochendichte als in den Gruppen, in denen Thiazide bzw. Östrogene als Monotherapie eingenommen worden waren. Die geringste Knochendichte wurde in der unbehandelten Kontrollgruppe ermittelt.
  Der Nachweis von Angiotensin-II-Rezeptoren auf Osteoblasten sowie auf den Endothelzellen der Knochenmarkskapillaren legt die Vermutung nahe, dass das RAS möglicherweise lokal an der Regulation des Knochenstoff-

wechsels beteiligt sein könnte. Inwieweit eine Langzeitbehandlung mit ACE-Hemmern oder anderen, das RAS hemmenden Substanzen den Knochenstoffwechsel beeinflusst ist unklar.

33.3.2.3 Therapeutische Konsequenzen

Da die Mehrzahl der postmenopausalen Frauen mit arterieller Hypertonie übergewichtig sind, stehen entsprechende blutdrucksenkend wirkende Allgemeinmaßnahmen (Gewichtsabnahme, fettarme Diät, Alkohol- und Nikotinverzicht, reduzierter Kochsalzkonsum, körperliche Aktivität usw.) ganz im Vordergrund der therapeutischen Bemühungen. Lässt sich hierunter kein befriedigendes Ergebnis erzielen, so ist eine medikamentöse Behandlung vorrangig mit den verfügbaren antihypertensiven Basismedikamenten einzuleiten, deren Auswahl sich nach den individuellen Gegebenheiten zu richten hat. Geschlechtsspezifische Kriterien spielen hierbei allenfalls bei einer behandlungsbedürftigen, postmenopausalen Osteoporose eine Rolle, bei deren gleichzeitigem Nachweis die bevorzugte Gabe von Thiaziddiuretika (in Kombination mit ACE-Hemmern?) zu erwägen ist.

▪ Zusammenfassung (Kapitel 33.3.1 und 33.3.2)

- Die Behandlung der primären Hypertonie bei Frauen vor der Menopause folgt den üblichen Richtlinien der antihypertensiven Therapie.
- Bei postmenopausalen Frauen ist bei Einleitung einer medikamentösen Therapie das kardiovaskuläre Gesamtrisiko zu beachten, das sich – möglicherweise als Folge des Östrogenverlustes – nicht von dem der männlichen Hypertoniker unterscheidet.
- Bei gleichzeitigem Vorliegen von Hypertonie und behandlungsbedürftiger postmenopausaler Osteoporose sollten sich die jeweiligen medikamentösen Langzeittherapien sinnvoll ergänzen.
- Während für eine Hormonsubstitutionstherapie mit Östrogenen eine günstige Beeinflussung kardiovaskulärer Risikofaktoren zu erwarten ist, wurde die Wirkung einer antihypertensiven Therapie auf den postmenopausalen Knochenverlust bislang nur wenig untersucht.
- Von den gegenwärtig verfügbaren Antihypertensiva ist lediglich für Thiaziddiuretika ein gewisser osteoprotektiver Effekt gezeigt worden.

33.3.3 Antihypertensive Therapie in der Schwangerschaft

Ziel der therapeutischen Bemühungen bei Hypertonie in der Schwangerschaft ist es, die bei jeder Form der Blutdruckerhöhung bestehende Gefahr einer Eklampsie abzuwenden. Die wichtigste Maßnahme ist daher die engmaschige Kontrolle des Blutdruckes während der Schwangerschaft.

33.3.3.1 Nichtmedikamentöse Therapie bei Hypertonie in der Schwangerschaft

Folgende Allgemeinmaßnahmen werden bei erhöhten Blutdruckwerten in der Schwangerschaft empfohlen:

■ Verminderte körperliche Aktivität, bei schwerer Hypertonie Bettruhe (Ziel: Senkung des arteriellen Blutdruckes, Verbesserung der Plazentadurchblutung),

■ keine Kochsalzrestriktion, da diese zu einer weiteren Abnahme des ohnehin verminderten intravasalen Volumens mit Verschlechterung der Plazentadurchblutung führt und unter den spezifischen Bedingungen möglicherweise auch eine weitere Blutdrucksteigerung bewirkt (Reninstimulation?). Von dieser Empfehlung ausgenommen sind Frauen mit bekannter salzsensitiver Hypertonie, bei denen die Einhaltung einer bereits vor der Schwangerschaft bestehenden kochsalzarmen Ernährung aufrechterhalten werden sollte,

■ keine Gewichtsreduktion,

■ vollständige Alkohol- und Nikotinabstinenz.

Die therapeutischen Allgemeinmaßnahmen bei arterieller Hypertonie in der Schwangerschaft unterscheiden sich somit grundlegend von den Maßnahmen, die für nichtschwangere Frauen empfohlen werden.

33.3.3.2 Präeklampsie (Schwangerschaftsbedingte Hypertonie)

Trotz unbekannter Pathogenese ist die schwangerschaftsbedingte Hypertonie als sekundäre Hypertonieform einzustufen, da sie durch die Entbindung kausal therapiert werden kann. In vielen Fällen wird diese therapeutische Maßnahme wegen der Unreife des Föten jedoch nicht möglich sein, weshalb entweder nur Allgemeinmaßnahmen (s. Kapitel 33.3.3.1) oder zusätzlich eine medikamentöse Therapie eingeleitet werden müssen.

Auch bei schwangerschaftsbedingter Hypertonie ist der Nutzen einer medikamentösen antihypertensiven Therapie nicht belegt, sodass sie von den meisten Fachgesellschaften nur bei dauerhaft erhöhten Blutdruckwerten >100 mmHg (JNC VI, USA, 1997) bzw. >110 mmHg (International Society of Hypertension/WHO, 1999) diastolisch bzw. >170 mmHg systolisch (ISH/WHO) empfohlen wird.

α-Methyldopa

Mittel der ersten Wahl zur medikamentösen Behandlung einer Hypertonie in der Schwangerschaft ist nach wie vor α-Methyldopa (s. Kapitel 24.1.1.1). Als Initialdosis wird eine Dosierung von 2 mal 250 mg täglich empfohlen, die bei Bedarf auf maximal 2 g gesteigert werden kann. In einer in den 70er Jahren durchgeführten Studie an schwangeren Frauen mit milder Hypertonie (140/90 bis 155/100 mmHg; Grad 1 heutiger Nomenklatur) wurden im Vergleich zu Plazebo unter Einnahme von α-Methyldopa weniger Frühgeburten und eine geringere perinatale Sterblichkeit beobachtet. Obwohl in dieser Studie in einigen Fällen Maximaldosierungen von 4 g α-Methyldopa pro Tag gegeben wurden, fanden sich in der nachfolgenden Beobachtungsphase über 7 Jahre keine Beeinträchtigung neurologischer Funktionen oder der intellektuellen Entwicklung.

$β_1$-Rezeptorenblocker

Als Medikamente der zweiten Wahl sind $β_1$-Rezeptorenblocker einzustufen, wobei ausschließlich Substanzen mit relativer $β_1$-Selektivität empfohlen werden. Eine Therapie mit $β_1$-Rezeptorenblockern ist mit möglichst niedrigen Dosen durchzuführen (Atenolol bis 50 mg/d, Metoprolol bis 100 mg/d, Acebutolol 200 mg/d) und ist im ersten Trimenon nur unter strengster Indikationsstellung gestattet, da nach mütterlicher Einnahme in dieser Schwangerschaftsphase Wachstumsverzögerungen des Föten auftreten können. Eine durch $β$-Rezeptorenblocker induzierte Bradykardie kann die Hypoxietoleranz vermindern und den Föten insbesondere während der Entbindung gefährden.

Verschiedene kleinere Studien konnten eine gute und im Vergleich zu α-Methyldopa teilweise bessere antihypertensive Wirkung von Labetalol nachweisen. Obwohl dieser kombinierte, in Deutschland nicht vermarktete $β$-/$α_1$-Rezeptorenblocker sowohl oral als auch intravenös applizierbar ist und in den erwähnten Untersuchungen keine wesentlichen fetalen Nebenwirkungen zeigte, muss seine Anwendung zurückhaltend beurteilt werden, da in einigen Fällen ein kausaler Zusammenhang zu mütterlichen Leberschädigungen nicht ausgeschlossen werden konnte.

Andere Antihypertensiva

Eingeschränkt geeignet für die Hypertoniebehandlung in der Schwangerschaft ist Verapamil. – Nifedipin und andere 1,4-Dihydropyridinkalziumantagonisten (Nitrendipin, Felodipin) sind im 1. Trimenon kontraindiziert, da im Tierversuch embryotoxische und teratogene Effekte beobachtet wurden. Obwohl diese Substanzen in der späteren Schwangerschaft eingesetzt wurden, ist auch in diesem Abschnitt Zurückhaltung geboten, da Wachstumsretardierung und Wehenhemmung auftreten können.

Ist eine ausreichende Blutdrucksenkung durch eine Monotherapie mit einem der erwähnten Antihypertensiva nicht zu erzielen, kann zusätzlich Dihydralazin gegeben werden (25 bis 300 mg/d). Eine Monotherapie mit Dihydralazin ist weniger geeignet, da nach einiger Zeit ein Wirkungsverlust als Folge fortschreitender Natriumretention und Reflextachykardie zu erwarten ist.

Alle übrigen, in der Behandlung der primären und sekundären Hypertonieformen etablierten Antihypertensiva sollten in der Therapie der Schwangerschaftshypertonie nicht angewandt werden (Tabelle 33.5).

Diuretika reduzieren das ohnehin verminderte Plasmavolumen weiter und können so zu einer Verschlechterung der plazentaren Durchblutung führen. Diuretika sollten daher nur gegeben werden, wenn diese Therapie vor der Schwangerschaft bestand und wegen einer erwiesenen Salzsensitivität der Hypertonie gewählt wurde.

Tabelle 33.5. Antihypertensiva während und nach der Schwangerschaft

	Langzeittherapie	Hypertensiver Notfall (Eklampsie)	Stillperiode
Mittel der 1. Wahl	α-Methyldopa	Dihydralazin Urapidil	α-Methyldopa Dihydralazin
Mittel der 2. Wahl	Dihydralazin β_1-Rezeptorenblocker Verapamil	Diazoxid [1]	Captopril, Enalapril Nifedipin, Nitrendipin Verapamil
Relativ kontraindiziert	Thiaziddiuretika [2] Schleifendiuretika [2]	Nifedipin [3] Verapamil [3]	Metoprolol [4]
Kontraindiziert	ACE-Hemmer Angiotensin-II-Rezeptorantagonisten Kalziumantagonisten vom – Nifedipin-Typ [5] – Diltiazem-Typ Spironolacton Reserpin	Nitroprussidnatrium Captopril Enalaprilat	β-Rezeptorenblocker Diuretika

[1] Gefahr ausgeprägter Blutdruckabfälle
[2] Einsatz möglich bei bereits vorbestehender Therapie einer primären Hypertonie oder bei salzsensitiver Hypertonie; kontraindiziert bei Präeklampsie, da intravaskuläres Volumen ohnehin vermindert ist und die Plazentadurchblutung verschlechtert wird
[3] Vorsicht bei gleichzeitiger Gabe von Magnesiumsulfat, da blutdrucksenkende Wirkung verstärkt wird
[4] Nur zu geben, falls Therapie mit β-Rezeptorenblockern erforderlich
[5] Kontraindiziert im 1. Trimenon

33.3.3.3 Medikamentöse Therapie der (drohenden) Eklampsie

Die Symptomentrias Hypertonie, Proteinurie und Ödembildung charakterisiert das klinische Bild der Präeklampsie. Das zusätzliche Auftreten neurologischer Symptome (Kopfschmerzen, Sehstörungen, Bewusstseinsveränderungen) wird als drohende Eklampsie bezeichnet und als Vorläufer der mit generalisierten Konvulsionen und schwersten, teilweise komatösen Bewusstseinsstörungen einhergehenden Eklampsie interpretiert.

Drohende und manifeste Eklampsie mit schwerer Hypertonie (diastolisch >120 mmHg) stellen somit einen hypertensiven Notfall dar, der eine sofortige, möglichst unter intensivmedizinischen Überwachungsbedingungen einzuleitende antihypertensive Therapie erfordert.

Die Behandlung der hypertensiven Krise bei drohender (Präeklampsie) und manifester Eklampsie erfolgt mit Dihydralazin. Eine parenterale Gabe von Dihydralazin ist obligatorisch und sollte – nach einer Initialdosis von 6,25 mg – möglichst mittels Perfusor erfolgen. Alternativ wird die Gabe von Urapidil (Deutschland 12,5 mg i.v.) empfohlen. Unter Diazoxid (wiederholter Bolus von 30 mg) können massive Blutdruckabfälle auftreten, weshalb besondere Vorsicht mit dieser Substanz geboten ist, um die plazentare Durchblutung nicht zu gefährden. Anzustreben ist eine langsame Senkung des diastolischen Wertes; eine Verschlechterung der Uterusdurchblutung durch eine zu rasche bzw. zu starke Blutdrucksenkung ist zu vermeiden. Begleitend sind eine sedierende (Diazepam) und eine antikonvulsive Therapie mit Magnesiumsulfat einzuleiten.

Bei Auftreten reflektorischer Tachykardien oder einer unzureichenden Blutdrucksenkung unter Dihydralazin können β_1-selektive Rezeptorenblocker in niedriger Dosierung ergänzend appliziert werden.

Der zusätzliche Einsatz von Schleifendiuretika ist der akuten Linksherzdekompensation vorbehalten.

Andere Medikamente, die in der Behandlung der hypertensiven Krise unterschiedlichster Genese Anwendung finden, dürfen wegen der Gefährdung des Föten nicht gegeben werden (Tabelle 33.5). Insbesondere unter Nitroprussidnatrium kann es zu einer fetalen Zyanidintoxikation kommen.

33.3.3.4 Chronische, vorbestehende Hypertonie (schwangerschaftsunspezifische Hypertonie)

Bei Patientinnen mit vorbestehender arterieller Hypertonie Grad 1–2 und normaler bis leicht eingeschränkter Nierenfunktion (Kreatinin <1,5 mg/dl) besteht kein wesentlich erhöhtes Schwangerschaftsrisiko für Mutter und Kind. Höhergradige Nierenfunktionseinschränkungen und Hypertonie bedeuten jedoch ein erhöhtes Risiko der weiteren Nierenschädigung, der Entwicklung einer Präklampsie und schließlich der perinatalen Morbidität und Mortalität. – Von einer Schwangerschaft sollte abgeraten werden, wenn eine schwere Hypertonie (Grad 3) bekannt ist.

Da einerseits ein Nutzen für Mutter und Kind nicht belegt ist und andererseits eine antihypertensive Therapie potentiell zu einer Abnahme des plazentaren Blutflusses und damit zu einer Gefährdung des Föten führen kann, sollte eine medikamentöse Therapie bei diastolischen Blutdruckwerten <100 mmHg nicht eingeleitet werden. Eine vorbestehende antihypertensive Medikation sollte frühzeitig auf Substanzen umgestellt werden, die zu keiner Schädigung des Föten führt (Tabelle 33.5). Häufig kann eine Medikation wegen der physiologischen Blutdrucksenkung in der Frühschwangerschaft unterbrochen bzw. abgesetzt werden.

Eine konsequente Senkung des Blutdruckes auf <140/90 mmHg ist anzustreben bei Vorliegen einer renoparenchymatösen Hypertonie.

Die zur Behandlung der schwangerschaftsunspezifischen/primären Hypertonie empfohlenen Antihypertensiva entsprechen selbstverständlich den in Kapitel 33.3.3.2 genannten (Tabelle 33.5).

33.3.3.5 Akute Blutdrucksteigerung während der Entbindung

Akute Blutdrucksteigerungen unmittelbar vor oder während der Entbindung können bis zu diastolischen Werten von 105 mmHg meistens ohne Einsatz von Antihypertensiva toleriert werden. Höhere Blutdruckanstiege sollten jedoch durch Gabe schnell wirksamer Antihypertensiva behandelt werden, da sich bei arteriellen Drucken über 170/110 mmHg (bzw. Mitteldrucken über 130 mmHg) zunehmend die autoregulativen Kompensationsmechanismen des zerebralen Gefäßbettes verschlechtern und das Risiko einer Hirnischämie oder einer zerebralen Blutung exponentiell ansteigt. –

Anzustreben ist eine Blutdrucksenkung auf Werte von 90–104 mmHg diastolisch. Als akut wirksame Medikamente werden empfohlen Dihydralazin, Urapidil, Diazoxid, Nifedipin sublingual oder Clonidin.

33.3.3.6 Antihypertensive Therapie nach der Entbindung

Persistierende Blutdruckwerte von mehr als einer Woche nach Entbindung sprechen für das Vorliegen einer primären Hypertonie, deren Behandlung sich nach dem Schweregrad richtet. Bei primärer Hypertonie vom Schweregrad 3 ist vor Entlassung der Patientin nach Hause eine medikamentöse Behandlung einzuleiten. – War eine Hypertonie vor der Schwangerschaft nicht bekannt, so ist ein Auslassversuch der Medikation nach einigen Wochen gerechtfertigt, wenn sich der Blutdruck unter der gewählten Therapie normalisiert hat.

33.3.3.7 Antihypertensive Therapie in der Stillzeit

Beabsichtigt die Mutter, das Kind zu stillen, so ist bei der Wahl des Basismedikamentes die Bedeutung eines Übertritts in die Muttermilch zu bedenken. Bei Hypertonie Grad 1–2 und geringem bis mittlerem kardiovaskulären Gesamtrisiko ist von einer medikamentösen Therapie während der Stillzeit abzusehen, bei höheren Blutdruckwerten bzw. hohem kardiovaskulären Gesamtrisiko empfiehlt sich die Einleitung der Therapie mit α-Methyldopa oder einem anderen, nicht in die Muttermilch übertretenden Antihypertensivum (Tabelle 33.5); nach Beendigung der Stillzeit sollte auch bei guter Blutdruckeinstellung auf eines der als Basismedikamente empfohlenen Antihypertensiva gewechselt werden.

■ Zusammenfassung (Kapitel 33.3.3)

- Primäres therapeutisches Ziel bei einem dauerhaft erhöhten Blutdruck in der Schwangerschaft ist es, die Entwicklung einer Eklampsie zu verhindern.
- Wichtigste Allgemeinmaßnahme bei Hypertonie in der Schwangerschaft ist eine verminderte körperliche Aktivität, in schweren Fällen sogar zeitweise die Einhaltung von Bettruhe; Kochsalzrestriktion und Gewichtsabnahme werden nicht empfohlen.
- Bei nachgewiesener schwangerschaftsspezifischer Hypertonie (Präeklampsie) ist eine medikamentöse Therapie bei Blutdruckwerten diastolisch >100–110 mmHg und systolisch >170 mmHg indiziert; gleiches gilt für die Behandlung einer primären Hypertonie, die bereits vor der Schwangerschaft bekannt war.
- Für eine medikamentöse Behandlung bei diastolischen Blutdruckwerten <100 mmHg konnte bislang kein Nutzen für Mutter und Kind nachgewiesen werden.

■ Eine Senkung des Blutdruckes auf <140/90 mmHg ist anzustreben, wenn eine renoparenchymatöse (diabetische oder nichtdiabetische) Erkrankung als Ursache der Hypertonie vorliegt.

■ Mittel der ersten Wahl zur medikamentösen antihypertensiven Langzeitbehandlung in der Schwangerschaft ist a-Methyldopa. Mit gewissen Einschränkungen können auch selektive β_1-Rezeptorenblocker, Dihydralazin oder Verapamil empfohlen werden.

■ Die drohende oder manifeste Eklampsie ist als hypertensiver Notfall anzusehen, dessen medikamentöse Behandlung primär durch Dihydralazin oder Urapidil erfolgen sollte. Eine medikamentöse Sedation und die Einleitung einer antikonvulsiven Therapie werden begleitend durchgeführt.

■ 33.4 Einfluss der ethnischen Zugehörigkeit auf die Wahl der antihypertensiven Therapie

33.4.1 Hypertonie in der schwarzen Bevölkerung

Hypertoniker afroamerikanischer Abstammung

Im Vergleich zu weißen Amerikanern haben afroamerikanische US-Bürger wesentlich häufiger eine Hypertonie vom Schweregrad 1 (+30%), 2 (+200%) und 3 (+280%). Es ist bis heute jedoch nicht geklärt, ob diese erhöhte Inzidenz der Hypertonie in der schwarzen Bevölkerung Folge genetischer oder/und umweltbedingter Einflüsse ist.

Eine im Vergleich zu weißen Hypertonikern erhöhte Inzidenz der Salzsensitivität bei afroamerikanischen Hypertonikern wurde von einigen Autoren als Folge einer natürlichen Selektion angesehen, die zur Zeit der Sklaverei stattfand und in der Folge an die schwarzen Nachwuchsgenerationen in Amerika weitergegeben wurde. Grundlage für diese Hypothese ist die Annahme, dass bei der Verschleppung der Afrikaner nach Amerika überwiegend jene die monatelange Überfahrt (sog. *middle passage*) überlebten, die den durch Sonne, Durchfall und körperliche Sklavenarbeit bedingten Salzverlust am effektivsten durch eine erhöhte renale Natriumretention kompensieren konnten. Diese erworbene Fähigkeit prädisponiere entsprechende Individuen dazu, in sozialen Umfeldern mit erhöhtem Kochsalzkonsum eine Hypertonie zu entwickeln. – Die geringere Reninsekretion – sowohl basal als auch nach Stimulation – könnte für diese Anpassungstheorie sprechen.

Eine im Vergleich zur weißen US-Bevölkerung schlechtere medizinische Versorgung, ein geringerer sozialer Status, eine mangelhafte, fettreiche Ernährung und ein höherer durchschnittlicher BMI (*body mass index*) kennzeichnen die Situation der schwarzen Bevölkerung in den USA und sprechen für eine eher umweltbedingte Genese der höheren Hypertonieinzidenz. Schlecht oder gar nicht kontrollierte Blutdruckwerte bei durchschnittlich höheren Ausgangswerten (Schweregrad 2–3) bedingen das vermehrte und frühzeitige Auftreten hypertoniebedingter Endorganschädigungen bei Afroamerikanern, von denen wiederum Frauen öfter und schwerwiegender betroffen sind als Männer.

Schwarze Hypertoniker afrikanischer Abstammung

Analysen der Weltgesundheitsbehörde aus Südafrika sprechen dafür, dass auch für die erhöhte Inzidenz der Hypertonie in der schwarzen Bevölkerung Afrikas ebenfalls sowohl genetische als auch Umwelteinflüsse verantwortlich sind. Eine Hypertonie entwickelt sich entsprechend früher und öfter bei Schwarzen als bei Weißen und wird häufiger angetroffen bei Schwarzen in Städten als bei solchen, die in ländlicher Umgebung leben. Vergleichbar dem Vorkommen in der afroamerikanischen US-Bevölkerung ist eine Hypertonie bei Schwarzen weiblichen Geschlechts auch in Afrika durchschnittlich häufiger, schwerer und durch bereits manifeste Endorganschäden kompliziert.

33.4.2 Antihypertensive Therapie bei Patienten schwarzer Hautfarbe

Versagen die auch für schwarze Hypertoniker verbindlichen und in Kapitel 20 ausgeführten antihypertensiven Allgemeinmaßnahmen, so ist eine medikamentöse Behandlung einzuleiten. Bislang ist eine Senkung der kardiovaskulären Morbidität und Mortalität bei Schwarzen nur für Thiaziddiuretika belegt (Hypertension Detection and Follow-up Program, HDFP). Eine ungünstige Beeinflussung der Glukosetoleranz ist in den heute üblichen Dosierungen (6,25–25 mg Hydrochlorothiazid) unter einer Langzeittherapie nach neueren Studien nicht zu erwarten, sodass sie in dieser Population als Mittel der ersten Wahl einzusetzen sind.

Eine den Diuretika vergleichbar gute Effektivität ist für Kalziumantagonisten beschrieben, weswegen diese langwirksamen Vertreter dieser Substanzklasse bei gleichzeitig bestehender Adipositas mit Störungen des Fett-

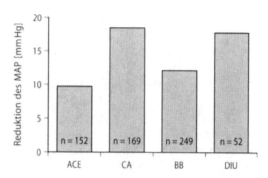

Abb. 33.3. Durchschnittliche Blutdrucksenkung (arterieller Mitteldruck = MAP) nach antihypertensiver Langzeittherapie von Hypertonikern afroamerikanischer Abstammung in 13 prospektiven Studien (1988–1993). *ACE* = ACE-Hemmer; *CA* = Kalziumantagonisten; *BB* = β-Rezeptorenblocker; *DIU* = Diuretika. Nach Jamerson et al. (1996) Am J Med 101(suppl 3A):22S–32S

und Kohlenhydratstoffwechsels von einigen Arbeitsgruppen bei schwarzen Hypertonikern ebenfalls als alternatives Basismedikament eingesetzt werden (Abb. 33.3).

Mehrere Studien deuten darauf hin, dass β-Rezeptorenblocker und ACE-Hemmer bei schwarzen Hypertonikern weniger effektiv sind. Wahrscheinlich trifft diese Folgerung nur auf jene Patienten zu, die in der Tat eine verminderte Reninsekretion haben. Die kombinierte Gabe dieser Substanzklassen mit einem niedrigdosierten Thiaziddiuretika führt ohnehin zu einer therapeutischen Ansprechrate, die sich nicht von jener bei weißen Hypertonikern unterscheidet.

Für α_1-Rezeptorenblocker wurden bislang keine ethnisch bedingten Wirksamkeitsunterschiede beschrieben; als Basismedikament werden sie jedoch gegenwärtig nicht empfohlen (s. Kapitel 24).

33.4.2 Antihypertensive Therapie bei anderen ethnischen Gruppen

Pathogenetische Unterschiede der Hypertonie bei anderen ethnischen Gruppen (Asiaten, Hispanics), die einen Einfluss auf die Wahl der medikamentösen bzw. nichtmedikamentösen therapeutischen Maßnahmen haben könnten, wurden bislang nicht berichtet. Die Therapie folgt daher den allgemeinen Empfehlungen.

■ Zusammenfassung (Kapitel 33.4)

■ Die medikamentöse Behandlung der arteriellen Hypertonie bei schwarzen Patienten und Angehörigen anderer ethnischen Gruppen folgt prinzipiell den allgemein gültigen Richtlinien.

■ Veränderung der Lebensgewohnheiten als nichtmedikamentöse Maßnahme kommt in der Behandlung der schwarzen Hypertoniker eine besondere Bedeutung zu, da Fehlernährung, Adipositas, Bewegungsarmut, Alkohol- und Nikotinkonsum in dieser Population noch verbreiterter sind als in der durchschnittlichen weißen Bevölkerung.

■ Mittel der ersten Wahl zur Senkung des erhöhten Blutdruckes bei schwarzen Hypertonikern sind Diuretika und (langwirksame) Kalziumantagonisten.

■ Thiaziddiuretika senken auch bei schwarzen Hypertonikern die kardiovaskuläre Morbidität und Mortalität; für alle anderen Substanzklassen steht dieser Nachweis noch aus.

■ β-Rezeptorenblocker und ACE-Hemmer sind als Monotherapie bei einem Teil der schwarzen Hypertoniker weniger wirksam als bei weißen Patienten; Ursache hierfür ist möglicherweise eine verminderte Reninsekretion.

■ 33.5 Antihypertensive Therapie bei Adipositas

Nahezu 50% der übergewichtigen Bevölkerung (BMI >25) haben einen erhöhten arteriellen Blutdruck, während umgekehrt bis zu 50% der Hypertoniker übergewichtig sind. Im Vergleich zu normalgewichtigen Patienten mit primärer Hypertonie weisen adipöse einige Besonderheiten auf, die bei einer antihypertensiven Therapie berücksichtigt werden sollten. Hierzu zählen eine erhöhte Insulinresistenz und -sekretion, eine gesteigerte Sympathikusaktivität, eine vermehrte tubuläre Natriumreabsorption mit konsekutiver Expansion des intravasalen Volumens, eine gestörte Homöostase endothelial gebildeter vasoaktiver Substanzen (insbesondere Stickstoffmonoxid = NO), ein mäßig erhöhter peripherer Gefäßwiderstand und eine erhöhte Inzidenz von Fettstoffwechselstörungen. Eine linksventrikuläre Hypertrophie entwickelt sich schneller, und der Übergang in eine prognostisch ungünstige ventrikuläre Dilatation wird durch das kombinierte Auftreten von Druck- (erhöhte Nachlast) und Volumenbelastung (erhöhte Vorlast) gefördert (s. Kapitel 9.3.5).

Eine Gewichtsabnahme, möglichst in Verbindung mit gesteigerter körperlicher Aktivität, reduziert bzw. normalisiert nicht nur die erwähnten hormonellen und metabolischen Parameter, sondern auch den erhöhten Blutdruck und ist somit die wichtigste und möglicherweise kausal wirksame Maßnahme bei adipösen Hypertonikern. – Bedauerlicherweise ist eine wesentliche Gewichtsreduktion bei der Mehrzahl der Patienten wegen ungenügender Compliance nicht zu erzielen, weshalb die Einleitung einer medikamentösen antihypertensiven Therapie erforderlich ist.

Da bei übergewichtigen Hypertonikern typischerweise ein erhöhtes intravasales Volumen bei nur mäßig erhöhtem peripheren Gefäßwiderstand vorliegt, sind direkt vasodilatierende Antihypertensiva (s. Kapitel 27) bei dieser Population aus pathophysiologischen Gründen nicht zu empfehlen, da sie zu einer weiteren Flüssigkeitsretention führen.

Aus hämodynamischer Sicht sind Diuretika für die Behandlung der Hypertonie gut geeignet, da sie das bei Übergewicht erhöhte intravasale Volumen vermindern. In höheren Dosierungen beeinflussen Diuretika sowohl die bei Adipösen verminderte Glukosetoleranz als auch die häufig erhöhten atherogenen Lipoproteinfraktionen (insbesondere das LDL-Cholesterol) ungünstig, sodass sie – wie auch bei normalgewichtigen – bei übergewichtigen Patienten mit Bluthochdruck nur in niedrigen Dosierungen (6,25–25 mg Hydrochlorothiazid) und vorrangig als Kombinationspartner empfohlen werden.

Da eine Verminderung des gesamten kardiovaskulären Risikoprofils bei übergewichtigen Hypertonikern angestrebt werden muss, empfehlen sich als Basismedikamente antihypertensiv wirksame Substanzen, die weder den Kohlenhydrat- noch den Fettstoffwechsel ungünstig beeinflussen. Entsprechend werden Kalziumantagonisten mit langsamem Wirkungseintritt bevorzugt empfohlen, da sie weder einen signifikanten Einfluss auf die Verteilung oder Plasmakonzentration der Blutlipide noch auf den Kohlenhydratstoffwechsel haben. Günstig ist weiterhin der leichtgradige, natriuretische Effekt, der der erwähnten Natriumretention bei Adipositas entgegenwirkt.

ACE-Hemmer können als „stoffwechselneutrale" Antihypertensiva eben-falls empfohlen werden; bei klinischen Zeichen einer beginnenden diabeti-schen oder nichtdiabetischen Nephropathie sind sie als Mittel der ersten Wahl einzusetzen, da sie sowohl die Proteinurie vermindern als auch die Pro-gression der renalen Schädigung verzögern. – Da selten eine ausreichende Blutdrucksenkung durch eine Monotherapie zu erzielen sein wird, bietet sich die Kombination mit einem Diuretikum oder einem Kalziumantagonisten an.

Angiotensin-II-Rezeptorantagonisten sind ebenfalls stoffwechselneutral und können als Basismedikament verschrieben werden, wenn ACE-Respon-der einen trockenen Reizhusten entwickeln.

■ Zusammenfassung (Kapitel 33.5)

■ Fast 50% der adipösen Erwachsenen sind Hypertoniker und 50% der Hypertoniker sind übergewichtig.

■ Adipöse Hypertoniker haben häufiger als normalgewichtige Hyper-toniker eine gesteigerte Sympathikusaktivität, eine Insulinresistenz, ein erhöhtes intravasales Volumen und Fettstoffwechselstörungen. Die sich entwickelnden myokardialen Anpassungen sind Folge einer Kom-bination aus Druck- und Volumenbelastung.

■ Gewichtsreduktion und Steigerung der körperlichen Aktivität sind die wichtigsten therapeutischen Maßnahmen, die sowohl die Hypertonie als auch die veränderten hormonellen und metabolischen Parameter normalisieren.

■ Als Basismedikamente bei adipösen Hypertonikern werden bevorzugt langwirksame Kalziumantagonisten, ACE-Hemmer und (niedrigdo-sierte) Diuretika empfohlen.

■ Literatur

Adelman RD, Coppo R, Dillon MJ (2000) The emergency of severe hypertension. Pediatr Nephrol 14:422–427

August P, Oparil S (1999) Hypertension in women. J Clin Endocrinol Metab 84:1862–1866

Bonapace S, Rajkumar C, Bulpitt CJ (1998) Tailoring antihypertensive treatment in the el-derly. J Hum Hypertension 12:615–620

Campese VM, Parise M, Karubian F, Bigazzi R (1991) Abnormal renal hemodynamics in black salt-sensitive patients with hypertension. Hypertension 18:805–816

Chalmers J, Castaigne A, Morgan T, Chastang C (2000) Long-term efficacy of a new, fixed, very-low-dose angiotensin-converting enzyme-inhibitor/diuretic combination as first-line therapy in elderly hypertensive patients. J Hypertension 18:327–337

Cholley BP, Shroff SG, Sandelski J, Korcarz C, Balasia BA, Jain S, Berger DS, Murphy MB, Marcus RH, Lang RM (1995) Differential effects of chronic oral antihypertensive thera-pies on systemic arterial circulation and ventricular energetics in African-American pa-tients. Circulation 91:1052–1062

Dahlöf B, Lindholm LH, Hansson L, Schersten B, Ekbom T, Wester PO (1991) Morbidity and mortality in the Swedish Trial in Older Patients with Hypertension (STOP-Hypertension). Lancet 338:1281–1285

Deutsche Liga zur Bekämpfung des hohen Blutdruckes e.V. Deutsche Hypertonie Gesellschaft (1999) Hochdruck in der Schwangerschaft und während der Stillperiode. Merkblatt, 4. Auflage, Heidelberg

Duley L, Henderson-Smart DJ (2000) Drugs for rapid treatment of very high blood pressure during pregnancy. Cochrane Database Syst Rev CD001449

Ergul A (2000) Hypertension in black patients. An emerging role of the endothelin system in salt-sensitive hypertension. Hypertension 36:62–67

Fagard RH, Staessen JA, Thijs L, Gasowski J, Bulpitt CJ, Clement D, de Leeuw PW, Dobovisek J, Jääskivi M, Leonetti G, O'Brien E, Palatini P, Paranti G, Rodicio JL, Vanhanen H, Webster J for the Systolic Hypertension in Europe (Syst-Eur) Trial Investigators (2000) Response to antihypertensive therapy in older patients with sustained and nonsustained systolic hypertension. Circulation 102:1139–1144

Fernandes E, McCrindle BW (2000) Diagnosis and treatment of hypertension in children and adolescents. Can J Cardiol 16:801–811

Fischer T, Schmieder RE, Aepfelbacher FC, Messerli FH (1995) Antihypertensive therapy in hypertensive postmenopausal women. In: Messerli FH (ed) Hypertension in postmenopausal women. Marcel Dekker, New York, pp 241–266

Frohlich ED (1992) Obesity hypertension. Converting enzyme inhibitors and calcium antagonists. Hypertension 19(suppl I):I-119–I-123

Gallery EDM (1995) Hypertension in pregnancy. Practical management recommendations. Drugs 49:555–562

Garavaglia GE, Messerli FH, Schmieder RE, Nunez BD, Oren S (1989) Sex differences in cardiac adaptation to essential hypertension. Europ Heart J 10:1110–1114

Glynn RJ, Field TS, Rosner B, Hebert PR, Taylor JO, Hennekens CH (1995) Evidence for a positive linear relation between blood pressure and mortality in elderly people. Lancet 345:825–829

Gress TW, Nieto FJ, Shahar E, Wofford MR, Brancati FL for the Atherosclerosis Risk in Communities Study (2000) Hypertension and antihypertensive therapy as risk factors for type 2 diabetes mellitus. N Engl J Med 342:905–912

Guidelines Sub-Committee (1999) World Health Organisation–International Society of Hypertension Guidelines for the Management of Hypertension. J Hypertension 17:151–183

Hall WD, Reed JW, Flack JM, Yunis C, Preisser J, and the ISHIB Investigators Group (1998) Comparison of the efficacy of dihydropyridine calcium channel blockers in African American patients with hypertension. Arch Intern Med 158:2029–2034

Hansson L, Lindholm LH, Ekbom T, Dahlöf B, Lanke J, Scherstén B, Wester P-O, Hedner T, de Faire U for the STOP-Hypertension-2 study group (1999) Randomised trial of old and new antihypertensive drugs in elderly patients: cardiovascular mortality and morbidity in the Swedish Trial in Old Patients with Hypertension-2 study. Lancet 354:1751–1756

Harris RZ, Benet LZ, Schwartz JB (1995) Gender effects in pharmacokinetics and pharmacodynamics. Drugs 50:222–239

Hsueh WA, Buchanan TA (1994) Obesity and hypertension. Endocrinol Metab Clin N Amer 23:405–427

Jamerson K, DeQuattro V (1996) The impact of ethnicity on response to antihypertensive therapy. Am J Med 101(suppl 3A):22S–32S

Joint National Committee on Detection, Evaluation, and Treatment of High Blood Pressure (1997) The Sixth Report of the Joint National Committee on Detection, Evaluation, and Treatment of High Blood Pressure (JNC VI). Arch Intern Med 157:2413–2446

Kando JC, Yonkers KA, Cole JO (1995) Gender as a risk factor for adverse events to medications. Drugs 50:1–6

Klungel OH, de Boer A, Paes AHP, Seidell JC, Bakker A (1997) Sex differences in the pharmacological treatment of hypertension: a review of population-based studies. J Hypertension 15:591–600

Kuch B, Muscholl M, Luchner A, Döring A, Riegger GAJ, Schunkert H, Hense H-W (1998) Gender differences in left ventricular adaptation to obesity and hypertension. J Hum Hypertension 12:685–691

Laville M, Lengani A, Serme D, Fauvel JP, Ouandaogo BJ, Zech P (1994) Epidemiological profile of hypertensive disease and renal risk factors in Black Africa. J Hypertension 12:839–843

Lever AF, Ramsay LE (1995) Treatment of hypertension in the elderly. J Hypertension 13:571–579

Lydakis C, Lip GYH, Beevers M, Beevers DG (1999) Atenolol and fetal growth in pregnancies complicated by hypertension. Am J Hypertension 12:541–547

Messerli FH, Garavaglia GE, Schmieder RE, Sundgaard-Riise K, Nunez BD, Amodeo C (1987) Disparate cardiovascular findings in men and women with essential hypertension. Ann Intern Med 107:158–161

Mosca L (2000) The role of hormone replacement therapy in the prevention of postmenopausal heart disease. Arch Intern Med 160:2263–2272

MRC Working Party (1992) Medical Research Council trial of treatment of hypertension in older adults: principal results. Br Med J 304:405–412

National High Blood Pressure Education Program (NHBPEP) Working Group on Hypertension Control in Children and Adolescents (1996) Update on the 1987 task force report on high blood pressure in children and adolescents: a working group report from the National High Blood Pressure Education Program. Pediatrics 98:649–658

Pahor M, Shorr RI, Somes GW, Cushman WC, Ferrucci L, Bailey JE, Elam JT, Applegate WB (1998) Diuretic-based treatment and cardiovascular events in patients with mild renal dysfunction enrolled in the Systolic Hypertension in the Elderly Program. Arch Intern Med 158:1340–1345

Perry HM, Davis BR, Price TR, Applegate WB, Fields WS, Guralnik JM, Kuller L, Pressel S, Stamler J, Probstfield JL for the Systolic Hypertension in the Elderly Program (SHEP) Cooperative Research Group (2000) Effect of treating isolated systolic hypertension on the risk of developing various types and subtypes of stroke. The Systolic Hypertension in the Elderly Program (SHEP). JAMA 284:465–471

Pickering TG (1999) Advances in the treatment of hypertension. JAMA 281:114–116

Pines A, Fisman EZ, Levo Y, Drory Y, Ben-Ari E, Motro M, Ayalon D (1993) Menopause-induced changes in left ventricular wall thickness. Am J Cardiol 72:240–241

Prince MJ, Bird AS, Blizard RA, Mann AH (1996) Is the cognitive function of older patients affected by antihypertensive treatment? Results from 54 months of the Medical Research Council's treatment trial of hypertension in older adults. Br Med J 312:801–805

Prisant LM, Moser M (2000) Hypertension in the elderly. Can we improve results of therapy? Arch Intern Med 160:283–289

Proudler AJ, Hasib Ahmed AI, Crook D, Fogelman I, Rymer JM, Stevenson JC (1995) Hormone replacement therapy and serum angiotensin-converting enzyme activity in postmenopausal women. Lancet 346:89–90

Rey É, LeLorier J, Burgess E, Lange IR, Leduc L (1997) Report of the Canadian Hypertension Society Consensus Conference: 3. Pharamcologic treatment of hypertensive disorders in pregnancy. Can Med Ass J 157:1245–1254

Roberts JM, Redman CWG (1993) Pre-eclampsia: more than pregnancy-induced hypertension. Lancet 341:1447–1454

Rutledge DR (1994) Race and hypertension. Drugs 47:914–932

Safar M, Stimpel M, Zanchetti A (Hrsg) (1994) Hypertension in postmenopausal women. Springer Berlin New York Tokyo

Saunders E, Weir MR, Kong BW, Hollifield J, Gray J, Vertes V, Sowers JR, Zemel MB, Curry C, Schoenberger J, Wright JT, Kirkendall W, Conradi EC, Jenkins P, McLean B, Massie B, Berenson G, Flamenbaum W (1990) A comparison of the efficacy and safety of a beta-blocker, a calcium channel blocker, and a converting enzyme inhibitor in hypertensive blacks. Arch Intern Med 150:1707–1713

Schmieder RE, Gatzka C, Schächinger H, Schobel H, Rüddel H (1993) Obesity as a determinant for response to antihypertensive treatment. Br Med J 307:537–540

Seedat YK (1998) The prevalence of hypertension and the status of cardiovascular health in South Africa. Ethnicity Dis 8:394–397

SHEP Cooperative Research Group (1991) Prevention of stroke by antihypertensive drug treatment in older persons with isolated systolic hypertension. Final results of the Systolic Hypertension in the Elderly Program (SHEP). JAMA 265:3255–3264

Sibai BM (1996) Treatment of hypertension in pregnant women. N Engl J Med 336:257–265

Silvestrini M, Vernieri F, Pasqualetti P, Matthies M, Passarelli F, Troidi E, Caltagirone C (2000) Impaired cerebral vasoreactivity and risk of stroke in patients with asymptomatic carotid artery stenosis. JAMA 283:2122–2127

Sinaiko AR (1993) Pharmacologic management of childhood hypertension. Ped Clin N Am 40:195–212

Staessen J, Bulpitt C, Clement D, De Leeuw P, Fagard R, Fletcher A, Forette F, Leonetti G, Nissinen A, O'Malley K, Tuomiletho J, Webster J, Williams BO (1989) Relation between mortality and treated blood pressure in elderly patients with hypertension: report of the European Working Party on High Blood Pressure in the Elderly. Br Med J 298:1552–1556

Stimpel M, Zanchetti A (Hrsg) (1997) Hypertension after menopause. Walter de Gruyter, Berlin New York

Stimpel M, Koch B, Oparil S (1998) Antihypertensive treatment in postmenopausal women: results from a prospective, randomized, double-blind, controlled study comparing an ACE inhibitor (moexipril) with a diuretic (hydrochlorothiazide). Cardiology 89:271–276

Stimpel M, Koch B, Weber MA (1998) Comparison between moexipril and atenolol in obese postmenopausal women with hypertension. Maturitas 30:69–77

Temple ME, Nahata MC (2000) Treatment of pediatric hypertension. Pharmacotherapy 20:140–150

Tuomilehto J, Rastenyte D, Birkenhäger WH, Thijs L, Antikainen R, Bulpitt CJ, Fletcher AE, Forette F, Goldhaber A, Palatini P, Sarti C, Fagard R for the Systolic Hypertension in Europe Trial Investigators (1999) Effects of calcium-channel blockade in older patients with diabetes and systolic hypertension. N Engl J Med 340:677–684

Van den Hoogen PCW, Feskens EJM, Nagelkerke NJD, Menotti A, Nissinen A, Kromhout D for the Seven Countries Study Research Group (2000) The relation between blood pressure and mortality due to coronary heart disease among men in different parts of the world. N Engl J Med 342:1–8

Wang LL, Staessen JA, Gong L, Liu L for the Systolic Hypertension in China (Syst-China) Collaborative Group (2000) Chinese trial on isolated systolic hypertension in the elderly. Arch Intern Med 160:211–220

Wasnich RD, Davies JW, He YF, Petrovich H, Ross PD (1995) A randomized, double-masked, placebo-controlled trial of chlorthalidone and bone loss in elderly women. Osteoporosis Int 5:247–251

Wells TG (1999) Trials of antihypertensive therapies in children. Blood Press Monit 4:189–192

Whelton PK, Appel LJ, Espeland MA, Applegate WB, Ettinger WH, Kostis JB, Kumanyika S, Lacy CR, Johnson KC, Folmar S, Cutler JA (1998) Sodium reduction and weight loss in the treatment of hypertension in older persons. A randomized controlled trial of non-pharmacologic interventions in the elderly (TONE). JAMA 279:839–846

KAPITEL 34

**Spezifische Therapie
sekundärer Hypertonieformen**

■ 34.1 Therapie der renoparenchymatösen Hypertonie

Bei allen Formen der renoparenchymatösen Hypertonie (s. Kapitel 13.1) ist eine Blutdrucksenkung auf Werte < 130/80 mmHg anzustreben, um einerseits die Progression der Niereninsuffizienz zu verzögern und andererseits eine Schädigung weiterer Endorgane zu vermeiden. Ist die tägliche Eiweißausscheidung > 1 g, so ist der Blutdruck möglichst auf 125/75 mmHg zu senken. Die zeitliche Verzögerung der Niereninsuffizienz durch eine Senkung des Blutdruckes konnte sowohl bei der diabetischen Nephropathie (s. Kapitel 31.5.1) als auch bei nichtdiabetisch bedingten Nierenerkrankungen (IgA-Glomerulonephritis, hypertensive Nephropathie) eindrücklich belegt werden.

Der Vollständigkeit halber sei darauf hingewiesen, dass die empfohlenen Zielblutdruckwerte und therapeutischen Maßnahmen auch für Patienten mit begleitender Niereninsuffizienz gelten, bei denen eine länger bestehende, arterielle Hypertonie als primäre Ursache der Nierenschädigung anamnestisch zu vermuten ist.

34.1.1 Allgemeinmaßnahmen

Die Therapie der renoparenchymatösen Hypertonie unterscheidet sich nur geringfügig von der Behandlung der primären Hypertonie. Während bei der primären Hypertonie jedoch nur bei einem Teil der Patienten eine „Kochsalzsensitivität" vorliegt, geht die renoparenchymatöse Hypertonie stets mit einem progredienten Verlust der renalen Natriumexkretionsfähigkeit einher. Eine diätetische Kochsalzrestriktion auf ≤6 g pro Tag ist daher bei renoparenchymatöser Hypertonie grundsätzlich bei allen betroffenen Patienten anzustreben. Wegen der besonderen Bedeutung der Natriumreduktion bei dieser Hypertonieform sollte die Compliance des Patienten durch eine Bestimmung der Natriumurinausscheidung überprüft werden.

Des weiteren wird eine Diät mit niedrigem Eiweiß- (0,6–0,8 g/kg/Tag) und Phosphatgehalt empfohlen.

Normalisierung des Körpergewichtes, Einschränkung des Alkoholkonsums, Abbau zusätzlich bestehender kardiovaskulärer Risikofaktoren und mäßige sportliche Aktivitäten sind auch bei renoparenchymatöser Hypertonie wichtige Allgemeinmaßnahmen, die die Blutdruckeinstellung unterstützen bzw. erleichtern.

34.1.2 Medikamentöse Therapie

Die medikamentöse Behandlung der renoparenchymatösen Hypertonie folgt im Wesentlichen den allgemeinen Richtlinien der Bluthochdruckbehandlung, sodass alle gegenwärtig empfohlenen Basismedikamente als Monotherapie (Diuretika, β-Rezeptorenblocker, Kalziumantagonisten, ACE-Hemmer) einzusetzen sind. Selten wird es jedoch möglich sein, die geforderten Zielblutdruckwerte mit einer antihypertensiven Monotherapie zu erreichen, weshalb diese frühzeitig durch ein zweites oder drittes Medikament ergänzt werden muss.

34.1.2.1 Diuretika

Die Behandlung der arteriellen Hypertonie mit Diuretika bei gleichzeitig bestehender Niereninsuffizienz wegen der Abnahme der renalen Natriumexkretionsfähigkeit pathophysiologisch sinnvoll. Die Gabe von Thiaziddiuretika ist nur bis zu einer glomerulären Filtrationsrate (GFR) von 30 ml/min (entsprechend einer Serumkreatininkonzentration von 1,8–2 mg/dl) wirksam; bei weiterer Abnahme der Nierenfunktion zeigen diese Diuretika jedoch keine antihypertensive Wirkung mehr, sodass sie durch Gabe von Schleifendiuretika (Furosemid, Pretanid usw.), die bis zu einer GFR von 5 ml/min effektiv sind, ergänzt oder ersetzt werden müssen.

Kaliumsparende Diuretika sind bei Niereninsuffizienz möglichst nicht einzusetzen; unterhalb einer GFR von 30 ml/dl sind sie wegen der Gefahr einer Hyperkaliämie ohnehin kontraindiziert.

34.1.2.2 ACE-Hemmer

Auch zur Behandlung der renoparenchymatösen Hypertonie nichtdiabetischer Genese werden ACE-Hemmer zunehmend als Mittel der ersten Wahl eingesetzt, nachdem mehrere prospektive Studien eine Verminderung der Eiweißausscheidung und eine Progressionsverzögerung der zugrunde liegenden Parenchymerkrankung nachweisen konnten.

Ein geringer Anstieg des Serumkreatinins zu Beginn einer Behandlung mit ACE-Hemmern ist meistens Folge einer vorübergehenden Minderperfusion der autoregulativ eingeschränkt reagierenden Nieren und erfordert keinen Wechsel der Substanzklasse. Dennoch sind während der Therapieeinleitung engmaschige Kontrolle der Nierenretentionswerte erforderlich, um eine mögliche medikamentös induzierte Verschlechterung der Nierendurchblutung bei nicht bekannten, beidseitig stenosierten Nierenarterien oder bei einseitiger Nierenarterienstenose und funktioneller Einzelniere rechtzeitig zu erkennen. Regelmäßige Kontrollen des Serumkaliums sind ebenfalls durchzuführen, da sich bei zunehmender Azotämie und gleichzeitiger Einnahme von ACE-Hemmern gefährliche Hyperkaliämien entwickeln können.

Die Elimination der ACE-Hemmer erfolgt entweder ausschließlich renal oder aber renal und hepatobiliär (s. Tabelle 27.2). Da bei hohen Serumkonzentrationen insbesondere der renal ausgeschiedenen ACE-Hemmer mit toxischen Wirkungen zu rechnen ist, muss bei diesen die Dosierung dem Schweregrad der Niereninsuffizienz angepasst werden (bei Kreatinin-Clearance <60 ml/min 50% der niedrigsten empfohlenen Dosis, <20 ml/min 25–33%). Bei ACE-Hemmern, die sowohl renal als auch hepatobiliär ausgeschieden werden (Fosinopril, Moexipril, Perindopril, Quinapril, Ramipril, Trandolapril, Zofenopril), ist bei mäßig eingeschränkter Nierenfunktion keine Dosisanpassung erforderlich; Vorsicht ist jedoch auch bei diesen Substanzen geboten bei einer Abnahme der Kreatinin-Clearance unter 20 ml/min.

Bei Patienten mit höhergradiger Niereninsuffizienz empfiehlt sich die Einleitung einer entsprechenden Therapie unter stationären Bedingungen, da aufgrund der Grunderkrankung meist ein aktiviertes Renin-Angiotensin-System vorliegt und mit stärkeren Blutdruckabfällen bei der Erstgabe des ACE-Hemmers zu rechnen ist. Häufig wird sich ein stationärer Aufenthalt aus Zeit- und Kostengründen nicht rechtfertigen lassen, sodass Diuretika etwa 2–3 Tage vor der Initialdosis abgesetzt bzw. reduziert werden sollten, um den akut hypotensiven Effekt nicht zusätzlich zu verstärken. Um das Risiko einer initialen Hypotonie bei Patienten mit eingeschränkter Nierenfunktion zu mindern, wird ohnehin angeraten, die Therapie mit 50% der niedrigsten für Nierengesunde empfohlenen Dosierung einzuleiten.

Ist eine stationäre Therapieeinleitung nicht möglich, so müssen die Patienten mindestens 3–4 Stunden nach der Initialdosis ambulant überwacht werden.

Bei ACE-Hemmern, die durch die Hämodialyse eliminiert werden, erfolgt die Medikamentengabe an Dialysetagen nach Beendigung der Dialysebehandlung.

34.1.2.3 Angiotensin-II-Rezeptorantagonisten

Das Wirkprofil der Angiotensin-II-Rezeptorantagonisten entspricht weitgehend jenem der ACE-Hemmer (s. Kapitel 27), doch existieren bislang keine Daten, die einen renoprotektiven Langzeiteffekt dieser seit 1995 vermarkteten Substanzklasse bewiesen haben. Größere prospektive Studien, die den Einfluss dieser Substanzklasse auf die Progression einer manifesten Niereninsuffizienz untersuchen, wurden bislang an Patienten mit diabetischer Nephropathie initiiert (RENAAL-Studie; IDNT-Studie), jedoch noch nicht abgeschlossen. Wie bei diabetischer Nephropathie konnte in kleinen Studien eine Abnahme der Proteinausscheidung auch bei Patienten mit nichtdiabetischer Nierenerkrankung (IgA-Glomerulonephritis) gezeigt werden.

Da weiterhin nicht geklärt ist, ob Angiotensin-II-Rezeptorantagonisten die gesteigerte Mortalität und Morbidität bei Hypertonikern reduzieren, sollte diese Substanzklasse bei renoparenchymatöser Hypertonie vorerst nur als Kombinationspartner eingesetzt und nur dann einem ACE-Hemmer vorgezogen werden, wenn bei guter Wirksamkeit ein trockener Reizhusten auftritt.

34.1.2.4 β-Rezeptorenblocker

Hydrophile β-Rezeptorenblocker (z. B. Atenolol, Nadolol, Sotalol) werden renal eliminiert, weshalb bei abnehmender Nierenfunktion eine entsprechende Dosisanpassung (50–25% der Initialdosis) vorzunehmen ist, um eine Akkumulation der Substanzen zu vermeiden (s. Tabelle 31.4).

34.1.2.5 Kalziumantagonisten

Obwohl Kalziumantagonisten bevorzugt eine Dilatation der afferenten Arteriole bewirken und dadurch theoretisch den intraglomerulären Druck erhöhen, fand sich in klinischen Studien keine weitere Verschlechterung einer vorbestehenden Nierenfunktionseinschränkung. Die Beobachtung, dass zumindest bei einigen Substanzen (Verapamil, Diltiazem) eine bereits bestehende Proteinurie günstig beeinflusst werden konnte, deutet darauf hin, dass hierfür entweder die systemische Blutdrucksenkung oder aber weitere, bislang nur ungenügend geklärte intrarenale Wirkmechanismen der Kalziumantagonisten verantwortlich sind.

Die geringgradig natriuretischen Effekte sind aufgrund der Natriumretention bei Niereninsuffizienz vorteilhaft (s. auch oben).

Zusammenfassend ist davon auszugehen, dass Kalziumantagonisten zur Behandlung der Hypertonie bei Patienten mit eingeschränkter Nierenfunktion geeignet sind. Eine Dosisanpassung ist nicht erforderlich.

34.1.2.6 Nitroprussidnatrium

Die intravenöse Gabe von Nitroprussidnatrium findet unter intensivmedizinischen Bedingungen statt und ist der Akuttherapie des hypertensiven Notfalls vorbehalten. Durch Verstoffwechslung entsteht Thiozyanat, das renal ausgeschieden wird und bei Überdosierung zu Krämpfen, Koma und Delir führen kann. Bei gleichzeitig bestehender Niereninsuffizienz ist die Behandlungsdauer auf 2–3 Tage zu beschränken (Initialdosis: 25 µg/min; maximale Dosis: 500 µg/min); eine Kontrolle des Plasmathiozyanatspiegels ist erforderlich.

34.1.2.6 Weitere antihypertensiv wirksame Substanzen

Als Partner einer vorbestehenden Zwei- oder Mehrfachkombination bei niereninsuffizienten Patienten sind Sympatholytika (α-Methyldopa, Reserpin, Clonidin, Imidazolin-I_2-Rezeptoragonisten und selektive a_1-Rezeptorenblocker) und direkte Vasodilatatoren wie Dihydralazin oder – bei schwerster Hypertonie – Minoxidil geeignet. Eine Dosisanpassung ist bei diesen Substanzen nicht erforderlich.

34.1.2.7 Antihypertensive Kombinationstherapie

Auf die Notwendigkeit einer aggressiven Blutdrucksenkung bei Hypertonie und bereits vorhandener Nierenfunktionseinschränkung bzw. -schädigung wurde wiederholt eingegangen. Als Konsequenz für die Behandlung ergibt sich hieraus, dass eine medikamentöse Therapie in jedem Fall auf eine Zweier- oder Mehrfachtherapie erweitert werden muss, wenn sich unter einer Monotherapie keine Normalisierung des Blutdruckes (<130/80 mmHg bzw. 125/75 mmHg bei Proteinurie >1 g/Tag) erzielen lässt. Wegen der Natriumretention bei Niereninsuffizienz sollte eine Kombinationstherapie stets ein Diuretikum enthalten, welches die Wirksamkeit einer initialen ACE-Hemmertherapie effektiv verstärkt. Ist bei schwerster Hypertonie der Einsatz von Minoxidil erforderlich, so ist zusätzlich die Gabe eines β-Rezeptorenblockers erforderlich, um die vasodilatationsbedingte Reflextachykardie zu kompensieren.

34.1.3 Dialysebehandlung

Im Stadium der terminalen Niereninsuffizienz werden bei etwa 80% der Patienten hypertone Blutdruckwerte angetroffen, die sich in den meisten Fällen im Rahmen des Dialyseverfahrens problemlos durch eine Volumenreduktion normalisieren lassen. Bei 10–20% der terminal Niereninsuffizienten ist eine Blutdrucknormalisierung auch durch eine konsequente Volumenkontrolle nicht oder nur unter Inkaufnahme entwässerungsbedingter Nebenwirkungen zu erzielen, weshalb eine medikamentöse antihypertensive Therapie auch in diesem Stadium der Niereninsuffizienz aufrechterhalten werden muss.

Einzelheiten zu den differenten Dialyseverfahren sind der speziellen nephrologischen Literatur zu entnehmen.

34.1.4 Nephrektomie

Während doppelseitige Nierenerkrankungen bislang keiner kausalen Therapie zugeführt werden können, sind einseitige Nierenerkrankungen als potentiell heilbar einzustufen. Bei einseitigen Nierenerkrankungen und gesunder kontralateraler Niere ist daher eine Nephrektomie der befallenen Niere zu erwägen.

■ Zusammenfassung (Kapitel 34.1)

- Die Behandlung der renoparenchymatösen Hypertonie muss „aggressiv" erfolgen und auf eine Senkung des Blutdruckes <130/80 mmHg (bei einer Proteinurie von >1 g/24 h 125/75 mmHg) abzielen.
- In den meisten Fällen werden die empfohlenen Zielblutdruckwerte nur durch eine antihypertensive Mehrfachtherapie zu erreichen sein.
- Kochsalzrestriktion (<6 g/Tag) und die Einhaltung einer eiweißarmen Diät sind wichtige therapeutische Allgemeinmaßnahmen bei renoparenchymatöser Hypertonie.
- ACE-Hemmer senken bei renoparenchymatöser Hypertonie effektiv den Blutdruck und verzögern – möglicherweise blutdruckunabhängig – die Progression der zugrunde liegenden Nierenerkrankung.

- ▪ Zur Vermeidung von First-dose-Hypotonien bei anzunehmender Aktivierung des RAS sollte eine ACE-Hemmertherapie mit niedrigen Dosierungen begonnen werden (50% der Initialdosis für Nierengesunde); eine vorbestehende Therapie mit Diuretika ist vorher möglichst zu unterbrechen.
- ▪ Initiale Kreatininanstiege unter ACE-Hemmergabe bei eingeschränkter Nierenfunktion sind meistens vorübergehender Natur; dennoch ist in diesen Fällen eine besonders engmaschige Kontrolle der laborchemischen Parameter erforderlich.
- ▪ Diuretika wirken der verminderten Natriumexkretion bei zunehmendem Nierenfunktionsverlust entgegen und nehmen daher einen besonderen Stellenwert in der Behandlung der renoparenchymatösen Hypertonie ein.
- ▪ Alle anderen antihypertensiv wirksamen Basismedikamente können gleichwertig bei renaler Hypertonie eingesetzt werden.
- ▪ Die Dosierung renal eliminierter Substanzen (einige β-Rezeptorenblocker, die Mehrzahl der ACE-Hemmer) muss dem Schweregrad der Nierenfunktionseinschränkung angepasst werden; Thiaziddiuretika sind nur bis zu einem Serumkreatinin von 1,8–2,0 mg/dl antihypertensiv wirksam und müssen bei weiterer Verschlechterung der Nierenfunktion durch Schleifendiuretika ergänzt oder ersetzt werden.
- ▪ Kaliumsparende Diuretika sind bei einer GFR < 30 ml/min wegen der Gefahr einer möglichen Hyperkaliämie kontraindiziert.
- ▪ Im Stadium der terminalen Niereninsuffizienz ist durch eine konsequente Volumenkontrolle im Rahmen der Dialyse eine Normalisierung der Blutdruckwerte meist unproblematisch.
- ▪ Eine renale Hypertonie auf dem Boden einer einseitigen Nierenerkrankung ist als potentiell heilbar anzusehen.

▪ 34.2 Therapie der renovaskulären Hypertonie

Die renovaskuläre Hypertonie ist die häufigste heilbare Hypertonieform, deren kausale Behandlung bei frühzeitiger Diagnose Endorgane vor hypertoniebedingten Schäden bewahren und einen zunehmenden Funktionsverlust der stenotisch versorgten, minderperfundierten Niere verhindern kann. Eine renovaskuläre Hypertonie gilt als geheilt, wenn der diastolische arterielle Blutdruck nach Korrektur der Nierenarterienstenose (NAS) ohne zusätzliche Gabe von Antihypertensiva 90 mmHg oder weniger beträgt. Die Definition einer „gebesserten Hypertonie" nach einer interventionellen Maßnahme wird uneinheitlich gebraucht und erschwert den Vergleich zwischen einzelnen Studien.

Folgende Möglichkeiten stehen zur Behandlung der renovaskulären Hypertonie zur Verfügung:

∎ die perkutane transluminale Angioplastie (PTA)/Gefäßdilatation mit und ohne Stentimplantation,
∎ die chirurgische Revaskularisierung und
∎ die Langzeitbehandlung mit antihypertensiv wirksamen Medikamenten.

Da durch interventionelle Maßnahmen (PTA, Operation) prinzipiell eine Heilung erzielt werden kann, sind diese bei jedem Patienten zu diskutieren. Die zu erwartende Erfolgsrate muss jedoch sorgfältig gegen das Risiko der Intervention abgewogen werden; insbesondere bei arteriosklerotisch bedingten NAS kann daher eine medikamentöse Therapie unter Umständen sinnvoller sein.

34.2.1 Perkutane transluminale Angioplastie

Im Vergleich zur chirurgischen Revaskularisierung bietet die perkutane transluminale Angioplastie (PTA), die heute meist mit Stentimplantation durchgeführt wird, folgende Vorteile:
∎ Verzicht auf Allgemeinnarkose,
∎ geringere Komplikationsrate,
∎ kürzere Krankenhausverweildauer und
∎ niedrigere Kosten.

34.2.1.1 Erfolgsquote

Die Heilungserfolge durch eine PTA werden unterschiedlich angegeben, dürften jedoch bei fibromuskulären NAS (s. Abb. 13.3) bei etwa 50%, bei arteriosklerotischen lediglich bei maximal 7–19% liegen.

Eine – mit allen bereits erwähnten Vorbehalten zu interpretierende – Besserung der Hypertonie nach PTA wird bei etwa 90% der Patienten mit fibromuskulär bedingten Nierenarterienstenosen beobachtet.

Bei einseitigen, nicht im Bereich des Gefäßostiums liegenden arteriosklerotischen Einengungen (Abb. 34.1) wird eine vergleichbar hohe „Besserungsrate" der Hypertonie nach PTA angegeben (70–90%).

Bei beidseitigen, abgangsnahen arteriosklerotischen Nierenarterienstenosen (Abb. 34.2) ist einerseits die therapeutische Erfolgsrate äußerst niedrig und andererseits die Komplikationsrate deutlich gesteigert. Die Platzierung von Stents bei ostiumnahen Stenosen scheint die Ergebnisse zu verbessern, doch fehlt ein Vergleich mit operativen Korrekturverfahren, die bislang bei dieser Lokalisation arteriosklerotischer Veränderungen empfohlen wurden.

Eine 50%ige Heilungsrate der Hypertonie durch eine PTA wurde ebenfalls berichtet bei Patienten mit Takayasu arteritis und Befall der Nierenarterie(n) (s. Abb. 13.2). Die Takayasu arteritis ist eine chronische Entzündungskrankheit unbekannter Ätiologie, die die Aorta, ihre abgehenden Äste sowie die Pulmonalarterien befällt und stenosierende Läsionen verursacht. Während die Erkrankung in Nordamerika und Europa selten vorkommt, wird sie in asiatischen Ländern relativ häufig als Ursache einer renovaskulären Hypertonie angesehen. First-line-Therapie der Erkrankung ist die systemische Gabe von Glukokortikoiden, die bei unzureichendem

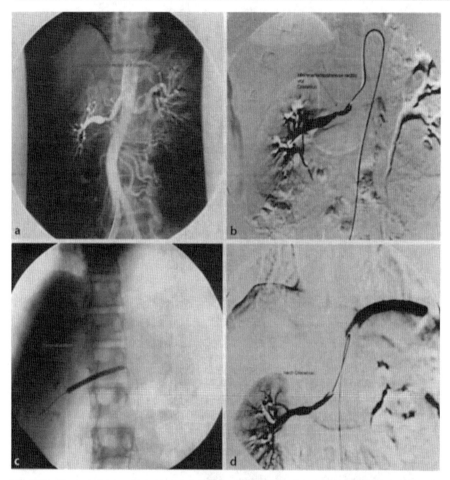

Abb. 34.1. Nierenarterienstenose rechts bei einem zum Zeitpunkt der Untersuchung 40-jährigem Patienten mit renovaskulärer Hypertonie vor, während und nach PTA. **a** Übersichtsangiografie mit Darstellung der rechtsseitigen, hochgradigen Stenose mit poststenotischer Dilatation; **b** Aufnahme vor PTA; **c** Platzierung des Ballons und Aufdehnung der Stenose; **d** Angiografie nach erfolgreicher Korrektur der Stenose: die Normalisierung des Blutdruckes nach PTA rechtfertigt die retrospektive Diagnose einer renovaskulären Hypertonie. Quelle: Medizinisches Centrum Bonn

Erfolg durch Immunsuppressiva wie Cyclophosphamid, Methotrexat oder Mycophenolatmofetil ergänzt werden kann.

Als Kontraindikationen für die PTA bei NAS gelten Aneurysmen der Aorta und zusätzlich Einengungen von Segmentarterien.

34.2.1.2 Komplikationen der PTA

Die bei einer PTA am häufigsten auftretenden Komplikationen sind durch Arterienpunktion bedingte Hämatome, Verschluss oder Dissektion der Nierenarterie bzw. kleinerer Nebenäste, segmentale Niereninfarkte durch Cholesterinembolien und kontrastmittelinduzierte Nierenschädigungen. In spe-

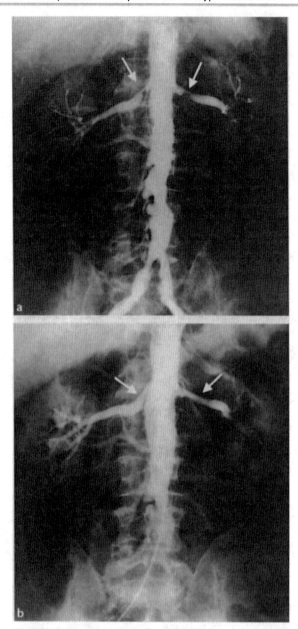

Abb. 34.2. Beidseitige Nierenarterienstenose (NAS) bei einem 65-jährigen Patienten mit schwerer arterieller Hypertonie. **a** Nachweis hochgradiger, arteriosklerotischer Einengungen beider Nierenarterien mit typischer, poststenotischer Dilatation der Gefäße. Zusätzlich bestehen schwerste, arteriosklerotische Veränderungen der infrarenalen Bauchaorta und beider Arteriae iliacae communis. **b** Nach PTA zeigt sich eine deutliche Besserung der rechtsseitigen NAS und ein nahezu normales Lumen der linken Nierenarterie. Obwohl keine völlige Normalisierung des Blutdruckes nach PTA erzielt wurde, spricht der deutlich verminderte Bedarf an antihypertensiver Medikation nach PTA retrospektiv für die hämodynamische Relevanz der oben dargestellten Nierenarterienstenosen. Quelle: Röntgeninstitut und Strahlenklinik des Städtischen Krankenhauses Köln-Merheim

zialisierten Zentren beträgt die resultierende Komplikationsrate etwa 5%. Restenosierungen werden bei 5% der fibromuskulären und bei 10–20% der arteriosklerotischen Gefäßveränderungen gesehen.

34.2.2 Operative Behandlung der renovaskulären Hypertonie

Die operative Behandlung der renovaskulären Hypertonie erfolgt bevorzugt durch Anlage eines aortorenalen Bypasses, für den üblicherweise ein Vena-saphena-Transplantat verwendet wird. Ausgedehntere arteriosklerotische Veränderungen erfordern jedoch häufig alternative Überbrückungen (splenorenaler, hepatorenaler oder iliorenaler Bypass).

Die Heilungsrate nach operativer Korrektur der Nierenarterienstenose beträgt 40–45%, die „Besserungsrate" (= geringerer Bedarf an Antihypertensiva) 40–50%. Der Langzeiterfolg dürfte jedoch deutlich niedriger liegen.

Bei Patienten mit beidseitigen Nierenarterienverschlüssen und Niereninsuffizienz kann in Einzelfällen durch eine operative Revaskularisation eine dramatische Verbesserung der Nierenfunktion erzielt werden, wenn Kollateralen zu einer Niere bestehen und deren Größe (> 8 cm) eine Reversibilität der Schädigung vermuten lässt.

Insbesondere bei arteriosklerotisch veränderten Nierenarterien ist präoperativ ein kompletter Gefäßstatus zu erheben, um Stenosen der Koronararterien und der hirnzuführenden Arterien auszuschließen.

34.2.3 Perkutane Nierenembolisation

Als Alternative zur Nephrektomie bei Patienten mit schwerer renovaskulärer Hypertonie und wiederholt erfolgloser PTA oder chirurgischer Revaskularisation wurde die perkutane Nierenembolisation vorgestellt, die bei der Mehrzahl der so behandelten Patienten in einem noch limitierten Kollektiv zu einer Heilung der Hypertonie führte.

34.2.4 Medikamentöse Behandlung der renovaskulären Hypertonie

Eine medikamentöse Behandlung des Blutdruckes bei renovaskulärer Hypertonie ist indiziert bei Patienten, bei denen revaskularisierende Maßnahmen (PTA, Operation) nicht durchführbar sind (Nichtoperabilität oder fehlende Einwilligung des Patienten, Kontraindikationen usw.). Bei arteriosklerotisch veränderten Nierenarterienstenosen ist ein medikamentöser Therapieversuch gerechtfertigt, wenn damit einerseits der Blutdruck kontrolliert werden kann und sich andererseits die Nierenfunktion nicht verschlechtert.

Auswahl und Durchführung der medikamentösen Blutdrucksenkung folgt den Empfehlungen für die Behandlung der primären Hypertonie; liegt eine eingeschränkte Nierenfunktion vor, sind die Dosierungen einiger Antihypertensiva zu reduzieren.

ACE-Hemmer und Angiotensin-II-Rezeptorantagonisten sind bei renovaskulärer Hypertonie aufgrund des stark aktivierten Renin-Angiotensin-Systems besonders wirksam. Da beide Substanzklassen jedoch eine Dilatation der efferenten Arteriole bewirken und damit die autoregulativen Möglichkeiten der minderperfundierten Niere unterbinden, besteht beim Einsatz dieser potenten Antihypertensiva die Gefahr einer funktionell induzierten Niereninsuffizienz. Kontrollen der Nierenfunktion (Serum-Kreatinin, Kreatinin-Clearance) sind daher insbesondere bei kombinierter Gabe mit einem Diuretikum engmaschig durchzuführen. Bei bilateraler NAS und bei NAS einer Einzelniere sind ACE-Hemmer und Angiotensin-II-Rezeptorantagonisten kontraindiziert.

■ Zusammenfassung (Kapitel 34.2)

■ Ziel der therapeutischen Bemühungen bei renovaskulärer Hypertonie ist zum einen die Normalisierung des Blutdruckes (< 140/90 mmHg) und zum anderen die Protektion der poststenotisch ischämiegefährdeten Niere(n).

■ Hypertoniker mit angiografisch nachgewiesener Nierenarterienstenose sollten primär revaskularisierenden Verfahren (PTA oder Bypass-OP) zugeführt werden.

■ Bei Fehlen von Kontraindikationen empfiehlt sich als Eingriff der ersten Wahl eine PTA mit oder ohne Stentimplantation.

■ Die Lanzeiterfolge der PTA sind am besten bei fibromuskulären NAS, deutlich schlechter bei einseitigen arteriosklerotischen und am schlechtesten bei beidseitigen, ostiumnahen Stenosen.

■ Bei Vorliegen ausgedehnter arteriosklerotischer Veränderungen der Nierenarterien und bei Befall der Segmentarterien ist primär eine chirurgische Revaskularisation anzustreben. – Stenosierende Prozesse der Koronararterien und der hirnversorgenden Arterien sind präoperativ auszuschließen bzw. zu korrigieren.

■ Eine medikamentöse Behandlung der renovaskulären Hypertonie ist indiziert bei unzureichender Blutdrucksenkung nach Revaskularisationsversuchen, bei nicht vertretbarem Operationsrisiko oder bei komplettem Versagen bzw. Undurchführbarkeit revaskularisierender Maßnahmen.

■ Bei renovaskulärer Hypertonie infolge arteriosklerotisch veränderter NAS sind die Langzeiterfolge einer medikamentösen Therapie nur wenig schlechter als jene der PTA; bei stabiler Nierenfunktion ist daher ein medikamentöser Therapieversuch gerechtfertigt.

■ Die medikamentöse Therapie erfolgt prinzipiell nach den gleichen Grundsätzen wie die der primären Hypertonie.

■ ACE-Hemmer und Angiotensin-II-Antagonisten sind bei bilateralen Nierenarterienstenosen und bei Einzelniere mit Nierenarterienstenose kontraindiziert.

■ 34.3 Therapie der Posttransplantationshypertonie

34.3.1 Medikamentöse Therapie

Die medikamentöse Therapie der Posttransplantationshypertonie unterscheidet sich nur geringfügig von der üblichen Hypertoniebehandlung. Bei eingeschränkter Nierenfunktion (GFR von < 30 ml/min bzw. Serumkreatinin > 1,8–2,0 mg/dl) sind Thiazid- durch Schleifendiuretika zu ergänzen oder zu ersetzen, während Kalium-sparende Diuretika kontraindiziert sind.

Da häufig ein aktiviertes Renin-Angiotensin-System vorliegt (RAS), sind Substanzen, die das RAS hemmen (β-Rezeptorenblocker, ACE-Hemmer, Angiotensin-II-Rezeptorantagonisten), bei Posttransplantationshypertonie besonders effektiv. Die Dosierung hydrophiler β-Rezeptorenblocker (Atenolol, Carteolol, Celiprolol, Nadolol, Sotalol) ist dem Ausmaß der Nierenfunktionseinschränkung anzupassen. Gleiches gilt für die meisten ACE-Hemmer (s. Kapitel 27.1), deren Gabe (wie die der Angiotensin-II-Rezeptorantagonisten) bei Nierenarterienstenose der Transplantatniere (funktionell = Einzelniere) nicht anzuraten ist. Diese wird bei ACE-Hemmergabe ihrer intrarenalen Kompensationsmechanismen beraubt, da die bevorzugte Dilatation der efferenten Arteriole den präglomerulären, durch die vorgeschaltete Nierenarterienstenose bedingten Druckabfall im Glomerulum nicht ausgleichen kann. Als Folge kann der zur Filtration notwendige Druckgradient nicht mehr aufrechterhalten werden, weshalb die glomeruläre Filtrationsrate (GFR) der Transplantatniere abnimmt. Da bei betroffenen Patienten keine Zweitniere zur Kompensation zur Verfügung steht, werden harnpflichtige Substanzen vermindert ausgeschieden. Der Anstieg des Serumkreatinins ist hierfür ein guter Indikator.

Sind ACE-Hemmer bei Posttransplantationshypertonie wenig wirksam, so ist als Ursache eine Ciclosporin- (oder Tacrolimus-) induzierte Hypertonie anzunehmen (s. Kapitel 17.5). Werden in dieser Situation Kalziumantagonisten verschrieben, so ist bei einigen Substanzen (Verapamil, Nicardipin, Diltiazem) zu beachten, dass sie sich den Abbauweg über das mikrosomale P450-Citochrom-System mit Ciclosporin bzw. Tacrolimus teilen. Die Dosis dieser Kalziumantagonisten kann ebenso wie die der genannten Immunsuppressiva aufgrund des verzögerten hepatischen Abbaus in den meisten Fällen reduziert werden.

34.3.2 Nephrektomie der nativen Niere

Die in situ belassene native Niere ist offenbar eine der häufigsten Ursachen für die Entwicklung einer Posttransplantationshypertonie. Trotz der heute möglichen Substitution von Erythropoetin wird gegenwärtig sowohl eine routinemäßige, prophylaktische Entfernung der nativen Niere zum Transplantationszeitpunkt als auch eine nachträgliche Nephrektomie bei Entwicklung einer (häufig schweren) Posttransplantationshypertonie an den meisten Zentren äußerst restriktiv gehandhabt. Allgemein gültige Empfehlungen zur Nephrektomie bei Hypertonie nach Nierentransplantation lassen sich zum gegenwärtigen Zeitpunkt nicht formulieren.

34.3.3 PTA oder chirurgische Revaskularisation bei Nierenarterienstenose des Transplantats

Bei etwa 5–10% der Patienten, die eine Posttransplantationshypertonie entwickeln, wird die Hypertonie durch eine Nierenarterienstenose mit konsekutiver Minderperfusion des Nierentransplantats unterhalten. In diesen Fällen ist daher eine PTA oder eine operative Revaskularisation der stenosierten Niere angezeigt.

■ Zusammenfassung (Kapitel 34.3)

■ Eine Hypertonie infolge parenchymatöser Prozesse des Nierentransplantates (chronische Abstoßung, diabetische Nephrosklerose, rekurrente Glomerulonephritis) ist nach den üblichen Richtlinien der medikamentösen Blutdrucksenkung zu behandeln. Vorteilhaft ist meist eine Volumenreduktion (Diuretika) und eine Hemmung des aktivierten Renin-Angiotensin-Systems (β-Rezeptorenblocker, ACE-Hemmer, Angiotensin-II-Rezeptorantagonisten).

■ Eine geringe antihypertensive Wirksamkeit von ACE-Hemmern deutet auf eine Ciclosporin- (oder Tacrolimus-) induzierte Genese der Posttransplantationshypertonie hin; werden in dieser Situation Kalziumantagonisten gegeben, so kann sowohl bei einigen Vertretern dieser Substanzklasse (Verapamil, Nicardipin, Diltiazem) als auch bei den genannten Immunsuppressiva aufgrund gemeinsamer, hepatischer Abbauwege die erforderliche Tagesdosis reduziert werden.

■ Eine Nierenarterienstenose des Transplantats kann durch eine PTA (mit oder ohne Stentimplantation) korrigiert werden; bei Stenosen im Anastomosenbereich ist eine chirurgische Revaskularisation erfolgreicher.

■ Die medikamentöse Behandlung einer renovaskulär bedingten Posttransplantationshypertonie mit ACE-Hemmern ist kontraindiziert, da funktionell eine Einzelniere vorliegt.

■ Ist eine vermehrte Freisetzung von Renin aus der nativen Niere als Ursache einer therapieresistenten Hypertonie anzunehmen, so ist eine Nephrektomie zu diskutieren.

■ 34.4 Therapie des Phäochromozytoms

34.4.1 Therapie hypertensiver Krisen

Zur Behandlung hypertensiver Krisen bei Vorliegen eines Phäochromozytoms ist die Gabe des unselektiven α-Rezeptorenblockers Phentolamin oder von Urapidil (Bolus oder Dauerinfusion) zu empfehlen.

Liegt ein hypertensiver Notfall vor, so ist eine intensivmedizinische Überwachung erforderlich (s. Kapitel 31.1.2). Unter diesen Bedingungen kann auch Nitroprussidnatrium in Form einer blutdruckadaptierten, intravenösen Titration mittels Perfusor eingesetzt werden.

34.4.2 Behandlung gutartiger Phäochromozytome

Gutartige Phäochromozytome sollten stets operativ entfernt werden, da sich dadurch in der Mehrzahl der Fälle eine dauerhafte Normalisierung des Blutdruckes erreichen lässt.

Als Alternative zur konventionellen, offenen Tumorexzision wurde in den vergangenen Jahren die laparoskopische Chirurgie zur Entfernung von präoperativ eindeutig unilateral lokalisierten Phäochromozytomen und anderen Nebennierentumoren entwickelt. In kleineren Studien konnten der offenen Tumorchirurgie vergleichbare Operationsergebnisse für dieses Verfahren, welches für den Patienten schonender ist und deutlich kürzere Krankenhausaufenthalte erfordert, gezeigt werden.

Da intraoperative Manipulationen am Tumor zu einer exzessiven Freisetzung von Katecholaminen mit kaum beherrschbaren Blutdruckanstiegen führen können, ist die Einleitung einer medikamentösen Blockade der α-Rezeptoren – vorzugsweise mit Phenoxybenzamin – etwa ein bis zwei Wochen vor der geplanten Operation zu empfehlen. Die meisten Arbeitsgruppen verzichten auf eine vollständige Blockade der α-Rezeptoren, die klinisch durch das Auftreten starker orthostatischer Beschwerden gekennzeichnet ist. Es wird argumentiert, dass hierdurch potentiell persistierende Blutdruckerhöhungen nach Tumorexzision pharmakologisch unterdrückt werden, weshalb intraoperativ ein wichtiges klinisches Zeichen für nichtreseziertes Tumorgewebe oder bislang unentdeckte, katecholaminproduzierende Tumoren extraadrenaler Lokalisation fehlt.

Nach Entfernung des Tumors entfällt der Einfluss der vasokonstriktorisch wirksamen Katecholamine, sodass der hypotensive Effekt des verminderten intravasalen Volumens nicht mehr kompensiert wird. Um extremen Blutdruckabfällen intra- und postoperativ vorzubeugen, empfiehlt sich daher etwa 12–18 Stunden vor sowie während der Operation, das bei Phäochromozytomen meist verminderte Blutvolumen durch Plasmaexpander oder Vollblutkonserven auszugleichen. Der operationsbedingte Volumenverlust sollte dabei mengenmäßig übertroffen werden. – Hypertone Blutdruckwerte und erhöhte Katecholaminwerte nach Exzision des Phäochromozytoms sprechen für das Vorliegen eines oder mehrerer, präoperativ unentdeckter, Katecholamin-produzierender Tumoren.

Gelegentlich erfordern Tachykardien oder Herzrhythmusstörungen die Gabe eines β-Rezeptorenblockers (z. B. Atenolol, Metoprolol), die jedoch nur dann erlaubt ist, wenn die Therapie mit einem a-Rezeptorenblocker zuvor bereits eingeleitet wurde. Die alleinige Gabe von β-Rezeptorenblockern ist bei Vorliegen eines Phäochromozytoms kontraindiziert, da Adrenalin vom β_2-Rezeptor verdrängt wird. Da eine Stimulation des β_2-Rezeptors die glatte Muskulatur des peripheren arteriellen Gefäßbettes dilatiert, fällt dieser physiologische Schutz gegen vasokonstriktorische Einflüsse durch Gabe eines β-Rezeptorenblockers teilweise („selektive" Substanzen) oder vollständig weg (unselektive Substanzen). Folge ist eine nichtantagonisierte Stimulation der a-Rezeptoren, welche bei Katecholaminexzess zu einer verstärkten Vasokonstriktion mit Blutdruck- und kardialer Nachlaststeigerung führt. Klinisch kann daher eine primäre Gabe von β-Rezeptorenblockern bei Patienten mit Phäochromozytom eine hypertensive Krise und – bei gleichzeitig negativ inotroper Wirkung – eine Linksherzdekompensation auslösen.

Inoperable Patienten oder Patienten mit mangelnder Operationsbereitschaft sind dauerhaft mit Phenoxybenzamin oder anderen a-Rezeptorenblockern (z. B. Prazosin, Doxazosin, Terazosin, Bunazosin) medikamentös zu behandeln.

Die therapeutische Anwendung von a-Methylparatyrosin hat bisher nur wenig Verbreitung gefunden, da sie mit Sedierung, Durchfällen und anderen Nebenwirkungen einhergeht. Aufgrund seiner inhibitorischen Wirkung auf die Tyrosinhydroxylase und damit auf die Katecholaminsynthese ist die Gabe dieser Substanz zumindest als Medikament zweiter Wahl in der Langzeittherapie des operativ nicht entfernbaren Phäochromozytoms zu erwägen. Die Kombination mit einem a-Rezeptorenblocker wird als sehr wirkungsvoll beurteilt.

34.4.3 Behandlung maligner Phäochromozytome

Primäres therapeutisches Ziel der Behandlung maligner Phäochromozytome sollte ebenfalls die operative Entfernung des Tumors sein. Zusätzlich – insbesondere bei nicht vollständiger Entfernung oder bei bereits erfolgter Metastasierung – sollte eine zytostatische Therapie erfolgen; die bisher besten Ergebnisse wurden bislang unter einer kombinierten Chemotherapie mit Cyclophosphamid, Vincristin und Dacarbazin beobachtet. – Bei Versagen dieser Therapie bietet sich ein Versuch mit [131]J-Meta-Jodobenzylguanidin ([131]J-MIBG) in hoher Dosierung an (100–200 mCi intravenös mittels Perfusor über zwei bis vier Stunden) an (Abb. 34.3), wobei die Aufnahme dieses Radionukleotids durch den Tumor bereits vor Applikation der therapeutischen Dosis durch Gabe einer Testdosis nachgewiesen sein muss.

Therapieerfolge unter a-Methylparatyrosin wurden ebenfalls berichtet, doch dürfte die Wirkung dieser Substanz bei malignen Phäochromozytomen lediglich symptomatischer Natur sein.

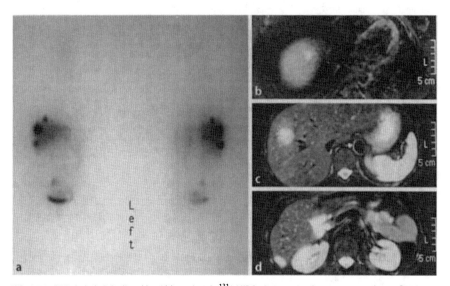

Abb. 34.3. (Wiederholte) Radionukleotidtherapie mit [131]J-MIBG eines voroperierten, metastasierten Paraganglioms bei einer 53-jährigen Patientin mit erneut aufgetretener arterieller Hypertonie, „Herzrasen" und Rückenschmerzen. **a** Übersichtsszintigrafie in ventraler und dorsaler Projektion unter therapeutischer Gabe von [131]J-MIBG und Nachweis des Rezidivtumors oberhalb der Blase (retroperitoneal) und dreier, ebenfalls [131]J-MIBG speichernder Lebermetastasen. **b–d** Kernspintomografische Darstellung der Lebermetastasen: T2-gewichtete Sequenzen (TR/TE 2305/75 ms) mit Nachweis dreier signalgebender Läsionen im rechten Leberlappen. Quelle: Dr. K. Wilhelm, Priv.-Doz. Dr. Strunk (Radiologische Universitätsklinik Bonn) und Dr. Gerhard, Dr. Leggemann (Nuklearmedizinische Universitätsklinik Bonn)

34.4.4 Postoperative Kontrolle

Bei vollständiger Entfernung eines Phäochromozytoms ist bereits nach wenigen Tagen eine Normalisierung der Katecholaminausscheidung zu erwarten. Zum Ausschluss nicht vollständig entfernten, tumorösen chromaffinen Gewebes oder eines nicht diagnostizierten Zweittumors sollte daher etwa eine Woche postoperativ eine Kontrolle der Katecholaminausscheidung im 24-Stunden-Sammelurin erfolgen. Darüber hinaus ist jeder Patient nach erfolgter Phäochromozytomentfernung in jährlichen Abständen einer sorgfältigen endokrinologischen Routineuntersuchung zuzuführen, um die Entwicklung eines Rezidivs frühzeitig zu erfassen oder auszuschließen. Die Therapie des Phäochromozytoms ist in Tabelle 34.1 zusammenfassend dargestellt.

Tabelle 34.1. Therapie des Phäochromozytoms

Kriterium	Therapie	Dosierung bei medikamentöser Behandlung
Hypertensive Krise	Phentolamin	2,5–10 mg i.v.
	Urapidil	25–50 mg i.v.
	Nitroprussidnatrium	0,02–0,5 mg/h i.v. [1]
Operationsvorbereitung	Phenoxybenzamin	20–220 mg/Tag p.o. [2]
	Prazosin	4–20 mg/Tag p.o.
	Doxazosin	1–16 mg/Tag p.o.
	Terazosin	1–20 mg/Tag p.o.
Gutartige Phäochromozytome	Operative Entfernung	–
bei Inoperabilität	Phenoxybenzamin	20–220 mg/Tag p.o.
	Prazosin	4–20 mg/Tag p.o.
	Doxazosin	1–16 mg/Tag p.o.
	Terazosin	1–20 mg/Tag p.o.
	Kalziumantagonisten	Individuell [3]
	α-Methylparatyrosin	1–4 g/Tag p.o.
Maligne Phäochromozytome	Operative Entfernung und/oder	–
	Chemotherapie und/oder	
	[131]J-Meta-Jodobenzylguanidin ([131]J-MIBG)	100–200 mCi über 90 min i.v.
Tachykardien	β_1-Rezeptorenblocker	Individuell [3,4]

[1] Mittels Infusomaten unter intensivmedizinischen Überwachungsbedingungen
[2] Dosierung nach klinischer Symptomatik
[3] Individuelle Dosierungsempfehlungen s. Tabelle 35.1
[4] Stets nach erfolgter α-Rezeptorenblockade

■ Zusammenfassung (Kapitel 34.4)

■ Hypertensive Krisen bei Phäochromozytom sollten mit Phentolamin, Urapidil oder Nitroprussidnatrium unter intensivmedizinischen Voraussetzungen behandelt werden.

■ Gutartige Phäochromozytome sind operativ zu entfernen.

■ Bei Inoperabilität bzw. präoperativ erfolgt die Behandlung mit einem α-Rezeptorenblocker (vorzugsweise Phenoxybenzamin, aber auch Prazosin, Doxazosin, Terazosin u.a.).

■ Die Behandlung von Tachykardien oder Herzrhythmusstörungen mit β-Rezeptorenblockern darf keinesfalls vor Einleitung einer α-Rezeptorenblockade erfolgen.

■ Maligne Phäochromozytome sollten – wenn möglich – ebenfalls operativ entfernt oder verkleinert werden und/oder chemotherapeutisch bzw. nuklearmedizinisch ([131]J-MIBG) behandelt werden.

■ Postoperative endokrinologische Kontrollen nach Entfernung eines Phäochromozytoms sollten nach einer Woche sowie in jährlichen Abständen routinemäßig erfolgen.

■ 34.5 Therapie des primären Aldosteronismus

Ziel der therapeutischen Bemühungen bei primärem Aldosteronismus ist die Normalisierung des Blutdruckes und der Elektrolytstörungen. Aufgrund der bislang vorliegenden Erfahrungen wird für die einzelnen Unterformen des primären Aldosteronismus ein unterschiedliches therapeutisches Vorgehen empfohlen.

34.5.1 Therapie der idiopathischen Nebennierenrindenhyperplasie

Die Behandlung der idiopathischen Nebennierenrindenhyperplasie (Syn.: Idiopathischer Hyperaldosteronismus = IHA) sollte medikamentös erfolgen (Tabelle 34.2), da ein operatives Vorgehen bei dieser Form des Hyperaldosteronismus langfristig nicht zu dem Therapieziel der Blutdruck- und Elektrolytnormalisierung führt. Als Mittel der ersten Wahl hat sich hierbei Spironolacton bewährt, dessen blutdrucksenkende und Kalium-sparende Wirkung durch eine kompetitive Verdrängung von Aldosteron an seinen spezifischen Rezeptoren im distalen Tubulus vermittelt wird. Wegen der hohen Nebenwirkungsrate (Gynäkomastie, gastrointestinale Beschwerden, Impotenz, Libidoverlust, Menstruationsstörungen) wird empfohlen, die initial häufig notwendige Maximaldosis von 400 mg/Tag im weiteren Verlauf der Behandlung kontinuierlich zu senken. Die Dauertherapie mit Spironolacton sollte eine Dosierung von 50–100 mg täglich nicht überschreiten. Falls unter dieser Dosierung keine befriedigende Blutdruckeinstellung möglich ist, bietet sich eine Kombination mit einem Thiaziddiuretikum an. Die Gabe von Amilorid und Triamteren als alternative Kalium-sparende Diuretika ist – wegen der fehlenden antihypertensiven Wirkung dieser Substanzen – nur in Kombination mit einem Thiaziddiuretikum sinnvoll.

Bislang wenig verbreitet ist nach wie vor die Behandlung des primären Aldosteronismus mit Trilostan. Trilostan vermindert die Steroidbiosynthese durch Hemmung der 3-β-Dehydrogenase, weshalb unter einer Therapie mit dieser Substanz ein Abfall des exzessiv gebildeten Aldosterons mit konsekutiver Normalisierung von Blutdruck und Kalium beobachtet wird. Wenngleich Erfahrungen mit Trilostan in der Langzeitbehandlung der IHA nur in begrenztem Umfang vorliegen, erscheint ein Therapieversuch mit diesem Medikament bei intolerablen Nebenwirkungen unter Spironolacton (s. oben) dennoch vertretbar. Die Behandlung erfolgt einschleichend, wobei das Therapieziel bei einer Dosis von maximal 480 mg/Tag normalerweise erreicht sein wird. Da Trilostan die Aldosteronsynthese nicht selektiv inhibiert, müssen unter einer entsprechenden Langzeitbehandlung regelmäßige Kontrollen der übrigen Steroide, insbesondere des Kortisols, gewährleistet sein.

Selektive Aldosteronsynthesehemmer, wie das 18-Ethynyl-Deoxykortikosteron, befinden sich gegenwärtig noch in der vorklinischen Testung und stehen daher für eine Behandlung am Menschen noch nicht zur Verfügung.

Als Medikamente der zweiten Wahl bieten sich in der Langzeitbehandlung der IHA Kalziumantagonisten vom 1,4-Dihydropyridin-Typ (Amlodipin, Isradipin, Nifedipin, Nitrendipin usw.) an. Während sich durch diese Substanzen meist eine befriedigende Blutdrucksenkung erzielen lässt, ist eine Normalisierung der gesteigerten Aldosteronsekretion und der resultierenden Hypokaliämie meiner Erfahrung nach in der Regel nicht zu erwarten.

34.5.2 Therapie des Dexamethason/Glukokortikoid-supprimierbaren Hyperaldosteronismus

Die Autonomie der Aldosteronproduktion beim Dexamethason-supprimierbaren Hyperaldosteronismus (DSH) lässt sich durch eine exogene Zufuhr von Glukokortikoiden beeinflussen. Eine Normalisierung des Blutdruckes, der hormonellen Parameter und der Elektrolyte wurde unter einer Therapie mit Dexamethason (Tabelle 34.2) in den meisten Fällen bereits nach wenigen Tagen beobachtet.

Tabelle 34.2. Therapie des primären Aldosteronismus

Diagnose	Therapie	Tagesdosis [mg]
IHA	Medikamentöse Therapie	
	Spironolacton	50–100
	ggf. in Kombination mit Hctz	12,5–100
	Triamteren	50–100
	plus Hctz	25–100
	Amilorid	5–10
	plus Hctz	50–100
	Trilostan	240–480
	Kalziumantagonisten vom Nifedipin-Typ (Amlodipin, Felodipin, Nifedipin, Nitrendipin)	Individuell *
DSH	Medikamentöse Therapie	
	Dexamethason, bei ungenügender Blutdruckkontrolle Therapie wie bei IHA	0,5–2,0
Adenom	Adrenalektomie	–
PAH	Adrenalektomie	–
Karzinom	Adrenalektomie und (oder) medikamentöse Therapie o,p'DDD (Mitotan)	1,5–10 g

IHA = Idiopathische aldosteronproduzierende (bilaterale) Nebennierenrindenhyperplasie (idiopathischer Hyperaldosteronismus); DSH = Dexamethason-supprimierbarer (Glukokortikoid-sensitiver) Hyperaldosteronismus; PAH = Primäre aldosteronproduzierende Nebennierenrindenhyperplasie
* Individuelle Dosierungsempfehlungen s. Tabelle 35.1

34.5.3 Therapie von aldosteronproduzierenden Adenomen der Nebennierenrinde

Die Behandlung von aldosteronproduzierenden Adenomen (APA) der Nebennierenrinde sollte primär auf eine operative Entfernung des Tumors abzielen, da durch eine Adrenalektomie der tumortragenden Seite in den meisten Fällen eine Normalisierung des Blutdruckes oder zumindest eine Milderung der Hypertonie mit einer konsekutiv deutlichen Einsparung der antihypertensiven Medikation erzielt werden kann (Tabelle 34.2). Von den operativen Verfahren hat sich der transperitoneale Zugang – am besten als quere Oberbauchlaparotomie – bewährt, da dieser Zugang eine Exploration beider Nebennierenregionen und des Abdomens ermöglicht. Ist eine einseitige Tumorlokalisation zweifelsfrei gesichert und eine abdominelle Exploration nicht erforderlich, kann der operative Eingriff von translumbal oder posterior erfolgen.

Zunehmende Bedeutung gewinnt auch die laparaskopische (Teil-)Resektion der tumorbefallenen Nebenniere, da dieser Eingriff im Vergleich zu den zuvor erwähnten operativen Verfahren für den Patienten schonender ist und kürzere stationäre Aufenthalte erfordert (nach Literaturangaben zwei bis sechs Tage, im Mittel drei Tage).

Präoperativ ist eine medikamentöse Normalisierung des Blutdruckes und der Elektrolyte (insbesondere des Kaliums) anzustreben. Am verbreitetsten ist der Einsatz von Spironolacton (100–400 mg/Tag).

Ist unter einer maximalen Tagesdosis von 400 mg keine ausreichende Blutdrucksenkung zu erzielen, kann die Therapie durch eine zusätzliche Gabe von Thiaziddiuretika ergänzt werden.

Alternativ ist die einschleichende Therapie mit Trilostan (s. oben) zu erwägen. Addison-Krisen traten bei keinem der von mir mit Trilostan behandelten Patienten auf.

Bei intolerablen Nebenwirkungen unter Spironolacton- oder Trilostaneinnahme (Gynäkomastie, Libidoverlust, Impotenz etc.) empfehle ich einen Therapieversuch mit Kalziumantagonisten (s. oben).

Die operative Entfernung eines APA führt in nahezu allen Fällen zu einer bleibenden Normalisierung der Elektrolyte und der Aldosteronproduktion. Eine langfristige Blutdrucknormalisierung nach Entfernung des Nebennierenrindenadenoms wird demgegenüber jedoch nicht bei allen Patienten erreicht: etwa ein Drittel der Patienten entwickelt nach einer mehr oder weniger langen Latenzzeit erneut eine Hypertonie, die durch übliche Antihypertensiva in der Regel jedoch gut zu beherrschen ist.

Bei Inoperabilität oder mangelnder Operationsbereitschaft steht die medikamentöse Langzeitbehandlung im Vordergrund, die sich prinzipiell nicht von der Therapie der IHA unterscheidet (Tabelle 34.2).

34.5.4 Therapie von Nebennierenrindenkarzinomen

Die Therapie von aldosteronproduzierenden Nebennierenrindenkarzinomen besteht primär ebenfalls in einer vollständigen Entfernung der befallenen Nebenniere. Bei erfolgter Metastasierung ist allenfalls eine operative Verkleinerung der Tumormasse zu erwägen, doch steht bei diesen Patienten – so auch bei Inoperabilität – die chemotherapeutische Behandlung mit o,p'DDD (Mitotan) im Vordergrund (Tabelle 34.2). o,p'DDD, ein Isomer des Insektizides DDT, führt zu einer selektiven Nekrotisierung der Nebennierenrinde. Obwohl 5-Jahres-Überlebenszeiten unter dieser Therapie beschrieben worden sind, ist die Prognose der Nebennierenkarzinome äußerst schlecht.

34.5.5 Therapie der primären aldosteronproduzierenden Nebennierenrindenhyperplasie

Die primäre aldosteronproduzierende Nebennierenrindenhyperplasie (PAH) ist eine sehr seltene Unterform des primären Aldosteronismus, die morphologisch die Kriterien der hyperplastisch alterierten Nebenniere aufweist, hinsichtlich der biochemischen Charakteristika jedoch dem APA gleicht. Eine operative Entfernung führte bei den wenigen bislang beschriebenen Patienten zu einer bleibenden Normalisierung von Blutdruck, Aldosteron- und Kaliumkonzentration.

■ Zusammenfassung (Kapitel 34.5)

> ■ Aldosteronproduzierende Nebennierenrindenadenome und -karzinome sollten primär operativ entfernt werden.
> ■ Beidseitige idiopathische Nebennierenrindenhyperplasien werden grundsätzlich medikamentös (Spironolacton; bei Versagen evtl. Kalziumantagonisten vom Dihydropyridin-Typ oder Steroidsynthesehemmer) behandelt.

■ 34.6 Therapie des Cushing-Syndroms

Die Behandlung des Cushing-Syndroms weist entsprechend seiner Genese – Hypophysenadenom (Morbus Cushing), ektopes Cushing-Syndrom oder primär adrenales Cushing-Syndrom – spezifische Unterschiede auf.

34.6.1 Spezifische Therapie des Cushing-Syndroms

34.6.1.1 Behandlung des hypophysären Cushing-Syndroms (Morbus Cushing)

Die Therapie der Wahl bei Morbus Cushing ist die transsphenoidale Mikro- oder Makroadenomektomie. Lässt sich kein umschriebenes Adenom nachweisen, so empfiehlt es sich, etwa 80–90% der anterioren Hypophyse zu entfernen. Bei Kinderwunsch ist primär eine Strahlentherapie (Kobalt-60) durchzuführen; ist diese nicht erfolgreich, so wird die beidseitige Entfernung der Nebennieren empfohlen. Die Nachteile der bilateralen Adrenalektomie sind einerseits durch eine obligatorische, lebenslange Substitution von Glukokortikoiden und Mineralokortikoiden, andererseits durch die nach einigen Jahren in etwa 15% der Fälle postoperativ auftretende Neubildung von (mit exzessiver ACTH-Bildung und Hyperpigmentation einhergehenden) Hypophysenadenomen (sog. Nelson-Syndrom) begründet.

Die Heilungsrate, definiert als nichtmessbare, morgendliche Plasmakortisolkonzentration, beträgt nach der Erstoperation an spezialisierten Zentren etwa 70–80%. Makroadenome rezidivieren nach primär erfolgreicher Operation häufiger als Mikroadenome (Abb. 34.4). Die Ergebnisse nach Zweitoperationen sind deutlich schlechter. – Erfolgreich behandelte Patienten müssen postoperativ mit Glukokortikoiden substituiert werden, bis sich die hypothalamisch-hypophysär-adrenale Achse funktionell erholt hat (etwa 6–12 Monate).

Bei etwa 40–50% der Patienten, die operativ nicht geheilt werden können, lässt sich der Hyperkortisolismus durch eine Bestrahlung der Hy-

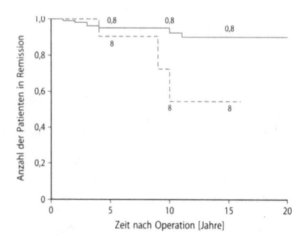

Abb. 34.4. Langzeitverlauf der Heilungsdauer bei M. Cushing nach transsphenoidaler Operation eines hypophysären Mikro- oder Makroadenoms bei 136 Patienten. Die durchgezogene Linie repräsentiert 125 Patienten mit Mikroadenom; die Heilungsrate betrug 96% nach fünf und 93% nach zehn Jahren. Die gestrichelte Linie repräsentiert 11 Patienten mit Makroadenomen; die Heilungsrate betrug 91% nach fünf und 55% nach zehn Jahren. Nach Swearingen et al. (1999), Ann Intern Med 130:821–824

pophyse korrigieren. Bei Kindern beträgt die Erfolgsrate 85%, sodass bei dieser Population die primäre Strahlentherapie der Operation von einigen Arbeitsgruppen vorgezogen wird. – Da der Erfolg einer Bestrahlung erst nach 3–12 Monaten eintritt, kann der Hyperkortisolismus mit Medikamenten therapiert werden, die die Steroidsynthese hemmen (s. Kapitel 34.6.3).

34.6.1.2 Behandlung primär adrenaler Formen des Cushing-Syndroms

Die Therapie primär adrenaler Formen des Cushing-Syndroms (Nebennierenrindenadenom und -karzinom) zielt auf eine Entfernung der tumortragenden Nebenniere ab, während mikro- oder makronoduläre Nebennierenhyperplasien eine bilaterale Adrenalektomie erfordern.

Die gutartigen Formen des primär adrenalen Cushing-Syndroms sind nahezu immer heilbar, während die Nebennierenrindenkarzinome eine äußerst schlechte Prognose aufweisen. Rezidive nach operativer Entfernung sind üblich und weitgehend resistent gegen Bestrahlung und Chemotherapie, weshalb als letzte Maßnahme die Gabe von Steroidsynthesehemmern und o,p'DDD (Mitotan; s. Kapitel 34.5) als palliative Therapie den Betroffenen angeboten werden kann (Kapitel 34.6.3).

34.6.1.3 Behandlung des ektopen Cushing-Syndroms

Wenngleich in seltenen Fällen die vollständige Entfernung ektoper CRH- oder ACTH-produzierender Tumoren mit dauerhafter Heilung gelingt, so entzieht sich diese Form des Cushing-Syndroms meistens einer kurativen Behandlung, da die Lokalisation des Primärtumors häufig unbekannt bleibt und die Erkrankung vielfach im fortgeschrittenen Stadium entdeckt wird. Die bilaterale Entfernung der Nebennieren befreit Patienten mit nicht resezierbaren Tumoren von den Symptomen des Hyperkortisolismus; alternativ bzw. bei Inoperabilität kann der Versuch einer medikamentösen Behandlung mit Hemmern der adrenalen Steroidsynthese unternommen werden (Kapitel 34.6.3).

34.6.2 Allgemeine therapeutische Maßnahmen bei Cushing-Syndrom

34.6.2.1 Präoperative Behandlung des Cushing-Syndroms

Ziel der präoperativen Vorbereitung bei chirurgisch zu versorgendem Cushing-Syndrom ist die Einstellung einer diabetischen Stoffwechsellage durch Insulingabe sowie die (parenterale) Korrektur einer potentiell vorhandenen Hypokaliämie. Eine Senkung hypertoner arterieller Blutdruckwerte sollte mit Spironolacton erfolgen (25–100 mg), wobei ein Abfall des Blutdruckes auf systolische Werte < 150 mmHg wegen der Gefahr intra- und postoperativer Hypotonien zu vermeiden ist.

34.6.2.2 Postoperative Behandlung des Cushing-Syndroms

Beidseitig adrenalektomierte Patienten bedürfen einer lebenslangen Mineralokortikoid- und Glukokortikoidsubstitution. Die Therapie wird am Operationstag durch eine kontinuierliche intravenöse Gabe von 400 mg Hydrokortison/24 h – am besten in einer Glukosekochsalz (0,9%)-Lösung (2 : 1) – eingeleitet und, nach Dosisreduktion auf 200 mg Hydrokortison pro Tag, an den ersten postoperativen Tagen beibehalten. Am dritten bzw. vierten Tag sollte die Umstellung auf eine orale Substitution (z. B. Cortisonacetat 150–200 mg auf vier Einzeldosen verteilt) erfolgen. Unter schrittweiser Dosisreduktion ist nach etwa sechs Wochen eine Erhaltungsdosis von 25–50 mg täglich anzustreben. Zur Substitution der Mineralokortikoide ist eine zusätzliche Gabe von 0,1 mg Fludrocortisonacetat pro Tag erforderlich.

Nach einseitiger Adrenalektomie bei Glukokortikoid-produzierendem Nebennierenadenom oder -karzinom ist wegen der normalerweise vorhandenen Suppression der gesunden Nebenniere postoperativ eine vorübergehende, ausschleichende Steroidsubstitution (in einigen Fällen bis zu einem Jahr) notwendig. Die postoperative Versorgung nach transsphenoidaler, selektiver Adenomentfernung bei hypophysär-hypothalamischem Cushing-Syndrom erfordert wegen der Suppression der physiologischen ACTH-Produktion ebenfalls eine Steroidsubstitution, die in der Regel jedoch ebenfalls vorübergehender Natur ist.

34.6.2.3 Medikamentöse Behandlung des Cushing-Syndroms

Bei Inoperabilität (metastasierte bzw. nicht operativ zu entfernende Nebennierenrindenkarzinome, nicht lokalisierbares oder weit fortgeschrittenes ektopes Cushing-Syndrom, schlechter Allgemeinzustand des Patienten) ist eine medikamentöse Behandlung des Hyperkortisolismus indiziert, die primär auf eine Hemmung der Kortisolsynthese abzielt.

Die adrenostatische Wirkung von Aminoglutethemid (Orimeten) erklärt sich durch die Hemmung der 20-α-Hydroxylase. Hierdurch wird die Umsetzung von Cholesterol in 20-α-Hydroxycholesterol verhindert, sodass die für die Kortisol-(und Aldosteron-)bildung notwendigen Vorstufen fehlen. Die Behandlung mit Aminoglutethemid sollte einschleichend erfolgen und – bei Verwendung als Monotherapie – eine Dosierung von maximal 2 g pro Tag (verteilt auf 4 Einzeldosen) nicht überschreiten. Häufig zwingen die Nebenwirkungen (Benommenheit, Adynamie, Ataxie, gastrointestinale Beschwerden, Hypothyreose) zum Absetzen oder zu einer Dosisreduktion dieser Substanz.

Methyrapon (Metopiron) blockiert ebenfalls die Synthese von Kortisol und Aldosteron (Hemmung der 11-β-Hydroxylase). Subjektive Nebenwirkungen (gastrointestinale Beschwerden, hypotone Kreislaufbeschwerden) werden auch unter Methyrapon vorwiegend unter hohen Dosierungen (Maximaldosis 3 g pro Tag) beobachtet.

Meiner Erfahrung nach ist eine Kombinationstherapie von Methyrapon und Aminoglutethemid mit entsprechender Dosisreduktion der Einzelsubstanzen einer hochdosierten Monotherapie vorzuziehen, da sich hierdurch eine deutliche Verminderung der Nebenwirkungsrate bei ausreichender Hemmung der Kortisolsynthese erreichen lässt.

o,p'-DDD (Mitotan = Lysodren), ein Isomer des Insektizides DDT, führt zu einer weitgehend selektiven Nekrotisierung der Zona reticularis und der Zona fasciculata der Nebennierenrinde. Darüber hinaus ist eine direkt inhibitorische Hemmung der Glukokortikoidsynthese durch Mitotan bekannt. Eine Therapie mit der empfohlenen Maximaldosis von 10 g täglich lässt sich in den wenigsten Fällen wegen der häufig intolerablen Nebenwirkungen (gastrointestinale, neurologische und psychische Störungen) durchführen. Wegen des möglichen Auftretens einer Nebennierenrindeninsuffizienz erfordert jede adrenostatische Behandlung wiederholte Kontrollen der Plasmakortisolkonzentrationen sowie eine Substitutionstherapie mit Glukokortikoiden (0,5–1,0 mg Dexamethason oder äquivalente Mengen eines anderen Glukokortikoids).

Auch Suramin (Germanin), eine Substanz die initial zur Behandlung parasitärer Erkrankungen und später in der Behandlung von AIDS erprobt wurde, scheint sowohl die adrenale Steroidsynthese zu hemmen als auch eine spezifische, destruierende Wirkung auf das Nebennierengewebe auszuüben. Möglicherweise stellt diese Substanz eine weitere Alternative in der medikamentösen Behandlung metastasierter, kortisolproduzierender Nebennierenrindenkarzinome dar; eine entsprechende Empfehlung lässt sich jedoch zum gegenwärtigen Zeitpunkt noch nicht aussprechen, da entsprechende therapeutische Erfahrungen nur in sehr begrenztem Umfang vorliegen.

■ Zusammenfassung (Kapitel 34.6)

■ Die primäre Therapie des Cushing-Syndroms strebt eine kausale Behebung des Hyperkortisolismus an. Das bedeutet:
  - Adrenalektomie bei Nebennierenrindenadenom, -hyperplasie oder -karzinom,
  - transsphenoidale, selektive Adenomentfernung bei hypophysär-hypothalamischem Cushing-Syndrom (Morbus Cushing) und
  - Tumorexstirpation bei ektopem Cushing-Syndrom (Kortikotropin- oder CRH-Syndrom).
■ Präoperativ sind bei allen Formen des Cushing-Syndroms hypertone Blutdruckwerte zu senken und eine diabetische Stoffwechsellage sowie eine Hypokaliämie auszugleichen.
■ Postoperativ ist eine vorübergehende, bei beidseitig adrenalektomierten Patienten eine lebenslange Steroidsubstitution erforderlich.
■ Eine kurative chirurgische Behandlung ist beim ektopen Cushing-Syndrom und beim Nebennierenrindenkarzinom häufig nicht möglich, weshalb bei diesen Patienten eine medikamentöse Beeinflussung des Hyperkortisolismus angestrebt werden muss.
■ Eine Strahlentherapie bei hypophysärem Cushing-Syndrom sollte bei Erwachsenen nur bei endgültigem Versagen operativer Maßnahmen erfolgen; bei Kindern wird die Strahlentherapie wegen der hohen kurativen Erfolgsrate von einigen Arbeitsgruppen jedoch als Primärmaßnahme empfohlen.

■ 34.7 Therapie des primären Hyperparathyreoidismus

34.7.1 Therapie der Hypertonie bei primärem Hyperparathyreoidismus

Die Therapie der bei primärem Hyperparathyreoidismus ohne sekundäre, renale Schädigung meist mäßig erhöhten arteriellen Blutdruckwerte gestaltet sich in der Regel unproblematisch und unterscheidet sich nicht wesentlich von der bei primärer Hypertonie üblichen medikamentösen Behandlung (s. dort). Die Gabe von Thiaziddiuretika, die die renaltubuläre Resorption von Kalzium stimulieren und dadurch zu einer Verstärkung einer Hyperkalziämie führen können, sollte jedoch vermieden werden.

Bei asymptomatischen Patienten mit hypertonen Blutdruckwerten ohne nachweisbare Nierenfunktionseinschränkung (und ohne altersunüblichen Verlust kortikaler Knochenmasse) ist eine operative Entfernung des(r) pathologisch veränderten Epithelkörperchen(s) zu erwägen, da hierdurch einerseits die Hypertonie geheilt und andererseits langfristig eine Hypertonie- und/oder durch Kalkablagerungen bedingte Nierenschädigung verhindert werden kann. Es sei jedoch darauf hingewiesen, dass die (medikamentös gut beherrschbare) Hypertonie bei asymptomatischen, überwiegend normokalziämischen Patienten mit primärem Hyperparathyreoidismus ohne nachweisbare Endorganschädigung nach Ansicht der meisten Arbeitsgruppen nur in jenen Fällen eine Indikation zu einem chirurgischen Vorgehen darstellt, in denen regelmäßige Nachuntersuchungen nicht gewährleistet sind (s. unten). Die Entscheidung muss daher vom Einzelfall abhängig gemacht werden.

34.7.2 Prinzipielles therapeutisches Vorgehen bei primärem Hyperparathyreoidismus

Bezüglich des detaillierten therapeutischen Vorgehens bei primärem Hyperparathyreoidismus muss auf Lehrbücher der Endokrinologie verwiesen werden.

Auf die relative Operationsindikation bei asymptomatischen, überwiegend normokalziämischen Patienten wurde bereits im vorangegangenen Kapitel hingewiesen, wobei eine „Conditio sine qua non" der konservativen, unspezifischen Behandlung die Gewährleistung regelmäßiger Kontrolluntersuchungen ist, um potentielle Verschlechterungen des Krankheitsbildes (renale und ossäre Veränderungen) rechtzeitig zu erfassen.

Eine absolute Indikation für ein operatives Vorgehen ist bei symptomatischen Patienten gegeben. Zielsetzung ist bei Adenomen die Entfernung des befallenen Epithelkörperchens, wobei die intraoperative histologische Begutachtung mindestens eines weiteren Drüsenkörperchens zum Ausschluss eines multiplen Befalls empfohlen wird. Nebenschilddrüsenhyperplasien erstrecken sich meistens auf alle vorhandenen Epithelkörperchen, sodass in diesen Fällen eine fast vollständige Resektion unter Belassung einer halben Drüse angestrebt wird.

34.7.3 Zukünftige Richtlinien zur Behandlung des primären Hyperparathyreoidismus

Sensitivere PTH-Messmethoden, ein intraoperativ anwendbarer PTH-Schnelltest sowie verbesserte Möglichkeiten, durch bildgebende Verfahren (Sonografie, nuklearmedizinische Darstellung mit [99m]-Sestamibi) autonom sezernierende Epithelkörperchen präoperativ lokalisieren zu können, ermöglichen heute ein wesentlich schonenderes operatives Vorgehen.

Aufgrund des verminderten Operationsrisikos wurden kürzlich Richtlinien zum Vorgehen bei primärem Hyperparathyreoidismus vorgeschlagen, die im Kern eine erweiterte Indikationsstellung zum operativen Vorgehen beinhalten (JAMA 2000; 284:936–938).

■ Zusammenfassung (Kapitel 34.7)

■ Die medikamentöse Therapie der Hypertonie bei primärem Hyperparathyreoidismus unterscheidet sich prinzipiell nicht von der Behandlung der primären Hypertonie, jedoch sollte auf die Gabe von Thiaziddiuretika (Verstärkung der Hyperkalziämie) verzichtet werden.
■ Eine Hypertonie bei primärem Hyperparathyreoidismus ist durch eine operative Entfernung der krankhaft veränderten Epithelkörperchen meist heilbar.
■ Asymptomatische Patienten (mit oder ohne Hypertonie) stellen – bei gewährleisteten Kontrolluntersuchungen – nur eine relative Operationsindikation dar.
■ Symptomatische Patienten mit primärem Hyperparathyreoidismus müssen obligatorisch einer chirurgischen Behandlung zugeführt werden.

■ 34.8 Therapie der übrigen sekundären Hypertonieformen

Die Therapie der anderen sekundären Hypertonieformen unterscheidet sich nicht von der üblichen antihypertensiven Behandlung, sodass sich eine gesonderte Darstellung erübrigt.

Die Behandlung der schwangerschaftsbedingten Hypertonie wurde bereits in Kapitel 33.3.3 abgehandelt.

■ Literatur

Al-Sobhi S, Peschel R, Bartsch G, Gasser R, Finkenstedt G, Janetschek G (2000) Partial laparoscopic adrenalectomy for aldosterone-producing adenoma: short- and long-term results. J Endourol 14:497–499

Averbusch S, Streakley C, Young R, Gelmann E, Goldstein D, Stull R, Keiser H (1988) Malignant pheochromocytoma: effective treatment with a combination of cyclophosphamide, vincristine and dacarbazine. Ann Intern Med 109:267–273

Benoit G, Moukarzel M, Hiesse C, Verdelli G, Charpentier B, Fries D (1990) Transplant renal artery stenosis: experience and comparative results between surgery and angioplasty. Transplant Int 3:137–140

Blum U, Krumme B, Flügel P, Gabelmann A, Lehnert T, Buitrago-Tellez C, Schollmeyer P, Langer M (1997) Treatment of ostial renal-artery stenosis with vascular endoprotheses after unsuccessful balloon angioplasty. N Engl J Med 336:459–465

Bravo EL, Gifford RW (1984) Pheochromocytoma: diagnosis, localization, and management. N Engl J Med 311:1298–1303

Deutsche Liga zur Bekämpfung des hohen Blutdruckes e.V. Deutsche Hypertonie Gesellschaft (1997) Renovaskuläre Hypertonie, Merkblatt, 2. Auflage. Heidelberg

Ganguly A (1990) Glucocorticoid-suppressible hyperaldosteronism: an update. Am J Med 88:321–324

Ghose RP, Hall PM, Bravo EL (1999) Medical management of aldosterone-producing adenomas. Ann Intern Med 131:105–108

Gifford RW, Manger WM, Bravo EL (1994) Pheochromocytoma. Endocrinol Metab Clin N Am 23:387–404

Groth H, Vetter W, Stimpel M, Greminger P, Tenschert W, Klaiber E, Vetter H (1985) Adrenalectomy in primary aldosteronism: a long-term follow-up study. Cardiology 72 (suppl 1):107–116

Guo J, Gong L, Chen S, Luo B, Xu M (1989) Malignant pheochromocytoma: diagnosis and treatment in fifteen cases. J Hypertens 7:261–266

Harden PN, MacLeod MJ, Rodger RSC, Baxter GM, Connell JMC, Dominiczak AF, Junor BJR, Briggs JD, Moss JG (1997) Effect of renal-artery stenting on progression of renovascular renal failure. Lancet 349:1133–1136

Ibrahim HAA, Vora JP (1999) Hypertension in diabetes: a good opportunity to practise evidence-based medicine? A commentary on the UKPDS. J Hypertension 13:221–223

Irvin GL, Carneiro DM (2000) Management changes in primary hyperparathyroidism. JAMA 284:936–938

Krempf M, Lumbroso J, Mornex R, Brendel AJ, Wemeau JL, Delisle MJ, Aubert B, Carpentier P, Fleury-Goyon MC, Gibold C, Guyot M, Lahneche B, Marchandise X, Schlumberger M, Charbonnel B, Chatal JF (1991) Use of m-131-iodobenzylguanidine in the treatment of malignant pheochromocytoma. J Clin Endocrinol Metab 72:455–461

Lafferty FW, Hubay CA (1989) Primary hyperparathyroidism. A review of the long-term surgical and nonsurgical morbidities as a basis for a rational approach to treatment. Arch Intern Med 149:789–796

Manger WM, Gifford RW (1993) Pheochromocytoma: current diagnosis and management. Clev Clin J Med 60:365–378

Marcantoni C, Jafar TH, Oldrizzi L, Levey AS, Maschio G (2000) The role of systemic hypertension in the progression of nondiabetic renal disease. Kidney Int 57 (suppl 75): S44–S48

Olyaei AJ, de Mattos AM, Bennett WM (1999) A practical guide to the management of hypertension in renal transplant recipients. Drugs 58:1011–1027

Orth DN (1995) Cushing's syndrome. N Engl J Med 791–803

Pelegri A, Romero R, Reguant M, Aisa L (1989) Non-resectable phaeochromocytoma: longterm follow-up. J Hum Hypertension 3:145–147

Plouin PF, Chatelier G, Fofol I, Corvol P (1997) Tumor recurrence and hypertension persistence after successful pheochromocytoma operation. Hypertension 29:1133–1139

Plouin PF, Chatelier G, Darné B, Raynaud A for the Essai Multicentrique Medicaments vs Angioplastie (EMMA) Study Group (1998) Blood pressure outcome of angioplasty in atherosclerotic renal artery stenosis. A randomized trial. Hypertension 31:823–829

Pommier RF, Brennan MF (1992) An 11-year experience with adrenocortical carcinoma. Surgery 112:963–971

Ramsay LE, Waller PC (1990) Blood pressure response to percutaneous transluminal angioplasty for renovascular hypertension: an overview of published series. Br Med J 300:569–572

Ritz E, Mann JFE (2000) Renal angioplasty for lowering blood pressure. N Engl J Med 342:1042–1043

Rosenthal T (1993) Drug therapy of renovascular hypertension. Drugs 45:895–909

Russo D, Andreucci VE, Iaccarino V, Niola R, Dal Canton A, Conte G (1988) Percutaneous renal embolisation in renovascular hypertension. Br Med J 296:1160–1161

Semple PF, Dominiczak AF (1994) Detection and treatment of renovascular disease: 40 years on. J Hypertens 12:729–734

Shimon I, Melmed S (1998) Management of pituitary tumors. Ann Intern Med 129:472–483

Stimpel M, Wambach G (1987) Therapie des Phäochromozytoms. Dtsch med Wschr 112:1426–1427

Stimpel M (1992) Therapie des primären Aldosteronismus. Dtsch med Wschr 117:947–949

Swearingen B, Biller BMK, Barker FG, Katznelson L, Grinspoon S, Klibanski A, Zervas NT (1999) Long-term mortality after transsphenoidal surgery for Cushing's disease. Ann Intern Med 130:821–824

Tanaka M, Tokuda N, Koga H, Kimoto Y, Naito S (2000) Laparoscopic adrenalectomy for pheochromocytoma: comparison with open adrenalectomy and comparison of laparoscopic surgery for pheochromocytoma versus other adrenal tumors. J Endourol 14:427–431

Troncone L, Rufini V (1999) Nuclear medicine therapy of pheochromocytoma and paraganglioma. Q J Nucl Med 43:344–355

Tyagi S, Singh B, Kaul UA, Sethi KK, Arora R, Khalilullah (1993) Balloon angioplasty for renovascular hypertension in Takayasu's arteritis. Am Heart J 125:1386–1393

Van Jaarsveld BC, Krijnen P, Pieterman H, Derkx FHM, Deinum J, Postma CT, Dees A, Woittiez AJJ, Bartelink AKM, Man in't Veld A, Schalekamp MADH for the Dutch Renal Artery Stenosis Intervention Cooperative Study Group (2000) The effect of balloon angioplasty on hypertension in atherosclerotic renal-artery stenosis. N Engl J Med 342:1007–1014

Vetter W, Robertson JIS, Grim CE, Lüscher TF, Malborough J (1986) (eds) Renovascular hypertension. In memoriam Andreas Grüntzig. Cardiology 44 (suppl 1):1–114

Yamakita N, Chiou S, Gomez-Sanchez CE (1991) Inhibition of aldosterone biosynthesis by 18-ethynyl-deoxycorticosterone. Endocrinology 129:2361–2366

Young WF Jr, Hogan MJ, Klee GG, Grant CS, van Heerden JA (1990) Primary aldosteronism: diagnosis and treatment. Mayo Clin Proc 65:96–110

KAPITEL 35

**Tabellarischer Anhang:
Antihypertensiva
zur Langzeitbehandlung
der arteriellen Hypertonie**

In den Tabellen des Anhangs werden Beispiele von Einzelsubstanzen und Kombinationspräparaten zusammengestellt, die gegenwärtig (IV/2000) in Deutschland zur Langzeitbehandlung der arteriellen Hypertonie zugelassen sind. Medikamente zur Akuttherapie der hypertensiven Krise werden in Tabelle 32.1 aufgeführt.

Die Auswahl der genannten Präparate erhebt keinen Anspruch auf Vollständigkeit.

Tabelle 35.1. Einzelsubstanzen zur Langzeitbehandlung der arteriellen Hypertonie [1,2]

Substanzklasse	Freiname	Handelsname	Empfohlene Tagesdosis [mg]	Wichtige Nebenwirkungen, Kontraindikationen
Diuretika (Kapitel 23)				
Thiazide und verwandte Sulfonamide				
	Butizid	Saltucin (5)	2,5–5	Hypokaliämie (erhöhte Digitalisempfindlichkeit); Hyperglykämie, Hyperurikämie, Hyponatriämie, Dehydratation
	Chlorthalidon	Hygroton 25/59	12,5–25	
	Clopamid	Brinaldix (20)	10–20	
	Hydrochlorothiazid	Esidrix (25)	12,5–25	
	Indapamid	Natrilix SR 1,5 mg/(2,5)	1,5	
	Mefrusid	Baycaron (25)	12,5–50	
	Metolazon	Zaroxolyn mite + 5	2,5–5	
	Quinethazon	Aquamox (50)	25–50	
	Xipamid	Aquaphor 10/20/40	5–40	
Schleifendiuretika (bei Kreatinin > 2 mg/dl)				
	Bumetanid	Burinex (1)	1-2×0,5-1	
	Etozolin	Elkapin (400)	1×400	
	Furosemid	Lasix (40)	1-2×20-80	
	Piretanid	Arelix 3/6/RR 6-Ret	1-2×3-6	
	Torasemid	Unat RR (2,5)	1-2×2,5	
Kalium-sparende Diuretika (als Einzelsubstanz zur Hypertoniebehandlung nicht geeignet)				
Aldosteronantagonisten				
	Spironolacton	Aldactone	25–100	Hyperkaliämie, Gynäkomastie, Impotenz; nicht bei Niereninsuffizienz
Sympatholytika (Kapitel 24)				
Sympatholytika mit überwiegend zentralem Angriffspunkt				
Zentrale a_2-Rezeptoragonisten				
	α-Methyldopa	Presinol mite Presinol (250)/500	3×125–750	Sedation, Potenzstörungen Leberfunktionsstörungen
	Guanfacin	Estulic 1/2	1-2×1-2	Bradykardie, Sedation, Potenzstörungen, Mundtrockenheit,
	Clonidin	Catapresan 75/150/300 [3] Catapresan Depot Perlongetten (0,25)	2×0,075–0,3 0,25	Reboundhypertonie
Imidazolin-I_1-Rezeptoragonisten				
unselektiv:	Clonidin	siehe oben		siehe oben
„selektiv":	Moxonidin	Cynt 0,2/0,3/0,4 Physiotens 0,2/0,3/0,4	0,2–0,6	Müdigkeit, Mundtrockenheit
Sympatholytika mit zentralen und peripheren (a_2-rezeptorblockierenden) Angriffspunkten				
	Indoramin	Wydora 25/50	2×25–3×50	Orthostatische Hypotonie,
	Urapidil	Ebrantil 30/60/90	2×60	„Herzklopfen", Kopfschmerzen, Müdigkeit

Tabelle 35.1 (Fortsetzung)

Substanzklasse	Freiname	Handelsname	Empfohlene Tagesdosis [mg]	Wichtige Nebenwirkungen, Kontraindikationen
Sympatholytika mit überwiegend peripherem Angriffspunkt				
α_1-**Rezeptorenblocker**				
	Bunazosin	Andante 3/6	3–12	Orthostatische Hypotonie,
	Doxazosin	Cardular PP (4)	1–16	„Herzklopfen", Kopfschmerzen,
	Prazosin	Minipress 1/2/5	1×1–2×6	Müdigkeit
		Minipress ret. 1/2/4/6		
	Terazosin	Heitrin 1/2/5	1–20	
β-**Rezeptorenblocker**				
β_1–selektiv				
	Acebutalol	Prent (200)/400	2×200–400	NW: Bradykardie,Herzinsuffi-
	Atenolol	Tenormin 25/50/100	1×25–100	ziez, Bronchospasmus
	Betaxolol	Kerlone 10 (mite)/20	10–20	Kältegefühl in den Ex-
	Bisoprolol	Concor 5/10	2,5–10	tremitäten
	Metoprolol	Beloc-Zok mite (47,5)/	$1\times47,5$–190	KI: AV-Block II°/III°, akute
		-Zok (95)/-forte (190)		Herzinsuffizienz, obstruk-
		Lopresor mite (50)/(100)	2×50–2×100	tive Atemwegserkran-
	Talinold	Cordanum 50/100	1×100	kung, SA-Block,
				Sick-Sinus-Syndrom
nichtselektiv				
	Alprenolol	Aptin-Duriles (200)	200–400	
	Bupranolol	Betadrenol 100/200	1–3×100/1–2×200	
	Carazolol	Conducton (5)	3×5–10	
	Carteolol	Endak 5/10	5–20	
	Mepindolol	Corindolan 2,5/5	$2\times2,5$–5	
	Metipranolol	Disorat 20	2–3×20	
	Nadolol	Solgol 60/100	30–120	
	Oxprenolol	Trasicor 80/(160)	2×80–160	
	Penbutolol	Betapressin (40)	1–2×20–40	
	Pindolol	Visken mite (2,5)/	10–20	
		(5)/15/ret. (20)		
	Propanolol	Dociton 40/80	2×40–80	
		Dociton ret (80/160)	1×80-2×160	
β-**Rezeptorenblocker mit vasodilatierender Komponente**				
nichtselektive β-$+\alpha_1$-Rezeptorblockade				
	Carvedilol	Dilatrend (25)	12,5–25	NW: Bronchospasmus, Brady-
		Querto		kardie, Herzinsuffizienz
				KI: wie Betablocker
selektive β_1-Rezeptorblockade $+\beta_2$-Agonismus				
	Celiprolol	Selectol (200)	200-400	NW und KI wie β-Rezep-
				torenblocker
	Nebivolol[6]	Nebilet (5)	2,5–5	NW und KI wie β-Rezep-
				torenblocker
Direkte Vasodilatatoren (Kapitel 25)				
	Dihydralazin	Nepresol 25/(50)	$3\times12,5$–50	Anstieg der Herzfrequenz,
				Angina pectoris, Übelkeit,
				Kopfschmerzen
	Minoxidil	Lonolox 2,5/10	2×5–3×10	Anstieg der Herzfrequenz,
				vermehrter Haarwuchs,
				Ödeme

Tabelle 35.1 (Fortsetzung)

Substanzklasse	Freiname	Handelsname	Empfohlene Tagesdosis [mg]	Wichtige Nebenwirkungen, Kontraindikationen
Kalziumantagonisten (Kapitel 26)				
Phenylalkylamine (Verapamil-Typ)				
	Gallopamil	Procorum (25)(50)(100)	$1-2 \times 25-100$	Obstipation, Verlängerung
	Verapamil	Isoptin (40)/80/120	$3 \times 40-120$	der AV-Überleitung
		Isoptin retard/RR	$1-2 \times 120-240$	(Vorsicht bei Kombination mit β-Rezeptorenblockern)
1,4-Dihydropyridine (Nifedipin-Typ) [4]				
	Amlodipin	Norvasc 5/10	$1 \times 5-10$	NW: Kopfschmerzen,
	Felodipin	Modip 2,5/5/10	$1 \times 2,5-10$	Flush, Ödeme,
	Isradipin	Lomir (2,5)	$2 \times 1,25-5$	Exanthem, evtl.
		Lomir SRO (2,5/5)	$1 \times 2,5-5$	Zunahme pectangi-
	Lacidipin	Motens 2/4	$1 \times 2-6$	nöser Beschwerden
	Nicardipin	Antagonil 20/30	$3 \times 20-30$	
	Nifedipin	Adalat Eins 30/60	$1 \times 30-60$	
	Nilvadipin	Nivadil 8/(16)	$1 \times 8-16$	KI: Instabile Angina,
		Escor 8 mg/Escor 16 mg forte		akuter Herzinfarkt
	Nisoldipin	Baymycard RR 10/20/30	$1 \times 10-30$	innerhalb der ersten
	Nitrendipin	Bayotensin mite (10)/(20)	$1-2 \times 10-20$	vier Wochen
Benzodiazepine (Diltiazem-Typ)				
	Diltiazem	Dilzem ret (90)	$2 \times 90-240$	Kopfschmerzen, Exanthem,
		Dilzem 120 ret/180 ret		Ödeme, Verlängerung der
		Dilzem 240 uno	1×240	AV-Überleitung (Vorsicht bei Kombination mit β-Rezeptorenblockern)
Inhibitoren des Renin-Angiotensin-Systems (Kapitel 27)				
ACE-Hemmer	Benazepril	Cibacen 5/10/20	$1 \times 2,5-20$	Trockener Reizhusten,
	Captopril	Lopirin-Cor (12,5)	$2-3 \times 12,5-50$	Angioödem, Exanthem,
		Lopirin 25/50/75		akute Niereninsuffizienz,
		(Cor-)/Tensobon		Hyperkaliämie, Hypotonie
	Cilazapril	Dynorm 0,5/1/2,5/5	$1 \times 0,5-5,0$	(insb. bei Erstgabe und
	Enalapril	Xanef Cor (2,5)/5/10/20	$1-2 \times 2,5-20$	Hypovolämie bzw. Diuretika-
		Pres 2,5/5/10/20		vorbehandlung).
	Fosinopril	Fosinorm, Dynacil	$1 \times 10-40$	Nicht mit Kalium-sparenden
	Lisinopril	Acerbon Cor (2,5)	$1 \times 2,5-40$	Diuretika kombinieren;
		Acerbon 2,5/5/10/20		keine Anwendung bei beids.
		Coric 2,5/5/10/20		Nierenarterienstenosen
	Moexipril	Fempress 7,5/15	$1 \times 7,5-15$	
	Perindopril	Coversum 4/Cor 2	$1 \times 2-8$	
	Quinapril	Accupro 5/10/20	$1-2 \times 2,5-20$	
	Ramipril	Delix 1,25/2,5/5	$1 \times 1,25-10$	
		Vesdil 1,25/2,5/5	$1 \times 1,25-10$	
	Spirapril	Quadropril (6)	1×6	
	Trandolapril	Gopten 0,5/2,0	$1 \times 0,5-4$	

Tabelle 35.1 (Fortsetzung)

Substanzklasse	Freiname	Handelsname	Empfohlene Tagesdosis [mg]	Wichtige Nebenwirkungen, Kontraindikationen
Angiotensin-II(AT₁)-Rezeptorantagonisten				
	Candesartan	Blopress 4/8/16	1×4–16	Akute Niereninsuffizienz,
		Atacand 4/8/16	1×4–16	Hyperkaliämie, Hypotonie
	Eprosartan	Teveten 300/400/600	1×600–800	(insbes. bei Erstgabe und
	Irbesartan	Karvea 75/150/300	1×150–300	Hypovolämie bzw. Diuretika-
		Aprovel 75/150/300		vorbehandlung).
	Losartan	Lorzaar 50	1–2×50	Nicht mit kaliumsparenden
	Telmisartan	Micardis 40/80	1×40–80	Diuretika kombinieren;
	Valsartan	Diovan 80/160	1×80–160	keine Anwendung bei beids. Nierenarterienstenosen. Vorerst unzureichende Erfahrung bei Kindern
Vasopeptidase-Inhibitoren				
	Omapatrilat[5]	*Venlev*[5]	1×40–80	Wie ACE-Hemmer
Sonstige Substanzklassen (Kapitel 28)				
	Cicletanin	Justar 50/100	50–200	Hypokaliämie (erhöhte Digitalisempfindlichkeit), Kopfschmerzen, Schwindel

[1] Beispielhafte Auswahl der in der Bundesrepublik Deutschland verfügbaren Handelspräparate; für einen vollständigen Überblick der vermarkteten Präparate (insbesondere Lizenz- und generische Anbieter) siehe jährlich aktualisierte Ausgaben z.B. der Roten und Gelben Listen.

[2] Quellen: Rote Liste, Ausgabe 2000; Empfehlungen zur Hochdruckbehandlung, Deutsche Hypertonie Gesellschaft, Heidelberg, 16. Auflage, 2001; Fachinformationen von Herstellerfirmen.

[3] Angaben in μg.

[4] Zur Langzeitbehandlung der arteriellen Hypertonie (und insbesondere bei Monotherapie) werden ausschließlich 1,4-Dihydropyridin-Kalziumantagonisten mit langsamem Wirkungseintritt empfohlen.

[5] Zulassungsverfahren Ende 2000 noch nicht abgeschlossen.

[6] Für Abbauprodukte von Nebivolol wurde eine Stimulation endothelialer β_2-Rezeptoren nachgewiesen, über die eine Aktivierung der eNOS mit vermehrter NO-Produktion vermittelt wird.

Als Basismedikamente empfohlene Substanzen sind mit dunklerem Grau unterlegt.

Tabelle 35.2. Kombinationspräparate zur Langzeitbehandlung der arteriellen Hypertonie [1, 2]

Substanzklassen	Handelsname	Zusammensetzung einer Tablette (Freinamen)	Wirkstoffmenge [mg]	
Diuretikum & Kalium-sparendes Diuretikum				
Thiaziddiuretikum & Kalium-sparendes Diuretikum				
	Diucomb (mild)	Bemetizid	25	(10)
		Triamteren	50	(20)
	Dytide H	Hydrochlorothiazid	25	
		Triamteren	50	
	Esiteren	Hydrochlorothiazid	25	
		Triamteren	50	
	Esmalorid	Trichlormethiazid	2	
		Amilorid	2	
	Moduretik (mite)	Hydrochlorothiazid	50	(25)
		Amilorid	5	(2,5)
	Neotri (mite)	Xipamid	10	(5)
		Triamteren	30	(15)
	Triampur comp. (forte)	Hydrochlorothiazid	12,5	(25)
		Triamteren	25	(50)
	Triamthiazid	Hydrochlorothiazid	25	
		Triamteren	50	
Schleifendiuretikum & Kalium-sparendes Diuretikum				
	Furesis Comp.	Furosemid	40	
		Triamteren	50	
	Hydrotrix (forte)	Furosemid retard	15	(30)
		Triamteren	25	(50)
Sympatholytikum & Diuretikum				
Zentraler a_2-Rezeptoragonist (zentral wirksam) & Thiaziddiuretikum				
	Sali-Presinol	a-Methyldopa	250	
		Mefrusid	10	
	Sembrina-Saltucin	a-Methyldopa	250	
		Butizid	1	
Imidazolin-I$_1$-Rezeptoragonist (unselektiv; zentral wirksam) & Thiaziddiuretikum				
	Combipresan 75 (150 Perlongetten)	Clonidin	0,075 (0,15)	
		Chlorthalidon	15	
	Haemiton compositum	Clonidin	0,15	
		Hydrochlorothiazid	5	
Reserpin (zentral und peripher wirksam) & Thiaziddiuretikum Zweierkombinationen				
	Briserin N (mite)	Reserpin	0,1	(0,05)
		Clopamid	5	(2,5)
	Modenol	Reserpin	0,07	
		Butizid	2,5	

Tabelle 35.2 (Fortsetzung)

Substanzklassen	Handelsname	Zusammensetzung einer Tablette (Freinamen)	Wirkstoffmenge [mg]
& Antihypertensivum anderer Substanzklasse			
	Adelphan-Esidrix	Reserpin	0,1
		Hydrochlorothiazid	10
		Dihydralazin	10
	Caprinol	Reserpin	0,1
		Mefrusid	10
		α-Methyldopa	125
α_1-**Rezeptorenblocker** (überwiegend peripher wirksam) & Thiaziddiuretikum			
	Polypress (forte)	Prazosin	0,5 (1)
		Polythiazid	0,25 (0,5)
β-**Rezeptorenblocker** (überwiegend peripher wirksam) & Diuretikum			
β_1-selektiv			
Zweierkombinationen			
	Beloc Zok comp	Metoprolol	95
		Hydrochlorothiazid	12,5
	Concor 5 (10) plus	Bisoprolol	5 (10)
		Hydrochlorothiazid	12,5 (25)
	Prelis comp	Metoprolol	200
		Chlorthalidon	25
	Sali Prent	Acebutolol	400
		Mefrusid	20
	Teneretic (mite)	Atenolol	100 (50)
		Chlorthalidon	25 (12,5)
β-**Rezeptorenblocker** (überwiegend peripher wirksam) & Diuretikum			
β_1-selektiv			
& Antihypertensivum anderer Substanzklasse			
	Treloc (mite)	Metoprolol	100 (50)
		Hydrochlorothiazid	12,5 (12,5)
		Hydralazin	25 (25)
	Tri-Normin 25 (50)	Atenolol	25 (50)
		Chlorthalidon	12,5 (25)
		Hydralazin	25 (50)
nichtselektiv			
Zweierkombinationen			
	Betarelix (mite)	Penbutolol	40 (20)
		Piretanid	6 (3)
	Betasemid (mild)	Penbutolol	40 (20)
		Furosemid	20 (10)
	Betathiazid A	Propanolol	80
		Hydrochlorothiazid	25
	Dociretic	Propanolol	80
		Bendroflumethazid	2,5

Tabelle 35.2 (Fortsetzung)

Substanzklassen	Handelsname	Zusammensetzung einer Tablette (Freinamen)	Wirkstoffmenge [mg]	
	Sotaziden N	Nadolol	60	
		Bendroflumethazid	2,5	
	Torrat	Metipranolol	20	
		Butizid	2,5	
	Trasitensin (retard)	Oxprenolol	80	(160)
		Chlorthalidon	10	(20)
	Viskaldix	Pindolol	100	
		Clopamid	5	
β-Rezeptorenblocker (überwiegend peripher wirksam) & Diuretikum				
nichtselektiv				
& Kalium-sparendes Diuretikum				
	Betathiazid, Dociteren	Propanolol	80	
		Hydrochlorothiazid	12,5	
		Triamteren	25	
	Cardiotensin	Bupranolol	100	
		Bemetizid	10	
		Triamteren	20	
	Moducrin	Timolol	10	
		Hydrochlorothiazid	25	
		Amilorid	2,5	
& Antihypertensivum anderer Substanzklasse				
	Docidrazin	Propanolol	60	
		Bendroflumethazid	2,5	
		Hydralazin	25	
	Trepress	Oxprenolol	80	
		Chlorthalidon	10	
		Hydralazin	25	
	Tri-Torrat (forte)	Metipranolol	20	(40)
		Butizid	5	
		Dihydralazin	25	(50)
Kalziumantagonist & β-Rezeptorenblocker				
	Mobloc	Felodipin	5	
		Metoprolol	47,5	
	Nif-Ten 25 (50)	Nifedipin retard	10	(20)
		Atenolol	25	(50)
	Tredalat	Nifedipin	10	
		Acebutolol	100	
Hemmer des Renin-Angiotensin-Systems & Antihypertensivum anderer Substanzklassen				
ACE-Hemmer				
& Thiaziddiuretikum				
	Accuzide (20)/(20/25) diu plus	Quinapril	10	(20)/(20)
		Hydrochlorothiazid	12,5	(12,5)/(25)

Tabelle 35.2 (Fortsetzung)

Substanzklassen	Handelsname	Zusammensetzung einer Tablette (Freinamen)	Wirkstoffmenge [mg]	
	Acercomp (mite)	Lisinopril	20	(10)
		Hydrochlorothiazid	12,5	(12,5)
	Capozide mite	Captopril	25	
		Hydrochlorothiazid	12,5	
	Capozide 25 (50)	Captopril	25	(50)
		Hydrochlorothiazid	25	(25)
	Cibadrex (20/25)	Benazepril	10	(20)
		Hydrochlorothiazid	12,5	(25)
	Delix 2,5 (5 plus),	Ramipril	2,5	(5)
	Vesdil 2,5 (5 plus)	Hydrochlorothiazid	12,5	(25)
	Dynacil comp	Fosinopril	20	
		Hydrochlorothiazid	12,5	
	Dynorm plus	Cilazapril	5	
		Hydrochlorothiazid	12,5	
	Pres plus, Renacor	Enalapril	10	
		Hydrochlorothiazid	25	
	Tensobon mini comp	Captopril	25	
		Hydrochlorothiazid	12,5	
ACE-Hemmer & Schleifendiuretikum				
	Arelix ACE	Pretanid	6	
		Ramipril	5	
ACE-Hemmer & Kalziumantagonist				
	Delmuno 2,5/2,5 (5/5)	Ramipril	2,5	(5)
		Felodipin	2,5	(5)
	Tarka	Trandolapril	2	
		Verapamil	180	
Angiotensin-II(AT₁)-Rezeptorantagonist & Thiaziddiuretikum				
	Blopress 16 mg Plus,	Candesartan	16	
	Atacand 16 mg Plus	Hydrochlorothiazid	12,5	
	CoDiovan	Valsartan	80	
		Hydrochlorothiazid	12,5	
	Karvezide 150 (300)			
	Coaprovel 150 (300)	Irbesartan	150	(300)
		Hydrochlorothiazid	12,5	(12,5)
	Lorzaar plus	Losartan	50	
		Hydrochlorothiazid	12,5	

[1] Beispielhafte Auswahl der in der Bundesrepublik Deutschland verfügbaren Handelspräparate; für einen vollständigen Überblick der vermarkteten Präparate (insbesondere Lizenz- und generische Anbieter) siehe jährlich aktualisierte Ausgaben z.B. der Roten und Gelben Listen.

[2] Quellen: Rote Liste, Ausgabe 2000; Empfehlungen zur Hochdruckbehandlung, Deutsche Hypertonie Gesellschaft, Heidelberg, 16. Auflage, 2001; Fachinformationen von Herstellerfirmen.

Sachregister

Albustix® 67
Aldosteron 7, 152, 157
Aldosteron/Renin-Quotient 158
Aldosteronantagonisten 271, 279, 347
Aldosteronbestimmung im Nebennieren-
venenblut 161
Aldosteronismus, primärer 14, 44, 67, 100,
107, 152, 154, 155, 279, 449, 450–452
– Aldosteron-produzierendes Nebennieren-
rindenadenom 159, 451
– biochemische Unterscheidung zwischen
Adenom und idiopathischer Hyperpla-
sie 160
– Captopril-Test 158, 159
– Conn-Syndrom (s. auch Nebennierenrin-
denadenom) 152
– Dexamethason-supprimierbarer 152,
153, 159, 450
– Diagnostik 156, 163
– Differentialdiagnose 159
– Differenzierung 152
– EKG-Veränderungen 155
– Kaliumverlust bei 154
– klinisches Beschwerdebild 154, 155
– Kochsalzbelastung 158
– Nebennierenrindenkarzinom 152, 159,
452
– Nebennierenrindenhyperplasie 152, 159,
449, 452
– Pathogenese 152
– Therapie 449–452
Aldosteronismus, sekundärer 67, 152, 177,
205, 274, 279
– diuretikabehandelte, primäre Hyper-
tonie 152, 274
– ovulationshemmerinduzierte Hyper-
tonie 152, 205
– Phäochromozytom 152
– renoparenchymatöse Hypertonie 152
– renovaskuläre Hypertonie 152
Aldosteron-produzierendes Adenom
(APA) 152, 159, 451
Aldosteronsynthasegen 153
ALES-Studie 279
Alkohol 44, 204, 210, 211, 234, 418, 419
– alkoholassoziierte Krebsarten 241
– kardioprotektive Wirkung 211, 241
– Leberzirrhose 241
ALLHAT-Studie 252, 255, 271, 291, 313,
314, 357, 378, 382
Allied-Irish-Bank-Studie 28
Alopezie, Behandlung mit Minoxidil 307
Alpha-Methyldopa (α-Methyldo-
pa) 283–285, 347, 419, 423
Alpha-Methylparatyrosin (α-Methylparaty-
rosin) 446

Alpharezeptorenblocker (α-Rezeptorenblo-
cker) s. Rezeptorenblocker
Alprenolol (Aptin-Duriles®) 296
Altershypertonie 408–414
– Begleiterkrankungen 414
– Definition 409
– kardiovaskuläre Morbidität und Mortali-
tät 410
– Therapie 411–414
– Zielblutdruck 409
AME s. Syndrom des scheinbaren Mineral-
kortikoidexzesses
Amilorid 280, 449
Aminoglutethemid (Orimeten®) 455
Aminophyllin 157
Amipamil 311
Amlodipin 291, 311, 313
Amosulalol 296, 301
Amphetamine 107
Analgetika 157
Angina pectoris 75, 101, 313, 363, 392
Angiografie
– renale Arteriografie 127
– Übersichtsaortogramm 127
Angiomatosis retinae et cerebri s. Von-Hip-
pel-Lindau-Syndrom
Angioödeme 331, 336–338
Angiotensin converting enzyme s. ACE
Angiotensin I 7, 323
Angiotensin II 7, 86, 119, 126, 259, 320,
321, 361
– bei renovaskulärer Hypertonie 126
– Bildung 320
– trophische Effekte 321, 361
Angiotensin-Konversionsenzym s. ACE
Angiotensin-II-Rezeptorantagonisten s. Re-
zeptorantagonisten
angiotensin II receptor blockers s. Rezeptor-
antagonisten
Angiotensin III 323
Angiotensinogen 7, 86, 320
ANP (s. auch natriuretische Peptide) 7, 9,
10, 111, 154, 157, 320, 323, 337, 344
– bei primärem Aldosteronismus 154
– bei renoparenchymatöser Hypertonie 111
– vermehrte Freisetzung 10
– – bei Krankheitszuständen 10
– – nach experimenteller Volumenbelastung 10
ANP-Plasmaspiegel, erhöhte 88, 92,
237
– als Marker für Kochsalzsensitivität 88,
237
– bei Hypertonie 92
Antiarrhythmika 366

Printed by Publishers' Graphics LLC
DBT140914.19.36.69